Yoga Dīpikā

요가 디피카

– 육체의 한계를 넘어 –

Light on Yoga

이 책은 요가의 고전이라 일컬어지는 책으로서, 실용적이고 정교하고 다양한 사진을 통해서 200여 가지의 요가 자세(āsanas와 bandas)와 14가지의 호흡법(prāṇāyāmas)에 대해 상세히 기술하고 있다.

내용에 맞추어 그때그때 보여 주는 600개의 사진들은 독자들로 하여금 지도하는 사람 없이도 혼자서 동작을 수행할 수 있게 해 준다.

본문 내용은 Yoga 사상의 정수精髓를 담고 있으며, Nāḍīs(인체 내 에너지 통로들), Chakras[신경 중심(총)들], Kuṇḍalinī(잠재 에너지)에 대해서도 설명이 되어 있다.

부록은 독자로 하여금 여러 가지 형태의 질병에 대한 치료를 목적으로 수행할 수 있는 지침을 마련해 주고 있으며, 나아가 요가에 심취한 수행자들을 위해서는 300주 이상의 장기 수련 과정도 소개되어 있다.

저자 B. K. S. Iyengar는 1936년 이래 전 세계에 걸쳐 많은 시범을 통해 요가를 전수해 오고 있다.

Light on Yoga
(YOGA DIPIKA) by B.K.S. Iyengar

First Published by in Great Britain by George Allen & Unwin, 1966
Published by the Aquarian Press 1991
published by Thorsons 2001

요가 디피카

초판발행 The Aquarian Press와 계약에 의해 1997년 7월 5일 첫 출판에 연속하여 18쇄 출판 후,
Harper Collins Publishers Ltd.와 재계약
재계약 초판 발행(2014년 12월 15일) 후 8쇄 발행
재편집 2023년 2월 15일 1쇄 발행
2023년 11월 30일 2쇄 발행

지은이 B.K.S. 아헹가 | **옮긴이** 현천
펴낸이 정문수 | **펴낸곳** 도서출판 禪요가 | **편집** 불지사
등록 2004년 2월 13일 | **등록번호** 제342-2004-000020
주소 경기도 파주시 법원읍 만월로 756, 유가선원(아헹가 요가 파주 본원) | **전화** 031) 959-9566

값 28,000원
ISBN 978-89-957970-2-0 03510
* 잘못된 책은 바꾸어 드립니다.

존경하는 스승님께 바칩니다.

Sāmkya-yoga-Śikhāmaṇi ; Veda-kesari ; Vedāntavāgiśa ;

Nyāyāchārya ; Mīmāmsa-ratna ; Mīmāmsa-thīrtha

Professor, Śrīmān, T. Krishnamāchārya of Mysore, India

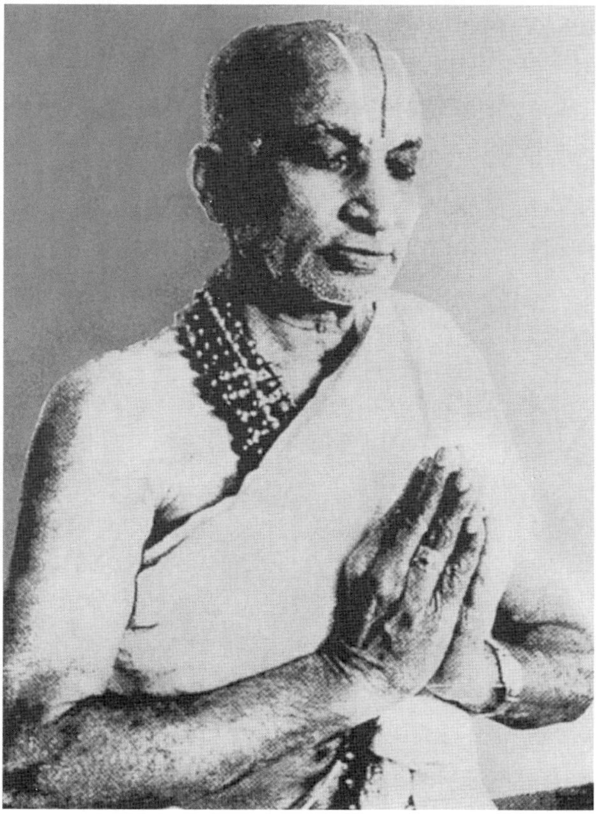

기원(PRAYER)

저 이제, 요가에의 공헌으로 마음의 평온을,
문법에의 공헌으로 언어의 명료함을,
의학에의 공헌으로 육체의 정화를 가져온
고귀한 현인 'Patañjali' 전에 경배하나이다.

저 이제, 라자Rāja 요가의 정점에 오르려는 이들의
도움 사다리가 되는 하타Haṭha 요가를
최초로 가르치신 태고신 'Ādīśvara'에게 경배하나이다.

Light on Yoga

요가 디피카

Yoga Dīpikā

요가

서문

이 책이 나오게 된 것은 끊임없는 격려를 보내 준 나의 친우들과 제자들 덕분임을 이 자리를 빌려 감사드린다. 나 혼자였다면 사실 내세울 수 없는 나의 영어 실력은 제쳐 두고라도, 그들의 지원과 확신이 없이는 의욕을 잃을 수도 있는 것이었기 때문에 계속 망설였다.

요가는 인간의 육체적, 도덕적, 정신적 그리고 영적인 안정을 다루면서 수천 년에 걸쳐서 발전되어 온 시간을 초월한 실용 과학이다.

요가를 체계화하고 있는 최초의 책은 BC 200년으로 추정되는 Patañjali의 고전적 학술 보고서인 『요가경Yoga Sūtras』이다. 그러나 안타깝게도 오늘날 요가에 관한 대부분의 출판물은 그 내용에 있어 피상적이고 통속적이며 때론 잘못 소개되고 있어, 주제면에서나 최초 전형典型이라는 격格에 미치지 못하는 미흡한 실정이다. 그러한 책들을 읽은 독자들로부터 나는, 산酸을 마실 수 있는가, 유리를 씹을 수 있는가, 불 위를 걸을 수 있는가, 나를 안 보이게 할 수 있는가, 혹 다른 마술들을 할 수 있는가, 라는 질문조차도 받아 왔다. 요가에 관한 종교적이고 철학적인 내용에 대한 학문적이고 신빙성 있는 설명들은 이미 대부분의 언어로 번역되어 출간되었다. 그러나 하나의 예술을 실제의 연기로서 그 내용을 전달한다는 것은 순수학문이나 철학적 개념으로 전하기보다 더 어렵다.

이 책의 제목을 『Light on Yoga(산스크리트어로는 요가 디피카Yoga Dīpikā)』라고 한 것은, 요가 자세āsana와 호흡법prāṇāyāma을 우리들 시대의 지식과 요구의 시각에 맞추어 가능한 한 쉽게 기술하고자 하는 의

도에서이다. 그러므로 아사나와 프라나야마에 관한 지침은 매우 상세하게 설명되어 있고, 전 세계의 많은 지역에서 27년간에 걸쳐 얻은 나의 경험을 토대로 이루어져 있다.

여기에는 아사나를 정복할 수 있는 592개의 사진과 함께 200가지 아사나의 완전한 방법이 주어졌다. 또한 5개의 사진과 더불어 반다bandha, 크리야kriyā와 프라나야마prāṇāyāma의 내용을 소개하고 있다.

서구의 독자들은 이 책에서 빈번하게 우주정신(Universal Spirit, 대우주의 氣), 신화 그리고 철학적이고 도덕적 원칙들에 대해 언급되고 있는 점에 의아해할 것이다. 그러나 고대사회에서는 지식과 예술과 힘(신통력)에 있어서 인간이 이룩한 고도의 성취는 종교의 한 부분이었으며 또한 신이나 성직자들에 속하는 것으로 여겨졌다는 점을 잊어서는 안 된다. 나는 독자가 아사나의 기원을 알아야 한다는 것이 흥미로울 뿐 아니라 중요하다고 생각하므로, 요가 수행자들과 현인들에 의해 전수된 많은 전설들을 이 책에 포함시켰다.

요가에 대한 고대의 모든 주석서들은 구루Guru의 지시 아래 수행하는 것이 필수적이라는 점을 강조하고 있고, 나의 경험으로 이것이 사실임을 입증했지만, 나는 독자들—교사와 학생—이 아사나와 프라나야마를 완전히 체득할 수 있는 올바르고 안전한 방법을 알게 하는 데 겸허한 마음을 갖고 모든 노력을 기울였다.

부록 I에서는 수행자를 위해 그들의 신체조건에 따라 아사나를 단계별로 묶어 300주일 집중코스를 소개했다. 부록 II에서는 치료 및 치유효과에 따라 아사나들을 구분 정리했다. 아사나와 프라나야마 방법을 시도하기 전에 관련된 도움말과 주의 사항을 자세히 알아두는 것이 필요하다.

B. K. S. 아헹가

재편집 서문:
뒤돌아 보게 하는 생각들

현재, 『Light on Yoga(한글판 : 요가 디피카)』는 열여섯 개의 언어로 출간되어져 재판을 거듭하며 요가를 배우고자 하는 열정 가득한 수많은 학생들과 요가 수행자들에게 읽혀지고 있습니다.

내 책이 처음 출간된 이래 지난 34년 동안 요가는 대단한 면모로 발전을 해 왔습니다. 지금은 큰 도시뿐만 아니라 중소도시, 시골 마을에서도 익숙하게 되었습니다. 이제 더 이상 동양의 수행자들(ṛṣīs & sādhus)만이 알고 있는 비밀스러운 무언가가 아닙니다. 요가의 혜택은 학교의 어린이, 정치가, 예술가에서 기능인, 가정주부에서 히피에 이르기까지 모든 계층의 사람들에게 미치고 있습니다. 이제 요가는 더 이상 요가 수행자들만의 것이 아닙니다.

이 책에서 볼 수 있는 사진들은 내가 이미 지난 35년 동안 매일 요가를 간단한 운동으로서가 아닌 종종 하루에 많게는 열 시간이 넘는 수련을 행하여 온 후에 찍은 것들입니다. 나의 삶은 요가를 가르치기 위한 여행을 포함하여 모든 것이 이 위대한 예술에의 완전한 몰입이라고 할 수 있을 것입니다. 내가 오행五行의 주기적 순환, 에너지 신진 대사, 그리고 모든 세포 안에서 진동하고 있는 자아에 대하여 말할 수 있는 것은 오로지 오늘까지도 계속돼 오고 있는 바로 이 사다나(sadhana 수행)에서 나온 것입니다.

어느 누구도 이 기념비적인 책을 완성하기 위해 내가 마주했던 장애물들에 대해 알지 못합니다. 이 때문에 나는 저술하게 된 계기로써 '빛

light'이 어떻게 시작되었는지를 얼핏 살펴보면서 기쁜 마음으로 'Light on Yoga'의 새로운 판에 대한 특별한 서문을 쓰고 있습니다. 친구들은 나를 낙담시켰고, 추종자들은 공포감을 주입시켰으며, 스승님은 이 프로젝트를 완전히 거부하셨습니다.

1958년에 인도의 한 출판인이 내가 알고 있는 모든 아사나āsanas와 프라나야마prāṇāyāmas의 지식을 담은 요가에 대한 책을 한 권 쓰자며 내게 연락을 해 왔고, 그 책은 모든 면에서 고급스럽게 출판하겠다고 약속했습니다. 나는 1934년 이후로 내내 요가를 수련하고 가르쳐 왔지만, 요가에 대한 짧은 글조차도 시도하지 않았었기에 오싹한 두려움이 등줄기를 타고 흐르는 걸 느꼈습니다. 책을 써본 경험이 전혀 없는 나에게 요가에 대한 전문적인 책을 쓴다는 것은 애시당초 가능성이 없는 사람이 해야 할 어려운 일이라는 생각에 나는 몹시 망설였습니다. 그러나 내 안의 무언가가 그 일을 해볼 것을 종용하였습니다. 우선 책의 포맷을 정하려 했으나, 거듭된 시도에도 불구하고 방향을 정할 수 없었고, 시작할 때의 고무적인 마음은 절망으로 바뀌고 다모클레스Damocles의 검이 제 머리 위에 매달려 있었습니다.

하지만 낙담하지 않고 끈기 있게 대략적인 개요를 만들어 내었습니다. 그 당시 법률 잡지의 편집자이며 조로아스터교에 관한 몇 권의 책을 집필한 나의 제자 B. I. Taraporewala 씨에게 도움을 요청했습니다. 그는 나의 부탁에 응했고, 드러나지는 않았지만 잠재된 나의 경험적인 자원들을 표면으로 끌어올릴 수 있도록 나를 자극해 주었습니다. 그가 내 설명을 기록한 노트는 그가 가진 의문점과 모호한 점들을 명확히 해 주었을 뿐만 아니라 본 저술의 기반이 되었습니다.

준비된 책을 가지고 출판인을 방문하였을 때, 그는 그 많은 삽화를 담은 두꺼운 원고를 보고는, 자기가 원한 것은 요가에 관한 입문서이지 대서사시가 아니라고 하였습니다. 그의 거절에 실망했지만 희망을 잃지 않고, 요가에 관한 명작을 쓰겠다는 결심을 더욱더 굳혔습니다.

1954년 이후로 내가 가르쳐야 하는 요가 강의가 늘어남에 따라 나는 1년에 6주에서 길게는 3개월까지 영국, 유럽, 미국 및 그 외의 나라들을 방문하곤 했습니다. 바로 그 당시 나는 뭄바이에서 주말 수업을 진행했고, 뭄바이에서 많은 시간을 보낼 수 있게 되었으므로 나는 상급학생들에게 주말 수업이 끝난 후 책을 봐 달라고 했습니다. 휴식시간 사이에 우리들은 내가 경험한 느낌들을 표현하기에 적합한 단어들을 물색하느라 함께 애를 쓰곤 했습니다. 기차를 타고 통근하는 동안에는 나는 원고를 훑어보며 더 토론이 필요한 곳을 찾아 메모를 남겼습니다. 이러한 일을 마치는 데는 4년이 걸렸습니다.

1962년 스위스에서 Yehudi Menuhin 박사를 가르치는 동안 그에게 책에 관한 조언과 제안을 부탁하자 그는 곧바로 몇몇 출판인들과 연락을 취해 건강과 행복을 위한 이 책의 중요성을 설득하였습니다. 그러나 수백장의 사진이 담긴 두꺼운 책은 그들에겐 그다지 좋은 사업 제안으로 보이지는 않았고, 이런 연유로 출판 진행이 한동안 더 진전될 수 없었습니다.

이후 내가 가르치는 사람 중의 Beatrice Harthan은 수년 동안 고관절의 관절염으로 고생하고 있었는데 내 수업을 통해 많은 위안을 받았습니다. 그래서 1963년 그녀는 Angela Marris 양(Menuhin의 친구)과 함께 그들의 요가 수련도 진전시키고, 매년 Gstaad에서 개최되는 Menuhin의 음악 축제도 즐길 겸해서 나의 스위스 여정에 동반키로 하였습니다.

때마침, George and Allen & Unwin 및 많은 출판사의 출판 고문으로 일하던 Gerald Yorke씨가 Beatrice의 지인이어서, 귀국길에 연락해서 그에게 내 원고를 보여주겠다고 약속했습니다. 원고는 이미 많은 사람의 손을 거친 뒤여서 때가 묻어 있어서 그녀는 새로운 카피를 만들기로 하고 Angela Marris의 도움을 받아 영국 타자기를 구할 수가 없어 독일 타자기로 타이핑을 하였습니다.

런던으로 돌아온 Beatrice는 요가에 대한 그녀의 경험을 Gerald Yorke 씨에게 이야기했고, 공교롭게도 그는 Theos Bernard가 쓰고

Rider & Co.가 출판한 하타 요가(Hartha Yoga)를 대체할 책을 찾고 있던 중이었습니다. 곧바로 그녀는 가방에서 원고와 사진들을 꺼내었고 그는 그것들을 본 후 "내가 오랫동안 찾고 있던 것이 바로 이런 책이다"라고 말하며 원고와 사진들을 며칠 동안만 그에게 넘겨줄 것을 부탁했습니다.

그는 원고가 몹시 마음에 들었고, 실기적, 수행적인 측면은 독창적이고 훌륭하나 단지 서론 부분이 간접적이고 실기적인 측면과 부합하지 않는다고 답장을 보내왔습니다. 그는 이론 부분이 좀 더 직접적이고, 교육적이며 정신적이기 위해서는 옛날 교재들처럼 불필요하게 끼워 넣은 것들을 제거하는 것이 좋겠다고 제안을 해 왔습니다. 그의 말을 그대로 옮기자면 "서론 부분을 독창적으로 바꾸지 않는다면, 책의 재판을 볼 수 없을 것이다"라고 했습니다.

그의 합리적인 제안을 받아들인다는 것은 마치 책을 새로 쓰는 것이나 다름없는 만만치 않은 일이었으나 나는 그의 제안을 염두에 두고 책의 서론 부분을 수정했습니다. 그러나 그는 만족하지 않았고 중요한 부분만 남기고 더 많은 부분을 삭제할 것을 요구했습니다. 나는 충고를 받아들여 수정을 했고 마침내 그는 흡족해했습니다. 이런 식으로 그는 글을 쓰는 일에 한하여 나의 스승이 되어 주었습니다. 그의 지성이 더해져 Light on Yoga(요가 디피카)가 불멸의 작품이 될 수 있었기에, 나는 Gerald Yorke 씨에게 큰 빚을 지고 있습니다. 또한 그에게 나를 소개시켜준 Beatrice Harthan에게도 감사를 드립니다.

나는 서론 부분과 요가 기법과 삽화들이 서로 상응할 수 있게 하기 위해 원고를 완벽히 검토할 시간을 줄 것을 Yorke 씨에게 요청했습니다. 나는 즉시 빠진 연결고리를 찾아낼 수 있었고, 요가 기법과 삽화가 서로 어긋남 없이 균형을 이루게 하기 위해 중간 단계의 자세들을 추가하기 시작하였습니다. 다시 검토 하던 중, 많은 아사나들이 적절치 못한 조명 때문에 왜곡되고 정렬이 맞지 않는 것처럼 보이는 것을 발견했습니다. 그래서 좀 더 선명한 사진을 위해 대부분의 아사나를 다시 촬영해야만 했습니다. 이 부분에 있어 차례로 조명 스태프가 되어 주었던 나의 제자들에게도 고마움을 표합니다.

이 시점에서 나는 Yorke 씨가 직접 나에게 들려준 이야기를 여러분께 하고자 합니다. 그는 내가 요가에 관한 훌륭한 책을 낼 수 있도록 돕는 한편, 또 다른 한편으로는 인도의 위대한 스승들과 대가들을 찾고 있었던 믿을 수 있는 지인들을 통해 나를 몰래 염탐하고 있었습니다. 이렇게까지 정성을 들인 것은 내가 나의 나라에서 존경을 받고 있는지를 확실하게 알아보기 위함이었습니다. 그가 말하길 그의 지인들은 한 달 동안 돈을 내지 않고 나의 일반 수업들을 참석하기도 하였답니다. 어떤 면에서는 그가 이렇게까지 하는 것은 옳았다고 봅니다. 왜냐하면 그는 이 책이 단지 서구세계에서만 알려진 어떤 요가 선생이나 대가에 의해서가 아닌 그 자신의 출생지에서도 존경받는 누군가에 의해서 쓰여지길 바랬기 때문입니다.

나에 대한 신뢰를 만족한 후 Yorke 씨는 내 책을 무료로 편집해 주고 George Allen & Unwin 출판사에서 이 책을 출판하기를 요구했습니다.

1966년 내 책이 출간되자, Yorke씨는 "만일 『Light on Yoga』가 1년에 천부가 팔려나간다면, 이를 영적인 성공으로 여겨도 될 것이다."라고 서신을 보내왔습니다. 그의 예언은 실현되었고, 현재 『Light on Yoga』는 이 주제에 관한 한 최고의 권위 있는 책이 되었습니다.

『Light on Yoga』가 훌륭한 요가 선생을 능가하는 좋은 책으로 만들어내기 위한 부단한 나의 숨은 노력을 생각하면, 이 위대한 분야가 상업화되고, 단지 과시하기 위해 행하여지는 것을 보는 것이 나를 몹시 가슴 아프게 합니다. 지금 시장에는 잡지, 도구 및 의류 등 온갖 요가 제품들로 넘쳐나고 있습니다. 요가의 바람이 강하게 불고 있는 지금, 어떤 요가 선생들은 자신이 가르치는 방식이 진짜고 유일한 것이라고 광고합니다만, 그러나 그들의 사다나sādhanā에는 깊이가 없습니다.

"Guru(위대한 스승)는 śiṣya(제자)가 준비되어 있을 때 비로소 출현한다."라는 격언을 우리 모두는 알고 있습니다. 나는 아사나의 완성 자세를 확대된 크기로 인쇄하고자 하는 이 멋진 아이디어가 수행자들이, 피부 조직의 표현, 물리적, 화학적, 에너지 대사에서의 상호 작용, 신체 내에서의 오행의 주기적 순환, 작용(반작용)과 중력 작용의 힘을 이용하는 법, 팔다리와 근육들의 간격을 두는 법, 우아함, 형상, 형태, 기품, 아름다움, 힘, 강인함, 마음과 지성의 결합, 의식의 자각, 육체와 정신이 자아의 수준으로 체화되어 마치 자아가 모든 각각의 세포 안에서 종을 울리며 '나는 여기 존재한다. 나는 그곳에도 존재한다. 나는 모든 곳에 존재한다'라고 알게 되는 것을 도와줄 것이라 확신합니다. 이 목소리가 바로—제자의 sadhana를 인도하는 별—스승guru인 것입니다.

자신의 존재의 모든 측면로부터 나오는 헌신적인 수행과 심층적인 탐구 없이는, 우리는 우리 안에 내재하는 구루guru 즉 우주적 자아Puruṣa의 순수한 소리를 들을 수가 없습니다.

나는 다채로운 장식을 덧붙여 나의 책을 출판하여 나의 오랫동안의 숙원을 이룰 수 있게 하여주고, 그리하여 요가에 대한 말할 수 없는 가치와 영적인 열정을 고취시켜 준 Harper Collins 출판사에게 영원한 감사를 드립니다. 『Light on Yoga』가 독자들의 내재된 경험적 마음의 원천을 표면으로 이끌어내도록 도와주고, 또한 가치 있고 의미 있는 삶으로 이끌어 그들을 풍요롭게 할 것이라 나는 확신합니다.

부디 이 『Light on Yoga』의 특별판이 여러분의 수행과 탐구의 근간이 되어, 성찰과 사색으로 이 책의 유익함을 경험하시기를 바랍니다. 우리 모두가 자신을 알기 위해 비추어 볼 수 있는 것은 오로지 요가라는 거울을 통해서입니다. 다른 어떤 과학도 이보다 더 성숙한 지혜를 제공할 수는 없을 것입니다.

B. K. S. IYENGAR, 2000

역자 서문

세월이 물처럼 흘러만 가도 좋으련만 창문 틈으로 지나가는 햇살 같으니, 인도 뿌나의 작렬하는 태양을 등지고 산사山寺로 돌아온 지도 벌써 만 3년.

그간 거조암 오백 나한전 기도와 석굴암 대불전에서 기도를 하면서 좋은 책을 만들려고 애쓴 보람이 이제야 결실을 보게 되어 기쁘다.

한편으론 원문에 충실하려고 노력했으나 저자의 요가세계를 가늠하지 못하는 역자로서는 걱정되는 부분이 많다. 특히 부족함을 느끼는 부분은 산스크리트어의 깊은 뜻은 물론이거니와 복잡한 발음체계가 우리말 발음체계에는 없어서 영어식 발음표기로 적었음을 밝힌다. 사계斯界의 아낌없는 지도 편달을 바랄 뿐이다.

이 책은 전 세계적으로 요가의 교본으로 쓰이고 있다. 일본에서는 물론이거니와 독일, 프랑스 등 세계 각국에서 30여 년 전 영문판 출간과 동시에 곧바로 번역 출판되어 가장 사랑받는 정통 교재로 굳건히 자리를 지키고 있다. 이 한국어판의 출간은 우리나라의 요가 수행자들에게 새로운 바람이 될 것임을 믿어 의심치 않는다.

내가 요가를 처음 접한 것은 약 20년 전 대학 시절이었다. 그땐 요가가 단순한 운동으로 여겨져 시작했는데 지금은 나를 수행자의 모습으로 바꿔 놓았다. 세상에 인연 없이 이루어지는 것이 있겠는가마는 요가와는 다겁생래로 많은 인연이 있었던 것 같다.

스님이 된 후 참선하겠다고 선방을 다니다 육신에 끄달리는 많은 사람들을 보고 하타요가를 전문적으로 배우기 위해 평소 가고 싶었던 인도행을 결심했다. 사실 우리나라 선禪 불교는 육신을 그다지 중시하지 않는 경향이 있다. 마음 공부 잘 하려면 마음이 머무는 육체가 온전해야 함은 필수적이다. 좋은 차가 목적지에 안전하고 빠르게 도달하듯이 우리의 육신도 마찬가지다.

견지망월見指望月이라 하던가!

손가락 방향을 놓치지 않기 위해 경經을 읽어야 하고 달을 옳게 보자니 직시법을 닦아야 하듯이, 해탈을 향한 직접적이고 가장 확실한 도구인 우리의 육신을 조절하는 법을 배우는 것은 너무도 당연하다. 부처님도 출가하여 만난 첫 번째 스승도, 두 번째 스승도 모두 요가 수행자였다. 이렇듯 요가는 수천 년 전부터 인도에서 발달한 실용과학이다.

요가는 종교는 아니나 '종교적 수행의 한 형태'이다. 『바가바드 기타』에서 요가의 의미를 고통과 비애로부터의 해방이라고 하였듯이 요가 수행은 고통스럽고 유한한 삶을 넘어서 절대적이고 영원한 자유, 즉 해탈에 이르는 실천 수행법이다.

우리가 처음 알파벳을 배워 그것을 바탕으로 공부함으로써 모든 학문을 체득하듯, 첫 단계로 우리의 육체를 철저히 단련시킴으로써 진리, 즉 이 우주 안에 내재해 있는 지고의 영혼과 동일시되는 인간 본연의 영혼을 알게 되는 것이다. 요가의 길에서 이룬 향상의 징표는 건강, 육체적 민첩감, 안정감, 용모의 깨끗함, 아름다운 목소리, 몸에서 풍기는 향기, 세속적 욕망으로부터 벗어남 등이다.

나날이 사회가치와 참된 인생의 가치를 상실해 가고 있는 현대사회에서 우리는 어떤 모습으로 살아가고 있는지, 또 어떻게 살아가야 하는지에 대한 의문을 품게 된다. 혹 삶의 가치 상실로 방황과 고통으로 고뇌하며 살아가는 것은 아닐까? 여기 요가와의 참된 인연으로 인생의 무거운 짐을 다 벗어 버린 영원한 자유에의 길이 있다.

마지막으로 고마움을 표시해야 될 분은 열거할 수 없이 많으나 먼저 이 책이 좋은 번역이 되도록 많은 시간 자문에 응해 주신 (주)유일의 김태현 대표 이사님과 인도의 태정 스님에게 고마움을 전한다. 또 물심으로 도와주신 여러 신도님과 편집을 맡은 불지사 관계자 여러분께 감사드린다. 특히 재가의 부모님과 부족한 저를 추천해 주신 아행가 선생께 깊은 감사를 드린다.

지극한 마음으로 모든 이들의 건강과 해탈을 향한 노력에 조금이나마 보탬이 되기를 기원합니다.

1997. 6.
佛國寺에서 초판 발행하고
2022. 1.
瑜伽禪院에서 재편집하다.
玄天 合掌

차례

1

개요

When I teach, I am a philosopher.

요가란 무엇인가?

우리가 사용하는 요가Yoga는 산스크리트어 'yuj유즈'가 그 어근語根으로 '얽어 매다' '결합하다' '붙이다' '멍에 씌우듯 이어붙이다' 등의 뜻과 '자신의 주의력을 이끌어 주며, 집중시키며, 그것을 사용하고 응용한다' 등의 의미를 갖고 있다. 또한 결합이라든가 영적인 교감을 뜻하기도 한다. 이는 우리들 의지와 신의 의지와의 진정한 결합을 의미한다.

마하데브 데자이는 『간디가 해석한 기타Gītā』의 서문에서 "요가는 육체와 마음과 영혼[魂]의 모든 힘을 신에 결합시키는 것이라고 말하고 있다. 이는 곧 요가의 전제가 되는 지성, 마음, 감성, 의지를 단련시키는 것이며, 인생(삶)을 여러 각도에서 평등히 바라볼 줄 아는 정신의 안정된 상태를 의미한다"라고 서술하고 있다.

요가는 인도 6대 철학 체계 중의 하나이다. 파탄잘리는 195개의 간결한 경구로 이루어진 그의 고전적 저서 『요가경Yoga Sūtras』에서 요가를 통합 정리하고 체계화시켜 놓았다. 인도사상에서는 모든 사물에는 절대의 우주정신(대우주의 氣)인 파라마트마(Paramātmā, 신)가 존재하며 개개인의 정신인 지바트마(jīvātmā, 個我)는 그 한 부분에 불과하다고 보고 있다. 요가의 체계는 개개인의 정신이 절대의 우주정신에 합일되거나, 교감하는 수행 방법을 가르쳐 준다고 해서 그렇게 불리어지며, 또 이 방법을 통해서 해탈mokṣa에 이르는 것이 가능해지는 것이다.

요가의 길을 따르는 남자 수행자를 요기yogi, 여자 수행자를 요긴yogin이라 한다. 요가 철학에 관한 가장 중요하고 권위 있는 저서인 『바가바드 기타』 제6장에서 크리슈나Śri Krishna는 아르주나Arjuna에게 요가의 의미를 고통과 비애로부터의 해방이라고 설명한다.

"사람의 마음과 지성과 자아ahaṁkāra가 쉼 없이 헐떡거리는 욕망으로부터 절제되고 자유로워질 때 그들은 내재하는 정신에 안주하게 되고 비로소 육타Yukta, 즉 신과 교감하는 존재가 된다. 바람이 불지 않는 곳에서 등잔불은 깜박이지 않음과 같이, 내재하는 정신세계에 몰입함으로써 마음과 지성과 자아를 제어할 줄 아는 요기도 이와 같은 경우이다. 요가 수행을 통해서 자신의 불안정한 마음, 지성, 자아가 평정해질 때 그 안에 내재하는 영靈의 가피에 의해서 법열을 맛보게 된다. 그때 그는 이 기쁨이 그의 이성으로는 체득할 수 없는 감지의 한계를 넘어선 영원하다는 것을 알고 그 실체에 정주定住하게 된다. 그 어떤 것과도 비교할 수 없는 보물을 발견한 것이다. 이것보다 더 고귀한 것은 없는 것이다. 이 경지에 이르면 어떠한 비애에도 동요되지 않는다. 이것이 고통과 비애로부터 해방된 진정한 의미의 요가이다."

"잘 깎인 다이아몬드가 많은 면을 갖고 각각의 면에서 상이한 빛과 색을 내듯이, 요가라고 하는 말도 이와 마찬가지로 각각의 면이 서로 다른 의미를 갖고 있어 마음의 평온과 행복을 얻고자 정진하는 모든 영역에 걸쳐 다양한 면을 보여 주고 있다."

『바가바드 기타』 역시 요가에 대한 또 다른 설명을 하고 있는데, 특히 카르마Karma 요가를 강조하고 있다. 즉, "몸을 움직여 일한다는 그 자체가 은전恩典이며 특권이므로, 결과만을 추구하는 것이 되어서는 안 된다. 결단코 일을 멈추지 말 것이며 이기적 욕망을 버리고 신의 이름으로 일하라. 성공이나 실패에 구애받지 마라. 이러한 마음의 안정 상태를 요가라 한다."

요가는 또한 행동들을 함에 있어서의 지혜 또는 슬기로운 삶, 조화와 중용을 나타낸다. "요가는 너무 먹거나 또는 전혀 안 먹는 사람을 위한 것은 아니다. 또 너무 많이 잠을 자거나 전혀 자지 않고 밤을 지새우는 사람을 위한 것도 아니다. 먹고 휴식을 취하는 데 있어서의 절제와 일을 함에 있어서의 조절 그리고 잠자고 깨는 데 있어서의 조화로 요가는 모든 고통과 비애를 없애 준다."

『카트우파니샤드Kaṭhopanishad』는 요가를 이렇게 설명하고 있다. "모든 감각이 가라앉고, 마음이 안정되고, 지성이 동요됨이 없을 때, 그때를 지인들은 이르기를 최고의 단계에 이른 것이라고 한다. 모든 감각 기능들과 마음 상태의 확고한 통제를 요가라 한다. 이것을 이룬 이는 망상으로부터 자유로워지는 것이다."

『요가경』의 제1장 두 번째 경구에서 파탄잘리는 요가를 '치타 브르티 니로다chitta vṛtti nirodhah'로 묘사하고 있다. 이것은 정신적chitta 변화vṛtti의 제지nirodhah 또는 의식chitta 동요vṛtti의 억제nirodhah로 해석된다.

치타chitta라 하는 말은 총체적 혹은 집합적 의미로서 넓은 의미의 마음을 지칭하며 다음 세 가지 범주로 구성된다. (1) 협의의 마음(manas, 注意하고 선택하고 거부하는 능력과 힘을 지닌 개개의 마음인데, 이것은 흔들리기 쉽고 우유부단한 마음의 작용이다.) (2) 지성 또는 이성(buddhi, 이것은 사물을 구분해 판별, 결정짓는 상태를 말한다.) (3) 자아(ahaṁkāra, 글 뜻대로 하면 나를 창조하는 주체, 즉 '내가 안다'라는 것을 확신하는 상태를 말한다.)

브르티vṛtti라는 말은 방향을 틀다, 회전하다, 구르다의 뜻을 가진 산스크리트 어근 '브르트vṛt'에서 온 말로서 행동의 과정, 행위, 존재하는 방식, 정신적 상태를 의미한다. 요가는 들떠 있는 마음을 가라앉히고, 에너지를 조직적인 채널로 바로 전해 주는 수단이다. 마치 거대한 강이 댐이나 운하로 잘 이용되면 큰 저수지가 되고, 가뭄을 막아 주고, 풍부한 전기를 산업체에 제공하듯이, 마음도 적절히 조절될 때 평온의 저수지가 되어 인간을 향상시키는 어마어마한 에너지를 만든다.

마음을 다스린다는 문제는 『바가바드 기타』 6장에 나오는 아르주나와 크리슈나의 대화에서 보듯이 결코 쉽게 풀어지는 것이 아니다.

"크리슈나여, 당신께서 저에게 요가에 관해 말씀하시기를, 언제나 하나

이신 브라만(Universal Spirit, 우주정신)과의 영적 교감이라고 하셨습니다. 그러나 우리의 마음은 늘 들떠 있고 쉽게 변하는데 어떻게 이것이 영원할 수 있습니까? 마음은 충동적이고, 고집스럽고, 거칠고, 제멋대로여서 바람을 다스리기만큼이나 어렵습니다."

크리슈나가 대답하였다. "마음은 불안정하여 다스리기가 힘들다는 것은 의심할 바가 없다. 그러나 이 같은 마음 상태는 '끊임없는 수행(abhyāsa)'을 통해서, 또 '세속적인 욕망으로부터 벗어남(vairāgya)'을 통해서 순화될 수 있다. 자신의 마음을 다스릴 수 없는 사람은 이 성스러운 교감을 얻기가 매우 어렵다는 것을 알 것이다. 그러나 자기 제어를 하는 사람은 그가 부지런히 정진하고 그의 에너지를 올바른 방법과 방향으로 이끌어 준다면 이것은 충분히 이룰 수 있다."

요가의 단계

요가의 올바른 수행 방법은 올바른 목적만큼이나 중요한 것이다. 파탄잘리는 영혼을 탐색하기 위한 요가의 8가지 단계를 제시하고 있다.

1. 야마(Yama, 전 인류에 공통되는 보편적 도덕률)
2. 니야마(Nyama, 계행에 인한 자기 정화)
3. 아사나(Āsana, 자세행법)
4. 프라나야마(Prāṇāyāma, 호흡법)
5. 프라티아하라(Pratyāhāra, 욕망, 감정 및 외적 대상에 의한 지배로부터의 해방과 자율훈련)
6. 다라나(Dhārana, 집중 통일 행법)
7. 디아나(Dhyāna, 정려, 명상)
8. 사마디[Samādhi, 삼매 : 심오한 명상으로 얻어지는 초의식, 해탈 상태로서 명상의 대상 즉 파라마트마(Paramātmā, 우주정신, 대우주의 氣)와 일체가 된다.]

야마와 니야마는 욕망과 감정을 제어해서 타물他物 일체와의 조화를 이루게 한다. 자세행법은 육체를 강하고 건강하게 유지시켜 주고, 자연과 조화를 이루도록 한다. 마침내, 요기yogi는 위의 수행을 통해서 몸뚱이에 집착하는 생각이 없어지고, 그 몸뚱이로 하여금 영혼과 화합되는 방편이 되게끔 한다. 이 처음의 세 단계를 '외부를 향한 구도(bahiranga sādhanā)'라고 한다.

그 다음의 두 단계, 프라나야마와 프라티아하라는 호흡을 조절하고 그로 인해 마음을 제어하는 것을 가르쳐 준다. 이것은 욕망의 속박으로부터 벗어나는 것을 도와주는데, 이 두 단계를 '내적 구도(antaranga sādhanā)'라 한다.

다라나, 디아나와 사마디는 요기를 영혼의 가장 깊숙한 곳으로 인도한다. 요기는 신을 천상에서 찾으려 하지 않는다. 그것은 신이 자기 속에 존재함을, 즉 안타라트마(Antarātmā, 자신 속에 존재하는 지고의 영혼)임을 알고 있기 때문이다. 이 마지막 세 단계가 자기와 창조주를 일체가 되도록 해 준다. 이 세 단계가 안타라트마 사다나Antarātmā sādhanā라고 하는 불성 계발의 수행법인 것이다.

심오한 명상을 통해서 아는 이, 앎 자체 그리고 알아진 것, 이 셋이 하나가 된다. 보는 이, 보이는 것, 보여진 것 역시 각각 떨어져서 따로따로 존재하는 것은 아니다. 그것은 마치 위대한 음악가가 그의 악기와 악기로부터 나오는 음악과 하나가 되는 것과 같은 것이다. 그래서 요기는 자기의 본성을 알게 됨으로써 자기 자신Ātman이 바로 자신 속에 내재하는 우주정신(지고의 신성)의 한 부분임을 깨닫는다.

사람이 자신의 신성에 이르는 길Mārga은 한 가지만이 아니다. 활동적인 사람은 일과 의무를 통해 그 자신의 신성을 깨닫게 되는 카르마 마르가Karma Mārga를, 감성적인 사람은 신에 대한 헌신과 사랑으로 깨달음을 얻는 박티 마르가Bhakti Mārga를, 지성적인 사람은 지식을 통해서 깨닫는 즈나나 마르가Jñāna Mārga를, 그리고 사색적이거나 사려가 깊은 사람은 마음을 다스림으로써 그 자신의 신성을 깨닫는 요가 마르가Yoga Mārga를 통해서 각각 깨달음에 이른다.

그 자신의 판단과 지혜로 진실과 허위, 영원과 순간, 선과 쾌락을 구별할 수 있는 사람은 행복하다. 진실한 사랑을 알고, 신의 모든 창조물을 사랑하는 이의 행복은 두 배인 것이다. 진심에서 우러나온 사랑으로 다른 사람을 위해 봉사하는 이의 행복감은 세 배이다. 그러나 언젠가는 죽어 없어질 이 육신을 가지고 지식, 사랑과 이타적인 봉사와 결합하는 자는 성스럽다. 그는 성스러운 강들—강가Gangā, 사라스와티Saraswatī와 자무나Jamunā가 한 곳에서 만나는 곳과 같은 성지가 되어 그를 대하는 사람들은 평온해지고 정화가 된다.

마음, 감각 기능, 열망, 생각, 이성을 정복한 사람은 승리자, 곧 왕이라 하겠다. 그는 우주 정신세계와 연결되는 라자Rāja 요가에 적합하게 됨으로써 내성의 빛을 갖게 된다. 자신의 마음을 지배하는 사람이 바로 라자 요기이다. 라자Rāja란 말은 왕을 의미한다. 라자 요가란 표현은 자아의 완전한 지배를 의미한다. 파탄잘리가 마음을 제어하는 방법들을 설명하면서도 그 경구 속에 '라자 요가'에 대한 언급이 없고 단지 아스탕가 Aṣṭaṅga 요가, 즉 요가의 8단계라 부르고 있다. 이같이 자기 자신의 완전한 지배를 의미하는 것이 내포되어 있으므로 이것을 라자 요가Rāja Yoga라 부르는 것이다.

『하타 요가 프라디피카』(Haṭha Yoga Pradīpikā : haṭha=정신력 혹은 단호한 노력)의 저자 스와트마라마Svātmārāma는 그것과 동일한 길을 하타 Haṭha 요가라 부르는데 그 이유는 그것이 엄격한 수행이 요구되기 때문이다. 일반적으로 라자 요가와 하타 요가는 서로 거리가 있고 정반대라고 알려져 있다. 즉 파탄잘리의 『요가경Yoga Sūtras』은 정신적인 수행이며, 스와트마라마의 『하타 요가 프라디피카Haṭha Yoga Pradipika』는 오로지 육체적인 수행을 다룬다고 여겨진다. 하지만 실은 그렇지 않고 둘의 관계는 상호 보완적이고, 해탈을 향한 동일한 접근 방식이다. 히말라야의 빙정을 오르기 위해서, 등산가는 신체적인 강인함과 훈련뿐 아니라, 사다리, 밧줄, 아이젠이 필요한 것처럼 요가 수행자도 파탄잘리가 다루는 라자 요가의 정상에 도달하기 위해서는 스와트마라마의 하타 요가의 지식과 수행이 필요하다.

이 요가의 길은 다른 세 가지 것들의 원천이다. 그것은 고요와 평정을 가져오고 신에의 절대 순종의 마음을 마련하게 해 줌으로써 이 네 가지 길은 하나로 합치게 된다.

◆ 치타 브르티(Chitta Vṛtti, 마음을 동요시키는 원인들)

파탄잘리의 『요가경』은 기쁨과 고통을 만드는 '치타 브르티chitta vṛtti'를 다섯 가지로 분류 열거하고 있다.

1. 프라마나(Pramāṇa, 표준 혹은 이상, 正知)

사물이나 가치를 측정하는 마음 또는 지식으로, (a)인식과 같은 직접적인 증거(pratyakṣa) (b)추론(anumāna) (c)권위 있는 사람의 증명이나 언질을 통해 믿을 만하고 또 확실하다고 인정된 지식이나 정보(āgama)

2. 비파리아야(Viparyaya, 연구결과 판명된 오류, 倒錯)

잘못된 가정假定에 근거한 그릇된 의학 진단, 종전의 천동설과 같은 것이 이 비파리아야의 예이다.

3. 비칼파(Vikalpa, 어떤 사실적인 근거 없는 공상이나 상상, 分別)

마치 거지가 엄청난 돈을 쓰고 있는 자기 자신을 상상할 때 행복을 느낀다든지 또는 인색한 부자가 자기는 가난하다는 망상에 사로잡혀 굶주리고 있다고 생각하는 것.

4. 니드라(Nidrā, 잠)

사유思惟나 체험이 배제된 상태이다. 사람이 깊이 잠들 때는 자기의 이름, 가족, 지위, 지식과 지혜, 심지어 자기 자신의 존재마저도 인식하지 못한다. 사람이 자면서 자기 자신을 잊었을 때 그는 상쾌하게 일어난다. 그러나 잠들 때 혼란스러운 생각이 마음에 스며들면, 제대로 휴식을 취하지 못할 것이다.

5. 스므르티(Smṛti, 기억, 체험한 것의 인상을 굳게 갖고 있는 것)

과거는 돌이킬 수 없는 것인데도 과거 속에서 살아가는 사람들이 있다. 그들의 슬프고 행복했던 기억들은 그들을 계속 과거에 얽매이게 하고, 거기에서 벗어날 수 없게 한다.

파탄잘리는 번뇌kleśa만을 일으키는 '치타 브르티'의 다섯 가지를 다음과 같이 제시하고 있다.

(1) 아비디야(avidyā, 무지 또는 無明) (2) 아스미타(asmitā, 자신을 자기 자신에게 한정시키고, 집단으로부터 구별시키고자 하는 개인적 차별 감정으로 육체적·정신적·지적·감정적일 수 있다.) (3) 라가(rāga, 집착이나 욕정) (4) 드베샤(dveśa, 반감이나 혐오) (5) 아비니베샤(abhiniveśa, 삶에 대한 열정과 갈망 즉 세속적인 삶과 육체적 쾌락에 대한 본능적 집착과 죽음으로 인해 이 모든 것들과 결별해야만 한다는 두려움).

이런 번뇌(고통)의 원인들은 사다카(sādhaka, 구도자)의 마음속에 마치 그 몸체가 물속에 잠겨 있어 보이지 않는 빙산덩이처럼 가라앉아 있다. 그것들이 신중히 조절되고, 근절되지 않는 한 평온이 있을 수 없다.

요기는 지나간 과거를 잊어버리고, 내일에 대한 생각에 얽매이지 않는다. 그는 영원한 현재에 오롯이 산다. 바람이 스치면서 호수의 수면을 흔들고, 거기에서 비치는 상을 일그러뜨리는 것처럼, '치타 브르티'는 마음의 평온을 방해한다. 호수의 잔잔한 물은 그 주위의 아름다움을 비춰 준다. 마음이 고요하다면, 자신의 아름다움은 그 안에서 투영되어 보여질 수 있다. 요가는 꾸준한 정진과 욕망에서 그 자신을 자유롭게 함으로써 그 마음을 안정시킨다. 요가의 8단계는 그 방법을 가르쳐 주고 있다.

◆ 치타 빅세파(Chitta Vikṣepa, 혼란스러움과 방해물)

요가 수행자가 요가를 행하는 데 있어서 혼란스러움과 방해를 가져다주는 것들이다.

1. **브야디**Vyādhi : 육체적 평형 상태를 방해하는 질병
2. **스티아나**Styāna : 무기력, 일에 대한 의향의 결여
3. **삼사야**Saṁśaya : 의혹이나 우유부단
4. **프라마다**Pramāda : 무관심이나 무감각
5. **알라스야**Ālasya : 게으름
6. **아비라티**Avirati : 욕정, 감각적인 것이 마음을 사로잡을 때 일어나는 끓는 욕망
7. **브란티 다르샤나**Bhrānti Darśana : 그릇되거나 쓸모없는 지식이나 환상
8. **아랍다 부미카트바**Alabdha Bhūmikatva : 사고의 연계성 또는 집중력의 부재로 인해 현실을 직시치 못함.
9. **아나바스티타트바**Anavasthitattva : 오랜 수행 후 얻어지는 집중력을 유지하는 데 있어서의 불안정.

그러나 정신을 산란하게 하는 것에 네 가지가 더 있다.
(1) 두카(duḥkha, 고통이나 슬픔) (2) 다우르만스야(daurmansya, 절망) (3) 앙가메자야트바(aṅgamejayatva, 육체의 불안정) (4) 스바사-프라스바

사(śvāsa-praśvāsa, 불안정한 호흡)

싸움에 이기기 위해서, 장군은 지형과 적군을 세밀히 조사하고 그 대응책을 세우듯, 요기는 수행에 의한 자기 정복의 계획을 세운다.

1. **브야디**Vyādhi : 가장 근본적인 방해 요인은 무엇보다도 먼저 육체적 질병임을 주목해야 할 것이다. 요기에게 그의 신체는 목표를 이루기 위한 기본 도구이다. 만약 탈것이 고장 난다면, 여행자는 더 이상의 여행을 할 수가 없듯이 좋지 않은 건강으로 몸을 망친다면 수행자는 그가 원하는 것의 조금밖에 얻지 못할 것이다. 육체적 건강은 정신적인 계발을 위해 중요하다. 왜냐하면 마음은 신경 구조를 통해서 그 기능을 발휘하기 때문이다. 육체가 병들거나 신경조직이 손상을 입으면, 마음은 안정을 찾지 못하고, 무디어지고, 생기가 없고, 집중이나 명상을 한다는 것은 불가능하다.

2. **스티아나**Styāna : 무기력이나 권태로 고통받는 사람은 목표도, 자기가 가야 할 길도, 열정도 없다. 그의 마음과 지성은 정체되어 둔하게 되고, 그 기능 역시 녹슬게 된다. 지속적인 흐름이 계곡물을 맑게 해 주지만, 도랑의 물은 탁하고, 득이 되는 어떤 것도 배양할 수 없다. 열정이 없는 사람은 아무것에도 집중을 할 수 없기 때문에 살아 있는 시체와 같다.

3. **삼사야**Samśaya : 어리석고, 신의가 없고, 의심이 많은 자는 그들 자신을 망치고 있다. 어떻게 그들이 현세나 내세를 즐기거나, 그 어떤 행복감이라도 맛볼 수 있겠는가? 구도자는 반드시 그 자신과 스승에 대한 확고한 믿음이 있어야 한다. 항상 신성은 그의 편이고, 악성은 결코 그에게 근접하지 못한다는 확신을 가지고 있어야 한다. 신심은 가슴속에서 용솟음치기에, 욕망, 악의, 정신적 나태, 정신적 자만과 의심은 말라

버린다. 그리고 이 방해물에서 자유로워진 마음은 고요하게 되고 침착해진다.

4. **프라마다**Pramāda : 프라마다로 고통받는 사람은 자기를 중시하는 형이고, 겸손함이 부족하고 자기만이 현명하다고 생각한다. 그는 의심할 바 없이 옳고 그른 것을 알고 있지만, 그는 옳은 것에 냉담한 태도를 취하고, 유쾌한 것을 선택한다. 그의 이기적인 열의와 개인적인 영광을 만족시키기 위해, 그는 고의적으로 거리낌 없이 그의 길에 방해가 되는 사람을 희생시킨다. 그런 사람은 신성을 깨닫지 못하고, 그 소리에 귀 기울이지 않는다.

5. **알라스야**Ālasya : 게으름이라는 장애물을 제거하기 위해서는, 불굴의 열정vīrya이 있어야 한다. 구도자의 자세는 마치 연인이 사랑하는 사람을 애타게 기다리되 결코 절망하지 않는 자세와 같다. 희망을 방패로, 용기를 검으로 삼아 증오와 비탄으로부터 벗어나야 한다. 신심과 열의를 가지고 그는 육체와 마음의 무기력을 극복해야 한다.

6. **아비라티**Avirati : 이것은 억제하기 아주 어려운 감각적 대상을 의식적으로 포기한 후에 다시 갖게 되는 크나큰 갈망이다. 요기는 자유자재로 제어할 수 있는 감각 기능의 도움으로 집착 없이 감각적 대상들을 즐기는 것을 배운다. '프라티아하라'의 수행으로 그는 집착에서 자유로워지고 욕망으로부터 해방되어 충만하고 평정하게 된다.

7. **브란티 다르샤나**Bhrānti Darśana : 그릇된 지식에 사로잡힌 이는 착각으로 괴로워하며, 자기만이 진실한 빛을 보았다고 믿고 있다. 그는 엄청난 지성을 갖고 있으나 겸손함이 부족하고, 그의 지혜를 과시하고자 한다. 그는 성인들과 함께 함으로써 그리고 그들의 인도를 받아 정도

를 걷게 됨으로 그의 결점을 극복할 수 있다.

8. **아랍다 부미카트바**Alabdha Bhūmikatva : 산을 오르는 사람이 힘이 모자라면 정상에 도달하는 데 실패하듯이, 집중력의 한계를 극복하지 못하는 사람은 진리를 구할 수 없다. 그는 진리를 한 번 힐끗 볼 수는 있으나 자세히 알 수는 없다. 마치 꿈속에서 천상의 음악을 들은 음악가가 깨어나는 순간 그 음악을 기억하지 못하고, 다시 그 꿈을 꾸지 못하는 것과 같다.

9. **아나바스티타트바**Anavasthitattva : 아나바스티타트바에 의해 영향을 받은 사람은 힘든 수행으로 진리의 모습을 볼 수 있게 되나, 그 성취감에서 맛보는 행복감과 자만심으로 인해 수행sādhanā을 게을리하게 된다. 그는 순수하고 강한 집중력을 갖추긴 했으나 구도의 마지막 단계에서 기로에 서게 된다. 이 마지막 단계에서도 지속적인 노력이 필수적이며, 무한한 인내와 결단력으로 그 길을 추구해 가야 하며, 신성을 깨닫고자 하는 길에 방해가 되는 게으름을 피워선 안 된다. 어느 순간 신성한 기운이 그를 감쌀 때까지 기다려야 한다. 『카트우파니샤드』에서 이르기를, '자아'라는 것은 연구나 가르침, 예민한 지성이나 해박한 지식으로 깨닫는 것이 아니다. 오직 신성을 지심으로 찾고자 하는 이, 신성이 선택한 사람만이 깨닫는 것이다. 진실로, 자아는 그런 사람들에게 그의 진정한 모습을 드러낸다.

파탄잘리는 장애 요인을 극복하고, 더없는 행복을 얻기 위한 여러 가지의 구체적 방안을 제시하고 있다. 그 가운데 최선의 것은 (1) 마이트리(Maitri, 慈, 조건 없는 사랑) (2) 카루나(Karuṇā, 悲, 함께 아파함) (3) 무디타(Muditā, 喜, 더불어 기뻐함) (4) 우펙샤(Upekṣā, 捨, 평정심)의 사무량심四無量心이다.

(1) 마이트리(慈)는 단순히 사랑이나 선의라는 뜻에 국한되는 것이 아니라, '그 선의의 대상이 되는 것과의 일체감(ātmīyatā)'을 포함하는 것이기도 하다. 마치 어머니가 자식과의 일체감으로 그 자식이 성공했을 때 더 없는 행복을 느끼는 것과 같다. 파탄잘리는 행복(sukha, 혹은 미덕)을 위해서 마이트리를 권하고 있다. 요기는 마이트리(조건 없는 사랑)와 아트미야타(그 대상과 일체감)를 증장시킴으로써 어느 누구에게도 악의를 품지 않고 적을 친구로 만든다.

(2) 카루나(悲)는 다른 사람의 불행duḥkha에 연민이나 동정을 나타내고 그 절망감에 눈물을 흘리는 것만을 의미하는 것은 아니다. 그것은 괴로움을 당하고 있는 사람들의 불행을 덜기 위한 행위를 수반하는 연민이다. 요기는 다른 사람의 고통을 덜어 주기 위해서 자신의 모든 내장된 힘(육체적, 경제적, 정신적, 도덕적)을 이용한다. 그는 약한 이들이 강하게 될 때까지 그의 힘을 그들과 나눈다. 그는 겁쟁이가 그를 본보기로 용감하게 될 때까지 그의 용기를 나누는 것이다. 그는 적자생존의 원리를 수용하지 않고, 약한 사람이 생존할 수 있을 만큼 강하게 만든다. 그는 모든 이들의 안식처가 되는 것이다.

(3) 무디타(喜)는 비록 그가 경쟁자일지라도 그의 '덕행이나 성공(puṇya)'을 진정으로 기뻐하는 마음이다. 무디타를 통해서, 요기는 그 자신은 달성하지 못한 목표에 도달한 다른 사람들에 대해 성냄, 미움, 질투하는 마음을 보이지 않음으로써 심한 번민으로부터 자신을 구한다.

(4) 우펙샤(捨)는 악apuṇya에 빠진 사람에 대한 단순한 경멸, 무관심, 우월감은 아니다. 이는 동일한 유혹에 직면했을 때 나는 어떻게 행동할 것인가를 알게 하는 자기 성찰이다. 또한, 불행한 사람이 빠진 상태에 대해 우리가 얼마나 책임이 있는가를 알아보기 위한 성찰이고 그 후에 그를

옳은 길로 인도하기 위한 시도이다. 요기는 먼저 자기 자신 속의 결점을 살핌으로써 타인의 결점들을 이해한다. 이 자기 성찰은 다른 모든 것에 대해 자비로운 마음과 열린 마음을 갖게 한다.

마이트리, 카루나, 무디타와 우펙샤의 이 사무량심四無量心의 함축성은 고요한 마음으로만 느껴질 수 있다. 내 경험에 의하면 이 세상의 모든 사람들이 고요한 마음을 얻기 위한 방법은 파탄잘리가 앞에서 언급한 8단계 중 두 가지, 즉 아사나와 프라나야마를 굳은 결심으로 행하는 데 있다는 결론에 이르게 했다.

마음manas과 호흡prāṇa은 서로 밀접한 관계가 있고, 둘 중 어느 하나가 활동하거나 활동을 멈추는 것이 다른 하나에 영향을 미치게 된다. 파탄잘리는 정신적인 평형 상태와 내면의 평화를 이루기 위해 프라나야마(호흡법)를 권했다.

◆ 시스야(Śiṣya)와 구루(Guru) – 제자와 스승

『시바 상히타(Śiva Saṁhitā, 하타 요가의 고전)』에서는 구도자들(sādhakas, 혹은 제자들)을 4계층으로 구분하고 있다. 그것들은 (1) 므르두(mṛdu, 약함) (2) 마드야마(madhyama, 보통) (3) 아디마트라(adhimātra, 우수) (4) 아디마트라타마(adhimātratama, 최상)이다. 이 가운데 마지막 최고 계층인 아디마트라타마만이 이 속세라는 고해를 건널 수 있다.

(1) 약한 구도자는 열의가 부족하고, 그들의 스승을 비판하고, 욕심 많고, 나쁜 행동을 하는 경향이 있고, 많이 먹고, 여자의 품속에서 헤어나지 못하고, 불안정하고, 겁 많고, 병약하고, 의타심 많고, 말을 함부로 하고, 우유부단한 성격을 가지고 활기가 없는 자들이다. 구루(스승이나 대가)는 그런 구도자를 만트라 요가Mantra Yoga의 길로만 인도한다. 많은

노력을 동반함으로써, 구도자sādhaka는 12년 후에 깨달음에 이르게 된다(만트라mantra라는 말은 사고한다는 의미를 지닌 'man'이라는 어원에서 유래되었다. 그러므로 만트라는 그 의미를 충분히 이해한 후 계속 반복해 주문을 외우는 기도를 뜻한다. 만트라가 약한 구도자의 마음속에 깊이 뿌리를 내리는 데는 오랜 기간이 필요하며 그 결과를 가져오기에는 더욱더 오랜 시간이 걸린다.).

(2) 치우침이 없고 침착한 성격의 사람으로서 고난을 참을 줄 알며, 수행을 완전히 이루려는 의지력을 갖고, 온유하게 말하고, 어떤 환경에 처해서도 절제가 가능한 자를 '보통의 구도자(madhyama)'라 한다. 구루는 이런 특징을 알고, 라야Laya 요가를 가르쳐 해탈에 이르게 한다(라야Laya는 헌신, 전념이나 몰아를 의미한다.).

(3) 안정된 마음을 갖고 있는 사람으로서 라야 요가를 행할 수 있고, 활기차고, 독립적이고, 고귀하고, 자애롭고, 관대하고, 신뢰가 있고, 용감하고, 젊고, 존경할 만하고, 스승을 존중하며, 요가를 행하고자 하는 굳은 마음 상태를 가진 자를 '우수한 구도자(adhimātra)'라 한다. 그는 6년간의 수행으로 깨달음에 이를 수 있다. 구루는 이런 사람을 하타Haṭha 요가로 교화한다.

(4) 왕성한 혈기와 열의, 잘생긴 외관, 용기 있고, 경전에 능통하고, 학문을 좋아하고, 건전한 마음자세, 우울하지 않고, 항상 젊음을 유지하고, 규칙적인 식사, 감각 기능을 제어할 수 있고, 두려움이 없고, 정결하고, 노련하고, 관용적이고, 모든 이에게 도움이 되고, 확고하고, 지적이고, 독립적이고, 너그러우며, 선한 성격을 지니고, 온유하게 말하고, 구루를 존경하는 자가 바로 '최상의 구도자(adhimātratama)'로 어떤 형태의 요가에도 적당하며, 그는 3년 만에 깨달음에 이를 수 있다.

『시바 상히타』와 『하타 요가 프라디피카』에서는 깨달음에 이르는 기간을 언급하고 있는 반면에, 파탄잘리는 개인의 영혼과 신성한 우주정신(Divine Universal Soul)이 하나가 되는 데 필요한 시간을 어디에도 명시하고 있지 않다. 그에 따르면, 아브야사(abhyāsa, 지속적이고 결연한 수행)와 바이라기아(vairāgya, 욕망으로부터 벗어남)가 마음을 고요하고 평온하게 만든다고 한다. 그리고 아브야사abhyāsa를 중단함이 없는 장기적이고도 헌식적인 노력이라고 정의하는데, 이 아브야사에 의해서 영성계발의 견고한 기초가 만들어진다.

요가 수행은 한정된 시간 내에 좋은 결과를 얻고자 하는 사람들의 졸업장이나 학위와는 질적으로 다른 것이다. 요가를 수행함에 있어서의 장애물, 시련, 고난들은 구루Guru의 도움으로 상당한 부분까지 제거될 수 있다('gu'라는 음은 어둠을, 'ru'라는 음은 밝음을 의미하고 있다. 어둠을 걷고 깨달음을 가져다주는 이가 바로 구루이다.).

'구루'라는 말은 참으로 깊은 뜻을 담고 있다. 그는 일반적인 지도자와는 차이가 있다. 그는 단순히 생계를 꾸리는 방법을 가르쳐 주는 것이 아니라 어떻게 살아야 하는가를 가르쳐 주는 영혼의 스승이다. 그는 영혼의 지식을 전수하고, 그 영혼의 지식을 전수받는 자를 시스야śiṣya, 즉 제자라 한다.

구루와 시스야의 관계는 아주 특별한 것으로, 부모 자식간, 부부간, 친우간의 관계를 뛰어넘는다. 구루는 이기적이지 않다. 그는 명예나 이익에 끌리지 않고 궁극적인 목표로 제자를 헌신적으로 인도한다. 그는 신의 길을 보여 주고, 이끌어 줌으로써 제자가 승화되는 과정을 지켜본다. 그는 사랑을 통해서 자신감, 헌신, 교훈, 깊은 이해, 계몽을 불어넣는다. 그는 제자에 대한 믿음을 갖고, 제자가 그의 가르침에 몰두하고 있는지 알아보기 위해 부단히 애쓴다. 또한 그는 제자가 질문하도록 하고, 질문과 분석을 통해 진리를 터득하게끔 끊임없이 격려를 한다.

시스야śiṣya는 보다 높은 인식력과 향상이 가능한 소질을 갖추고 있어야 한다. 그는 반드시 자신감, 신심, 구루에 대한 애정을 가져야 한다. 대표적인 구루와 시스야의 예로는 『카트우파니샤드』의 야마(Yama, 죽음의 신)와 나히케타Nachiketā, 『바가바드 기타』의 크리슈나Śri Krishna와 아르주나Arjuna이다. 나히케타와 아르주나는 통일된 마음, 열의, 알려고 하는 마음을 통해서 깨달음을 얻었다.

시스야는 지식을 갈망하고, 겸허한 성품, 목표를 이루고자 하는 불굴의 의지를 가지고 있어야 한다. 단순한 호기심으로 구루를 찾아선 안 된다. 그는 쉬라다(śraddhā, 강한 신념)를 가져야 하고, 설사 그가 예상한 시기에 그 목적을 달성하지 못한다 하더라도 절망해선 안 된다. 수없이 많은 과거 전생의 경험과 상스카라(saṁskāra, 業, 과거의 생각과 행동의 축적된 찌꺼기)로 물들여진 헐떡거리는 마음을 평정하기 위해서는 상당한 인내를 필요로 한다.

단순히 구루의 말을 경청하는 것만으로 시스야가 그 가르침에 몰두할 수는 없다. 이것은 인드라Indra와 비로차나Virochana의 이야기를 통해 알 수 있다. 신들의 왕인 인드라와 악마의 왕자인 비로차나는 절대자에 관해 알고자, 곧 깨달음을 얻기 위해 그들의 영적 지도자인 브라마Brahmā를 찾아갔다. 둘 다 그곳에 머물며 구루의 말을 경청했다. 인드라는 깨달음을 얻은 반면, 비로차나는 그렇게 되지 못했다.

인드라의 기억 기능은 그가 그의 스승에 대한 사랑과 신심 그리고 가르침에 대한 순수한 집중으로서 발전된 것이다. 그가 구루와의 일체감을 가진 것이 바로 그를 깨달음에 이르게 한 비결인 것이다. 비로차나의 기억 기능은 단지 그의 지성을 통해서만 이루어졌다. 그는 스승에게도, 스승의 가르침에도 몰두하지 못했다. 그는 원래 그대로의 모습, 즉 거만한 지식인으로 남아 의심으로 가득 찬 원래의 모습으로 되돌아갔기 때문이다.

인드라는 지적 겸손을 지니고 있었던 반면, 비로차나는 지적인 자만에 취해서 그가 브라마에게 가르침을 청한 그 자체가 자신을 낮춘 것이라고 생각했다. 인드라의 접근은 신심으로 이루어진 반면, 비로차나는 매우 실질적이다. 비로차나는 단순한 호기심이 동기가 되었고, 그가 훗날 권력을 장악하기에 유용하다고 믿는 실질적인 지식을 원했다.

시스야는 우선 무엇보다도 사랑, 절제, 겸허를 마음에 새겨야 한다. 사랑은 용기를 낳고, 절제는 풍요를 낳고, 겸허는 힘을 낳는다. 사랑이 없는 용기는 잔인함일 뿐이며, 절제가 없는 풍요로움은 방종과 부패를 가져온다. 겸허함이 없는 권력은 오만이나 독재를 부른다. 진실된 시스야는 구루로부터 그가 근원적 자아로 돌아갈 때 자기 자신을 지킬 수 있는 '정신적 능력'을 배운다.

◆ 사다나(Sādhanā, 깨달음을 위한 길잡이)

요가에 관한 모든 지침서는 사다나sādhanā나 아브야사(abhyāsa, 쉼 없는 정진)에 대해 강조를 하고 있다. 사다나는 단지 요가 지침서의 이론적인 연구만을 나타내는 것은 아니다. 그것은 정신적인 노력이다. 참깨로 기름을 짜기 위해서는 압축이 가해져야 한다. 장작이 발화하고 그 안에 내재해 있는 불을 내게 하기 위해서는 불이 당겨져야 한다. 이와 동일한 방법으로, 구도자는 꾸준한 수행으로 그 자신 안에 깃들여 있는 신성의 불꽃에 불을 붙여야 한다.

"젊은이, 중년, 아주 나이 많은 사람, 심지어 환자 그리고 확고한 의지가 없는 사람도, 꾸준한 수행을 통해서 요가의 완성을 이룰 수 있다. 그것의 성공은 꾸준히 수행하는 자의 것이지 수행하지 않는 이들을 위한 것은 아니다. 요가의 완성, 깨달음은 단순히 이론적인 성전을 읽음으로써 얻어지는 것이 아니다. 또 요기나 은둔자sanyāsi의 옷을 입는다거나, 요가에 대한 말만으로도 이루어지는 것도 아니다. 오로지 꾸준한 수행만이 성공의 비결이다. 이것은 의심할 바 없는 명백한 진리이다."(『하타 요가 프라디피카』, 1장 64~66절)

"우리는 처음 알파벳을 배워 그것을 바탕으로 공부함으로써 모든 학문을 체득하듯, 첫 단계로 우리의 육체를 철저히 단련시킴으로써 우리는 진리Tattva Jñāna, 곧 이 우주 안에 내재해 있는 지고의 영혼과 동일시되는 인간 본연의 영혼을 알게 되는 것이다."(『게란다 상히타』, 1장 5절)

사람이 내적 평온을 누리고, 신성을 찾으려는 강한 열망을 만족시키는 것은 바로 그의 육체, 감각 기능, 마음, 이성, 자아가 함께 어우러져 이루는 집중된 노력에 의해서이다. 인간의 생애에 있어서 최상의 탐험은 그의 조물주에게로 돌아가는 여행이다. 그 목표에 도달하기 위해서는, 그의 육체, 감각 기능, 마음, 이성, 자아가 잘 발달되어야만 하고 또 그 기능이 함께 어우러짐이 필요하다. 만약 거기에 노력이 더해지지 않는다면, 그는 이 탐험에서 실패하게 된다.

『카트우파니샤드』의 1부 3장에서, 야마(Yama, 죽음의 신)는 개인을 마차에다 비유함으로 요가를 구도자 나히케타에게 설명한다.

"아트만(Ātman, 자아)은 마차의 주인으로, 이성은 마부로, 마음은 고삐로 알아라. 우리가 보통 말하는 감각 기능은 마차를 끄는 말들이며, 그들 욕망의 대상은 목장이다. 감각 기능과 마음이 혼연일체가 될 때, 현자들은 그 자아를 향유자bhoktṛ라고 부른다. 분별력이 없는 사람은 절대로 그의 마음을 고삐질할 수 없다. 그의 감각 기능은 날뛰는 말들과 같다. 분별력 있는 사람은 그의 마음을 조절할 수 있고, 그의 감각 기능은 길들여진 말들과 같다. 분별력이 없는 사람은 늘 산만하고, 순수하지 못하다. 그는 절대 목표에 도달하지 못하고, 이 생에서 저 생으로 끊임없이 윤회를 되풀이하며 방황할 것이다. 분별력 있는 사람은 주의 깊고 순수한 영혼을 가지게 될 것이다. 그는 깨달음을 얻어 결코 환생하지 않는다. 마음의 고삐를 잘 조절하는 능숙한 마부를 마음속에 갖고 있는 이는 그 여행의 최종지(즉, 영원불멸한 영혼의 궁극의 거처)에 도달한다."

"감각 기능들은 욕망의 대상보다 더 강력한 것이다. 감각 기능들보다 더 강한 것은 마음이고, 마음보다 더 위의 것은 이성이며, 이성 위의 것은 바로 신성이다. 자아로 당신 자신을 교육시키고, 욕망의 모습으로 다가오는 적들을 물리쳐라."(『바가바드 기타』, 3장 42~43절)

이것을 깨닫기 위해서는 지속적인 수행뿐 아니라 포기하는 일까지 필요하다. 포기한다는 점에서, 우리가 무엇을 포기해야 하는지가 문제시된다. 요기는 세상을 등지지 않는다. 왜냐하면 그것은 조물주를 등지는 것을 의미할 수도 있기 때문이다. 요기는 그를 신성으로부터 멀어지게 하는 모든 것을 버린다. 그는 모든 영감과 정당한 행위가 신성으로부터 비롯된다는 사실을 잘 알기에 그 자신의 욕망을 버린다. 그는 신성의 역할을 부인하는 사람들, 악의에 찬 생각을 유포하는 사람들, 도덕적 가치의 중요성을 입으로만 부르짖고 실행하지 않는 사람들을 버리는 것이다.

요기는 행위를 포기하지는 않는다. 그는 신이나 인류에게 그 행위의 결과를 바침으로써, 그 자신과 그 행위들을 연결한 끈을 끊어 버린다. 그는 그의 의무를 다하는 것만이 그의 특권이고, 그 행위에 대한 결과에 대해서는 어떤 권리도 없다고 믿는다. 다른 이들은 의무를 행해야 할 때는 잠들고, 그들의 요구를 주장할 때만 깨어나는 반면, 요기는 그의 의무에는 항상 깨어 있고, 권리에 대해서는 잠들어 있다. 그러기에 모든 존재가 잠들 때도 수행자와 마음의 평온을 얻은 사람은 빛을 밝히기 위해 깨어 있다.

◆ 아스탕가 요가(Aṣṭāṇga Yoga)—요가의 8단계

파탄잘리의 『요가 수트라』는 4개의 장, 즉 파다pāda로 나뉘어진다. 첫째 장은 삼매samādhi를 다루고 있고, 두 번째 장은 실수행(sādhanā, 요가를 이루기 위한 방법들)을, 세 번째 장은 힘(vibhūti, 신통), 즉 요기의 수행 과정에서 나타나는 신비한 힘을 열거했고, 마지막 네 번째 장은 해탈(kaivalya, 궁극의 깨달음)을 다루고 있다.

1. 야마(Yama, 禁戒, 전 인류에 공통되는 보편적 도덕률)

요가의 8단계는 제2장에서 설명하고 있다. 이것의 제1단계는 야마(윤리적인 계율들), 즉 신조, 국가, 연령과 시대를 초월한 계율들로, (1) 아힘사(ahiṁsā, 비폭력, 불살생) (2) 사트야(satya, 진실, 불망어) (3) 아스테야(asteya, 不偸盜) (4) 브라마차리아(brahmacharya, 절제, 금욕) (5) 아파리그라하(aparigraha, 不貪)이다.

이 계율들은 사회와 개인에 대한 도덕 규범으로서 만약 지키지 않는다면 혼란, 폭력, 거짓, 도벽, 방탕, 탐욕 등을 불러일으킨다. 이런 악의 근원은 바로 탐욕과 욕망과 집착 등의 감정들인데 단지 그 정도가 적을 수도, 중간일 수도, 과다할 수도 있다. 그것들은 단지 고통과 무지를 가져다줄 뿐이다. 파탄잘리는 야마의 다섯 가지 계율로서 우리의 사고방식을 변화시킴으로써 이 악의 근원들을 파헤치고 있다.

(1) 아힘사(Ahiṁsā, 비폭력, 불살생) : 부정관사인 부정을 의미하는 'a'와 살생이나 폭력을 의미하는 명사인 'hiṁsa'의 합성어이다. 그러나 단순히 살생하지 말라는 부정의 명령보다는 사랑이라는 긍정적이고 광범위한 의미를 가지고 있다. 이 사랑은 우리가 같은 어버이Lord를 지닌 자식들이기 때문에 모든 생물체들을 포용하고 있다.

요기는 사물을 파괴하거나 생명체를 죽이는 것은 창조주에 대한 모욕으로 생각한다. 인간들은 보통 먹이를 구하거나 또는 위험에서 자신을 보호할 목적으로 살생을 한다. 그러나 단지 그가 채식주의자라고 해서 반드시 그가 체질상 비폭력주의자나 요기가 되는 것은 아니다.

물론 요가의 수행에 있어서 채식 식이요법이 필수적인 것은 사실이다. 잔인한 폭군이 채식주의자일 수 있으며, 하여튼 폭력은 먹거리의 종류에 있는 것이 아니라 마음의 상태에 있는 것이다. 그것은 인간의 마음속에 있는 것이지 그가 손에 들고 있는 도구에 있는 것이 아니다. 칼은 과일을 깎기 위해서 사용할 수도 있고 적을 찌르기 위해서도 사용할 수 있다. 하지만 잘못은 칼에 있는 것이 아니라 그것을 사용하는 자에게 있다.

사람은 그 자신의 이익 즉 자신의 육체, 그가 사랑하는 것들, 그들의 재산이나 명예를 보호하기 위해서 폭력을 행사한다. 그러나 사람은 그 자신이나 다른 사람을 보호하기 위해서 그 자신에게만 의지할 수는 없다. 그가 혼자 할 수 있다고 믿는 것은 잘못된 것이라고 본다. 사람은 모든 힘의 원천인 절대 신성을 의지함으로써 어떠한 악도 두려워하지 않게 된다.

폭력은 두려움, 나약함, 무지와 불안에서 나온다. 이것을 제어하기 위해서 가장 필요한 것은 마음을 두려움으로부터 해방시키는 데 있다. 이를 위해서 인생관을 바로잡고 마음을 재교육하는 것이 필요하다. 폭력은 인간이 그들의 믿음을 무지와 미신보다 오히려 현실과 탐구에 바탕을 두고 있을 때 반드시 쇠퇴하게 마련이다.

요기는 모든 생명체에는 고유한 삶의 몫이 있고 그 자신만큼 똑같이 살 권리가 있다고 믿는다. 그는 타인을 돕기 위해서 태어났다고 믿기 때문에 모든 생명체를 애정 어린 눈으로 바라본다. 요기는 자신의 삶이 타인의 삶과 밀접하게 연결되어 있음을 알기 때문에 그들이 행복하도록 도울 수 있는 것을 큰 기쁨으로 여긴다. 그는 자신의 행복보다 다른 이들의 행복을 먼저 생각하고, 그가 만나는 모두에게 기쁨의 원천이 된다. 마치 부모는 어린아이가 첫 걸음마를 뗄 때 용기를 주듯이, 요기는 자신보다 불행한 사람들에게 용기를 주며 그들이 스스로 살아갈 수 있도록 해 준다.

일반적으로 우리들은 다른 사람이 저지른 잘못에 대해서는 정의를 요구한다. 반면에 우리들 자신의 잘못에는 자비와 용서를 구한다. 그러나 그와 반대로, 요기는 그 자신에 의한 잘못에 대해서는 정의를 구하고, 다른 사람의 잘못에 대해서는 용서를 구한다. 그는 어떻게 살아야 하는가를 알고 그것을 가르친다. 항상 자신이 완벽에 이르도록 정진하면서 가없는 사랑과 연민으로 그들의 삶을 향상시킬 수 있는 방법을 보여 준다.

요기는 죄인이 범한 죄는 미워하되 그 죄인은 미워하지 않는다. 그는 죄인이 범한 행위에 대해서 처벌하기보다는 참회하도록 한다. 죄는 미워하되 죄를 범한 사람을 사랑하는 것은 가능하다. 마치 술주정뱅이의 아내가 남편을 사랑하되 그 주벽은 미워하는 것과 같다. 악행에 대한 사랑이 없는 미움은 폭력을 부른다. 또 악행을 책하는 마음 없이 그저 사랑만을 하는 것은 어리석은 것이며 결국 불행에 이르게 된다. 요기는 죄인 속에 들어 있는 악과는 싸우면서 그 죄인을 사랑하는 것이 올바른 길임을 알고 있다. 그가 사랑으로 맞선 싸움은 반드시 이긴다. 자애로운 어머니는 자식의 나쁜 버릇을 고쳐 주기 위해서 매를 들듯이, 진실한 아힘사의 실행자는 이 어머니와 같은 마음으로 적을 사랑한다.

아힘사를 따르다 보면 어느새 아바야(abhaya, 두려움으로부터의 벗어남)와 아크로다(akrodha, 분노로부터의 벗어남)에 이른다. 두려움 없는 삶은 단지 순수한 삶을 영위하는 자들에게 온다. 요기는 아무도 두려워하지 않고 또 아무것도 그를 두려워하지 않는데, 자신을 살피는 수행이 그를 맑게 하기 때문이다. 두려움은 사람을 덮쳐 마비시킨다.

사람들은 미래, 미지의 것, 한 번도 본 적이 없는 것들을 두려워한다. 그리고 생계수단, 부와 명예를 잃을까 봐 두려워한다. 하지만 가장 두려운 것은 죽음에 대한 공포다. 요기는 그 자신과 영혼이 잠시 머무르는 집과 같은 육체가 별개의 것임을 안다. 그는 자신 속에서 만물을 보고 또 만물 속에서 자신을 보기에 두려움이 없는 것이다. 병들고, 늙고, 쇠약해지고, 마침내 죽을 수밖에 없는 우리들 육신이지만 영혼은 아무런 영향도 받지 않고 그대로 남아 있다.

요기에게 죽음은 삶에의 열정을 불어넣는 자극제와도 같다. 그는 '절대 신성'에게 그의 마음, 이성, 그의 전 인생을 바쳐 오고 있다. 그의 모든 것이 '절대 신성'과 연결되어 있는데 그가 무엇을 두려워하겠는가?

분노krodha에는 두 가지 유형이 있는데, 하나는 마음을 타락시키는 것이고, 다른 하나는 정신적 성숙에 연결되어지는 분노이다. 전자의 바탕에는 자만심이 깔려 있어 사소한 것에도 우리를 성나게 한다. 이것은 마음이 올바른 견해로 사물을 관찰하는 것을 방해하고 우리의 판단을 흐리게 한다.

이와는 반대로, 요기는 그의 내면이 비루해지고, 그의 경험과 학식이 그를 어리석음으로 떨어지는 것을 막지 못할 때 자기 자신에게 화를 낸다. 그는 그 자신의 잘못을 다룰 때는 매우 엄격하지만 타인에 대해서는 매우 관용적이고 유하다. 마음의 온화함은 요기의 특별한 성품이고, 그의 마음은 모든 고통을 녹인다. 요기의 마음속에는 자신에 대한 엄격함과 타인에 대한 관용이 동시에 존재하고 있어서 요기가 있는 곳에서는 모든 적의가 사라지고 만다.

(2) 사트야(Satya, 진실, 불망어) : 우리 행동이나 도덕 규범의 최고봉이다. 마하트마 간디는 '진실은 신God이고 신은 곧 진실이다.'고 했다. 불이 불순물을 태우고 금을 정제하는 것처럼, 진실의 불꽃은 요기를 정화시키고 그 안에 있는 불순물을 없애 준다. 만약 마음이 진실을 생각하고, 혀는 진실을 말하고 그리고 삶 전체가 진실 위에 있다면, 인간은 신과 드디어 결합할 수 있게 된다.

'실체' 그 본질은 사랑과 진실로서, 이 두 가지 면을 통해서 실체를 나타낸다. 요기의 삶은 이 실체의 두 가지 면을 엄격히 따라야 한다. 그렇기 때문에 사랑에 바탕을 두고 있는 아힘사(비폭력)가 요구되는 것이다. 사트야는 생각[思], 말[言], 행동에 있어서 완전한 진실성을 전제로 한다. 어떤 형태로든지의 거짓은 구도자를 진실의 근본 법칙에서 벗어나게 한다.

진실은 말에만 한정되는 것은 아니다. 말에는 네 가지 죄악이 있다. 악설과 망어, 기어, 양설이나 다른 사람이 중시 여기는 것을 무시하는 것들이다. 소문을 꾸며내는 사람은 뱀보다 더 사악하다. 말을 삼가서 할 수 있는 능력은 모든 악의를 뿌리째 뽑아 버리게 한다. 누구에게도 적의를 품고 있지 않을 때, 마음은 모든 이들에 대한 자비로 가득 찬다. 자신의 혀를 조절하는 법을 배운 이는 상당한 수준까지 자기 조절이 가능하다.

그런 사람이 말할 때는 누구나 존경심을 갖고 집중하여 듣는다. 그의 말 하나하나는 진실되고 값진 것이기에, 사람들에게 깊이 기억될 것이다.

진실된 사람이 맑은 마음으로 기도할 때, 그가 정말로 필요한 것들은 꼭 필요한 시기에 그에게 다가온다. 따라서 그는 원하는 것을 쫓아 헐떡일 필요가 없다. 진실 속에 확고하게 자신을 정립한 사람은 특별하게 애쓰지 않고서도 그 행위에 대한 결과를 얻는다. 모든 진실의 근원인 신은 그의 기도를 들어 주고, 그를 돌볼 것이다.

(3) 아스테야(Asteya, 불투도) : 다른 이가 가진 것을 갖고자 하고, 즐기고자 하는 욕망은 그릇된 행동을 하게 한다. 이 욕망으로부터 훔치고 싶은 충동과 그것에의 갈망이 일어나는 것이다. 아스테야, 즉 불투도는 허락 없이 다른 사람의 것을 함부로 갖는 것뿐 아니라, 그 사용 목적과는 달리 그것을 남용하거나 소유자가 허락한 기간을 넘겨서 사용하는 것까지도 포함한다. 그런고로, 이것은 악용, 신뢰를 저버림, 과오와 오용 등을 포함한다.

요기는 만약 그가 정말로 필요치 않는 것을 끌어모으면 그 자신을 도둑이라고 여기면서 그의 물질적 요구를 최소한도로 줄인다. 다른 사람들은 부, 권력, 명예나 향락을 갈구하고 있는 반면에 요기는 단 한 가지 갈망하는 것이 있는데, 그것은 다름 아닌 '절대 신성'에게의 헌신이다. 욕망으로부터의 자유로움은 사람을 큰 유혹으로부터 보호해 준다. 욕망은 또한 고요한 흐름을 흐려 놓는다. 그것은 사람들을 천하고, 비열하고, 불구자로 만든다. '훔치지 않는다'는 계율을 지키는 이는 모든 보물을 묻어 둘 수 있는 믿음직한 저장소가 된다.

(4) 브라마차리아(Brahmacharya, 절제, 금욕) : 사전에 의하면, 브라마차리아는 금욕 생활과 종교적인 탐구와 자기 억제를 의미하는 것이다. 정액의 소모는 죽음에 이르고 그것의 보존은 삶에 이른다고 생각한다. 정액을

보존함으로써, 요기의 육체는 달콤한 향기를 머금게 된다. 정액을 보유하는 한, 죽음에 대한 두려움은 있을 수 없다. 그러므로 집중된 마음의 노력으로 그것을 금하는 계율을 지켜야 한다.

브라마차리아는 부정이나 강제된 엄격 또는 강제된 금지의 어느 하나도 아니다. 상카라차리아Śankarāchārya에 의하면, 브라마차리(브라마차리아를 실행하는 자)는 신성한 베다Veda를 공부하는 이로 끊임없이 브라만을 향해 가고, 만물이 브라만 내에 있다고 알고 있는 자이다. 다시 말해서, 만물에서 신성을 느끼는 사람이 브라마차리brahmachārī이다.

하지만, 파탄잘리는 육체와 말과 마음의 절제를 강조하고 있다. 이것은 요가의 철학이 독신자를 위해서만 존재하는 것을 의미하는 것은 아니다. 브라마차리아는 그 사람이 독신자이든 기혼자이든 무관하다. 중요한 것은 브라마차리아의 고도한 사상을 일상생활에 적용해야만 한다. 해탈을 위해 결혼을 안 하거나 가정을 꾸리지 말라는 것은 아니다.

오히려 모든 경전smṛtīs은 결혼을 권장하고 있는 입장이다. 인간적인 사랑과 행복을 경험하지 않고는 신적인 사랑을 이해하기란 불가능하다. 고대 인도의 모든 요기들과 현인들은 대부분 결혼하여 가정을 가졌던 사람들이었다. 그들은 도덕적, 사회적 의무를 기피하지 않았다. 결혼을 하고 부모가 되는 것은 신성의 사랑을 안다는 것, 행복, 지고의 영혼과의 합일에 방해가 되는 것은 아니다.

가정을 가진 구도자의 처신에 대해서는 『시바 상히타Śiva Saṁhitā』에서 말하고 있다. 그를 동료들에게서 벗어나 한적한 곳에서 수행하도록 하라. 외관상으로는 사회에 머무르나, 그의 마음만은 사회에서 떠나야 한다. 그는 직업, 신분이나 계급상의 책무를 게을리해서는 안 된다. 그러나 결과를 생각함이 없이 오로지 신의 도구로서 행동하게 하라.

그는 지혜롭게 요가의 방법을 따름으로써 성공(해탈)에 이른다. 거기에 대해선 추호의 의심도 없다. 가족과 함께하고 항상 가장으로서의 책임을 다함으로써 이利, 불리不利를 초월해서 그의 감각 기능을 억제함으로써 마침내 깨달음, 해탈에 이르는 것이다. 요가를 수행하는 가장은 선이나 악에 의해 물들지 않는다. 만약 그가 이웃을 보호하기 위해 죄를 짓는다 할지라도 그것으로 인해 죄에 물들지 않는다(『시바 상히타』, 5장 234~238절).

브라마차리아를 이루게 되면 점차로 활동력, 힘, 용기, 강한 지성을 축적하게 되어 어떤 불의와도 당당히 대적할 수 있다. 브라마차리는 그가 지혜로 이룬 힘을 사용할 것이다. 그는, 육체적인 힘은 '절대 신성'을 위하는 일을 위해, 정신적인 힘은 문화를 전파하는 데, 지적인 힘은 영적인 삶을 증장시키고 꽃피우는 데 활용할 것이다. 브라마차리아는 지혜의 횃불을 당기는 불씨와 같다.

(5) 아파리그라하(Aparigraha, 불탐) : 파리그라하parigraha는 저장이나 모으는 것을 뜻한다. 모으는 것으로부터 자유로워지는 것이 아파리그라하이다. 이는 단지 불투도asteya의 또 다른 면에 불과하다. 사람이 정말로 필요치 않은 것을 가져서는 안 되는 것과 마찬가지로, 당장 필요치 않은 것을 사 모으고 저장해서는 안 된다. 또 자신은 아무 노력도 기울이지 않고 다른 사람의 도움으로 무언가를 얻어서는 안 되는데, 이것은 영혼의 빈곤을 가져오기 때문이다.

요기는 물건을 모으는 것이나 저장하는 것은 신에 대한 믿음과 자신의 미래를 이끌어 갈 수 있는 스스로에 대한 믿음이 약함을 의미한다고 여긴다. 그는 그 앞에 달의 모습을 항상 염두에 두면서 믿음을 지킨다. 달[月]이 없는 보름 동안에는, 사람들이 잠든 늦은 시각에 달이 뜸으로써 사람들은 그것의 아름다움을 감상하지 못한다. 달의 광휘는 점점 줄어들지만, 그것은 그 행로를 이탈하지 않고, 사람의 무관심에도 아랑곳하지 않는다. 달은 태양과 정면으로 마주하게 되면 다시 둥근 보름달이 되고, 그때 사람들이 그 아름다운 모습을 보는 것을 기뻐할 것이라는 믿음을 가지고 있는 것이다.

아파리그라하를 따르다 보면, 요기는 그의 삶을 가능한 한 검소하게 꾸리게 되고, 심적으로 어떤 것에 대한 부족함이나 손실을 느끼지 않게 된다. 그러고 나면, 정말 자신이 필요한 것은 저절로 꼭 알맞은 시기에 그를 찾아온다.

보통사람들의 삶은 끊임없는 혼란과 좌절 그리고 그에 대한 업業의 반사작용으로 가득 차 있다. 그러므로 평정한 마음자리를 지니기란 참으로 힘들다. 구도자는 그에게 어떤 일이 일어나더라도 만족할 줄 아는 능력을 개발시켜 왔다. 그런고로, 그는 세계가 빠져들고 있는 환상과 불행의 영역을 넘어선 평화를 얻게 된다. 그는 『바가바드 기타』 9장에서 크리슈나Śri Krishna가 아르주나Arjuna에게 한 약속을 기억할 것이다.

"오롯한 마음으로 나를 섬기고 매 순간순간 나와 조화를 이루는 이에게 나는 완전한 평온을 줄 것이며 그들이 원하는 모든 것을 줄 것이며 영원토록 그들을 보호하리라."

2. 니야마(Niyama, 勸戒 계행에 의한 자기 정화)

야마(금계)의 적용은 보편적인 것인 반면에, 니야마는 개인적인 수행에 적용하는 행동 규율이다. 파탄잘리가 말하는 다섯 가지 니야마는, (1) 사우차(śaucha, 신체의 청결) (2) 산토사(santoṣa, 만족) (3) 타파스(tapas, 고행), (4) 스바드야야(svādhyāya, 성전을 통한 자아 교육) (5) 이스바라 프라니다나(Īśvara praṇidhāna, 절대 신성, Īśvara에게 모든 것을 바치는 신심)이다.

(1) 사우차Śaucha : 신체의 청결은 행복의 필수 요건이다. 외관상으로 목욕과 같은 좋은 습관이 신체를 깨끗하게 하는 반면에, 아사나와 프라나야마는 내면적인 청결을 가져다준다. 아사나의 수행은 전 육체를 정상적으로 조절해 주고 지나친 방임으로 야기된 독소나 불순물을 제거한다. 프라나야마는 폐를 깨끗이 하고, 피에 산소를 공급하며, 신경을 정화시킨다. 그러나 육체의 물리적 정화보다 더 중요한 것은 증오, 격정, 분노, 욕

망, 탐욕, 기만, 자만과 같은 감정으로부터 마음을 정화시키는 것이다.

그보다 더 중요한 것은 맑지 않은 생각 속의 지성buddhi을 정화시키는 것이다. 마음속의 더러움은 박티(bhakti, 헌신, 신심)의 물로 씻어낸다. 지성이나 이성의 불순은 스바드야야(svādhyāya, 성전을 통한 자아 교육)의 불꽃으로 태워 버려야 한다. 이런 내면 정화에 의해서 빛과 기쁨을 준다. 그것은 자비심saumanasya을 가져다주고, 정신적인 고통, 우울, 비애와 절망daurmanasya을 몰아내 준다. 사람이 자비로울 때, 그는 단순히 다른 이들이 갖고 있는 잘못만을 꼬집어 내는 것이 아니고 그가 갖고 있는 덕德까지도 볼 수 있다. 타인의 덕성德性을 존경하는 마음은 그 자신을 존경할 수 있게 만들고 또 자신의 슬픔과 역경에 대처할 수 있도록 도와준다.

마음이 맑으면 '한 곳에 집중(ekāgra)'하기 쉽다. 이 집중으로 사람은 '감각 기능을 조절(indriya-jaya)'하게 된다. 그러고 나면 사람은 자신의 육체라고 하는 사원에 들어갈 준비가 되고, 마음의 거울로 자신의 참모습을 본다. 몸, 생각, 말의 청정 외에 깨끗한 음식 역시 필수적인 것이다. 음식을 준비함에 있어서의 청결함 외에도 그것을 취하는 수단의 청결함 역시 필수적인 것이다.

평생을 통해 우리를 지탱해 주면서 동시에 소모되어지는 물질, 그 음식물은 단순한 식물食物이라기보다는 브라만, 즉 우주 순환원리 차원으로 보아야 한다. 따라서 한 입 한 입 먹는 것이 '절대 신성'을 섬기는 힘을 얻을 수 있다는 생각으로 먹어야 한다. 그래야 음식이 청결해진다. 채식주의자냐 아니냐는 철저히 개인적인 문제인데, 개개인은 자기가 태어나고 자란 곳의 전통과 습관에 영향을 받는다. 그러나 시간이 지남에 따라 요가 수행자는 오롯한 집중력과 영적 계발을 위해서 반드시 채식주의를 채택해야 한다.

음식은 건강, 체력, 에너지와 삶을 증진시킬 목적으로 취해져야 한다. 그것은 담백하고, 영양가가 많고, 신선하고, 자극성이 없어야 한다. 시고, 쓰고, 짜고, 맵고, 타고, 상하고, 맛이 없고, 소화가 잘 안 되고, 청결하지 않은 음식은 피한다. 우리가 먹는 먹거리와 섭취 방식이 그 사람의 인성을 형성한다.

일반적으로 사람은 살기 위해 먹는다기보다는 먹기 위해 살고, 배고프지 않은 상태에서도 먹을 수 있는 유일한 존재이다. 만약 우리가 혀의 구미에 따라 먹는다면, 과식으로 우리의 소화기관은 이상이 생길 것이고 그로 인해 고통받을 것이다. 요기는 조화를 신봉하고, 그래서 그는 몸을 유지할 목적으로만 먹는다. 또 너무 많이도, 너무 적게도 먹지 않는다. 그는 자신의 육체를 영혼의 쉼터로 여기고 자신이 태만해지지 않도록 주의를 기울인다.

음식 외에도 장소 역시 수행을 위해선 중요한 사항이다. 집에서 멀리 떨어진 외진 곳이나 숲, 혼잡한 대도시, 즉 소란한 곳에서의 수행은 쉽지 않다. 우리는 먹거리를 쉽게 구할 수 있고, 곤충이 없고, 폭풍우로부터 보호받을 수 있는 쾌적한 환경을 선택해야 한다. 호수나 강의 둑 같은 곳이나 해변이 이상적인 곳이다. 그러나 그런 조용하고 이상적인 장소는 현대에서는 찾아보기 힘들다. 하지만 적어도 자기 방 한 귀퉁이에 수행 장소를 정해 깨끗하고, 공기가 잘 통하고, 건조하고, 해충이 없게 한다.

(2) 산토사Santoṣa : 산토사 즉 만족(충족감)은 계발되어져야 한다. 만족스러움을 모르는 사람은 집중할 수 없다. 요기는 어떤 것도 부족하다는 생각을 하지 않음에 자연히 만족하게 된다. 만족은 요기에게 더할 수 없는 기쁨을 준다. 만족을 느끼는 사람은 신의 사랑을 알고, 그의 의무를 다했기 때문에 완전하다. 그리고 진실을 알고 기쁨을 아는 자는 축복받은 자이다.

만족(충족감)과 평온은 마음의 상태인데 인종, 신조, 부와 학식에 따라 사람마다 다 차이가 있다. 그 차이는 부조화를 낳고, 사람을 괴롭히고, 혼란스럽게 만드는, 의식적인 혹은 무의식적인 갈등을 야기시킨다. 그러면 마음은 '오롯한 집중력(ekāgra)'을 잃게 되고 마음의 평화마저 빼앗긴다. 영혼의 불꽃이 욕망의 바람으로 흔들리지 않을 때 평온과 만족이 있다. 구도자는 죽은 자의 텅 빈 평온이 아니라 신에 의지하여 확고히 형성된 이성을 가진 자의 평온을 추구하는 것이다.

(3) 타파스Tapas : 불꽃을 일으키다, 타다, 빛나다, 고통받다, 연소하다를 의미하는 어근 'tap'에서 유래된 말이다. 그러므로 그것은 어떤 여건 속에서도 인생의 명확한 목표를 성취하기 위한 타는 듯한 열정적인 노력을 의미한다. 그것은 정화, 자기 제어, 고행의 의미를 내포한다. 인격 형성을 위한 이 모든 것을 타파스의 수행으로 간주할 수 있다.

타파스는 신성과의 일체라는 궁극적인 목표를 이루고 이 목표를 향해 가는 데 방해가 되는 모든 욕망을 태워 버리려는 의식적 노력이다. 가치 있는 목표는 삶을 계몽시키고, 정화, 신성하게 한다. 그런 목표가 없다면, 행위와 기도는 아무런 가치가 없다. 타파스가 없는 삶은 사랑이 없는 가슴과 같다. 타파스가 없다면, 마음은 '절대 신성'에 도달할 수 없다.

타파스는 세 가지 유형으로 나눌 수 있다. 그것은 육체kāyika, 언어vāchika, 마음mānasika과 관련된 것이다. 금욕brahmacharya과 비폭력ahiṁsā은 육체의 타파스이다. 공격성이 없는 말을 하고, 신성을 찬미하고, 자기 자신에 대한 결과에 관계 없이 진실을 말하고, 남을 헐뜯지 않는 것이 언어의 타파스이다. 기쁜 일에도, 슬픈 일에도 마음의 평정을 이루고 자신을 조절할 수 있으며, 고요한 마음자리를 지닐 수 있도록 하는 것이 마음의 타파스이다. 이기적인 동기나 보상을 바라지 않고, 들풀 한 잎이라도 신의 뜻 없이는 마음대로 할 수 없다는 굳은 신심으로 행동하는 것이 타파스이다. 요기는 타파스를 통해 강인한 육체와 마음 그리고 인성을 향상시킨다. 그는 용기와 지혜, 성실, 강직성과 순박함을 얻게 된다.

(4) 스바드야야(Svādhyāya, 성전을 통한 자아 교육) : 스바sva는 자아를 의미하고, 아드야야adhyāya는 교육이나 연구를 의미한다. 교육은 사람 속

에 내재하는 최상의 것을 끌어내는 것이다. 그러므로 스바드야야는 자아의 교육인 것이다.

스바드야야는 강사가 무지한 청중 앞에서 자기 지식을 늘어놓는 강의를 듣는 것과 같은 단순한 교육이 아니다. 스바드야야는 연사와 청중이 한마음이 되고, 서로 사랑과 존중을 가지게 된다. 설교는 있을 수 없고, 가슴과 가슴이 대화를 나누게 되는 것이다. 스바드야야로부터 일어나는 고상한 생각은 그의 혈관을 타고 흘러 그의 삶과 존재의 한 부분을 이룬다.

스바드야야를 수행하는 사람은 삶이라는 자신의 책을 읽음과 동시에 그 책을 만들고 수정한다. 인생관이 바뀌게 되고, 그는 모든 만물이 향락 bhoga보다는 오히려 박티(신심 또는 헌신)를 위해 존재함을 깨닫기 시작한다. 즉, 만물은 신성하고, 그 자신 안에 신성이 있고, 그를 움직이는 에너지는 우주를 움직이는 것과 똑같은 에너지라는 것을 깨닫는다.

비노바 바베(Śri Vinobā Bhāve, 부단boodan운동의 지도자)에 의하면, 스바드야야는 수많은 주제나 행위의 기초 또는 근간이 되는 주된 주제를 탐구하는 것이다.

인생을 건강하고 행복하고 평화롭게 만들기 위해서, 맑은 장소에서 신성한 학문을 정규적으로 연구하는 것이 필수적이다. 세계의 성전을 공부하는 것은 구도자에게 집중력을 주고, 인생의 험난한 문제들을 헤쳐나갈 수 있게 해 준다. 그것은 무지를 끝내고 지식을 가져다준다. 무지는 시작은 없지만 끝은 있다. 지식은 시작은 있지만 끝은 없다.

스바드야야로써 구도자는 그의 영혼의 실체를 알게 되고, 신성과의 영적 교감을 얻게 된다. 세계의 성전은 모든 이가 읽을 수 있다. 이는 특별한 믿음을 가진 사람만을 위한 것은 아니다. 마치 꿀벌이 여러 가지 꽃에서 꿀을 모으는 것처럼, 구도자는 각각 다른 믿음 속에 있는 것을 흡수하여 자신의 신심을 더욱 굳건히 한다.

언어학은 언어 그 자체가 아니라 언어의 체계적 학문으로, 그것을 공부하는 것은 그 언어를 더 잘 이해하고 체득할 수 있게 한다. 마찬가지로,

요가 자체가 종교가 아니고 '종교적 수행의 한 형태'로 그것의 연구를 통해 구도자는 자신의 신심을 더 잘 이해하게 된다.

(5) 이스바라 프라니다나[Īśvara praṇidhāna, 자재신(절대 신성)에 대한 헌신(신심)] : 자신의 행위와 의지를 절대 신성에 바치는 신심이 이스바라 프라니다나이다. 신에 대한 믿음이 있는 이는 절망하지 않고, 스스로를 밝힐 수 있다. 만물이 절대 신성에 속해 있음을 알고 있는 사람은 자만심으로 득의양양하지 않고, 권력에 휩싸이지 않는다. 그는 자신의 목적을 위해서 머리를 숙이지 않으며 오직 신심으로 머리를 숙인다.

박티(헌신)의 물결이 마음의 터빈을 통해서 흐르게 될 때, 그 결과 정신적 힘과 영혼의 밝힘을 가져오는 것이다. 박티bhakti 없는 단순한 육체적 힘은 치명적이고, 인격의 힘이 없는 숭배는 진정제와 같은 것이다. 쾌락의 탐닉은 힘과 영광을 파괴시킨다. 그들이 쾌락추구에 따른 감각 기능의 만족에서 쾌락에 매달리게 되고 또 되풀이하고 싶은 욕심이 일어난다.

만약 감각 기능을 만족시키지 못하면 고뇌śoka가 있을 따름이다. 그것들은 지식과 자제로써 억제되어야 한다. 그러나 마음을 억제하기란 쉬운 일이 아니다. 우리는 최선을 다하고서도 성취하지 못했을 때 비로소 모든 힘의 원천인 '절대 신성'에게 도움을 구한다. 이때가 바로 박티가 우러나는 단계이다. 이 우러나는 단계에서 마음, 지성, 의지는 '절대 신성'에 굴복하고, 구도자는 기도한다. '진정 나를 위하는 것이 무엇인지 모르나니 당신의 뜻대로 이루어지게 하소서.'

다른 이들은 자신의 욕망을 만족시키거나 이루기 위해서 기도한다. 헌신적인 마음의 상태나 진정한 사랑의 마음에는 '나'와 '나의 것'이라는 생각이 자리 잡을 곳이 없다. '나'라든가 '나의 것'이라는 관념이 사라질 때 개인의 영혼은 완전한 성숙 단계에 이른다.

개인의 욕구 충족에 대한 욕망이 사라질 때, 마음은 '절대 신성'에 대한 생각으로 가득할 것이다. 개인의 욕구 충족에 대한 생각으로 채워진 마음일 때는 욕망의 대상에 그의 마음이 끌려 다니는 위험성이 있다. 욕망을 비우지 않은 마음으로 박티를 실천하려는 시도는 젖은 나무로 불을 피우려고 하는 것과 같다. 그것은 연기만을 가득 피워 불을 지피려는 이와 그 주변 사람들이 눈물을 쏟게 한다. 욕망이 있는 마음은 불이 붙어 작렬할 수 없을 뿐더러 심지어 지식이라는 불로도 빛이나 온기를 만들 수 없다.

'절대 신성'은 어둠을 밝히는 태양과 같다. 달은 태양과 마주하고 있을 때 만월이 된다. 개인의 영혼은 '절대 신성'과 마주했을 때 비로소 완전함pūrṇatā을 경험한다. 만약 지구의 그림자가 보름달과 태양 사이에 온다면, 그것이 바로 일식이다. 내가 경험한 완전함에 '나'라든가 '나의 것'이라는 생각이 그늘을 지우면 마음의 평온을 얻고자 애쓴 구도자의 모든 노력이 헛되어진다. 행동은 말보다 더 잘 그의 인성을 비춰 주고 있다. 요기는 '절대 신성'에 자신의 모든 행동을 헌신하는 기술을 배웠고, 그 행동들이 그 속에서 신성을 비춰 주고 있다.

3. 아사나(Āsana, 자세행법, 坐法)

요가의 세 번째 단계는 아사나, 즉 요가 자세이다. 아사나는 안정감, 건강, 수족을 가볍게 해 준다. 균형 있고, 기분 좋은 자세는 정신적인 평정을 가져다주고, 마음의 변덕스러움을 자제하게 해 준다. 아사나는 단순한 체조가 아니다. 그것은 요가 자세이다. 다른 운동은 넓은 공간과 값비싼 운동 기구가 필요한 반면에, 아사나를 수행하기 위해선 깨끗한 공기가 통풍되는 장소와 담요 한 장 그리고 강한 결심이 필요하다.

아사나는 혼자 힘으로 할 수 있으며, 팔과 다리를 써서 필요한 무게를 지탱하고 균형을 잡는다. 아사나를 수행함으로써, 민첩성, 균형감, 인내력, 왕성한 활동력을 계발시킨다. 아사나는 육체의 모든 근육, 신경, 분비선腺을 운동시키기 위해서 수세기 동안 발전되어 왔다. 아사나는 근육이 굳지 않고 강하고 탄력 있는 훌륭한 체격을 보장해 주고 병으로부터 육체를 보호한다. 또한 아사나는 피로를 없애 주고 신경을 진정시킨다. 그러나 아사나의 실질적인 중요성은 몸의 훈련을 통해서 마음이 닦아지는 데 있다.

많은 배우들, 곡예사들, 육상 선수들, 무용수들, 음악가들, 운동가들은 뛰어난 신체 조건을 가지고 있고, 육체를 조절하는 데는 익숙하지만 마음과 지성, 자아를 다루는 능력은 부족하다. 그런 까닭에 그들 자신과의 부조화를 이루며, 그들 중 균형 잡힌 인격을 가진 사람을 만나기란 쉽지 않다. 그들은 종종 육체를 무엇보다도 중시한다. 요기는 그의 육체를 경시하지 않으며, 단순히 완벽한 육체만이 아니라 감각, 마음, 지성과 정신의 완벽함을 함께 추구한다. 요기는 아사나의 수행으로 육체를 정복하여, 정신 수행에 적합한 수단이 되도록 한다. 그는 육체는 정신을 위한 필요한 도구임을 안다. 육체가 없는 정신은 날개를 잃어버린 새와 같다.

요기는 죽음을 두려워하지 않는데, 우리의 몸뚱이는 시간의 흐름에 따라 여행하면서 통행료를 지불하듯 스러져 가는 것임을 알기 때문이다. 우리의 몸은 쉼 없이 변해 가며 유년기, 청년기, 노년기에 따라 그때 그때 영향을 받는다는 것을 알고 있다. 육신의 나고 죽음은 자연적 현상이지만 영혼은 나고 죽음에 상관없다. 마치 우리가 다 떨어진 겉옷을 벗어던지고 새 옷을 입듯, 영혼은 늙고 병든 육체를 버리고 새로운 육체를 택하는 것이다.

요기는 '절대 신성'이 그에게 준 이 육체가 개인의 쾌락을 위해서만이 아니라 살아 있는 매순간 순간 이웃들에게 베풀어 주기 위해 있는 것임을 믿는다. 그는 자기의 육체를 자기의 것이라고 여기지 않는다. 그는 자신에게 육체를 준 '절대 신성'이 어느 날 그의 몸을 다시 거둘 사실을 알고 있다.

아사나를 행함으로써 구도자는 먼저 건강하게 되는데, 이는 단순한 건강이라는 의미만은 아니다. 단순히 돈으로 살 수 있는 것이 아니다. 그것은 순전히 힘든 노력으로만 얻어지는 가치 있는 것이다. 육체와 마음과 영혼의 완전한 평형 상태이다. 몸도 마음도 의식하지 않아도 좋은 자연의 상태를 건강이라 한다. 요기는 아사나를 행함으로써 육체적 질병과 정신적 혼란 상태에서 벗어난다. 그는 이 세상에 대해 봉사하는 것에 의해 그의 행위와 그 행위의 결과를 '절대 신성'에게 돌린다.

요기는 그의 삶과 모든 활동들이 사람의 형태를 빌려서 이루어 내는 본래 신의 행위의 역할임을 깨닫는다. 그의 맥박과 호흡의 리듬 속에서 계절의 흐름과 우주적 삶의 고동을 알게 된다. 그의 육체는 신성이 머무르고 있는 사원이다. 그는 육체가 필요로 하는 것을 무시하고 부정하는 것과 육체를 신성하지 않은 것으로 생각하는 것은 육체가 우주적인 생명의 일부분임을 망각하고 부정하는 것이라고 느낀다. 육체의 요구는 그 속에 내재하고 있는 신성의 요구이다. 요기는 신을 찾기 위해 하늘을 쳐다보지 않는데, 그는 신은 안타라트마(Antarātmā, 내적 자아)로 알려진, 자신 속에 있음을 알기 때문이다. 그는 신의 왕국이 자신을 감싸고 있음을 느끼고 하늘이 자기 자신 속에 내재함을 알고 있다.

육체가 끝나고 마음이 시작하는 곳은 어디인가? 마음이 끝나고 영혼이 시작하는 곳은 어디인가? 그것들은 내적으로 밀접하게 관련되어 있고 똑같이 신성한 의식으로 전체에 퍼져 있는 다른 양상이므로 서로 나뉘어질 수 없다. 요기는 결코 몸과 마음을 소홀히 하지 않고 둘 다 소중하게 여긴다.

그에게 있어서 몸은 그의 정신적 해탈에 방해가 되는 것도, 그것을 저하시키는 요인도 아닐뿐더러, 오히려 해탈에 이르게 하는 수단이다. 그는 '절대 신성'을 섬김에 있어 헌신적으로 봉사하기 위해서 천둥 번개만큼 강하고, 건강하고, 고통이 없는 몸을 갖고자 한다.

『문다카우파니샤드muṇḍakopaniṣad』에서 지적하고 있듯이, 강직함이 없고, 무분별하고, 목표가 없는 사람은 자아를 이룰 수 없다. 굽지 않은 토기는 물속에서 풀어지듯이 육체도 곧 쇠퇴한다. 그런 연유로, 육체를 정화하고 강하게 하기 위해서 요가적 수행의 불꽃으로 단단히 그것을 구워야 할 것이다.

아사나의 이름들은 각각 의미를 내포하고, 논리적 진화의 추이를 보여주고 있다. 어떤 것들은 나무vṛkṣa와 연꽃padma 같은 식물의 이름을 본떠서 이름 지어졌고, 어떤 것들은 메뚜기śalabha와 전갈vṛśchika 같은 곤충의 이름을 따서 지었다. 또 물고기matsya, 거북kūrma, 개구리(bheka 또는 maṇḍūka), 악어nakra와 같은 수생동물과 양서류를 본떠서 이름 지어진 것도 있다. 또 수탉kukkuṭa, 왜가리baka, 공작mayūra, 백조haṁsa 등과 같은 조류에서 나온 것도 있다. 개śvāna, 말vātāyana, 낙타uṣṭra, 사자siṁha와 같은 네발 짐승을 따서 이름 지은 것도 있다. 뱀bhujaṅga과 같은 기어다니는 동물들도 잊지 않았고 인간의 태아 상태도 간과하지 않았다.

비라바드라Vīrabhadra와 같은 전설적인 영웅과 바람신의 아들 하누만Hanumān의 이름을 딴 아사나도 있다. 바라드바자Bharadvāja, 카필라Kapila, 바시스타Vasiṣṭha와 비스바미트라Viśvāmitra 같은 현인들은 그들의 이름을 딴 아사나를 통해서 기억된다. 일부 아사나는 힌두 신전의 신의 이름에서 비롯된 것도 있고, 어떤 것들은 아바타라스Avatārās 즉 화신의 모습을 떠올리게도 한다.

아사나를 행하는 동안 요기의 육체는 다양한 생물체의 모습을 닮게 된다. 그의 마음은 어떤 생물체도 무시하지 않도록 하는데, 그 이유는 모든 생명체—가장 하등한 곤충으로부터 가장 완전한 현인까지 모든 피조물의 형상을 취하는 우주정신(대우주의 氣)을 다같이 호흡하고 있다는 것을 알기 때문이다. 그는 최상의 형태는 '무형'이라는 것을 앎으로써, 그는 보편성 속에 통일성을 발견한다. 진정한 아사나는 '브라만'을 생각하는 마음이 자연스럽게, 또 끊임없이 구도자의 마음속에 흐르는 것이다.

얻고 잃음, 이기고 짐, 명예와 수치, 육체와 정신, 마음과 영혼과 같은 이원성들은 아사나들의 완전한 체득을 통해서 모두 사라져 버리고, 구도자는 요가의 네 번째 단계인 프라나야마로 나아가게 된다. 프라나야마의 수행에서 활발하게 이용되는 신체의 유일한 부분들은 콧구멍, 코의 통로, 점막, 기관, 폐, 횡격막이다. 이것들만 생명의 숨결인 프라나prāṇa의 완벽한 영향을 느낀다.

그러므로 생명 그 자체를 다루고 있으므로 프라나야마를 서둘러서 완전히 체득하려 해서는 안 된다. 이것의 올바르지 못한 수행은 호흡기의 질환을 일으키고 신경 조직을 파괴시킨다. 요가 수행자는 올바른 프라나야마 수행에 의해 대부분의 질병에서 벗어날 수 있다. 그러나 절대로 혼자서 프라나야마를 익히려고 해서는 안 된다. 왜냐하면 제자의 육체적 특성을 잘 파악한 구루의 개별 지도를 받는 것이 절대적으로 필요하다.

4. 프라나야마(Prāṇāyāma, 호흡법, 調息)

요가란 단어가 매우 중요한 의미를 지닌 것처럼, 프라나 역시 상당히 중요한 의미를 갖고 있다. 프라나prāṇa는 숨, 호흡, 생명, 활기, 바람, 에너지와 힘을 의미한다. 이것은 또한 육체와 상반되는 개념으로의 '영혼'을 의미한다. 프라나야마는 보통 복수로 쓰여 활발한 호흡을 가리킨다. 아야마āyāma는 길이, 확장, 뻗음 또는 제한을 의미한다. 따라서 프라나야마는 호흡의 길이와 그것의 조절을 의미한다. 이 조절은 호흡의 모든 기능에 의한 것이다.

즉, (1) 프라카pūraka라고 하는 들숨(숨을 가득 채움), (2) 레차카rechaka라 부르는 날숨(폐를 비움), (3) 쿰바카kumbhaka라 부르는 들숨이나 날숨이 없는 지식(숨 멈춤) 상태이다. 하타 요가 지침서에는 쿰바카는 호흡의 세 가지 과정인 들숨, 날숨 그리고 숨 멈춤을 모두 포함하는 일반적인 의미로 쓰인다.

쿰바kumbha는 물주전자, 물항아리, 단지나 잔을 가리킨다. 물항아리는 공기가 완전히 비워져야만 물로 완전히 채워지고 물을 모두 비워 내야만 공기로 가득 채워질 수 있다. 마찬가지로 쿰바카에는 두 가지 상태가 있다. (1) 충분한 들숨 후 호흡을 멈출 때(폐가 완전히 생명을 주는 공기로 가득 참) (2) 충분한 날숨 후 호흡을 멈출 때(폐에서 독이 있는 공기가 완전히 빠짐)이다.

이 중 전자는 숨을 완전히 들이마시고 내쉬기 전에 호흡을 멈추는 것으로, 이를 안타라 쿰바카antara kumbhaka라 이른다. 후자는 숨을 완전히 내쉬고 들이마시기 전에 호흡을 멈추는 것으로, 이를 바야 쿰바카bāhya kumbhaka라 한다. 안타라는 내부를 뜻하고, 바야는 외부를 뜻한다. 따라서 쿰바카는 '충분한 들숨 후 다음 날숨 사이의 기간(안타라 쿰바카)' 또는 '충분한 날숨 후 다음 들숨 사이의 기간(바야 쿰바카)'을 말한다. 이 두 가지 타입에서, 숨을 멈추고 조절 억제되어야 한다.

그러므로 프라나야마는 호흡의 기술이다. 이것은 생명의 바퀴를 돌리는 중심축이다. "사자나 코끼리, 호랑이가 서서히 신중하게 길들여지는 것처럼, 프라나는 개인의 능력과 신체적인 한계에 따라 서서히 조절하는 법을 배워야 한다. 그렇지 않으면, 이는 수행자를 죽게 할 수도 있다."라고 『하타 요가 프라디피카』에서 경고하고 있다(11장 16절). 요기의 생활은 그의 수행 날수로 평가되는 것이 아니라, 그가 호흡한 수로 평가된다. 그러므로 요기는 올바른 방법으로 호흡을 느리고 깊게 하여야 한다. 이런 호흡은 호흡기를 튼튼히 하고, 신경 조직을 안정되게 하고, 갈망을 줄여 준다.

욕망과 갈망이 감소될 때, 마음은 자유롭게 되고, '집중'하기에 적합한 도구가 되는 것이다. 프라나야마를 잘못 행하면, 수행자는 딸꾹질, 고창증, 천식, 기침, 콧물, 머리·눈·귀의 통증, 신경계통이 흥분되는 것을 경험하게 된다. 숨을 느리고, 깊고, 안정되고, 바르게 들이쉬고 내쉬는 것을 배우는 데는 상당한 시간을 요한다. 쿰바카(숨 멈춤)를 시도하기에 앞서 이것을 먼저 완전히 체득해야 한다. 장작의 겉에 쌓여 있는 재가 바람에 의해 날아갈 때 불길이 더 세고 밝게 타오르듯이, 육체 내에 들어 있는 신성의 불은 욕망이라고 하는 잿더미가 프라나야마의 수행으로 떨어져 나갈 때 장엄하게 빛난다.

"마음에서 망상을 몰아내는 것이 진정한 레차카(날숨)이다. '내가 즉 아트마(영혼)이다'라는 인식이 진정한 푸라카(들숨)이다. 이러한 믿음을 가진 마음의 지속이 진정한 쿰바카(숨 멈춤)이다. 이것이 진정한 의미의 프라나야마다"라고 상카라차리아Śankarāchārya는 말한다.

모든 생물체들은 무의식적인 들숨을 통해 '소함['So'ham', Sah=He(그), Aham=I(나), 즉 그(불멸의 영혼)는 나다.]'이라는 기도를 들이마시며 또한 날숨에서 '함사['Hamsah', I am He 즉 나는 그다.]'라는 기도를 내쉬는 것이다. 이것이 바로 아자파 만트라(ajapa-mantra, 무의식적으로 반복되는 기도)인데, 이는 생명체가 살아 있는 한 영원히 계속될 것이다. 요기는 이 아자파 만트라의 중요성을 충분히 깨닫고, 그렇게 함으로써 그의 영혼을 구속하는 족쇄에서 풀려나는 것이다. 그는 자신의 존재를 위한 호흡을 '절대 신성'에게 공양물로 바친 대가로 '절대 신성'으로부터 가피로서 생명의 호흡을 받게 된다.

개인jīvātmā의 신체 내의 프라나는 우주정신paramātmā의 질서정연한 호흡의 한 부분이다. 이는 프라나야마의 수행으로 개인의 호흡 '핀다 프라나piṇḍa-prāṇa'와 우주의 호흡 '브라만다 프라나Brahmanda-prāṇa'의 조화를 이루려는 것이다.

17세기의 신비주의자인 카리바 에켄Kariba Ekken은, "만일 당신이 고요한 영혼을 갖고자 한다면, 먼저 호흡을 조절하라. 호흡이 잘 조절되면, 마음은 평온해질 것이다. 호흡이 불규칙하다면 항상 걱정 근심으로 불안할 것이다. 그러므로 어떤 것을 시도하기에 앞서, 당신의 기질을 부드럽게 하고, 당신의 영혼을 잔잔하게 가라앉히는 호흡을 조절하라."고 했다.

치타(chitta, 마음, 이성, 자아)는 두 마리의 힘센 말이 끄는 마차와 같다. 하나는 프라나(prāṇa, 호흡)이고, 다른 하나는 바사나(vāsana, 욕망, 習氣)이다. 마차는 힘이 더 센 말 쪽으로 움직이게 된다. 만일 호흡이 우세하다면, 욕망이 제어되고 감각이 억제되어 마음은 안정을 찾는다. 만약 욕망이 우세하다면, 호흡은 절제력을 잃고, 마음은 어지럽고 혼란스러워질 것이다. 그러므로 요기는 호흡의 체계를 완전히 체득하고 호흡의 조절과 통제로 마음을 조절하고 항상 동요되는 마음을 가라앉힌다. 프라나야마를 행하는 동안 마음이 들뜨지 않도록 눈을 감는다. 프라나prāṇa와 마나스(manas, 마음)가 하나가 될 때 말로는 표현할 수 없는 기쁨이 뒤따른다(『하타 요가 프라디피카』, 4장 30절).

감정의 흥분은 호흡수에 영향을 미친다. 마찬가지로 호흡의 신중한 조절은 감정의 흥분을 제어한다. 요가의 목적은 마음의 조절과 안정에 있으므로 요기는 우선 호흡을 숙달시키는 프라나야마를 배운다. 이것은 그가 감각 기능을 조절할 수 있게 하고, 프라티아하라pratyāhāra의 단계에 도달하게 해 준다. 그렇게 되어야만 마음은 정신통일dhyāna할 준비가 된다.

보통 마음은 순수함과 그렇지 않음의 양면을 갖고 있다고 한다. 욕망에서 완전히 벗어나 있을 때 우리는 순수하고, 욕망과 결부되어 있을 때 그렇지 않다고 한다. 마음을 움직이지 않게 하고 게으름과 방심으로부터 자유롭게 되면, 우리는 사마디(samādhi, 삼매)라고 하는 최고의 마음 상태, 즉 아마나스카(amanaska, 무심)에 도달한다.

이 아마나스카의 상태는 정신이상이나 백치가 아니고 생각과 욕망으로부터 자유로운 의식이 있는 마음의 상태이다. 백치 또는 정신이상자와 무심의 상태에 도달하기 위해 애쓰는 요기와는 엄청난 차이가 있다. 전자는 무분별하나, 후자는 얽매이지 않는 마음 상태를 지향한다. 아마나스카(무심) 상태는 마음과 호흡이 일체가 되며 이같이 자타일체의 마음 상태(사마디)가 되는 것이 요가가 지향하는 것이다.

프라나 바유prāṇa vāyu : 에너지의 가장 미묘한 형태 중의 하나가 바로 공기[風]이다. 인간의 신체에 스며 있는 이 생명 에너지는 그의 다양한 기능에 의거해 하타 요가 지침서에서 다섯 가지의 주된 범주로 구분되어 있다. 이것들은 바유(vāyu, 바람[風])라고 불리고, 이 다섯 개의 주요 구분들은 다음과 같다.

(1) 프라나(prāṇa, 여기에서는 이 일반적인 용어는 특정한 것을 명시하는 데 쓰인다.)는 심장의 영역에서 활동하는 것으로 호흡을 조절한다 (2) 아파나apāna는 하복부 영역에서 그 활동이 이루어지고, 소변과 배설물을

제거하는 기능을 조절한다 (3) 사마나samāna는 위의 움직임을 촉진시켜 소화를 원활히 한다 (4) 우다나udāna는 가슴 부분에서 작용하고, 공기와 음식물의 흡수를 조절한다. 그리고 (5) 브야나vyāna는 전 신체 부위에 널리 작용하고, 음식물과 호흡에서 나오는 에너지를 분배해 준다.

또한 보조적인 역할을 하는 다섯 가지 바유(vāyus, 생명의 공기, 바람)가 있다. 이들은, 나가nāga는 트림(분출)으로 복부의 팽만감을 덜어 주는 것이다. 쿠르마kūrma는 이물질이나 너무 밝은 빛에서 눈을 보호하기 위해 눈꺼풀의 운동을 조절하는 것이다. 크르카라kṛkara는 재채기나 기침을 함으로써 이물질이 콧구멍을 통해서 목구멍으로 넘어가는 것을 방지하기 위한 것이다. 데바다타devadatta는 하품을 함으로써 피곤한 육체에 충분한 산소를 제공하는 것이다. 그리고 끝으로 다남자야dhanaṁjaya는 사람이 죽은 후에도 육체에 남아 있고 때때로 시체를 부풀어 오르게 한다.

5. 프라티아하라(Pratyāhāra, 制感)

사람의 이성이 감각 기능에 굴복하게 되면 그 자신은 자기 상실의 상태가 된다. 반면에, 호흡조절이 바르게 이루어진다면, 욕망의 외부적인 목표를 따르기보다는 감각 기능들이 내면으로 향하게 되고, 인간은 그것들의 압박에서 벗어나게 된다. 이것이 요가의 다섯 번째 단계 즉 프라티아하라pratyāhāra라고 부르며, 이 단계에서 모든 감각 기능은 제어된다.

이 단계에 도달하면, 구도자는 자기 자신을 찾는 경험을 하게 된다. 매력적이지만 치명적인 관능적 욕망의 마력을 극복하기 위해서는 그러한 욕망들을 만들어낸 창조주를 자기 몸속에 새김으로써 욕망에 대한 절연물이 되게 하는 것이 필요하다. 그는 또한 신의 유산인 지식의 등불도 필요하다. 진실로, 마음이라는 것은 인간에게 있어서 속박의 원인도 될 수 있고 해방의 원인도 될 수 있다. 만약 그것이 욕망의 굴레에 묶여 있다면 속박이 되고, 거기에서 벗어나 있다면 우리는 자유를 맛볼 것이다.

마음이 무엇인가를 갈망하고, 슬퍼하고, 어떤 것에 대해 불쾌해한다면 거기에는 속박이 따른다. 요기는 쾌락보다는 선을 선호한다. 그들의 욕망을 따르는 사람들은 선보다 오히려 쾌락을 추구하여 인생의 가장 중요한 목표를 놓치게 된다. 요기는 현재의 그 상태에서 기쁨을 느낀다. 그는 언제, 어떻게 멈추어야 하는지를 알기에 평온 속에서 사는 것이다. 처음에 그는 쓰디쓴 것을 택하나 종국에는 그것이 꿀처럼 달게 된다는 사실을 알고 있으므로 수행으로 그 쓴맛을 참고 견디게 된다. 그들의 욕망에 사로잡힌 자들은 처음에는 꿀처럼 달아 보이는 것을 택하나 종국에는 독약처럼 쓰게 된다는 것을 모른다.

요기는 세속적인 욕망으로 감각을 만족시키는 길은 넓지만, 그것은 결국 파멸로 인도되며, 그 길을 따르는 사람들이 많다는 사실을 알고 있다. 요가의 길은 날카로운 면도날처럼 좁고, 밟고 지나가기가 여간 어렵지 않을뿐더러 그 길을 찾을 수 있는 이가 거의 드물다. 요기는 파멸에 이르는 길도, 구원의 길도 자신의 마음속에 있다는 것을 알고 있다.

힌두 철학에 의하면 의식은 세 가지의 다른 특성을 명시하고 있다. 사람에게 있어서, 그의 생명과 의식은 우주 전체와 함께 하나의 힘이며 동일한 프라크르티(prakṛti, 우주적인 물질 : Sattva, Rājas, Tamas의 세 가지 특성으로 이루어진 물질세계의 원질)이다.

구나(gunās, 특성, 속성)들 중에서 우세한 경향에 따라 그 명칭이 달라진다. 이들 구나(특성 혹은 속성)들은 다음과 같다.

(1) 사트바(Sattva, 밝고 순수하고 선한 특성)는 명료함과 정신적 평정에 이르게 한다.

(2) 라자스(Rājas, 이동성과 활동적인 특성)는 개인을 적극적이고 활기차고, 긴장하고, 의지적이게 한다.

(3) 타마스(Tamas, 어둡고 방해가 되는 특성)는 라자스의 작용과 사트바가 나타나는 것을 저지하고 반대로 작용하게 한다.

타마스Tamas는 미혹, 불분명, 비활동적, 무지의 특성을 지니고 있다. 이런 타마스의 성질이 우세한 사람은 생기가 없고, 무감각한 상태에 빠져 있다. 사트바가 신성에 이르는 길이라 하면 타마스는 악성에 이르는 길이고, 그 양자 사이에 라자스가 있다. 각 개인이 가지는 신념, 취하는 음식, 행하는 헌신 행위들, 겪은 내핍 생활, 부여받은 재능은 그에 내재하는 사트바, 라자스, 타마스 중 우세한 요인에 의해 변한다.

신성한 쪽을 향하는 경향을 타고난 사람은 두려움이 없고 순수하다. 그는 관용스러우며 자기 통제가 되는 사람이다. 그는 자아에 대한 탐구를 추구하며 비폭력적이고, 신심이 깊고, 성내지 않는다. 그는 노력에 대한 결과를 바라지 않고 일 자체를 위해 일한다. 그는 갈망이 없으므로 그 누구에게도 악의를 품지 않고 모든 이웃을 향해 열린 자비로움으로 마음의 평정을 갖는다. 그는 온화하고 겸손하며 성실하다. 그리고 의식이 깨어 있으며, 관대하고, 결연하고, 불신과 자만으로부터 해방된 사람이다.

라조 구나(rajo-guna, 이동성과 활동적인 특성)의 성질이 우세한 사람은 갈망이 강하고 애정도 깊은 사람이다. 그는 정열적이며 탐욕적이어서 다른 사람을 해칠 수도 있다. 욕정, 증오, 시기와 속임으로 가득하기 때문에, 그의 욕망은 그칠 줄을 모른다. 그는 야심이 있고, 성취욕이 강할 뿐 아니라, 불안정하고, 변덕이 심하며, 쉽게 마음이 산란해진다. 그는 친구의 도움을 구하기도 하고 가족에 대한 자부심도 있다. 그는 불유쾌한 일에는 몸을 움츠리고 유쾌한 것에만 매달린다. 그의 말에는 정이 없으며, 식탐이 많다.

악한 경향을 타고난 사람은 잘 속이고, 거만하며, 자만에 빠져 있다. 그는 노여움, 잔인함, 무지로 가득 차 있다. 그런 사람들에게는 순수함, 정의로움, 진실을 찾아볼 수 없다. 그들은 한없는 욕망과 욕구를 채우려고만 한다. 무수한 욕망으로 어지러워진 상태에서, 망상의 늪에 빠지고, 감각적 쾌락의 탐닉은 그를 지옥에 이르게 한다.

각각의 다른 구나guna가 우세하게 지배하는 사람들의 마음의 작용은 '탐내지 마라'와 같은 보편적인 계율에 대한 그들 나름대로의 접근 방법에 따라 달리 설명될 것이다.

타모 구나tamo-guna가 우세한 사람은 이렇게 해석할 것이다. "다른 사람들은 내가 어떻게 얻었든 간에 내 것은 탐하지 마라. 만약 내 것을 탐한다면 그들을 파멸시킬 것이다."

라조 구나rajo-guna가 우세한 사람의 성격은 그 계율을 "남들이 나의 것을 탐하지 않는 한 나도 남의 것을 탐하지 않는다."라고 해석하는 이기적인 사람이다. 그는 문자 그대로 수단으로서의 법을 지킬 것이지만, 원리의 문제에 입각한 법의 진정한 정신은 따르지 않는 셈이다.

사트비카sattvika 기질을 갖춘 사람은 수단으로서가 아니라 영원한 가치로서 원리를 중시한 법의 글자 자체의 뜻과 가르침의 정신 둘 다 지킬 것이다. 그는 정의 그 자체를 위해서 정의로운 것이지 정직하도록 강제하는 법의 처벌 때문이 아니다.

요기 또한 인간이므로 상술한 세 가지 구나에 영향을 받는다. 자기가 추구하는 대상물 및 자기 자신에 대한 '끊임없는 수행(abhyāsa)'을 통해서 어떤 사상, 말, 행위들이 타마스 혹은 라자스에 어떻게 영향받는지를 배우는 것이다. 끊임없는 노력을 통해서 타마스tamas에 의해 고무된 그러한 생각들을 제거해 버리고 그는 사트비카sattvika의 마음을 얻기 위해서 노력한다. 사트바 구나sattva-guna만이 남게 되었을 때, 인간의 영혼은 드디어 궁극적인 목적을 향해 크게 다가서게 되는 것이다.

중력처럼 구나들 역시 끌어당기는 힘이 있다. 우주에서 무중력 상태를 경험하기 위해 집중적인 연구와 엄격한 훈련이 필요하듯이 구도자는 구나guna의 끌어당김으로부터 자유로워졌을 때 신성과의 합일을 경험하기 위해서는 요가를 통한 훈련과 자기 성찰의 구도적 수행이 필요하다.

일단 구도자가 신성 또는 창조의 완벽함을 경험하게 되면 감각 기능의 대상들에 대한 갈망(갈애)은 사라지고 그 후부터는 그것들을 '욕망 없는 냉정한 마음(vairāgya)'으로 바라보게 된다. 그는 더위와 추위, 고통과 기쁨, 명예와 수치, 덕德과 부덕不德에 있어서 동요가 없게 된다. 승리와 불행 이 두 가지를 평정한 마음으로 대한다.

그는 이 두 개의 상반된 것들에서 자기 자신을 해방시켰다. 그는 이제 구나들의 끌어당김을 넘어서서 구나티타(guṇātīta, 구나를 초월한 사람)가 된 것이다. 그제야 그는 생사와 고통과 비애의 틀에서 해방되어 불멸한 생명이 된다. 대우주정신(혼)과 일체가 됨으로써 신의 완전함을 경험했기 때문에 이것이 내 속에 있다는 것을 주장하지 않는다. 그 어떤 것도 겸허하게 받아들이는 그런 사람은 모든 것을 완전에 이르는 길로 인도할 것이다.

6. 다라나(Dhāraṇā, 집중 통일 행법, 凝念)

육체가 아사나āsanas에 의해서 단련되어지고, 마음은 프라나야마prāṇāyāma로 가다듬어지고, 모든 감각 기능이 프라티아하라pratyāhāra의 통제 아래 있게 될 때, 구도자는 다라나Dhāraṇā라고 불리는 여섯 번째 단계에 도달하게 된다. 이 상태에서 그는 한 가지 일이나 자기가 열중하고 있는 일에 완전히 집중하게 된다. 이때 마음은 완전한 몰아의 경지를 맛보기 위해 안정되어야 한다. 마음은 외부 세계로부터의 생각과 자신의 내부에서 일어나는 생각들을 분류하고, 판단하고, 조화시키는 도구이다.

마음이란 미묘하고 변덕스러운, 그래서 억제하기 무척이나 힘든 여러 가지 생각들로 되어 있다. 통제된 마음에 의해 잘 보호된 생각은 행복을 가져다준다. 도구에서 최고의 효과를 얻기 위해선, 그것의 작동 방법을 알아야 한다는 것은 당연하다. 마음은 사고를 위한 도구임에 그것이 어떻게 작용하는가를 아는 것이 필요하다.

정신적인 상태는 다섯 군으로 나뉜다. 이들 중 첫 번째가 크십타kṣipta 상태인데, 여기에서 정신이 분산되고, 혼란스럽고, 부주의하게 된다. 이 상태에서 마음은 대상을 좇고, 라고 구나rago-guna가 지배하게 된다.

두 번째가 빅십타vikṣipta 상태로, 마음은 동요되고, 갈피를 못 잡게 된다. 이 단계에서는, 자기의 노력에 대한 결과를 즐길 능력은 주어지나, 욕망이 정돈되고 조절이 되지 않는다.

그다음은 마음이 어리석고, 활기 없고, 무지한 무다mūḍha 상태가 온다. 그것은 혼란스럽고 자신이 원하는 것이 무엇인지 알지 못하게 되며 타모 구나tamo-guna가 지배한다.

네 번째 단계는 에카그라(ekāgra, eka=하나, agra=가장 중요한) 상태인데, 여기에서는 사트바 구나sattva-guna가 우세하고 마음이 확실히 집중되고, 정신력은 한 가지 목표만을 생각하고, 오직 하나에만 집중되어 있다.

에카그라 상태의 사람은 뛰어난 지적 능력을 소지하고 그가 무엇을 원하는지 정확히 알기 때문에 그의 목적을 달성하기 위해서 오롯하게 힘을 쏟는다. 그러나 때로는 다른 사람의 희생은 상관 않고, 그 욕망만을 위한 무자비한 추구가 큰 불행을 가져올 수 있고, 설사 그 욕망이 달성되더라도 심한 후유증을 남길 수도 있다.

서사시 마하바라타Mahābhārata의 힘센 궁술가인 아르주나Arjuna는 우리에게 다라나dhāraṇā가 의미하고자 하는 것의 좋은 본보기가 되고 있다. 그 옛날, 왕자들의 스승인 드로나Droṇa가 그들의 실력을 평가하기 위해서 궁술 대회를 열었다. 드로나는 왕자들에게 차례로 과녁을 보여준 후 그것이 무엇인가를 설명하게 했다. 그 과녁은 다름 아닌 둥지를 튼 새였다.

어떤 왕자들은 나무숲이라고 하고, 어떤 이들은 둥지가 있는 가지이거나 특수한 나무라고 했다. 아르주나의 차례가 왔을 때, 그는 처음으로 그 새를 묘사했다. 그러고 나서 그는 새의 머리만을 보았고, 결국에는 새의 반짝이는 눈을 볼 수 있었는데, 바로 그것이 드로나가 택한 과녁의 중심인 것이었다.

하지만, 지나치게 자기 본위적인 에카그라 상태의 사람에게는 위험이 도사리고 있다. 이 상태에서 감각 기능은 조절되지 않은 채 방황하게 되고 마음이 그 길을 그대로 따라가게 된다. 그것들은 폭풍우 속에서 난파한 배처럼 그를 내버려 둘 수밖에 없고, 사람의 판단을 흐리게 한다. 배는 기울어지는 것을 방지하기 위해 바닥에 짐을 깔아야 하며, 키잡이는 배를 잘 인도할 별이 있어야 한다.

에카그라 상태에 있는 사람은 박티(bhakti, 신에 대한 숭배)와 바른 방향으로만 나아갈 수 있도록 마음의 평정을 지키기 위하여 신성에 대한 집중이 필요하다. 그는 '나'와 '나의 것'이라는 감정, 즉 아상我相이 소멸될 때 진정한 행복을 느낄 것이다.

마지막 정신적 단계는 니루다niruddha의 상태로, 마음manas, 지성buddhi, 자아ahaṁkāra는 모두 억제되고, 이 모든 능력들이 신(성)의 필요와 '절대 신성'을 위해 바쳐진다. 여기서는 '나'와 '나의 것'에 대한 인식이 없다. 마치 강렬한 빛이 렌즈에 쏟아지면 모든 것은 하나의 빛이 되어 버린 것 같아 구별을 할 수 없듯, 자신의 마음과 지성, 자아를 신에게 의탁해 버린 구도자는 오직 사상思想의 창시자인 '절대 신성'만을 생각하기 때문에 '절대 신성'과 하나가 된다.

에카그라타ekāgratā 상태나 집중이 없다면, 인간은 아무것도 이룰 수 없다. 우주를 형성하고 지배하는 신성에 대한 집중 없이는 구도자는 자신의 내부에 있는 신성神性을 열 수가 없으며 우주적인 사람이 될 수가 없다. 이런 집중력을 얻기 위해서 권장되는 것은 에카 타트바 아비야사 eka-tattva abhyāsa 혹은 모든 곳에 편재하며 그 깊숙한 곳에 자리한 '절대 자아'로서 그 단일 형체를 다양하게 변환시키기도 하는 원질原質에 대한 탐구이다. 그러므로 구도자는 신의 상징인 AUM(옴)에 집중하게 되고, 에카그라타에 이르게 된다.

옴Aum : 비노바 바베Śri Vinobā Bhāve에 따르면, 라틴어 Omne와 산스크리트어 Aum은 둘 다 같은 의미를 가진 어원에서 유래되었고, 두 단어들은 전지, 편재, 전능의 개념들을 의미한다. Aum의 또 다른 말 프라나바prāṇava는 '찬미하다'는 의미를 지닌 어원 '누nu'에서 나온 것에 우월성을 의미하는 '프라pra'가 더해진 것이다. 그러므로 그 단어는 '최고의 찬미' 또는 '최고의 숭배자'를 의미한다.

AUM은 세 음절로 구성되어 있는데, 즉 A, U, M의 세 글자이고, 쓸 때는 초승달과 점표시를 글자 위에 한다(ॐ). 그 의미를 전달하기 위해서 여기에서는 다양한 해석 가운데 몇 가지의 예만을 설명하기로 한다.

글자 A는 '의식하거나 깨어 있는 상태(jāgrata-avasthā)'를 나타내고, 글자 U는 '꿈의 상태(svapna-avasthā)'이고, 글자 M은 마음과 영혼의 '꿈을 꾸지 않는 수면 상태(suṣupta-avasthā)'이다. 초승달과 점 표시를 모두 갖춘 모양은 앞의 세 가지 상태를 결합하여 그 상태를 초월한 상태인 네 번째 상태, 즉 투리야 아바스타turīya-avasthā를 나타낸다. 이 상태가 바로 사마디samādhi이다.

글자 A, U, M은 각각 말vak, 마음manas, 생명의 호흡prāṇa을 나타내고, 반면에 그 전체 의미는 살아 있는 정신을 나타내는데, 그것은 신성의 일부분에 지나지 않는다. 그 세 글자는 각각 길이, 너비, 깊이를 나타내고, 그 전체는 신성을 나타내고, 그것은 모양과 형태의 한계를 넘어선 것이다. 세 글자 A, U, M은 욕망이 없는 것, 두려움이 없는 것, 노함이 없는 것을 나타내고, 그 전체의 상징은 '완전무결한 사람(sthita-prajñā)', 즉 신성 속에서 지혜를 확립한 사람을 나타낸다.

그들은 세 가지의 성인 남성, 여성, 중성을 가리키고, 그 전체적 의미는 창조주와 함께 모든 창조물을 나타낸다. 그들은 세 가지의 구나gunas, 즉 사트바sattva, 라자스rājas, 타마스tamas의 특징을 나타내고, 전체적으로는 구나티타guṇātīta를 가리키고, 이 구나티타는 구나guna의 영향력으로부터 훨씬 넘어서 초월해 있는 사람을 말한다.

그들은 세 가지 시제 즉 과거, 현재, 미래를 나타내며, 그 전체적인 의미는 시간의 한계를 초월한 창조주를 나타낸다. 그들은 또한 각각 어머니, 아버지, 구루가 분담하고 있는 가르침의 몫을 가리킨다. 그 전체적인 의미는 브라마 비디야Brahma Vidyā 즉 자아에 대한 지식을 나타내고, 그 가르침은 불변이다.

A, U, M은 요기 수행의 세 단계, 즉 아사나āsana, 프라나야마prāṇāyāma, 프라티아하라pratyāhāra를 가리킨다. 그 전체적인 의미는 세 단계

를 발판으로 하여 도달하는 사마디samādhi를 나타낸다. 그들은 세 신, 즉 브라마(Brahma, 창조자), 비슈누(Viṣṇu, 수호자), 시바(Siva, 우주의 파괴자)를 나타낸다. 이들의 전체적인 의미는 우주가 생성되고, 성장하고, 열매 맺고, 궁극적으로는 근본으로 돌아가는 원천인 브라만Brahman을 나타낸다.

그것은 자라거나 변하지 않는다. 많은 것들이 변하고 지나가지만, 브라만은 결코 변하지 않는 유일한 것이다. 글자 A, U, M은 또한 그 자신의 내부에 있는 신성의 실현, 즉 만트라 'Tat Twam Asi(그것이 당신이다)'를 나타낸다. 그 전체적 의미는 인간의 육체, 마음, 지성과 자아의 속박으로부터 영혼이 해방되는 것을 가리킨다.

요기는 AUM의 중요성을 충분히 인식한 후에, '절대 신성'의 이름에 옴AUM을 더함으로써 그의 주의를 신성Deity에 집중시킨다. AUM 말 자체가 너무 광대하고 추상적이기 때문에, 신의 이름에 초점을 두고 그 위에 지극한 신심으로 AUM을 더함으로써 그의 감각, 의지, 지성, 마음, 이성을 하나로 만들고, 그리하여 만트라의 느낌과 의미를 경험하게 된다.

요기는 『문다카우파니샤드Muṇdakopaniṣad』의 한 소절을 떠올린다. "우파니샤드의 위대한 무기를 활로 보고, 우리는 명상으로 날카로워진 화살을 활시위에 얹어야 한다. 구도자여, 그 진수를 향해서 생각을 오롯하게 하여 그 불멸의 것을 표적으로 삼아 그것을 관통하라. 신비한 음절 AUM은 활이다. 그리고 화살은 자아Atma다. 브라만은 과녁이다. 마음이 흐트러지지 않은 사람은 그 표적을 관통시킨다. 화살이 표적 안에 있는 것과 마찬가지로, 우리 역시 브라만 안에서 존재해야 한다."

7. 디아나(Dhyāna, 靜慮, 명상)

물이 그 용기에 따라 형태가 정해지는 것처럼, 사물을 깊이 생각할 때의 마음은 그 사물의 형태로 변형된다. 마음 또한 숭배하는 심성으로 항상 헌신적으로 성스러운 것을 향해 일념으로 생각하다 보면 바로 그 성체聖体

와 똑같게 성화聖化 되는 것이다.

기름이 한 용기에서 다른 용기로 옮겨질 때, 우리는 꾸준하고 안정적인 흐름을 보게 된다. 집중이라는 흐름이 방해받지 않을 때, 일어나는 상태가 디아나(dhyāna, 정려, 명상)이다. 전기의 흐름을 방해받지 않을 때 전구의 필라멘트가 달구어져 밝아지는 것처럼, 요기의 마음 역시 디아나에 의해 밝아진다.

그의 육체, 호흡, 감각 기능, 마음, 이성, 자아는 그의 명상의 대상—우주정신—에 모두 통합된다. 이때에 그는 모든 것을 초월한 경지의 의식상태가 된다. 지고의 행복Supreme bliss 이외의 어떤 감정도 없다. 전광석화같이, 요기는 지상과 천상을 넘어서 빛나고 있는 광휘LIGHT를 본다. 그는 그 자신과 다른 사람들에게 빛이 된다.

요가의 길에서 진전의 표시는 건강, 육체적 민첩감, 안정감, 용모의 깨끗함, 아름다운 목소리, 몸에서 풍기는 향기, 갈망으로부터 자유로움 등이다. 그는 안정되고 고요하고 평정한 마음을 갖는다. 그는 바로 겸손함의 상징이다. 그는 '절대 신성'에게 그의 모든 것을 바치고, 신에게 귀의하고, 그 자신의 카르마(karma, 행동)의 속박으로부터 벗어나서 지바나 무크타(Jīvana Mukta, 해방된 영혼)가 된다.

"요가의 경지에 도달하려고 애를 썼으나 이루지 못한 사람, 또 신념은 갖고 있으나 그의 마음이 요가로부터 벗어나 방황하는 사람, 이러한 사람들은 어찌되는 것입니까?"

아르주나의 이 질문에 대해, 크리슈나는 다음과 같이 대답했다.

"정의로운 이에게는 어떤 악의 무리도 닥치지 않는다. 선을 행했던 사람은 오랫동안 천상에 살다가 다시 훌륭하고 순수한 집안에 태어난다. 어쩌면 깨달은 요기의 집안에 태어날 수도 있다. 그러나 그런 가정에 태어난다는 것은 이 세상에서 가장 어려운 일이라고 할 수 있다. 그는 전생에서 획득했던 지혜를 다시 얻을 것이고, 완벽한 성취를 위해 끊임없이 노력할 것이다. 쉬지 않고 계속한 전생의 수행, 노력, 탐구로 인해 요기는 죄악으로부터 맑혀진 영혼을 갖고, 또 수많은 생을 통해 완벽함을 이루고 마침내는 지고의 목표, 해탈에 이르는 것이다. 요기는 금욕, 지식, 봉사의 길을 따르기만 하는 사람들보다 높은 차원을 경험한다. 그러므로 아르주나, 너는 요기가 되어라. 요기 가운데에서 가장 위대한 요기는 신심으로 나Me를 숭배하고, 내Me 안에 그 마음이 머무는 자이다."(『바가바드 기타』, 6장 38~47절)

8. 사마디(Samādhi, 삼매)

사마디는 구도자의 최종 목적지이다. 그의 명상의 절정에서 사마디의 상태로 몰입하는데, 거기에서 그의 육체와 감각 기능은 마치 잠을 자는 것과 같은 안정을 맛보고, 그의 마음의 작용과 이성은 마치 깨어 있는 듯이 성성하나 그는 의식의 선을 넘어섰다. 사마디 상태에 있는 사람은 성성적적惺惺寂寂한 경지에 있다.

모든 것의 창조주는 브라만이다. 요가 구도자는 조용히 이 브라만을 숭배한다. 신이 자기가 태어난 근원으로서 그 속에서 호흡하고 다시 그곳으로 돌아가는 것이다. 마음속의 혼은 아주 작은 종자보다 작으나 모든 행동과 바람을 포함하고 있으며 하늘보다도 더 큰 것이다. 구도자는 이와 같은 마음속으로 들어가는 것으로 몸과 마음과 지성의 활동은 아주 잘 자고 있는 상태와 같이 깊이 정지하고 있어서 '나' 또는 '나의 것'이라고 하는 감각도 없는 상태이다. 구도자는 진정한 요가를 이루었다. 그에게는 말할 수 없는 기쁨과 성성적적함이 있을 뿐이다. 모든 것을 이해한 평화가 있다. 마음은 이 상태를 묘사할 글을 찾지 못했고, 입은 이 상태를 나타낼 말을 잃었다. 사마디의 경험과 다른 경험을 비교하는 데 있어서, 현인들은 이렇게 말한다.

"네티Neti! 네티Neti!(이게 아니야! 이게 아니야!)"

하여튼 그 상태는 심오한 침묵으로써만 그 표현이 될 수 있다. 요기는 물질 세계에서 벗어나 영원의 세계로 빠져든 것이다. 알려고 한 자와 그 대상 간에는 마치 장뇌와 불꽃이 하나가 된 것처럼 그 둘도 일체가 되는 것이다. 요기의 가슴 더 깊숙한 곳으로부터 상카라차리아가 부르는 영혼의 노래 '아트마 사트캄Ātma Ṣaṭkam'이 울려 나온다.

영혼의 노래(Songs of the Soul)

나는 자아도 이성도 아니며, 마음도 생각도 아니나니,
나를 들을 수도, 말 속에서 찾을 수도, 냄새로도 눈으로도 잡지 못하리.
빛 속에서도 바람 속에서도 나를 찾을 수 없으리, 땅과 하늘 안에서도 나를 찾지 못하리라.
의식과 기쁨의 화신, 나는 그지없는 행복의 더없는 기쁨이어라.
나의 이름도 생명도 없나니, 나는 생명의 공기도 들이마실 수 없어라.
어떤 물질로도 나를 만들 수 없고, 내 형상은 나의 진정한 쉼터가 아니나니
말도, 손도, 발도 없고 또한 진화進化도 없나니-
나는 의식과 기쁨이며, 용융 속에서의 더없는 행복이어라.

나는 미움과 열망을 벗어 버렸나니, 나는 미혹과 탐욕을 정복했노라.
자만은 나를 애무하지 못하기에, 시기심은 결코 싹트지 못하나니
모든 믿음도, 지나간 부도, 자유도, 욕망도 벗어 버렸음에-
나는 의식과 기쁨이며 더없는 행복이 나의 옷매무새이나니.

덕德과 부덕不德, 즐거움과 고통도,
성스런 말씀도, 공양물도, 기원도, 순례도, 나의 유산이 아니나니
나는 먹거리도, 먹는 일도, 먹는 이는 더욱이 아니나니-
의식과 기쁨의 화신, 나는 그지없는 행복의 더없는 기쁨이어라.

죽음에의 두려움도, 인종의 차이로도 나를 나누지는 못하리라,
나를 '내 아이'라고 부를 부모도 없음에,
윤회의 속박도 결코 나를 묶지 못하리니
나는 제자도 스승도 아니며, 내겐 친지도 친구도 없으니-
의식과 기쁨이 나이며, 더없이 기쁨 속에 젖는 것이 오직 바람일지라.

아는 것도, 앎도, 알려고 하는 자도 나는 아니나니, 형체가 없음이 바로 나의 형체요,
나는 감각 속에 머무나 그것들이 내 쉼터는 아니나니
언제나 청정한 평형임에, 자유도 얽매임도 나는 아니나니-
나는 의식과 기쁨임에, 더없는 기쁨 속에서 나를 보리라. 찾으리라.

2

요가아사나, 반다와 크리야
(Yogāsanas, Bandha and Kriyā)

When I teach, I am a scientist.

각 아사나의 명칭 뒤의 *표와 함께 표기된 숫자는 아사나의 강도의 정도를 나타낸다.
수가 낮을수록 더 쉬운 아사나이며 높을수록 어려운 것이다.
가장 쉬운 것은 1*이고, 가장 어려운 것은 60*이다.

요가아사나
(Yogāsanas, 요가 자세들)

아사나 수행을 위한 도움말과 주의 사항

필수 조건

1. 확실한 기초가 없이 집이 서 있을 수 없다. 건축물의 기초와도 같은 야마yama와 니야마niyama의 원칙에 대한 수행 없이는 완전한 인격체를 형성하는 것은 불가능하다. 야마와 니야마의 기본 없는 아사나는 단지 곡예에 지나지 않는다.
2. 구도자가 가져야 할 자질은 계율, 신심, 집요한 의지와 꾸준하게 이를 행할 수 있는 인내이다.

청결과 음식

3. 아사나를 수행하기 전에, 방광과 장을 비워야 한다. 거꾸로 하는 자세는 내장 운동을 돕는다. 만약 변비거나 장을 비울 수 없는 형편이라면, 시르사아사나Śīrṣāsana와 사르반가아사나Sarvāngāsana와 그것들의 변형 자세부터 시작한다. 다른 아사나의 수행은 오직 장을 비운 후에 하라. 먼저 장을 비우지 않은 상태로 고난도의 아사나를 절대로 수행해서는 안 된다.

목욕

4. 아사나는 목욕 후에 수행하기가 더 쉬워진다. 아사나를 하고 나면, 몸

은 땀으로 인해 끈적거리므로, 약 15분 후에 목욕하는 것이 좋다. 아사나 전후에 목욕이나 샤워를 하는 것은 심신을 상쾌하게 한다.

음식

5. 아사나는 필히 위장이 비어 있을 때 해야 한다. 공복이 힘들면, 그 전에 차, 커피, 코코아, 우유 한 잔 정도는 무난하다. 아주 가볍게 식사를 한 때는 1시간 후에 무리 없이 행할 수 있다. 식사를 많이 했다면, 적어도 식후 4시간이 경과한 후에 아사나를 행할 수 있다. 음식은 아사나를 완료한 후에 30분은 지나야 한다.

시간

6. 아사나를 수행하기에 가장 좋은 시간은 이른 아침이나 늦은 저녁이다. 아침에는 몸이 굳어 있기 때문에 아사나를 수행하기가 쉽지는 않다. 여하튼 정신은 맑다. 그러나 시간이 경과함에 따라 성성惺惺하게 맑은 마음 자리와 굳은 결심의 상태는 점차 줄어든다. 몸이 굳은 상태는 규칙적인 수행으로 극복되며 점차 아사나도 잘할 수 있다. 저녁에는, 아침보다 몸이 더 자유롭게 움직일 수 있고, 훨씬 쉽게 아사나를 행할 수 있다. 아침에 행하면, 그 직업에 더 충실하도록 해 준다. 저녁에 행하면, 하루의 피로가 없어지고 기분이 상쾌하고 평온하게 해 준다. 그러므로 어려운 아사나는 우리들의 결심이 하루 중에서 가장 확고한 아침에 하고, 자극적이고 격렬한 아사나(Śīrṣāsana, Sarvāngāsana와 그것들의 변형들, Paśchimottānāsana와 같은 것)는 저녁에 행해져야 한다.

태양

7. 뜨거운 태양 아래서 여러 시간 밖에 있은 직후에는 아사나를 하지 마라.

장소

8. 해충과 소음이 없는 깨끗하고 공기가 잘 통하는 곳에서 행해야 한다.
9. 맨마루나 바닥이 고르지 않은 곳에서는 하지 말고, 담요를 접어서 평평한 마루에 깔고 한다.

주의

10. 수행 중 안면 근육이나 귀, 눈 또는 호흡하는 데 지나친 긴장이 없어야 한다.

눈 감기

11. 처음엔 눈을 뜬다. 그러면 당신이 무엇을 하고 있는지, 어디가 잘못되었는지 알게 될 것이다. 만약 눈을 감으면, 요구되는 몸동작이나 취하고 있는 자세의 방향조차 관찰할 수 없게 될 것이다. 어떤 한 아사나를 완벽하게 수행할 수 있을 때 눈을 감고서 할 수 있다. 왜냐하면 그때가 되어서야 비로소 몸의 동작을 조정할 수 있고, 올바른 뻗는 감感을 느낄 수 있기 때문이다.

거울

12. 만약 거울 앞에서 아사나를 행할 경우, 거울을 마루와 수직이 되도록 붙여 놓는다. 그렇지 않으면 거울의 각도 때문에 자세가 기울어 보일뿐더러 거꾸로 서는 자세에서 머리와 어깨의 동작이나 놓임을 볼 수 없기 때문이다.

두뇌

13. 아사나는 몸(육체)만으로 행하고, 이때 두뇌는 정적이면서 주의 깊고 빈틈없이 신체를 관찰해야 한다. 두뇌로 아사나를 행하게 되면 자신의 자세의 어긋남을 볼 수 없게 된다.

호흡

14. 모든 아사나에서, 호흡은 입이 아니라 콧구멍만으로 행해져야 한다.
15. 아사나를 행하고 있거나 한 자세에서 머물러 있는 동안에는 호흡을 억제하지 마라. 이후에 설명되는 각 아사나의 기술적인 부분에서 호흡에 대한 지시를 따라야 한다.

사바아사나Śavāsana

16. 아사나를 하고 나서, 항상 최소한 10~15분간 사바아사나Śavāsana 자세로 눕는다. 이는 피로를 없애기 위함이다.

아사나(Āsana, 자세행법)와 프라나야마(prāṇāyāma, 호흡법)

17. 프라나야마를 수행하기 전에 그에 대한 도움말과 주의 사항을 자세히 읽어라(제3부 참조). 프라나야마는 아침에는 아사나 훨씬 전에, 저녁에는 아사나를 마친 후에 한다. 이른 아침일 경우, 먼저 15~30분간 프라나야마를 수행한 뒤 몇 분간의 사바아사나Śavāsana를 하고, 얼마간 시간이 경과하고 나서 정상적인 활동을 할 수 있을 때 아사나를 행한다. 하지만 저녁의 경우에는, 아사나를 행한 후 적어도 30분 뒤에 프라나야마를 하도록 한다.

현기증이나 혈압 환자를 위한 유의 사항

18. 현기증이나 고혈압이 있다면, 시르사아사나Śīrṣāsana와 사르반가아사나Sarvāngāsana로 시작하지 마라. 우선 파스치모타나아사나Paschimottānāsana, 웃타나아사나Uttānāsana, 아도무카 스바나아사나Adhomukha Śvānāsana를 시르사아사나Śīrsāsana, 사르반가아사나Sarvāngāsana와 같은 거꾸로 하는topsy turvy 자세를 하기 전에 행하고, 그 후에 다시 파스치모타나아사나, 아도무카 스바나아사나와 웃타나아사나를 순서대로 행한다.

19. 앞으로 구부리는 모든 자세(전굴 자세)는 고혈압, 저혈압인 사람들 모두에게 유익하다.

귀에 염증이 있거나 망막이 잘못 자리 잡은 사람들에 대한 경고

20. 위의 것들로 고통받는 사람들은 거꾸로 하는 자세를 시도해선 안 된다.

여성들을 위한 주의

21. 생리 기간에는 아사나를 피한다. 그러나 그 양量이 많을 경우, 우파비스타 코나아사나Upaviṣṭha Koṇāsana, 받다 코나아사나Baddha Koṇāsana, 비라아사나Vīrāsana, 자누 시르사아사나Jānu Śīrṣāsana, 파스치모타나아사나Paśchimottānāsana와 욷타나아사나Uttānāsana가 많은 도움이 될 것이다. 이 기간에는 물구나무서기는 절대로 하지 않는다.

임신

22. 임신 초기 3개월 동안은 모든 아사나를 행해도 좋다. 서서 하는 자세와 앞으로 구부리는 자세는 부드럽게 행한다. 이 시기에는 척추가 강하고, 유연성을 가지며 배에는 아무런 압박도 느끼지 않아야 하기 때문이다. 받다 코나아사나Baddha Koṇāsana와 우파비스타 코나아사나Upaviṣṭha Koṇāsana는 임신 기간 내내 언제라도 수행 가능한 것이다(식사 후에도 가능하나, 식사하자마자 앞으로 구부리는 동작은 하지 않는다.). 이 두 아사나들은 골반과 허리의 잘록한 부분을 강하게 하고, 산통을 상당히 줄일 수 있다. 규칙적인 심호흡이 진통 중에 꽤 도움이 되기 때문에 지식(止息, 숨 멈춤)이 없는 프라나야마는 내내 수행할 수 있다.

분만 후

23. 분만 후 한 달 동안은 아사나를 행할 수 없다. 그 후부터는 서서히 부록 I에서의 과정대로 점점 그 강도를 늘려 가면서 행한다. 분만 후 석 달이 지나면, 모든 아사나를 무난하게 할 수 있다.

아사나의 효과

24. 잘못된 아사나의 수행은 며칠 안에 불편하고 몸이 거북하게 된다. 이것은 잘못되어 가고 있다는 증거이다. 스스로 그 잘못을 찾을 수 없다면, 숙련자를 찾아가 지도를 받는 것이 바람직하다.
25. 아사나의 올바른 수행은 가벼움을 가져다주고 마음뿐만 아니라 육체에도 활력을 주며, 몸, 마음, 정신이 하나가 된 느낌을 준다.
26. 지속적인 수행은 수행자의 외모를 바꾼다. 그는 식생활, 성적 욕구, 청결과 인격을 단련함으로써 새로운 사람이 된다.
27. 한 가지 아사나를 완전하게 할 수 있을 때는 그 아사나를 힘들이지 않고 쉽게 할 수 있으며 불편하지 않게 되고, 몸의 동작은 우아하게 된다. 아사나를 수행하는 동안, 우리의 육체는 이 지구상에 존재하는 수많은 생물들의 모습(하등 곤충에서 가장 완벽한 현인까지)을 취하며, 이들이 신의 마음 즉 대우주의 기氣를 똑같이 호흡하고 있음을 안다. 그는 아사나를 수행하면서 진정한 자아를 보게 되고 신에게 자신을 맡기는 감정으로 행하는 다양한 아사나에서 신의 존재를 느낀다.

아사나
ĀSANAS

1. 타다아사나 Tāḍāsana(Samasthiti라고도 불린다.) 1*(사진 1)

타다Tāḍā는 산을, 사마Sama는 곧은, 똑바로 선, 움직이지 않음을, 스티티 Sthiti는 고요하고 견고하게 서 있는 것을 뜻한다. 그러므로 타다아사나는 산처럼 굳건하고 곧바로 서 있는 자세를 말한다. 이것이 서서 행하는 자세의 기본이다.

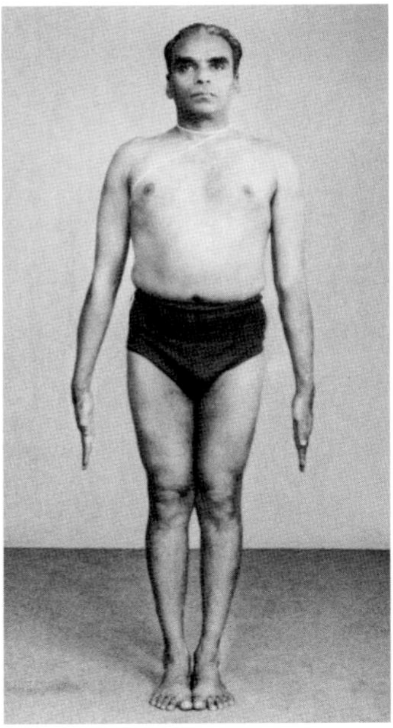

1

방법

1. 두 발을 모으고 똑바로 선다. 이때 양 발뒤꿈치, 엄지발가락이 서로 맞닿아야 한다. 척골(蹠骨, 발바닥에 있는 뼈)의 앞부분이 마루에 놓이고, 모든 발가락은 가지런히 쭉 뻗는다.
2. 두 무릎을 바짝 죄어 종지뼈를 위로 당기고, 엉덩이를 수축시키고, 넓적다리 뒤 근육을 위로 당긴다.
3. 복부는 안으로, 가슴은 앞으로 향하게 유지하고, 척추를 위로 쭉 뻗고, 목을 똑바로 편다.
4. 발뒤꿈치나 발가락에 체중을 싣지 말고, 양쪽 발에 고르게 체중을 싣는다.
5. 이상적인 타다아사나는 팔을 머리 위로 뻗는 것이나, 편의상 두 팔을 넓적다리 옆에 둘 수 있다.

   아래에서 설명하고 있는 각각의 선 자세는 손바닥을 넓적다리 옆에 둔 타다아사나 자세를 취하므로 학생들이 쉽게 따라 할 수 있다.

효과

일반적으로 사람들은 서는 자세의 바른 방법에는 주의를 기울이지 않는다. 어떤 이는 체중을 한 다리에 싣거나, 한 다리를 옆으로 완전히 틀어서 선다. 또 어떤 이는 전 체중을 발뒤꿈치나 혹은 발의 안쪽 또는 바깥쪽 면에 둔다. 이는 신발 바닥의 닳은 부분(발바닥 또는 뒤축)을 보면 알 수 있다. 잘못 선 자세나 체중의 고르지 못한 분산으로, 척추의 탄성을 방해하는 특이한 기형이 된다. 설사 두 발을 벌리고 있더라도, 발뒤꿈치와 발가락은 각도를 이루지 않고 평행 상태에 있는 것이 더 좋다.

이 방법으로, 엉덩이는 수축되고, 복부는 들어가고 가슴은 앞으로 내밀어진다. 이로 인해, 몸은 가벼워지고 마음은 경쾌해진다. 만약에 체중을 발뒤꿈치에만 둔다면, 중력의 변화를 느끼게 된다. 엉덩이는 느슨해지고, 복부가 앞으로 나오고, 몸이 뒤로 빠지고, 척추가 긴장됨으로 우리는 쉽게 피곤하게 되고, 마음 역시 둔감해진다. 그러므로 올바르게 서는 기술을 체득하는 것이 필수적이다.

2. 브륵샤아사나 Vṛkṣāsana 1*(사진 2)

브륵샤Vṛkṣa는 나무를 뜻한다.

방법

1. 타다아사나로 선다(사진 1).
2. 오른발의 무릎을 구부려 오른쪽 발뒤꿈치를 왼쪽 넓적다리 안쪽 깊숙이 붙인다. 이때 발가락은 아래를 향하게 한다.
3. 왼쪽 다리로 균형을 잡고, 손바닥은 합장해서 팔을 머리 위로 쭉 뻗는다(사진 2).

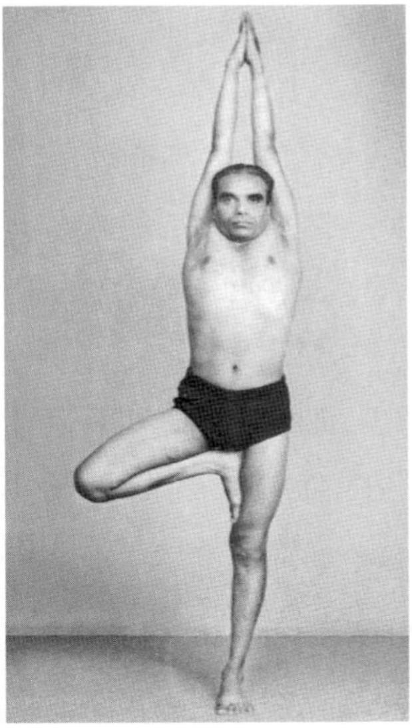

2

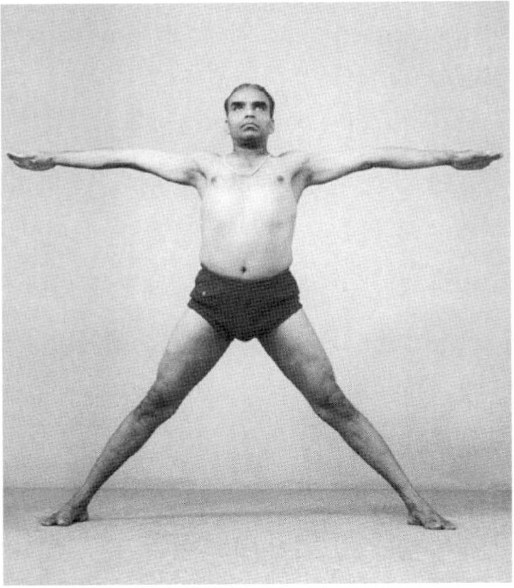

3

4. 숨을 깊게 쉬면서 이 동작을 몇 초 동안 유지한다. 그러고 나서 팔을 내리고, 손바닥을 분리시키고, 오른쪽 다리를 곧게 펴서 다시 타다아사나로 돌아온다.
5. 왼쪽 발뒤꿈치를 오른쪽 넓적다리의 안쪽 깊숙이 붙이고 오른쪽 다리로 선 상태를 되풀이한다. 양쪽 다 같은 시간 동안 행하고, 타다아사나(사진 1)로 돌아와서 긴장을 푼다.

효과

이 자세는 다리 근육을 발달시키고, 균형과 평형 감각을 준다.

3. 웃티타 트리코나아사나 Utthita Trikoṇāsana 3*(사진 4, 5)

웃티타Utthita는 팽창과 쭉 뻗음을 뜻한다. 트리코나Trikoṇa(tri는 3, koṇa는 각도)는 삼각형이다. 서서 하는 이 아사나는 쭉 뻗은 삼각형 자세이다.

방법

1. 타다아사나로 선다(사진 1).
2. 깊이 숨을 들이쉬며, 껑충 뛰어 두 다리를 90~105cm 정도 옆으로 벌린다. 손바닥은 아래를 향하고, 어깨와 일직선으로 양팔을 옆으로 올린다. 팔은 마루와 평행 상태로 둔다(사진 3).
3. 오른발을 90도 오른쪽 옆으로 돌린다. 왼발을 오른쪽으로 약간 돌리고 이때, 왼쪽 다리는 다리 안쪽에서 쭉 뻗어져야 되고, 무릎을 죄어 팽팽하게 유지한다.
4. 숨을 내쉬며, 몸통을 오른쪽으로 구부리고, 이때 오른쪽 손바닥을 오른쪽 발목에 가져간다. 가능하면 오른쪽 손바닥은 완전히 마루에 놓아야 한다(사진 4, 5).

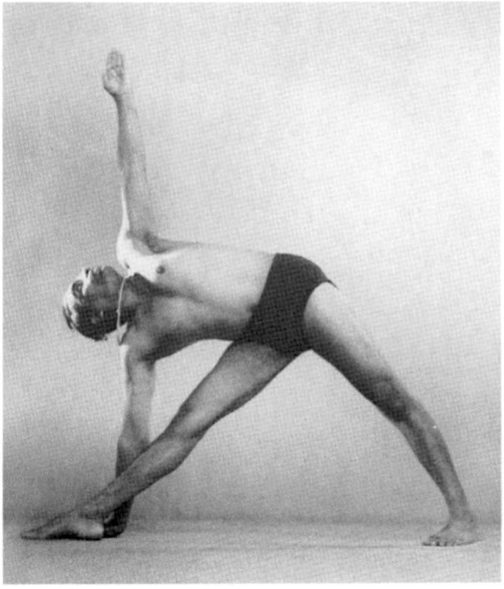

4

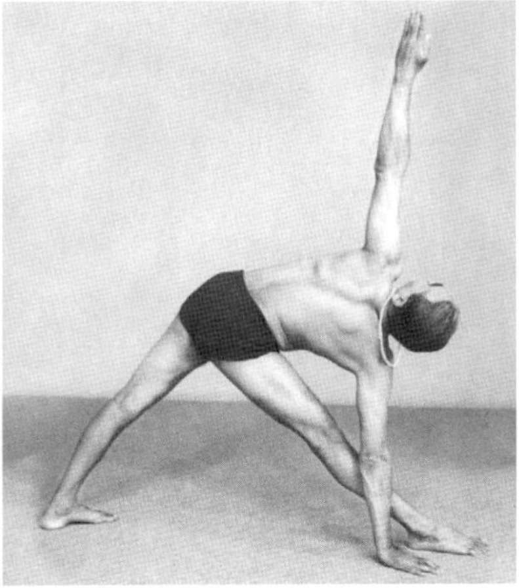

5

5. 왼팔을 위로 쭉 뻗어(사진처럼) 오른쪽 어깨와 일직선에 있게 하고, 몸통을 신장伸長시킨다. 다리의 뒷부분, 등과 엉덩이가 일직선에 있어야 한다. 시선은 위로 쭉 뻗은 왼손의 엄지를 응시한다. 종지뼈를 당겨서 오른쪽 무릎을 단단히 유지하고, 오른쪽 무릎을 발가락 방향과 맞춘다.
6. 깊고 고른 호흡을 하면서 30초~1분 동안 이 자세를 유지한다. 그러고 나서, 마루에서 오른쪽 손바닥을 뗀다. 숨을 들이쉬며 2번 자세로 돌아간다.
7. 이제, 왼발을 왼쪽으로 90도, 오른발을 약간 왼쪽으로 돌리고, 양 무릎을 단단히 유지하고 2~6번까지의 자세를 행하는데 모든 과정을 역으로 되풀이한다. 숨을 들이쉬며 2번 자세로 돌아온다. 왼쪽 자세에서도 똑같은 시간 동안 자세를 취한다.
8. 숨을 내쉬며, 껑충 뛰어 타다아사나로 돌아온다(사진 1).

효과

이 아사나는 다리 근육을 강하게 하고, 다리와 엉덩이의 뻣뻣함을 제거해 주며, 다리의 어떤 경미한 결함을 고쳐 주고, 고르게 발달하도록 해 준다. 그것은 등의 통증과 목의 삠을 없애 주고, 발목을 강화시키고, 가슴을 발달시켜 준다.

4. 파리브르타 트리코나아사나 Parivṛtta Trikoṇāsana 5* (사진 6, 7)

파리브르타Parivṛtta는 회전하는, 둥글게 혹은 뒤로 돌린다는 뜻이고, 트리코나Trikoṇa는 삼각형이다. 그것은 회전하는 삼각형 자세이다. 이는 운티타 트리코나아사나(사진 4)의 비튼(역) 자세이다.

방법

1. 타다아사나로 선다(사진 1). 숨을 깊이 들이쉬며, 껑충 뛰어 다리를 90~105cm 벌린다. 양팔을 어깨와 일직선이 되게 옆으로 올리고, 손바닥은 아래로 향한다(사진 3).
2. 오른발을 오른쪽으로 90도, 왼발을 오른쪽으로 60도 돌린다. 이때 왼쪽 다리는 밖으로 쭉 뻗어야 하며, 무릎은 힘을 주어 단단히 유지한다.
3. 숨을 내쉬며, 왼쪽 손바닥을 오른발의 바깥쪽 마루 위에 두기 위해서 몸통을 왼쪽 다리와 같이 반대 방향(오른쪽)으로 돌린다.
4. 오른팔을 위로 쭉 뻗어, 왼팔과 일직선이 되게 한다. 시선은 오른쪽 엄지손가락을 응시한다(사진 6, 7).
5. 무릎에 힘을 주어 단단히 유지하고, 오른발의 발가락이 마루에서 떨어지게 하지 않는다. 왼발의 바깥 부분이 마루에 잘 붙어 있어야 함을 명심한다.
6. 양 어깨와 어깨뼈를 쭉 뻗어 편다.
7. 정상 호흡을 하면서 이 자세로 30초간 유지한다.

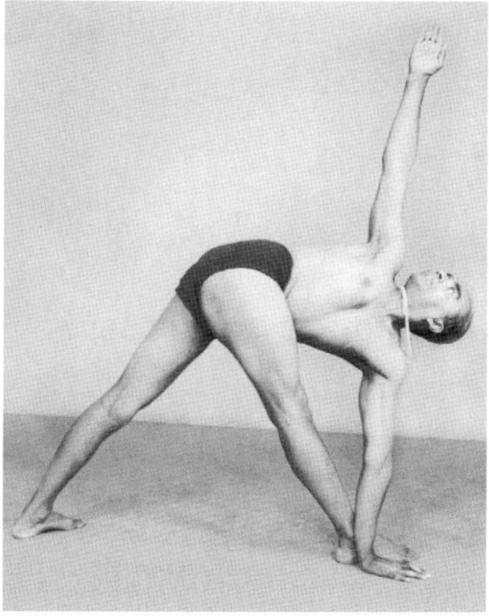

6

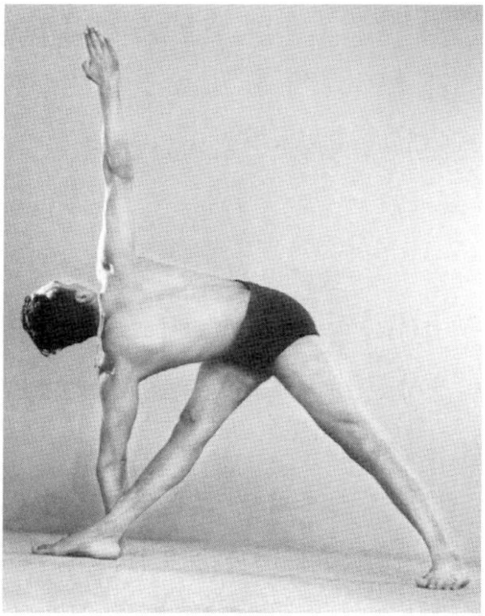

7

8. 숨을 들이쉬며, 왼손을 마루에서 떼어 몸통을 원래 위치로 돌려서 1번 자세가 되도록 한다.
9. 숨을 내쉬며, 이번에는 왼발을 왼쪽으로 90도, 오른발을 왼쪽으로 60도 돌리며, 오른쪽 손바닥을 왼발 바깥쪽 마루 위에 닿게 하면서 왼쪽 자세를 되풀이한다.
10. 양쪽 다 같은 시간 동안 이 자세로 있는다. 이 자세는 각각 서너 번 깊은 호흡을 함으로써 조절될 수 있다.
11. 적당한 시간이 지난 후 숨을 들이쉬며, 몸통을 원래 위치대로 다시 올리고, 발가락은 전면으로 향하게 하고, 팔은 1번 자세로 돌아간다.
12. 숨을 내쉬며, 껑충 뛰어 타다아사나로 다시 돌아간다(사진 1). 이것이 이 아사나의 최종 단계이다.

효과

이 아사나는 넓적다리, 종아리, 오금의 근을 유연하고 강하게 한다. 척추와 등의 근육은 적절히 그 기능을 하게 되는데, 그 이유는 이 자세가 척추의 하부 근처에 혈액의 공급을 많이 해 주기 때문이다. 가슴이 활짝 펴지게 됨으로써 등의 통증을 경감시키고, 복부 기관을 원활히 해 주고 엉덩이의 근육을 강화시킨다.

5. 운티타 파르스바코나아사나 Utthita Pārśvakoṇāsana 4*
(사진 8, 9)

파르스바Pārśva는 측면 또는 옆구리를 뜻한다. 코나Koṇa는 각도이다. 이것은 횡각도로 늘려진 자세이다.

방법

1. 타다아사나로 선다(사진 1). 숨을 깊이 들이쉬며 껑충 뛰어 두 다리를 120~135cm 정도 벌린다. 팔을 어깨와 일직선으로 옆으로 올리고, 손바닥은 아래로 향한다(사진 3).
2. 천천히 숨을 내쉬며, 오른발은 오른쪽으로 90도, 왼발은 오른쪽으로 약간 돌리는데, 이때 왼발은 밖으로 쭉 뻗어야 하고, 무릎에 힘을 주어야 한다. 넓적다리가 종아리와 직각을 이루고, 마루와 평행을 이룰 때까지 오른쪽 무릎을 구부린다.
3. 오른쪽 손바닥을 오른발의 옆에 두고, 오른쪽 겨드랑이는 오른쪽 무릎의 바깥쪽 전체에 닿고, 왼쪽 팔은 왼쪽 귀 위로 쭉 뻗고, 머리는 위로 들고 시선은 손끝을 본다(사진 8, 9).
4. 허리를 팽팽하게 하고, 오금을 쭉 뻗는다. 가슴, 엉덩이, 다리는 일직선에 있어야 하는데 이렇게 하기 위해서는 가슴을 올려 뒤로 움직이면 된다. 몸의 모든 부분을 쭉 뻗는데 몸 전체의 뒷부분에, 특히 척추에 집중하면서 뻗는다. 모든 척추와 늑골이 움직이고, 피부까지도 팽팽하게 펴지고 당겨지는 느낌이 들도록 척추를 쭉 뻗는다.

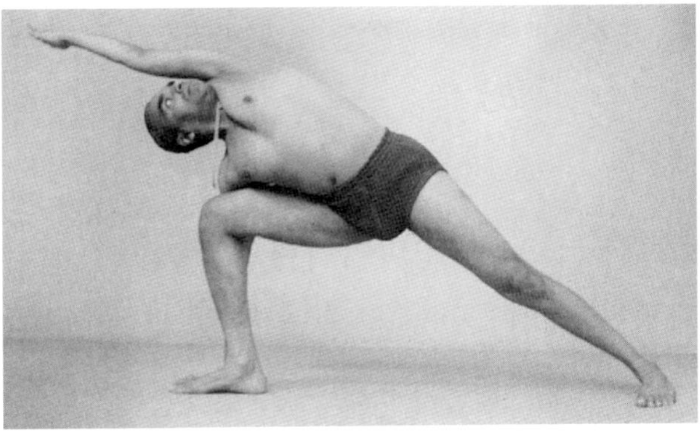

8

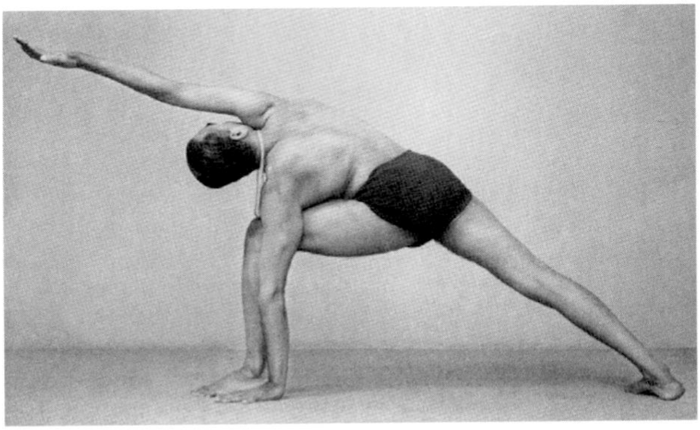

9

5. 깊고 고른 호흡을 하면서, 이 자세로 30초~1분간 있는다. 숨을 들이쉬며 마루에서 오른쪽 손바닥을 뗀다.
6. 숨을 들이쉬며, 오른쪽 다리를 곧게 펴고 두 팔을 1번처럼 들어 올린다.
7. 왼쪽도 2~5번까지의 동작을 각각 숨을 내쉬며 되풀이한다.
8. 숨을 내쉬며 껑충 뛰어 타다아사나로 돌아간다(사진 1).

효과

이 아사나는 발목, 무릎, 넓적다리를 강하게 해 준다. 이는 종아리와 넓적다리의 결함을 고쳐 주고, 가슴을 발달시키고, 허리와 엉덩이의 지방을 없애 주고, 좌골신경통과 관절통을 없애 준다. 또한 연동 운동을 촉진시켜서 배설을 도와준다.

6. 파리브르타 파르스바코나아사나 Parivṛtta Pārśvakoṇāsana 8*(사진 10, 11)

파리브르타Parivṛtta는 회전하는, 둥글게 혹은 뒤로 돌린다를, 파르스바Pārśva는 측면 또는 옆구리를 뜻한다. 코나Koṇa는 각도이다. 이것은 횡각도를 빙 돌리는 자세이다.

방법

1. 타다아사나로 선다(사진 1).
2. 깊이 숨을 들이쉬며 껑충 뛰어 두 다리를 120~135cm 정도 옆으로 벌린다. 팔을 어깨와 일직선이 되게 벌리고, 손바닥을 아래로 향하게 한다(사진 3).
3. 오른발을 오른쪽으로 90도, 왼발을 오른쪽으로 60도 돌린다. 이때 왼쪽 다리는 곧게 뻗은 상태로 무릎이 단단히 유지되도록 한다. 오른쪽 다리를 구부려서, 넓적다리와 종아리가 직각을 이루고, 오른쪽 넓적다리가 마루와 평행을 이루어야 한다.
4. 숨을 내쉬며, 몸통과 왼쪽 다리를 돌려서 왼쪽 팔이 오른쪽 무릎 옆에 오도록 한다. 오른쪽 무릎의 바깥쪽에 왼쪽 겨드랑이를 두고, 왼쪽 손바닥을 오른발의 바깥쪽 마루 위에 놓는다(사진 10, 11).
5. 척추까지 충분히 비틀며(오른쪽으로) 몸통도 틀고, 오른쪽 팔을 오른쪽 귀 위로(사진처럼) 가져가서 시선은 밖으로 뻗은 오른쪽 팔을 쳐다본다. 이 동작을 하는 동안 왼쪽 무릎은 내내 힘을 주어 유지해야 한다.
6. 깊고 고른 호흡을 하면서, 30초~1분간 이 자세를 취한다. 숨을 들이쉬

며, 마루에서 왼쪽 손바닥을 떼고, 몸통을 들어 올리며 오른쪽 다리를 뻗어서 팔을 들어 올리고 2번 자세로 돌아간다.

7. 왼쪽도 3~5번까지의 동작을 각각 숨을 내쉬며 되풀이한다.
8. 모든 경우에 먼저 한쪽 면에서 동작이 이루어지고 다른 쪽 면에서 같은 시간 동안 똑같이 이루어져야 한다. 이 일반적인 규칙이 여기에도 적용된다.

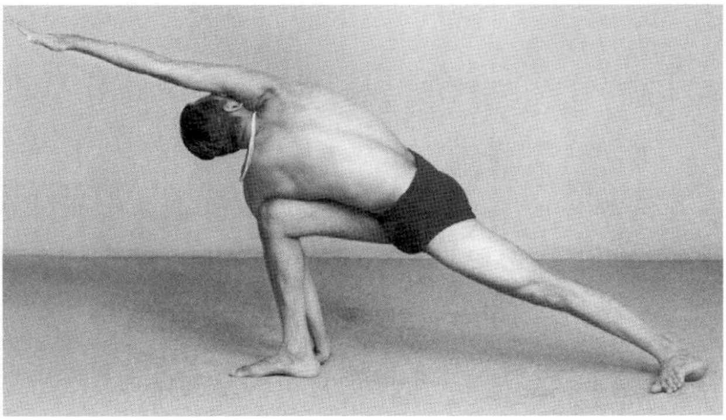

10

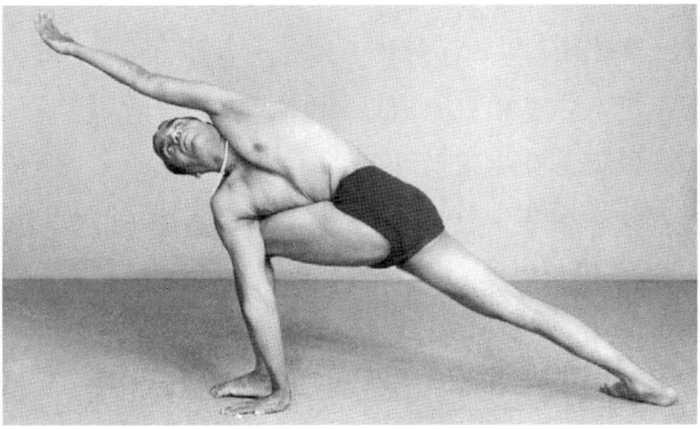

11

효과

이 자세는 파리브르타 트리코나아사나(사진 6)의 강화형으로서 효과가 더 크다. 하지만 오금의 근은 파리브르타 트리코나아사나만큼 쭉 뻗지 않는다. 복부 기관을 더 수축시켜 소화를 돕는다. 혈액은 복부 기관과 등뼈 주위를 원활하게 순환하므로, 그 부분에 활기를 준다. 이 아사나는 무리 없이 결장에서 이물질을 제거하는 데 도움이 된다.

7. 비라바드라아사나 I Vīrabhadrāsana I 3*(사진 14)

닥사Dakṣa가 한 번은 거대한 제식을 거행했는데, 그의 딸 사티Satī와 그녀의 남편 시바Śiva(신들의 우두머리)는 초대하지 않았다. 하지만 사티는 그 제식에 가서 굴욕감과 모욕감으로 그만 불에다 몸을 던져 죽고 말았다. 시바가 이 소식을 듣고, 너무 화가 나서 머리카락을 뜯어서 땅에다 던져 버렸다. 그러자 그 머리카락에서 비라바드라란 이름의 영웅이 나타나서 그의 명령에 대기하고 있었다. 그는 시바의 군대를 이끌고 닥사와 그의 제식을 파괴하라는 명령을 받았다. 비라바드라Vīrabhadra와 그의 군대는 폭풍처럼 닥사의 집회에 나타나서 그 제단을 부수고 다른 신과 그 종사자들을 찾아내고 닥사의 목을 베었다.

사티에 대한 슬픔에 잠긴 시바는 카일라스Kailās로 가서 깊은 명상에 들어갔다. 사티는 히말라야에 있는 집에서 우마Umā라는 이름으로 다시 태어났다. 그녀는 시바의 사랑을 얻기 위해서 한 번 더 노력했으며 결국 그의 사랑을 얻었다. 이 이야기는 칼리다스Kalidās의 위대한 시 '전쟁 신의 탄생Kumāra saṁbhava'에 나온다. 이 아사나는 시바의 엉킨 머리카락으로 만들어진 이 강인한 영웅에게 바쳐진 것이다.

방법

1. 타다아사나로 선다(사진 1).
2. 양팔을 머리 위로 올리고, 손바닥을 위로 쭉 뻗어 합장한다(사진 12).

3. 숨을 깊게 들이쉬며, 껑충 뛰어 두 다리를 120~135cm 정도 옆으로 벌린다.
4. 숨을 내쉬며, 몸통을 오른쪽으로 돌린다. 동시에 오른발을 오른쪽으로 90도, 왼발은 오른쪽으로 약간 돌린다(사진 13). 오른쪽 무릎을 구부려 오른쪽 넓적다리가 마루와 평행이 되도록 하고 오른쪽 정강이는 마루와 수직을 이루게 한다. 이때, 오른쪽 넓적다리와 오른쪽 종아리 사이는 직각이다. 구부린 무릎은 90도를 넘어서는 안 되며 발뒤꿈치와 일직선이 되어야 한다.

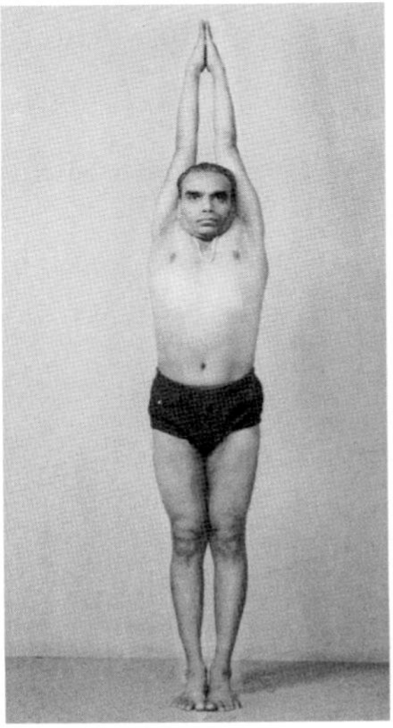

12

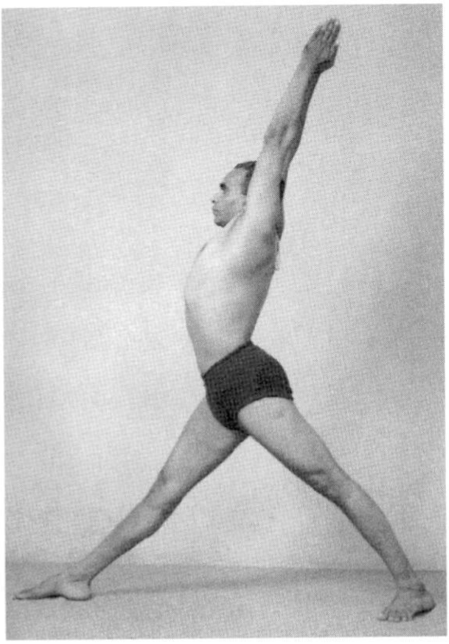

13

5. 왼쪽 다리를 쭉 뻗고 무릎에 힘을 준다.
6. 얼굴, 가슴, 오른쪽 무릎은 오른발과 같은 방향(사진처럼)으로 향해야 한다. 머리를 뒤로 젖히고, 척추를 미저골(꼬리뼈)에서부터 쭉 뻗어 올리고 합장한 손바닥을 본다(사진 14).
7. 이 자세를 20~30초 정도 정상 호흡을 하면서 유지한다.

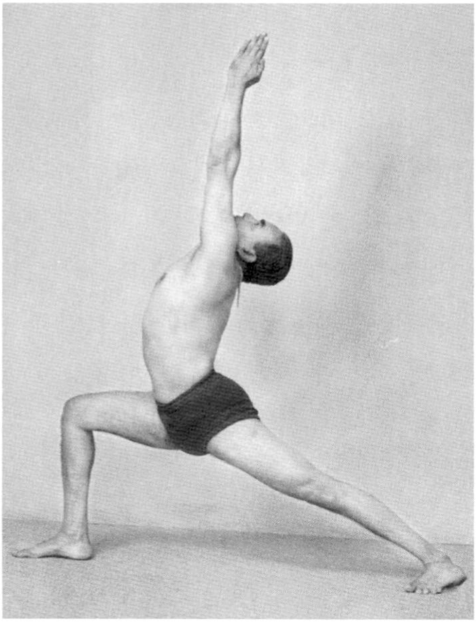

14

8. 왼쪽도 4~6번까지의 동작을 되풀이한다.
9. 숨을 내쉬며, 껑충 뛰어 타다아사나로 돌아간다(사진 1).
* 모든 서기 자세는 힘이 드는데 이 자세는 특히 더하다. 심장이 약한 사람은 삼가기 바란다. 강한 사람이더라도 너무 오래 해선 안 된다.

효과

이 자세에서 가슴은 완전히 펴지고, 심호흡에 도움이 된다. 그것은 어깨와 등의 뻐근함을 없애 주고, 발목과 무릎을 강하게 하고, 목의 경직을 풀어 준다. 이는 또한 엉덩이 주위의 지방을 줄여 준다.

8. 비라바드라아사나 II Vīrabhadrāsana II 1*(사진 15)

방법

1. 타다아사나로 선다(사진 1).
2. 깊이 숨을 들이쉬며 껑충 뛰어 두 다리를 120~135cm 정도 옆으로 벌린다. 양팔을 어깨와 일직선으로 올리고, 손바닥은 아래로 향하게 한다(사진 3).
3. 오른발을 오른쪽으로 90도, 왼발은 오른쪽으로 약간 돌린다. 이때 왼쪽 다리는 밖으로 쭉 뻗고 무릎에 힘을 준다. 왼쪽 다리의 오금의 근을 쭉 편다.
4. 숨을 내쉬며, 오른쪽 넓적다리가 마루와 수평을 이룰 때까지 오른쪽 무릎을 구부린다. 이때 오른쪽 정강이는 마루와 수직을 이루고 오른쪽 넓적다리와 종아리는 직각을 만든다. 구부려진 무릎은 직각을 넘지 않아야 하며 발뒤꿈치와 일직선을 유지해야 한다(사진 15).

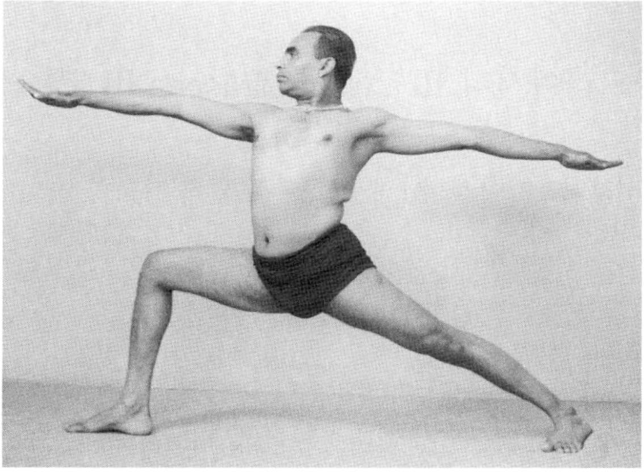
15

5. 마치 두 사람이 서로 양쪽에서 당신을 잡아당기듯이 손을 옆으로 쭉 뻗는다.

6. 얼굴을 오른쪽으로 돌리고, 오른손을 응시한다. 왼쪽 다리의 뒷근육을 완전히 쭉 편다. 다리의 뒷부분, 등 부위, 엉덩이는 일직선에 있어야 한다.
7. 깊은 호흡을 하면서 20~30초간 이 자세로 있는다. 숨을 들이쉬며 2번으로 돌아간다.
8. 왼발은 왼쪽으로 90도, 오른발은 왼쪽으로 약간 돌린다. 왼쪽 무릎을 굽히고 3~6번까지의 동작을 되풀이한다.
9. 숨을 들이쉬며, 다시 2번으로 돌아간다. 숨을 내쉬며 껑충 뛰어 타다아사나로 돌아간다(사진 1).

효과

이 자세로 다리 근육은 보기 좋고 강하게 된다. 이는 종아리와 넓적다리 근육의 경련을 풀어 주고, 다리와 등 근육에 탄력성을 주고, 복부 기관을 강하게 해 준다. 이 서기 자세가 체득되면 고난도의 앞으로 구부림 자세를 쉽게 할 수 있게 해 준다.

9. 비라바드라아사나 III Vīrabhadrāsana III 5*(사진 17)

이 자세는 비라바드라아사나 I의 연속으로 훨씬 강도가 높다(사진 14).

방법

1. 타다아사나로 선다(사진 1).
2. 깊게 숨을 들이쉬며, 껑충 뛰어 두 다리를 120~135cm 정도 옆으로 벌린다(사진 3).
3. 오른쪽에서 비라바드라아사나 I의 최종 자세를 취한다(사진 14).
4. 숨을 내쉬며, 몸통을 앞으로 구부리고, 가슴을 오른쪽 넓적다리 위에 둔다. 팔을 쭉 뻗어 손바닥을 합장한다(사진 16). 이 자세를 유지하고

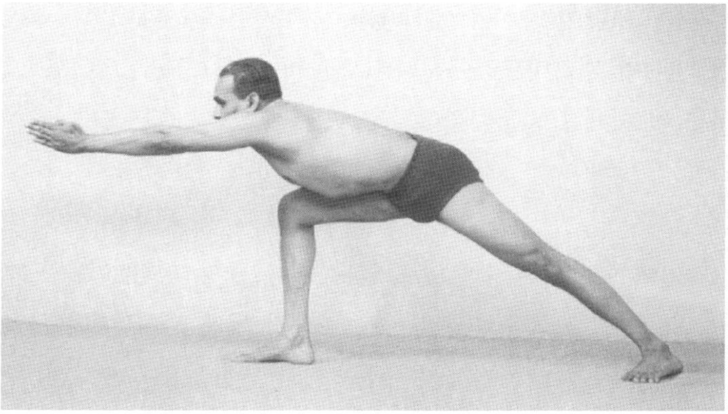

16

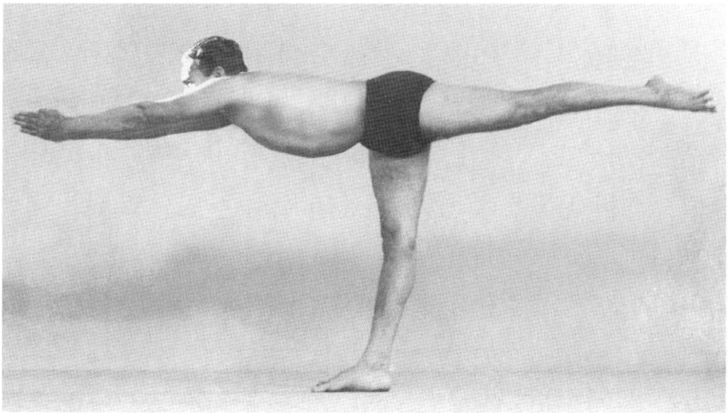

17

두 번 숨을 쉰다.

5. 이제 숨을 내쉬며 동시에 몸을 약간 앞으로 굽히면서 왼쪽 다리를 들어 올리고, 오른쪽 다리를 막대기처럼 꼿꼿이 쭉 편다. 왼쪽 다리를 안으로 틀어 다리의 앞면이 마루와 평행이 되도록 한다(사진 17).
6. 깊고 고른 호흡으로 이 자세를 20~30초간 유지한다.
7. 균형을 잡는 동안에 몸 전체는(오른쪽 다리는 제외) 마루와 평행을 유지해야 한다. 완전히 쭉 뻗어 있고, 곧게 편 오른쪽 다리는 마루와 수직을 이루어야 한다. 오른쪽 넓적다리의 뒷부분을 당기며 팔과 왼쪽

다리는 두 사람이 양쪽 끝에서 당기는 것처럼 뻗는다.
8. 숨을 내쉬며, 비라바드라아사나 I(사진 14)로 돌아간다.
9. 왼쪽도 이 자세를 되풀이한다.

효과

사진 17은 이 아사나의 수행으로 얻은 조화, 균형, 평형, 힘을 느끼게 한다. 이는 복부 기관을 수축시켜 좋은 상태가 되게 하며, 다리 근육을 더 아름답고 튼튼하게 만들어 준다. 이는 힘과 민첩성을 줌으로써, 주자走者들에게 많이 권장된다. 이 아사나의 모든 동작은 몸가짐과 자세를 좋게 해 준다.

우리가 바르게 서 있지 않으면, 체중을 발뒤꿈치에다 실음으로써 균형적인 성장과 척추의 탄력성을 퇴화시킨다. 발뒤꿈치에 힘을 주어 서 있는 것은 복부가 나오게 되고 심신의 기민함을 떨어뜨린다. 이 아사나는 발바닥으로 확실히 서도록 해 주고, 복부의 근육을 안으로 넣고 심신에 민첩성을 준다.

10. 아르다 찬드라아사나 Ardha Chandrāsana 5*(사진 19)

아르다Ardha는 절반을, 찬드라Chandra는 달[月]을 뜻한다. 이 자세는 반달을 닮았으며 그래서 이름 지어졌다.

방법

1. 타다아사나(사진 1)로 서서 운티타 트리코나아사나(사진 4)를 행하는데, 앞에서 설명한 방법을 따른다.
2. 트리코나아사나를 오른쪽에서 행한 후에, 숨을 내쉬며 오른쪽 무릎을 구부려서 오른쪽 손바닥을 오른발에 30cm 정도 떨어져서 놓는다. 동

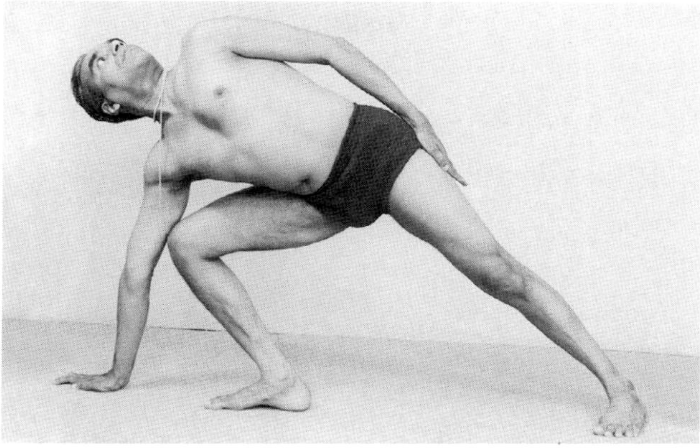

18

시에 왼발을 오른발 가까이로 이동시킨다(사진 18).

3. 이 자세로 있으면서 두 번 호흡을 한 후 숨을 내쉬며, 마루에서 왼쪽 다리를 들어 올리고, 발가락은 위로 향하게 한다. 오른손과 다리를 쭉 뻗는다.
4. 왼쪽 손바닥을 왼쪽 엉덩이 위에 얹어 쭉 뻗고, 어깨는 치켜올린다. 가슴을 왼쪽으로 돌려서 균형을 잡는다(사진 19).

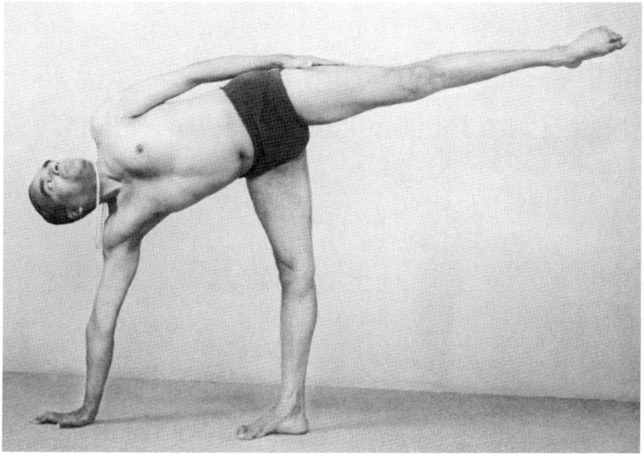

19

5. 체중을 오른발과 엉덩이에 싣는다. 오른손은 균형을 위한 받침대에 불과하다.
6. 깊고 고른 호흡을 하면서, 20~30초간 이 자세를 유지한다. 그러고 나서, 왼쪽 다리를 마루에 살며시 놓고, 트리코나아사나로 돌아간다(사진 4).
7. 왼쪽도 이 자세를 되풀이한다.

효과

이 자세는 다리를 다쳤거나 앓았던 사람에게 상당히 도움이 된다. 이는 척추의 하부를 좋은 상태가 되게 하고, 다리 근육과 연결된 신경들을 조화시키며, 무릎을 강화시킨다. 다른 서기 동작과 같이 하면 이 자세는 위장병을 치료해 준다.

주| 허약하거나 서기 자세로 지친 사람들은 웃티타 트리코나아사나(사진 4)와 웃티타 파르스바코나아사나(사진 8)를 행하는데, 이 두 가지는 몸을 튼튼하게 하기 때문이다. 다른 서기 아사나들은 강인하고 신체가 탄력성이 있는 사람들이 행해야 한다.

11. 웃티타 하스타 파당구쉬타아사나

Utthita Hasta Pādānguṣṭhāsana 16*(사진 23)

웃티타Utthita는 늘어남을, 하스타Hasta는 손을 뜻한다. 파당구쉬타Pādānguṣṭha는 엄지발가락이다. 이 자세는 한쪽 다리로 서서 행해진다. 이때 나머지 다리는 정면으로 뻗고, 그 다리의 발가락을 양손으로 잡아서 머리를 다리 위에 둔다.

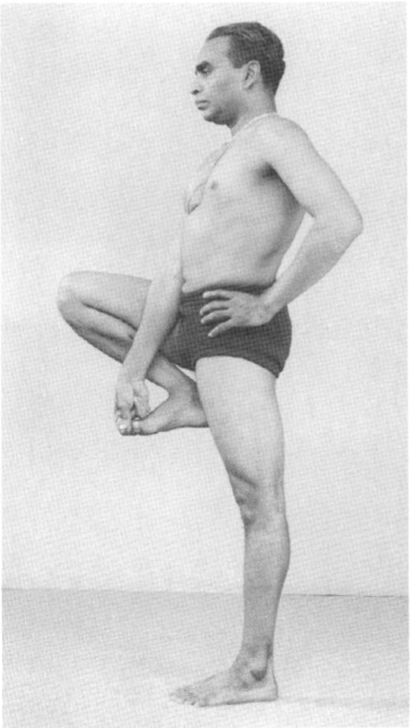

20

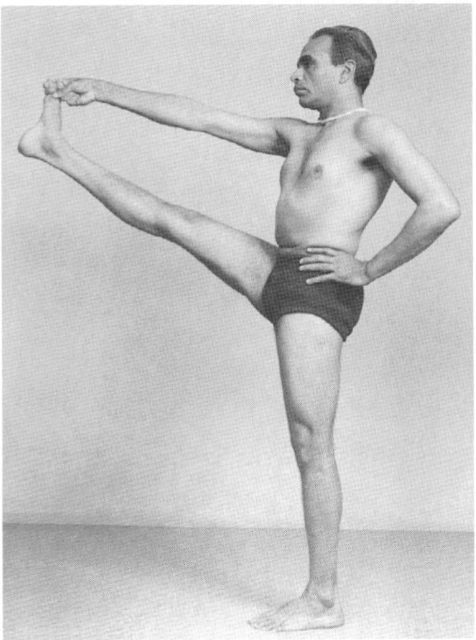

21

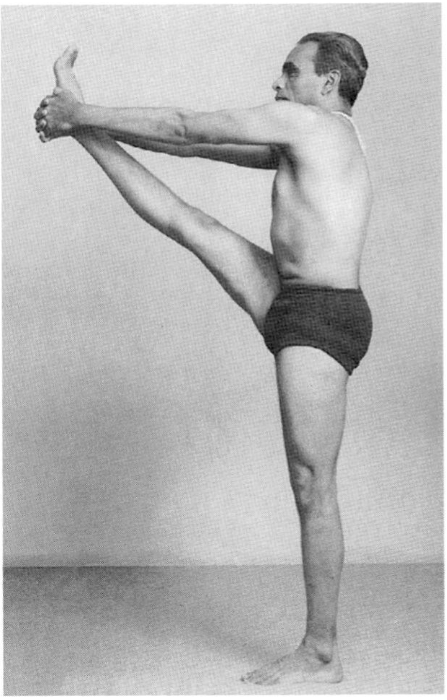

22

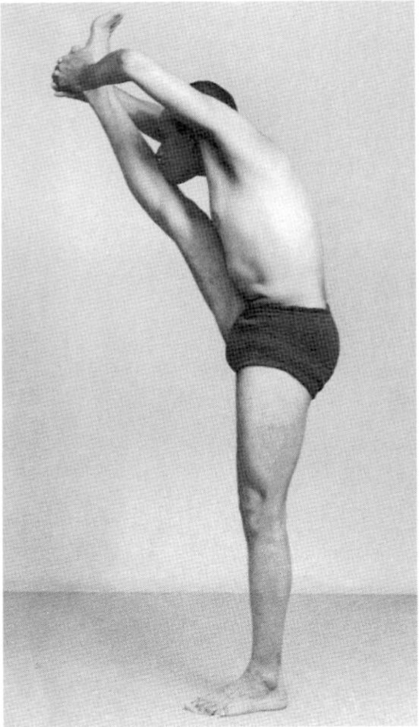

23

방법

1. 타다아사나로 선다(사진 1).
2. 숨을 내쉬며, 무릎을 구부려서 오른쪽 다리를 올리고, 오른손의 엄지손가락, 검지와 중지로 오른쪽의 엄지발가락을 잡는다.
3. 왼손을 왼쪽 엉덩이에다 놓고 균형을 잡는다(사진 20). 두 번 숨을 쉰다.
4. 숨을 내쉬며, 오른쪽 다리를 앞으로 쭉 뻗으면서 당긴다(사진 21). 두 번 숨을 쉰다.
5. 이 자세로 안정되면, 양손으로 오른발을 잡고, 훨씬 더 높이 올린다(사진 22). 두 번 숨을 쉰다.
6. 이제 숨을 내쉬며, 머리, 코, 턱 순으로 오른쪽 무릎 너머에 놓는다(사진 23). 이 자세를 유지하면서 몇 번 깊게 숨을 쉰다.
7. 숨을 내쉬며, 손을 놓고 오른쪽 다리를 마루로 내리고 타다아사나로 돌아간다(사진 1).
8. 반대쪽도 이 자세를 되풀이하고, 이때 오른발로 서서 왼발을 들어 올린다.
9. 자세 5, 6에서 균형을 잡는 것이 어려우며, 4번 자세를 완성한 후에 가능하다.

효과

이 아사나는 다리 근육을 강하게 하고, 안정감과 평형을 준다.

12. 파르스보타나아사나 Pārśvōttānāsana 6*(사진 26)

파르스바Pārśva는 측면 또는 옆구리를, 욷타나Uttāna(ut=강렬한, tān=펴다, 뻗다, 길게 하다)는 강하게 뻗는다는 뜻이다. 이는 옆가슴이 강하게 뻗게 되는 자세를 뜻한다.

방법

1. 타다아사나로 선다(사진 1). 깊게 숨을 들이쉬며, 몸을 앞으로 쭉 뻗는다.
2. 등 뒤에서 손바닥을 합장하고, 어깨와 팔꿈치를 뒤로 당긴다.
3. 숨을 내쉬며, 손목을 돌려, 양 손바닥을 등 뒤로 가져가서 손가락을 어깨뼈의 선에 놓는다. 이것은 마치 나마스테(namaste, 손을 모아 존경을 표하는 인도 사람들의 몸짓)의 역동작처럼 등 뒤에서 손을 모은다(사진 24).
4. 숨을 들이쉬며, 껑충 뛰어 다리를 90~105cm 정도 벌린다. 이 자세로 숨을 내쉰다.
5. 숨을 들이쉬며, 몸통을 오른쪽으로 돌린다. 오른발을 오른쪽으로 90도 돌리고(이때, 발가락과 발뒤꿈치는 몸통과 일직선에 있어야 한다.), 왼발을 오른쪽으로 75~80도 정도 돌려 밖으로 쭉 뻗고, 다리는 무릎에서 힘을 주며 머리를 뒤로 젖힌다(사진 25).

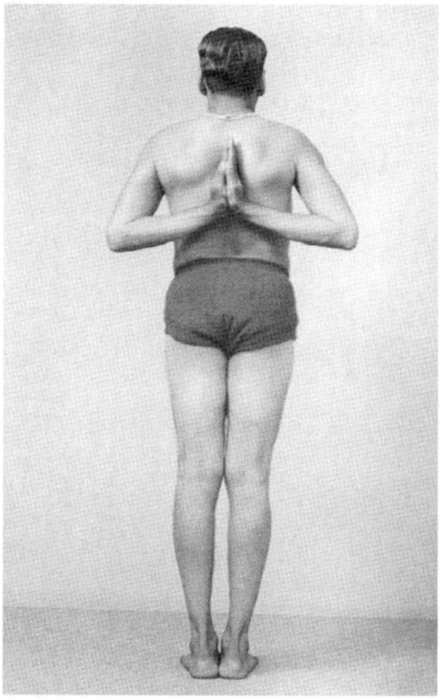

24

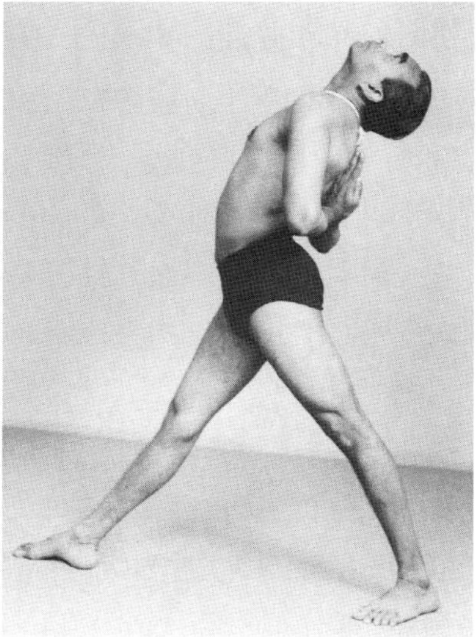

25

6. 숨을 내쉬며, 몸통을 앞으로 구부리고, 머리를 오른쪽 무릎 위에 둔다. 등을 쭉 펴고, 서서히 목을 길게 뻗어 코, 입술, 최종적으로 턱이 오른

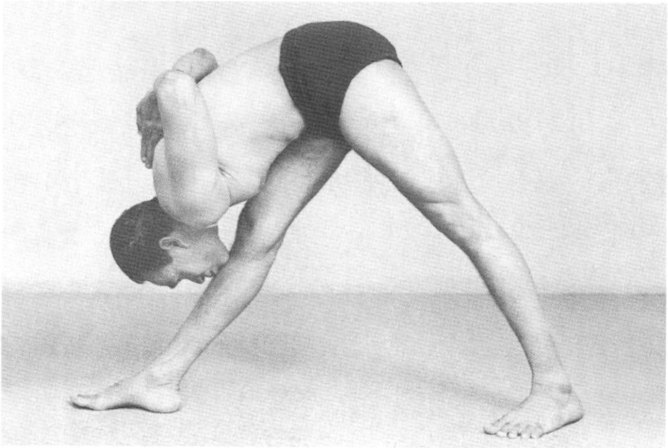

26

쪽 무릎 너머에 놓이도록 한다(사진 26). 종지뼈를 위로 당기고 두 다리에 힘을 준다.

7. 정상 호흡을 하면서, 20~30초 정도 이 자세로 있는다. 그러고 나서, 서서히 머리와 몸통을 엉덩이에 대해 회전시키면서 왼쪽 무릎 쪽으로 옮긴다. 동시에, 왼발을 왼쪽으로 90도, 오른발은 왼쪽으로 75~80도 돌린다. 이제, 오른쪽 다리는 구부리지 않고, 몸통을 들어 올리고 머리를 최대한 뒤로 젖힌다. 이 동작은 숨을 한 번 들이쉬는 동안 행해져야 한다.
8. 숨을 내쉬며, 몸통을 앞으로 구부리고 머리를 왼쪽 무릎 위에 놓은 상태에서, 6번처럼 점차적으로 목을 길게 뻗어 턱이 왼쪽 무릎을 넘어가게 뻗는다.
9. 정상 호흡으로 20~30초간 이 자세를 취한 후에, 숨을 들이쉬며 머리를 중앙으로 옮기고, 발은 원래의 위치에 옮겨서, 발가락 끝이 앞쪽으로 향하도록 한다. 그러고 나서 몸통을 위로 들어 올린다.
10. 숨을 내쉬며, 껑충 뛰어 타다아사나(사진 1)로 돌아와서 등의 손을 푼다.
11. 등 뒤에서 손을 합장할 수 없다면, 손목을 잡고서 위의 방법을 따른다(사진 27, 28).

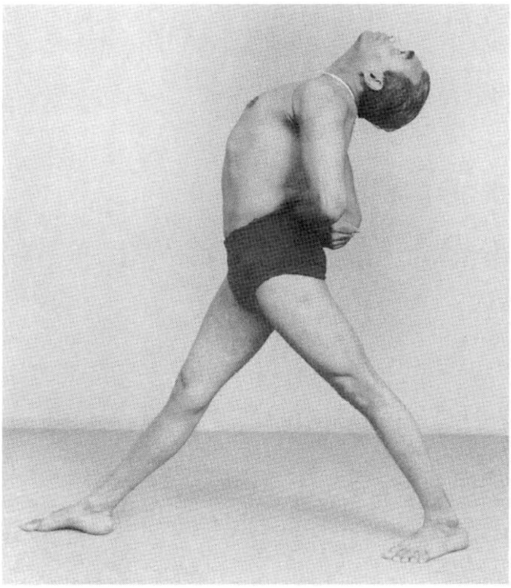

27

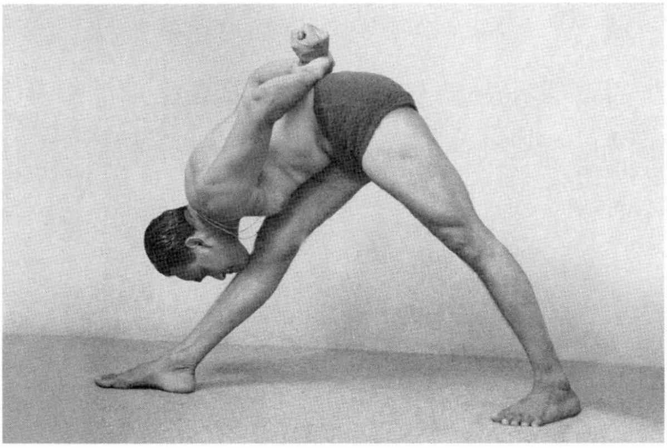

28

효과

이 아사나가 다리와 엉덩이 근육의 경직을 풀어 주고, 엉덩이의 관절과 척추를 유연하게 해 준다. 머리가 무릎 위에 놓여 있는 동안 복부 기관들은 수축되고 좋은 상태가 된다. 손목은 자유로이 움직이고 모든 뻣뻣함이 사라진다. 이 자세는 굽고 처진 어깨도 바로잡아 준다. 올바른 자세를 통해 어깨가 등 뒤로 바르게 당겨지므로 깊은 호흡을 용이하게 해 준다.

13. 프라사리타 파도타나아사나 I
Prasārita Pādōttānasana I 4*(사진 33, 34)

프라사리타Prasārita는 늘어나고, 벌려지고, 확장을, 파다Pāda는 발을 뜻한다. 이 자세는 벌려진 다리가 힘있게 뻗쳐진 것이다.

방법

1. 타다아사나로 선다(사진 1).
2. 숨을 들이쉬며, 손을 허리 위에 두고, 두 다리를 135~150cm 정도 벌린다(사진 29).
3. 종지뼈를 위로 당기면서 다리에 힘을 준다. 숨을 내쉬며, 두 발 사이에 양손을 어깨와 나란히 되도록 놓는다(앞모습 : 사진 30).

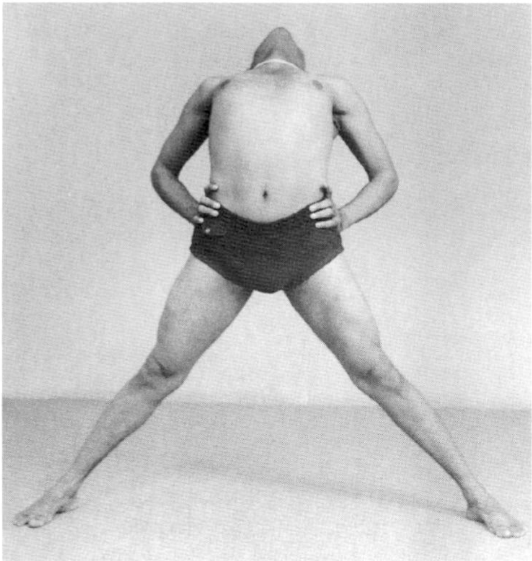

29

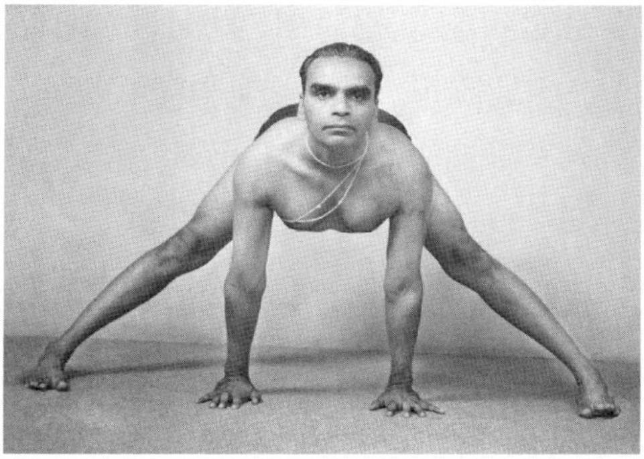

30

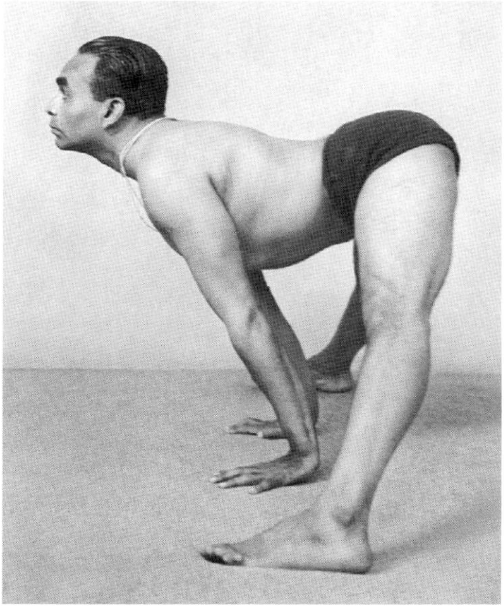

31

4. 숨을 들이쉬며, 등을 오목하게 유지하면서 머리를 위로 든다(옆모습 : 사진 31, 32).
5. 숨을 내쉬며, 팔꿈치를 구부리고, 정수리를 마루 위에 놓는다. 이때 체중은 두 다리에 둔다(사진 33, 34). 머리에 체중을 얹지 마라. 양발, 양손, 머리는 일직선에 둔다.

6. 깊고 고른 숨을 쉬면서, 30초 정도 이 자세를 유지한다.

7. 숨을 들이쉬며, 머리를 들고, 팔을 곧게 편다. 4번처럼, 등을 오목하게 하여서, 머리를 위로 향한 상태로 둔다(사진 30).

8. 껑충 뛰어 다시 타다아사나로 돌아간다(사진 1).

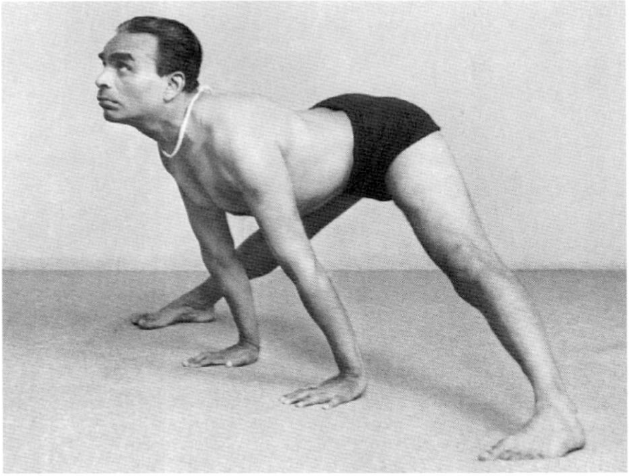

32

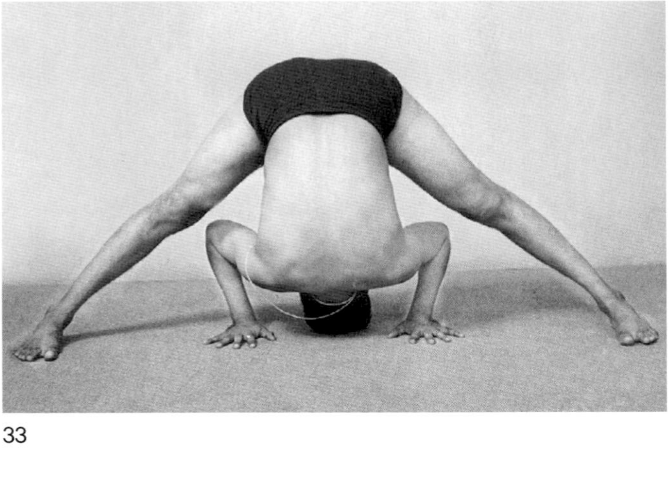

33

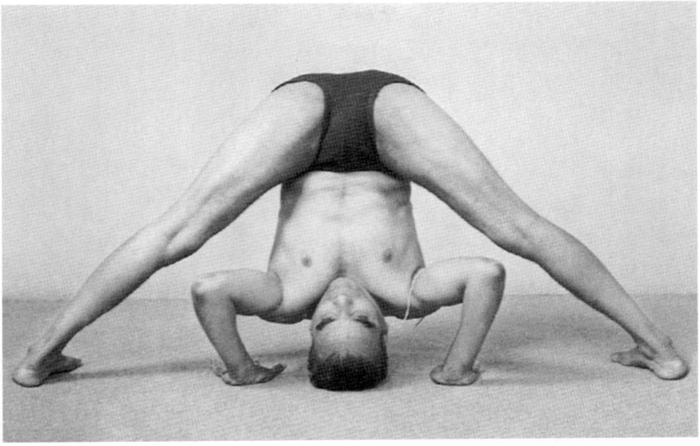

34

14. 프라사리타 파도타나아사나 II
Prasārita Pādōttā nāsana II 4*(사진 35, 36)

이것은 이전 동작보다 고난도이다. 여기서는 손은 마루가 아니라 허리에 놓는다(사진 35). 아니면, 파르스보타나아사나(사진 26)에서 설명한 것과 같이, 마치 나마스테namaste의 역동작처럼 등 뒤에서 손을 모은다(사진 36). 이 동작에서 뻗은 다리에는 힘이 주어진다.

효과

이 자세에서, 오금의 근과 외전근은 완전히 발달되고, 혈액은 몸통과 머리로 흐르게 된다. 시르사아사나(사진 184)를 행할 수 없는 사람은 이 자세가 유익하고, 소화력도 증진시킬 수 있다. 위에서 언급한 서기 자세들은 초보자에게 필요하다. 수행이 진전되면서 보다 좋은 유연성을 갖게 되면, 이들 서서 하는 동작들은 하지 않아도 된다. 그러나 일주일에 한 번 정도는 하는 것이 좋다.

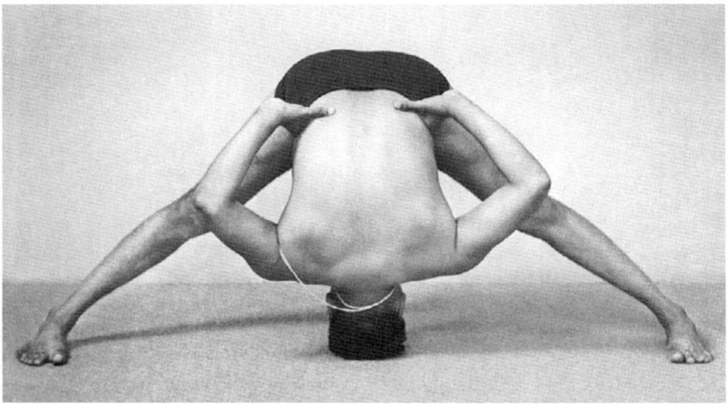

35

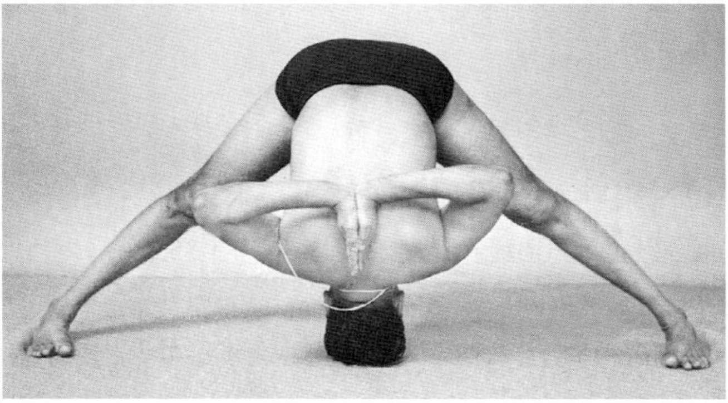

36

모든 서서 하는 동작들은 몸무게를 줄이는 데 도움이 된다.

15. 파리가아사나 Parighāsana 4*(사진 39)

파리가Parighā는 문을 닫기 위해 사용되는 들보나 빗장을 뜻한다. 이 자세에서는 신체가 문을 잠그기 위해 사용되는 가로대를 닮아서 이름 지어졌다.

방법

1. 발목을 모은 채 마루에 무릎을 꿇는다.
2. 오른쪽 다리를 오른쪽 옆으로 쭉 뻗어 몸통, 왼쪽 무릎과 일직선이 되도록 한다. 오른쪽 다리를 힘있게 뻗으면서 오른발은 바깥쪽으로 튼다.
3. 숨을 들이쉬며, 팔을 양옆으로 완전히 신장시킨다(사진 37). 두 번 숨을 쉰다.

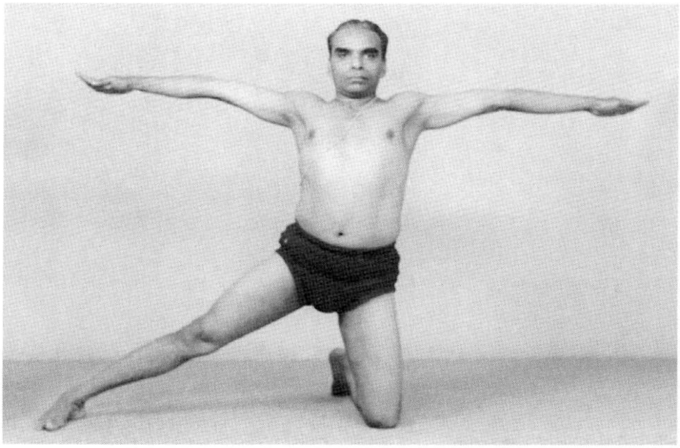
37

4. 숨을 내쉬며, 몸통과 오른쪽 팔을 뻗쳐진 오른쪽 다리 쪽으로 기울인다(사진 38). 오른쪽 팔뚝과 손목을 오른쪽 정강이와 발목에 각각 놓고 오른쪽 손바닥은 위로 향하게 한다. 오른쪽 귀는 오른쪽 상박에 닿게 된다. 왼쪽 팔을 머리 위로 들어 올려, 오른쪽 손바닥에 닿게 한다. 이때에 왼쪽 귀는 왼쪽 상박에 닿게 될 것이다(사진 39).
5. 정상 호흡을 하면서, 30~60초 정도 이 자세로 있는다.
6. 숨을 들이쉬며, 몸통과 팔은 3번 자세로 돌아간다. 오른쪽 다리를 구부려서, 다시 발목을 모아서 마루에 무릎을 꿇는다.
7. 이번에는 반대로, 동작 요령을 오른쪽은 왼쪽으로, 왼쪽은 오른쪽으로 바꾸어서 되풀이한다.

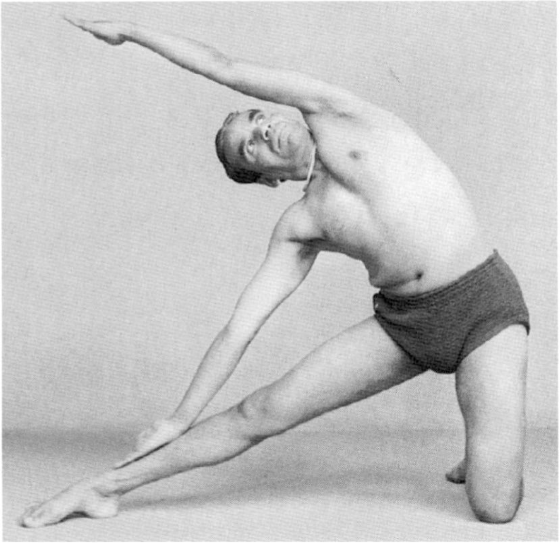

38

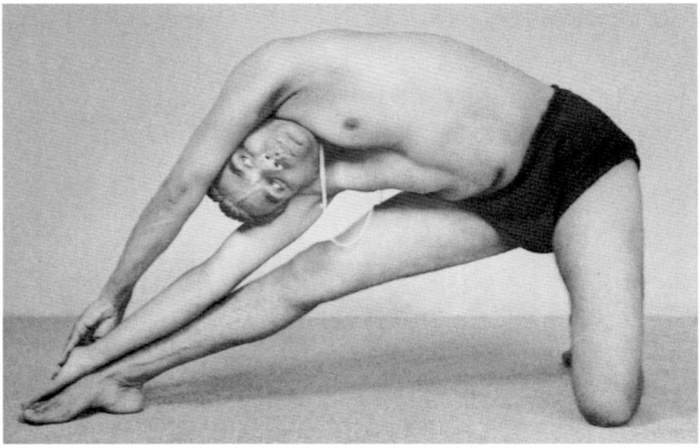

39

효과

이 자세에서는 골반 부위가 펴지게 된다. 복부의 한 면이 확장되는 동안 다른 쪽 면은 옆으로 구부러진다. 이는 복부 근육과 기관이 좋은 상태로 되며, 복부 주위의 피부가 처지지 않고 건강하게 유지된다. 이 양측 굴신 운동은 척추 경직으로 고생하는 사람에게 이롭다.

16. 우스트라아사나 Uṣṭrāsana 3*(사진 41)

우스트라Uṣṭra는 낙타라는 뜻이다.

방법

1. 마루에 무릎을 꿇고, 넓적다리와 발을 모으고, 발가락은 뒤로 향하게 한다.
2. 손바닥을 엉덩이 위에 놓는다. 넓적다리를 쭉 뻗고, 척추를 뒤로 휘게 하며, 늑골을 쭉 내민다(사진 40).

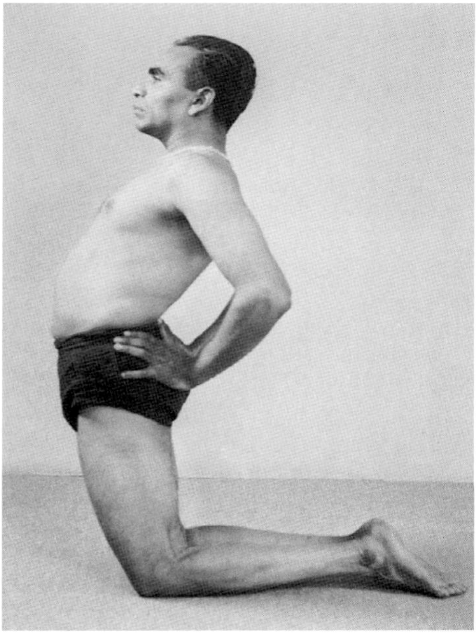

40

3. 숨을 내쉬며, 오른쪽 손바닥을 오른쪽 발뒤꿈치에 놓고 나서 왼쪽 손바닥은 왼쪽 발뒤꿈치에다 놓는다. 가능하다면, 손바닥을 발바닥에 놓는다.

4. 손바닥으로 발을 누른다. 머리를 뒤로 젖히고, 척추를 넓적다리 쪽으로 민다. 이때 넓적다리는 마루와 직각을 이루어야 한다.
5. 엉덩이를 수축시키고, 등과 척추의 미저골 부위를 한층 더 쭉 뻗으며, 목은 뒤로 젖혀 쭉 편다(사진 41).

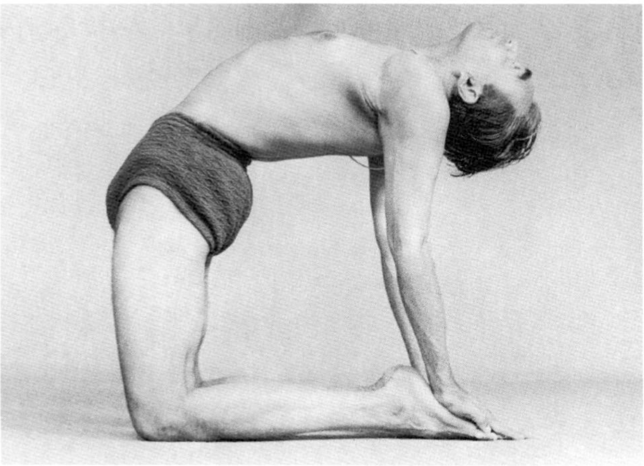

41

6. 정상 호흡을 하면서, 약 30초 동안 이 자세로 있는다.
7. 손을 하나씩 떼어 엉덩이에 올려놓는다(사진 40). 그러고 나서, 마루에 앉아 긴장을 푼다.

효과

어깨가 처지고 등이 굽은 사람들에게 이 아사나가 이로울 것이다. 척추 전체가 뒤로 펴지고 좋은 상태로 된다. 이 자세는 나이 든 사람들과 척추를 다친 사람들도 할 수 있다.

17. 욷카타아사나 Utkaṭāsana 2*(사진 42)

욷카타Utkaṭa는 강한, 거친, 고르지 않는, 이란 뜻이다. 이 아사나는 상상의 의자에 앉아 있는 것과 같다.

방법

1. 타다아사나로 선다(사진 1). 팔을 머리 위로 쭉 뻗어 합장한다(사진 12).
2. 숨을 내쉬며, 무릎을 구부리고, 몸통을 내려, 넓적다리가 마루에 평행이 되도록 한다(사진 42).
3. 앞쪽으로 구부리지는 말고, 가슴을 가능하면 최대한 뒤로 하고 정상 호흡을 한다.

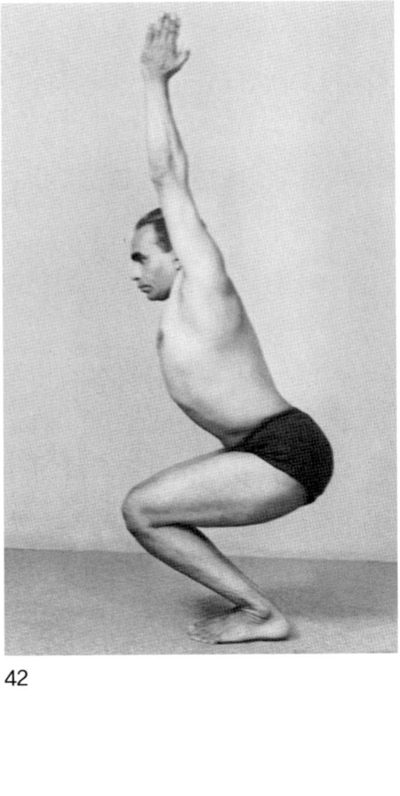

42

4. 이 자세로 몇 초간 머물러 있는데, 30초면 충분하다. 이 자세로 균형을 잡는 것은 어렵다.
5. 숨을 들이쉬며 다리를 곧게 펴서(사진 12), 팔을 내리고, 타다아사나(사진 1)로 돌아가서 긴장을 푼다.

효과

이 자세는 어깨의 경직을 없애 주고, 다리의 어떤 경미한 결함을 바로잡아 준다. 발목은 강하게 되고, 다리 근육 역시 고르게 발달된다. 횡격막이 위로 들려 심장을 부드럽게 마사지해 준다. 복부 기관과 등이 좋은 상태로 되고, 가슴은 완전히 펼쳐짐으로써 발달된다. 이는 기수에게 아주 이로운 자세이다.

18. 파당구쉬타아사나 Pādānguṣṭhāsana 3*(사진 44)

파다Pāda는 발, 앙구스타Anguṣṭha는 엄지발가락이다. 이것은 서서 엄지발가락을 잡는 자세이다.

방법

1. 타다아사나로 선다(사진 1). 다리를 30cm 정도 벌린다.
2. 숨을 내쉬며, 몸을 앞으로 구부려서 엄지와 둘째, 가운뎃손가락으로 엄지발가락을 잡아서 손바닥이 서로 마주하게 한다(사진 43).
3. 머리를 위로 향하게 하고, 횡격막을 가슴 쪽으로 쭉 뻗고, 등을 최대한 오목하게 한다. 어깨가 처지지 않도록 하면서 미저골에서 등까지 오목하게 하기 위해서 골반 부위에서부터 앞으로 향하여 휘게 한다.
4. 다리에 힘을 주고, 무릎과 발가락에서 서로 당기는 힘을 늦추지 않아야 한다. 어깨뼈 역시 쭉 뻗는다. 이 자세로 한두 번 숨을 쉰다.

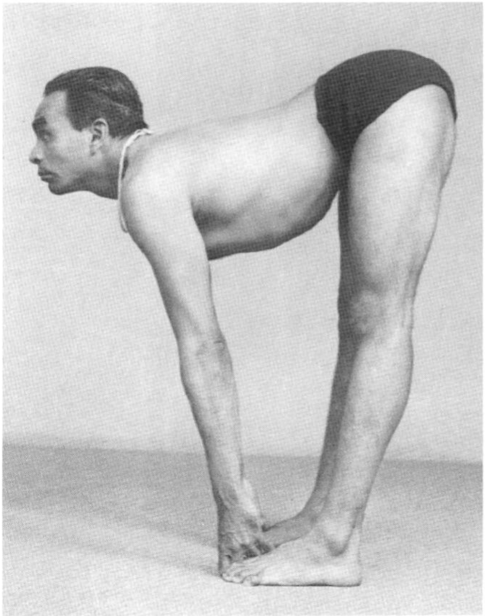

43

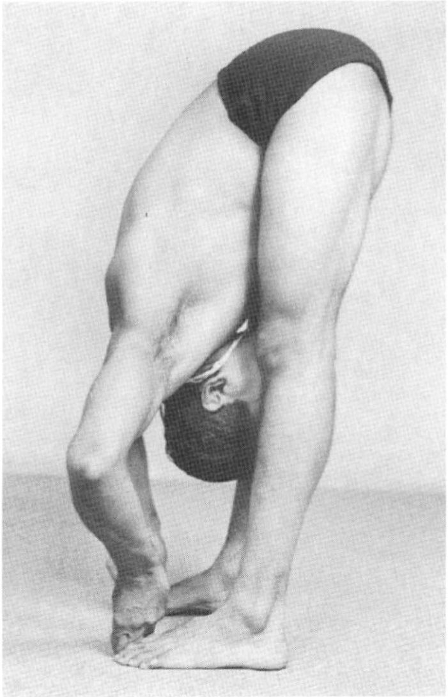

44

5. 이제, 숨을 내쉬며, 무릎에 힘을 주고 발가락을 마루에서 떼지 않은 채 당기면서 머리를 무릎 사이로 가져간다(사진 44). 정상 호흡을 하면서 이 자세로 약 20초간 머문다.
6. 숨을 들이쉬며, 2번 자세로 돌아와서(사진 43) 발가락을 놓고 일어선다. 타다아사나로 돌아온다(사진 1).

19. 파다하스타아사나 Pādahastāsana 6*(사진 46)

파다Pāda는 발, 하스타Hasta는 손이다. 이것은 몸을 앞으로 구부려서 손 위에 서 있는 자세이다.

방법

1. 타다아사나로 선다(사진 1). 다리를 30cm 정도 벌린다.

2. 숨을 내쉬며, 무릎은 굽히지 않은 채 몸을 앞으로 구부려 손바닥이 발바닥에 닿도록 손을 발 밑으로 넣는다(사진 45).

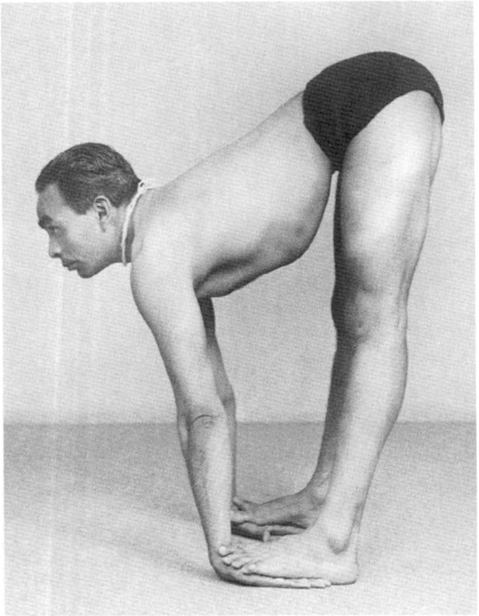
45

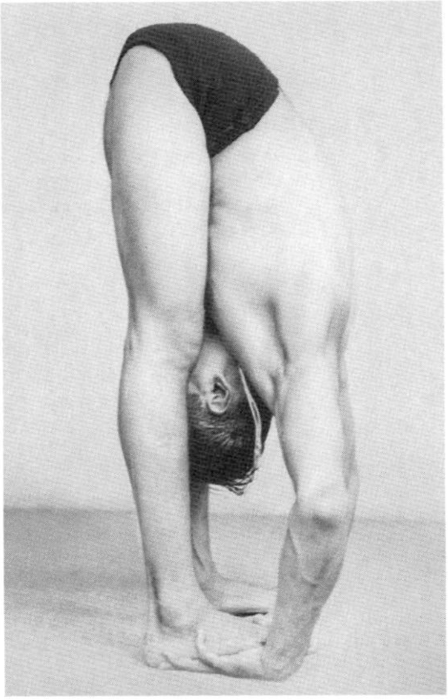
46

3. 머리를 위로 하고, 등을 최대한 오목하게 한다. 무릎을 느슨하게 하지 말고, 이 자세로 몇 번 숨을 쉰다.
4. 이제, 숨을 내쉬며, 팔꿈치를 구부리고, 발을 손바닥으로 위로 당기면서 무릎 사이에 머리를 넣는다(사진 46). 정상 호흡으로 약 20초간 머무른다.
5. 숨을 들이쉬며, 머리를 위로 올리고, 2번으로 돌아간다(사진 45). 머리는 치켜든 상태로 두 번 숨을 쉰다.
6. 숨을 들이쉬며 일어서서, 타다아사나로 돌아간다(사진 1).

파당구쉬타아사나와 파다하스타아사나의 효과

이 두 번째의 아사나는 첫 번째보다 힘이 더 들어가지만, 그 효과는 같다.

복부 기관은 좋은 상태로 되고 소화력이 증가되며, 동시에 간장과 비장이 활성화된다. 복부 팽만감과 위장병으로 고통을 받는 이들이 이 두 아사나를 행하면 이로울 것이다. 척추 디스크가 어긋난 사람은 사진 43, 45에서처럼 등을 오목하게 함으로써 교정될 수 있다. 만약 디스크가 어긋난 경우에는 머리를 무릎 사이로 이동시키는 동작은 하지 않는다.

필자는 디스크 환자에게 등을 오목하게 하는 이 방법을 실험한 결과 굉장한 효과를 보았다. 이를 행하기 전에 구루의 지도를 반드시 받아야 한다. 왜냐하면 등을 오목하게 하는 자세는 단번에 되는 것이 아니기 때문에 이를 하기 전에 다른 세세한 자세를 익혀야 한다.

20. 운타나아사나 Uttānāsana 8*(사진 48)

접두어 우트Ut는 숙고하고 강렬함을 가리키고, 동사 탄tan은 쭉 뻗치다, 신장하다, 늘이다는 뜻이다. 이 아사나에서는 척추가 충분히, 강하게 신장된다.

방법

1. 타다아사나로 선다(사진 1). 이때, 무릎에 힘을 준다.
2. 숨을 내쉬며, 몸을 앞으로 구부리고 손가락을 마루에 댄다. 그리고 발 뒤꿈치 뒤, 발 옆에 손바닥을 닿게 한다. 무릎은 절대 구부려서는 안 된다(사진 47).
3. 머리를 위로 들고, 척추를 쭉 편다. 엉덩이를 약간 머리 쪽으로 움직여서 다리가 마루와 수직이 되도록 한다.
4. 이 자세를 유지하고 두 번 깊게 숨을 쉰다.
5. 숨을 내쉬며, 몸통을 다리에, 머리를 무릎에 붙인다(사진 48).
6. 무릎의 힘을 빼지 말고 종지뼈를 위쪽으로 당기고, 깊고 고른 호흡으

로 이 자세를 1분간 유지한다.

7. 숨을 들이쉬며, 손바닥을 마루에서 떼지 않은 채 머리를 무릎에서 든다(사진 47).
8. 두 번 숨을 쉰 후 깊이 들이쉬며, 마루에서 손을 떼어 타다아사나로 돌아간다(사진 1).

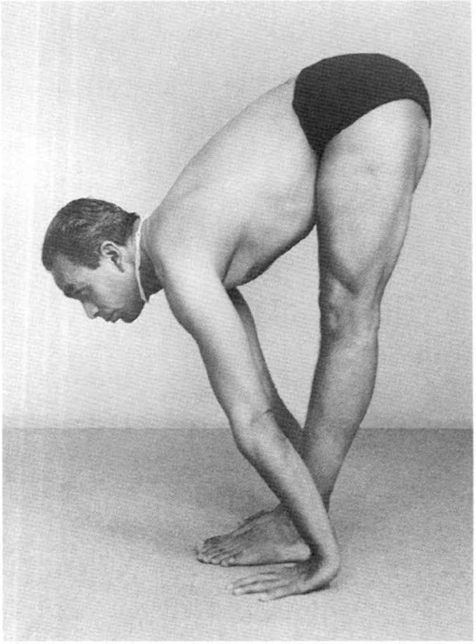

47

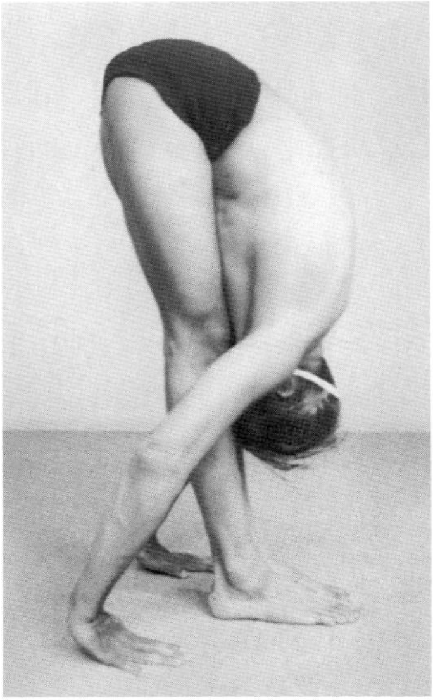

48

효과

이 아사나는 위장병을 치료하고, 간장, 비장, 신장의 기능을 좋은 상태로 만든다. 또한 월경 기간 복부의 통증을 덜어 준다. 심장 박동이 느려지고, 척추 신경은 활기를 찾는다. 이 자세로 2분 이상 있는다면, 어떤 우울한 마음일지라도 사라진다. 이 자세는 쉽게 흥분하는 사람에게 효과가 크다. 그 이유는, 이 자세는 뇌세포를 진정시키기 때문이다.

이 아사나를 완수하고 나면, 안정과 평온을 느끼고, 눈은 빛나고, 마음은 평온을 찾는다. 머리가 무겁게 느껴지고 시르사아사나(사진 184)를 시도할 때 얼굴이 붉어지거나 불편함을 느낀 이들은 운타나아사나를 먼저 해야 한다. 그런 다음, 시르사아사나(물구나무서기)를 쉽고 편하게 할 수 있을 것이다.

21. 우르드바 프라사리타 에카파다아사나
Ūrdhva Prasārita Ekapādāsana 6*(사진 49)

우르드바Ūrdhva는 곧추선, 위에, 높은, 프라사리타Prasārita는 넓혀지고 쭉 뻗어 나가는 것을 뜻한다. 에카Eka는 하나, 파다Pāda는 발을 뜻한다. 이 자세는 한 발로 서서 행하고, 앞으로 구부려 나머지 한 발을 위로 들어 올린다.

방법

1. 타다아사나로 선다(사진 1).
2. 숨을 내쉬며, 몸통을 앞으로 구부린다. 왼손으로 오른쪽 발목의 뒷부분을 잡는다. 오른손을 오른발 옆에 놓고, 머리 또는 턱은 오른쪽 무릎 위에 놓는다.
3. 왼쪽 다리를 최대한 공중에 높이 치켜든다. 양 무릎에 힘을 주고, 들려진 발의 발가락은 위로 향하게 한다. 다리는 똑바로 뻗은 상태로 있으므로 발가락 전방을 향하고 옆으로 기울어지지 않도록 한다(사진 49).
4. 고르게 호흡하면서, 이 자세로 약 20초간 있는다. 숨을 들이쉬며, 왼쪽 다리를 바닥으로 가져와서 타다아사나로 돌아간다(사진 1).
5. 반대쪽에서도 이 자세를 되풀이한다. 왼쪽 다리를 마룻바닥 위에 두고, 오른쪽 다리는 공중으로 들어 올린다. 양쪽 자세 모두 같은 시간 동안 행한다.

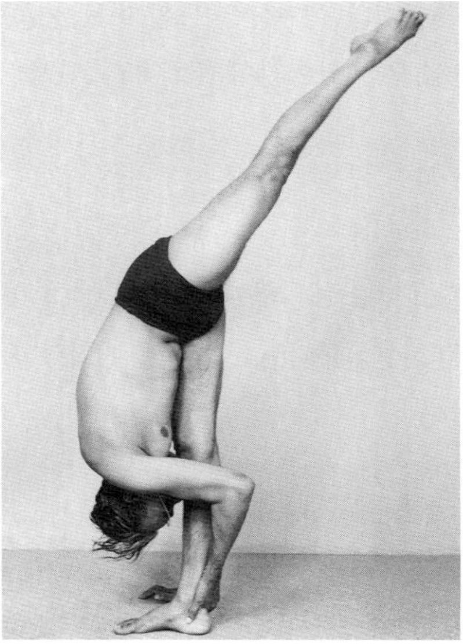

49

효과

이 아사나는 다리 근육을 좋은 상태가 되도록 해 주며, 엉덩이의 지방을 제거해 준다.

22. 아르다 받다 파드모타나아사나
Ardha Baddha Padmōttānāsana 9*(사진 52)

아르다Ardha는 절반, 받다Baddha는 묶이고, 제한되고, 잡혀 있고, 억눌려 있음을 뜻한다. 파드마Padma는 연꽃을, 운타나Uttāna는 힘있게 뻗는 것을 뜻한다.

방법

1. 타다아사나로 선다(사진 1).

2. 숨을 들이쉬며, 오른쪽 다리를 들어 올려 그 무릎을 굽혀서, 오른발을 왼쪽 넓적다리에 갖다 댄다.
3. 왼손으로 오른발을 잡고, 오른쪽 팔을 가져와서 오른손의 엄지와 검지, 중지로 오른쪽의 엄지발가락을 잡는다(사진 50).

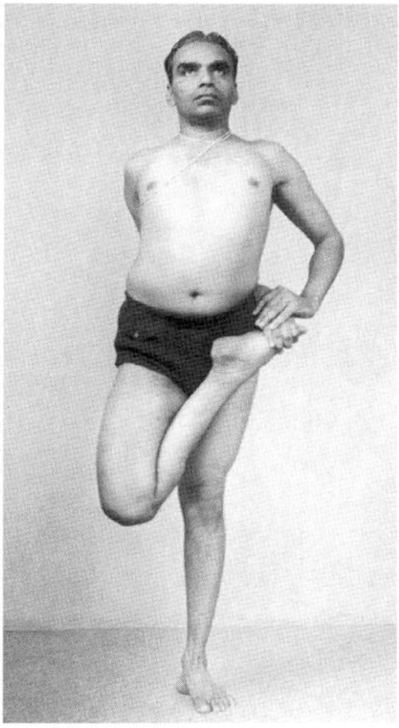
50

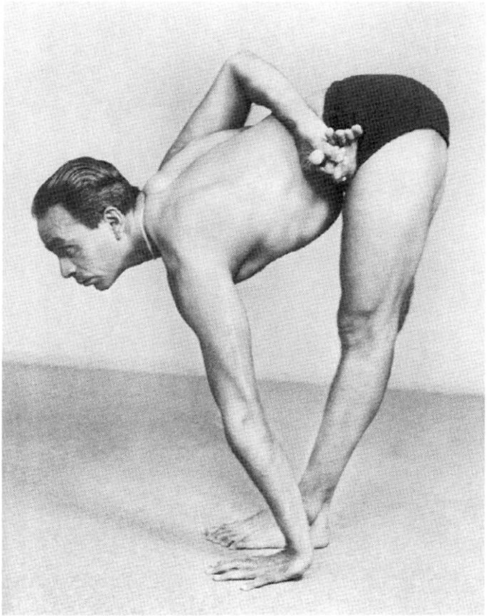
51

4. 왼손을 놓고, 숨을 내쉬며, 몸통을 앞으로 구부리고, 왼손을 왼발 옆 마루에 놓는다(사진 51). 이때, 머리는 위로 든다. 등은 가능한 한 오목하게 만들고 몇 차례 숨을 쉰다.
5. 숨을 내쉬며, 왼쪽 무릎 위에 머리와 턱을 놓는다(사진 52).
6. 왼쪽 손바닥이 마루에 전부 놓이지 않는다면, 처음에는 손가락의 끝을 놓는다. 그러고 나서 서서히 손가락을 놓고, 마지막에는 손바닥 전체를 마루에 놓는다. 머리도 이와 유사하게 처음에는 이마를 왼쪽 무릎에 대고, 다음은 목을 쭉 빼내어 코끝을 닿게 하고, 그다음은 입술을, 최종적으로 턱을 무릎에 닿게 한다. 머리에서 턱까지의 진행 과정

은 우리 몸이 점점 더 유연해지는 것을 보여 준다.

7. 이 자세로 몇 번 깊은 호흡을 하고 나서, 숨을 들이쉬며, 몸통을 들어 올려 4번 자세를 취한다(사진 51). 두 번 숨을 쉰다.
8. 숨을 들이쉬며, 왼쪽 손바닥을 들어 올리고, 3번 자세로 돌아온다(사진 50).

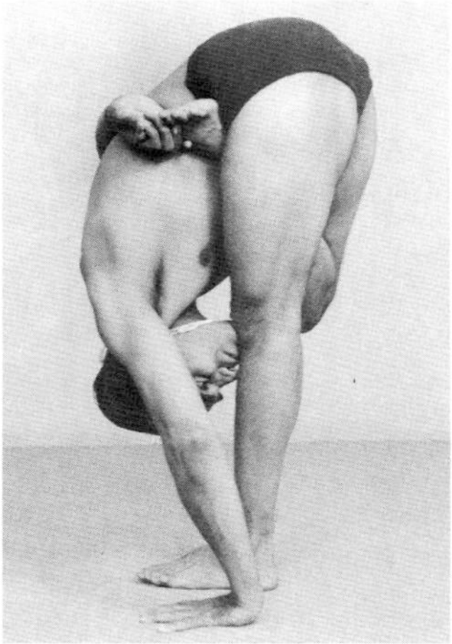

52

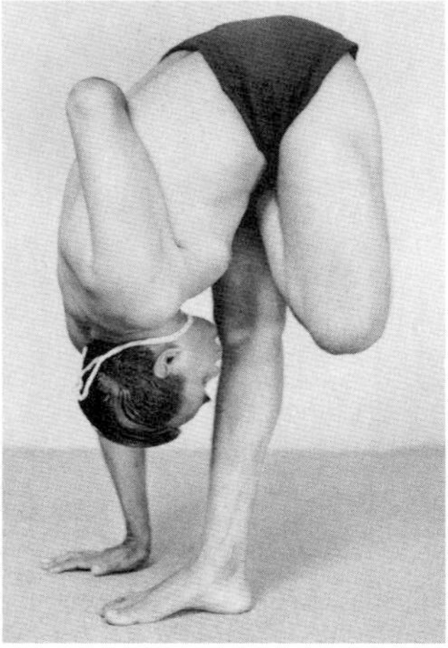

53

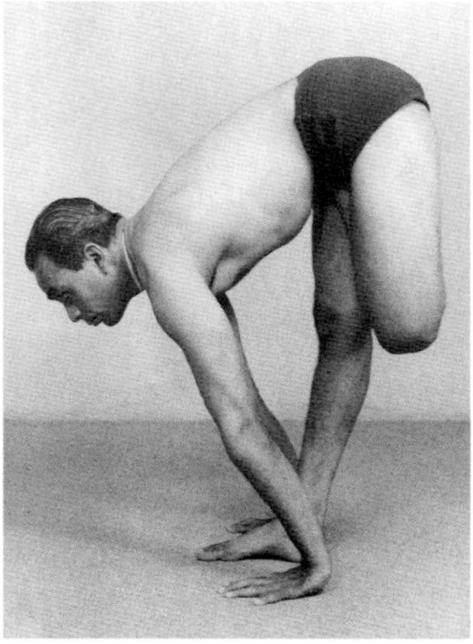

54

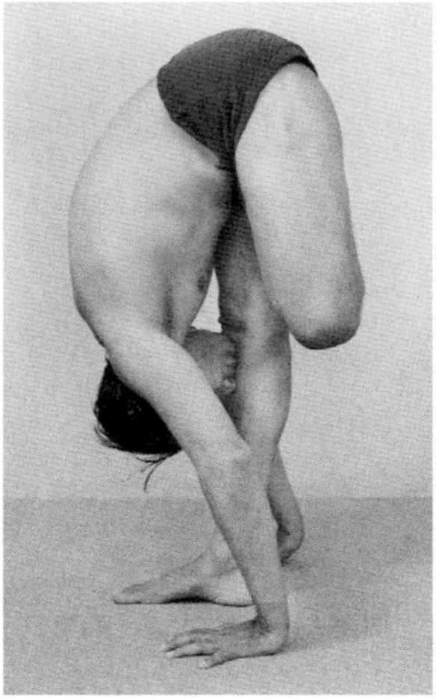

55

9. 왼발을 오른손에서 떼어서 타다아사나로 돌아간다(사진 1).
10. 반대쪽에서도 이를 되풀이하고, 이때, 오른발로 딛고 서서 왼쪽 다리를 구부려 왼발을 오른쪽 넓적다리에 놓고, 왼손으로 왼쪽 엄지발가락을 잡는다. 몸을 앞으로 굽혀 오른쪽 손바닥을 마루에 놓는다(사진 53).
11. 만약 손을 등 뒤로 돌려 발가락을 잡을 수 없으면, 양 손바닥을 모두 마루에 대고, 위의 방법들을 따라 한다(사진 54, 55).

효과

이 아사나로 무릎의 경직이 치료된다. 복부 기관이 수축되므로, 소화력이 증가되고, 활발한 연동 운동이 나쁜 물질을 만드는 독소를 없애 준다. 이 자세는 어깨를 뒤로 더 펴지도록 해 준다. 이것은 가슴을 펴주어 호흡을 마음껏, 깊게 하도록 한다.

23. 가루다아사나 Garuḍāsana 1*(사진 56)

가루다Garuḍa는 독수리를 뜻한다. 또한 새들의 왕이란 이름이기도 하다. 가루다Garuḍa는 비슈누신을 태우고 다니는 수레 역할을 하는 것으로, 흰 얼굴에 독수리 부리, 붉은 날개, 금빛 몸을 지닌다.

방법

1. 타다아사나로 선다(사진 1). 오른쪽 무릎을 구부린다.
2. 왼쪽 다리를 오른쪽 무릎 위의 넓적다리로 가져와서, 오른쪽 넓적다리의 앞면에 왼쪽 넓적다리의 뒷면을 갖다 댄다.
3. 그러고 나서, 왼발을 오른쪽 종아리 뒤로 돌려 왼쪽 정강이가 오른쪽 종아리에 닿도록 하고, 왼쪽 엄지발가락을 오른쪽 발목의 안쪽 바로 위

에 건다. 이제 왼쪽 다리가 오른쪽 다리 주위를 휘감고 있는 상태이다.

4. 오른쪽 다리로만 균형을 잡는다. 이것을 익히는 데는 시간이 필요할 것이다.
5. 팔꿈치를 구부리고, 팔을 가슴까지 올린다. 오른쪽 팔꿈치를 왼쪽 팔꿈치 근처의 상박 앞면에 놓는다. 그리고 오른손을 왼손 뒤로, 왼손은 오른손 뒤로 돌려 팔을 꼬아서 손바닥을 맞닿게 한다. 왼쪽 팔은 이제 오른쪽 팔을 감고 있게 된다(사진 56).
6. 이 자세로 깊은 호흡을 하면서, 약 15~20을 헤아리면서 몇 초 동안 있는다. 그러고 나서, 팔과 다리를 풀고 타다아사나로 돌아간다(사진 1).
7. 왼쪽 다리로 서서, 오른쪽 다리가 왼쪽 다리를 휘감고, 오른쪽 팔은 왼쪽 팔을 휘감은 상태로 이 자세를 되풀이한다. 양쪽에서 같은 시간 동안 이를 행한다.

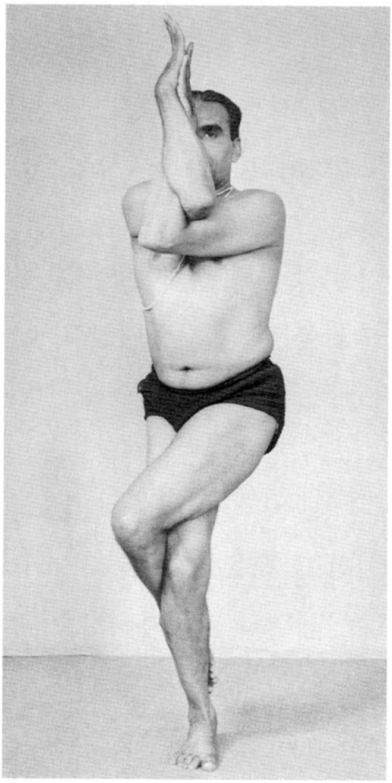

56

효과

이 아사나는 발목을 발달시키고, 굳은 어깨를 풀어 준다. 종아리 근육의 경련을 방지하기 위한 운동으로 권장된다. 다리의 경련을 없애고, 통증을 없애는 데는 가루다아사나, 비라아사나(사진 89), 베카아사나 또는 만두카아사나(사진 100) 들이 권장된다.

24. 바타야나아사나 Vātāyanāsana 11*(사진 58)

바타야나Vātāyana는 말[馬]이다. 이 자세는 말의 얼굴을 닮아서 붙여진 이름이다.

방법

1. 마루에 앉아서, 반 파드마아사나로 왼발을 오른쪽 넓적다리 윗부분에 둔다.

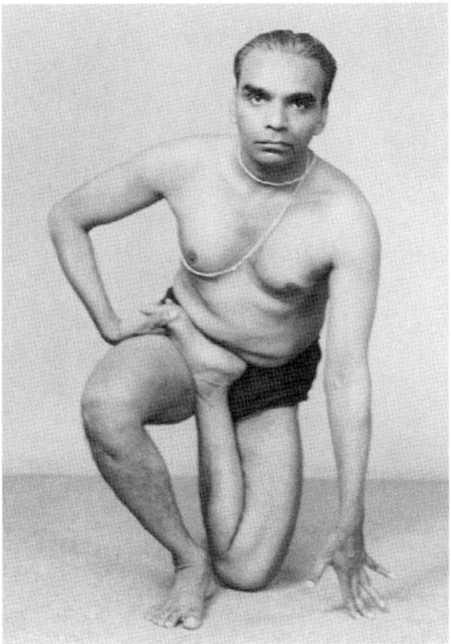

57

2. 손을 엉덩이 옆에 놓는다. 숨을 내쉬며, 몸통을 올려서, 왼쪽 무릎을 마루에 댄다. 오른발을 구부려진 왼쪽 무릎 주위에 놓고, 오른쪽 넓적다리를 마루에 수평이 되도록 한다(사진 57).
3. 골반을 앞으로 내밀고, 왼쪽 넓적다리를 마루에 수직 상태로 하고 손을 들어 올려, 등을 바로 펴서 균형을 잡는다. 균형을 잡으면서, 앞쪽으로 기울지 않도록 하고, 등은 곧은 상태를 유지한다.
4. 팔꿈치를 굽히고 팔을 가슴 높이로 올린다. 오른쪽 팔꿈치 뒷부분을 왼쪽 팔꿈치 앞면에 올려놓는다. 팔뚝을 서로 휘감아서 손바닥끼리 맞닿게 한다. 정상 호흡을 하면서 약 30초간 있는다(앞모습 : 사진 58, 옆모습 : 사진 59).

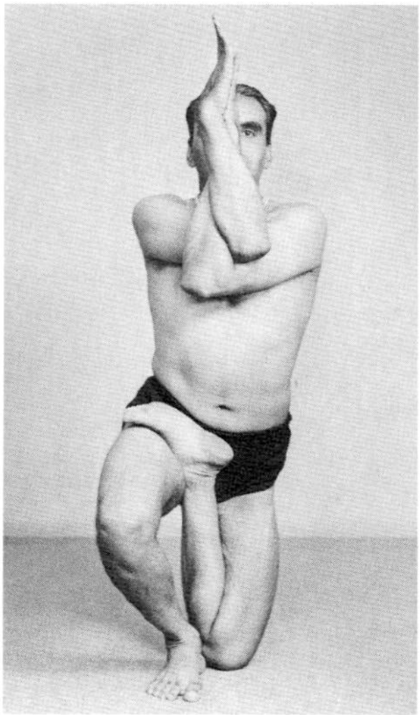
58

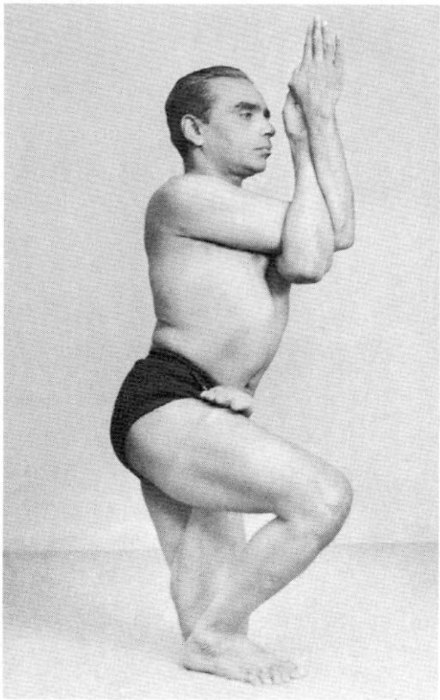
59

5. 팔을 풀고 마루에 앉아서, 다리를 바로 편다.
6. 반대쪽에서도 이 자세를 되풀이한다. 여기서는, 오른발을 왼쪽 넓적다리 윗부분에 대고, 왼발은 구부려진 오른쪽 무릎 옆에 두고, 팔은 가슴 앞에서 오른쪽 팔꿈치 윗부분에 왼팔이 위로 올라가게 하여 휘어

감는다. 그리고 왼쪽 무릎이 마루와 평행이 되게 하여 균형을 잡는다.
7. 처음에는 균형 잡기가 어렵고, 무릎이 아플 것이다. 단련이 되면 아픔이 사라지고 균형이 잡히게 된다.

효과

이 자세로, 고관절은 혈액의 적절한 공급을 받고 엉덩이와 넓적다리의 사소한 결함은 교정되고, 또한 천장 관절 부위는 유연하게 된다.

25. 살라바아사나 Śalabhāsana 1(사진 60)

살라바Śalabha는 메뚜기이다. 이 자세는 메뚜기가 땅에 있을 때의 모습을 닮아서 붙여진 이름이다.

방법

1. 배를 마루에 대고 엎드려 얼굴을 아래로 향한다. 팔을 뒤로 쭉 뻗는다.
2. 숨을 내쉬며, 머리, 가슴, 다리를 최대한 높이 동시에 들어 올린다. 손과 늑골을 마루에 대서는 안 되고, 복부의 앞부분만을 마루에 대고, 그 위에 체중을 싣는다(사진 60).

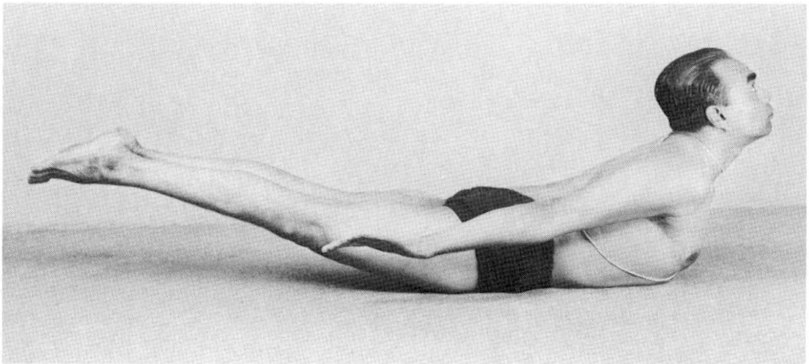

60

3. 엉덩이를 수축시키고, 넓적다리 근육을 쭉 뻗는다. 양 넓적다리, 무릎, 발목을 붙이고, 다리를 쭉 펴서 직선이 되게 한다.
4. 손에 체중을 싣지 말고, 등 근육의 윗부분이 단련되도록 손을 뒤로 쭉 뻗는다.
5. 정상 호흡을 하면서, 최대한 오래 이 자세를 유지한다.
6. 처음에는 가슴과 다리를 들어 올리는 것이 힘들다. 그러나 이것은 복부가 강해지면 극복이 된다.

효과

이 자세는 소화를 도와주고, 위장 장애와 가스를 제거해 준다. 척추가 뒤로 쭉 펴지게 되어 탄성력이 생기게 되고, 천골과 허리 부분의 통증을 제거해 준다. 필자의 경험에 의하면, 디스크로 고생하는 사람들이 이 아사나를 규칙적으로 행함으로써, 입원 치료나 외과 치료를 받지 않고 많은 효과를 보았다. 방광과 전립선 역시 이 운동으로 많이 좋아지고, 건강한 상태를 유지한다. 이 자세의 변형은 등 하부의 통증을 제거할 수 있다는 것이다. 여기서는 무릎을 구부리고, 넓적다리를 서로 떨어지게 하는데, 이때 정강이는 마루와 수직이다. 그리고 나서, 숨을 내쉬며 넓적다리를 들어 올리면서 무릎이 맞닿을 때까지 밀착시킨다. 정강이는 계속해서 수직을 유지한다(사진 61).

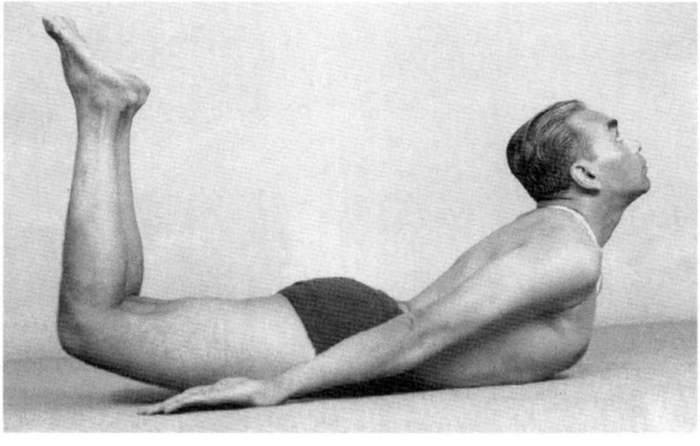

61

『게란다 상히타Gheraṇḍa Saṁhitā』 2장 40절은 마카라아사나Makarā-sana를 설명하고 있다.

26. 마카라아사나 Makarāsana(사진 62)

가슴을 바닥에 붙이고, 두 다리를 쭉 뻗은 채 얼굴을 아래로 향하고 엎드린다. 팔로 머리를 감싼다. 이것은 악어 자세인데, 체온을 증가시킨다. 살라바아사나Śalabhāsana의 변형이다.

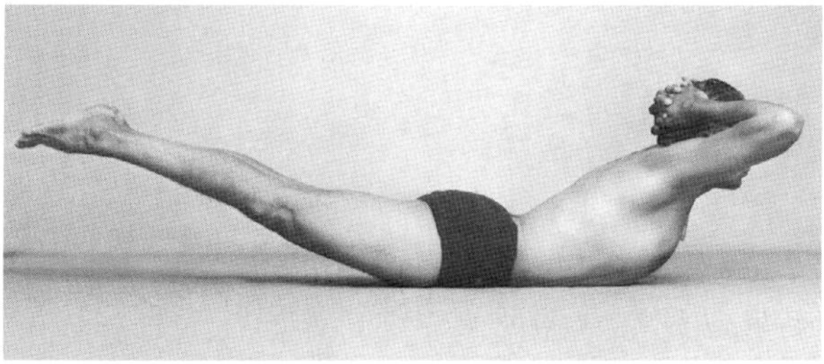

62

27. 다누라아사나 Dhanurāsana 4*(사진 63)

다누Dhanu는 활이란 뜻이다. 손은 머리, 몸통, 다리를 위로 당기기 위한 활시위와 같이 이용된다. 이 자세는 휜 활을 닮았다.

방법

1. 배를 대고 얼굴을 아래로 향하여 쭉 펴서 엎드린다.
2. 숨을 내쉬며, 무릎을 구부린다. 팔을 뒤로 뻗어, 왼손으로 왼쪽 발목을 잡고, 오른손으로 오른쪽 발목을 잡는다. 두 번 숨을 쉰다.

3. 이제, 완전히 숨을 내쉬고, 무릎을 들어 올리며 다리를 잡아당기고, 동시에 가슴을 마루에서 들어 올린다. 양팔과 양손은 활시위처럼 작용하여, 활처럼 된 몸을 팽팽하게 잡아당긴다(사진 63).

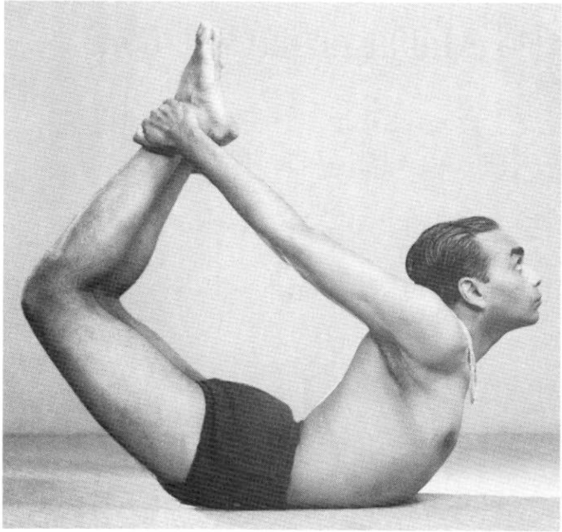

63

4. 머리를 들고, 가능한 한 뒤로 젖힌다. 늑골이나 골반 부위를 마루에 닿지 않도록 한다. 오직 배로서만 하중을 지탱한다.
5. 다리를 올리는 동안 무릎끼리 서로 닿지 않도록 한다. 무릎이 닿으면 다리가 높이 들려지지 않는다. 위로 완전히 뻗고 나서, 넓적다리, 무릎, 발목을 같이 모은다.
6. 복부가 앞으로 신장되기 때문에, 호흡은 빨라지나 걱정할 필요 없다. 이 자세를 20~60초까지 역량에 맞게 유지한다.
7. 그러고 나서, 숨을 내쉬며 발목을 놓는다. 다리를 곧게 뻗고, 머리와 다리를 다시 마루에 놓고 긴장을 푼다.

효과

이 아사나로, 척추는 뒤로 쭉 펴진다. 노약자들은 척추가 경직되어 있기 때문에 보통 사람이 하는 것처럼 하지 마라. 이 아사나는 척추에 탄력을 주고, 복부 기관을 좋은 상태로 한다. 필자의 경험에 의하면, 디스크로 고통받는 사람들이 입원 치료나 외과 치료를 받지 않고, 다누라아사나와 살라바아사나(사진 60)를 규칙적으로 행함으로써, 많은 효과를 보았다.

28. 파르스바 다누라아사나 Pārśva Dhanurāsana 4*
(사진 64, 65)

파르스바Pārśva는 옆, 측면이란 뜻이다. 다누라아사나의 변형으로, 이 자세는 옆으로 누워서 행한다.

방법

1. 다누라아사나를 행한다(사진 63).
2. 숨을 내쉬며, 오른쪽으로 굴러 다리와 가슴을 팽팽히 한다(사진 64).
3. 숨을 들이쉬며, 1번 자세로 돌아간다. 그러고 나서, 숨을 내쉬며 왼쪽으로 구른다(사진 65).
4. 정상 호흡을 하면서, 자신의 역량에 따라 반대쪽도 똑같은 시간 동안

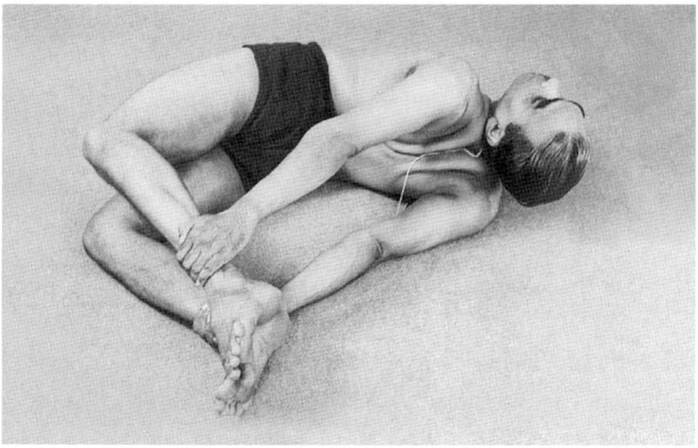

64

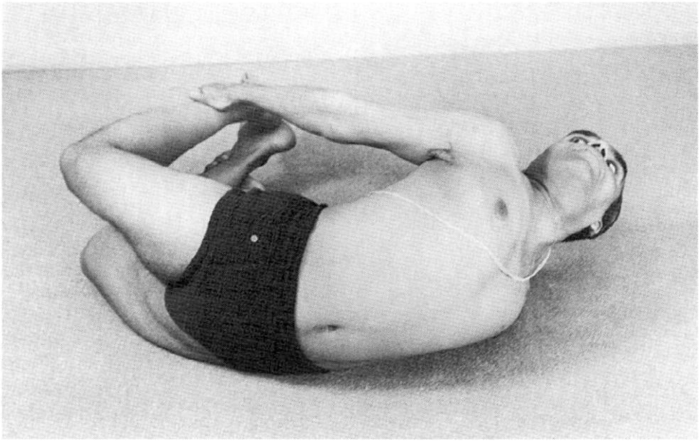

65

머무른다. 숨을 들이쉬며, 다누라아사나로 돌아가서 다리를 놓고 긴장을 푼다.

5. 이 자세는 이전의 것보다 더 힘이 들어가는 동작이라서 발목이 손에서 미끄러질 수 있으므로 발목을 좀 더 꽉 잡아야 한다.

효과

이 자세에서 옆으로 구르기는 복부 기관을 마룻바닥에 눌러 줌으로 인해 마사지해 주는 효과가 있다.

29. 차투랑가 단다아사나 Chaturaṅga Daṇḍāsana 1* (사진 67)

차투르Chatur는 4를, 앙가aṅga는 사지 중 하나 또는 사지의 일부분을 뜻한다. 단다Daṇḍa는 막대이다. 얼굴을 아래로 하고, 체중은 손바닥과 발가락으로 지탱하여 납작 엎드린 자세를 취한다. 숨을 내쉬며, 몸은 막대기처럼 꼿꼿한 상태로 마루와 평행을 유지한다. 몸을 지탱하고 있는 사지는 손과 발이다. 이 자세는 서양 체조의 팔 굴신 운동과 비슷하다.

방법

1. 얼굴을 아래로 하고, 마루에 엎드린다.
2. 팔꿈치를 구부리고, 가슴 옆에 손바닥을 놓는다. 발을 약 30cm 정도 벌린다.
3. 숨을 내쉬며, 몸 전체를 마루에서 몇 인치 들어 올린다. 이때, 손과 발가락으로 균형을 잡는다(사진 66). 몸을 막대처럼 뻣뻣하게 만들어 머리에서 발뒤꿈치까지 마루와 평행이 되게 하여 무릎도 팽팽하게 한다. 정상 호흡을 하면서 얼마간 머무른다.

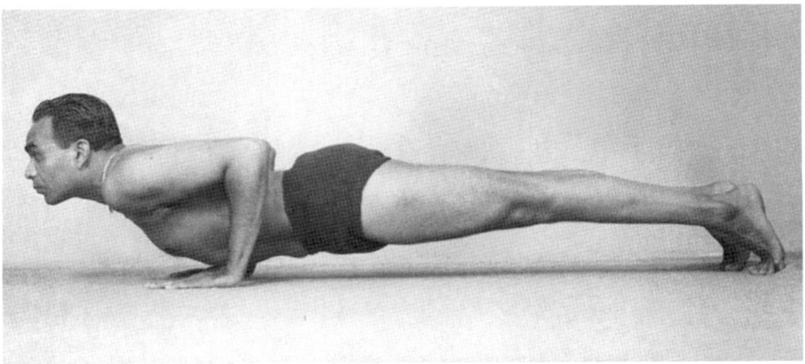

66

4. 발톱 부분이 마루에 닿도록 몸을 점차적으로 앞으로 쭉 내민다(사진 67).
5. 이 자세로 정상적이면서 깊은 호흡으로 약 30초간 유지한다. 이 동작은 여러 번 되풀이해도 된다. 그러고 나서, 마루 위에서 긴장을 푼다.

효과

이 자세는 팔과 손목을 강화시켜 움직임을 좋게 해 주고, 또한 복부 기관을 수축하여 좋은 상태로 만든다.

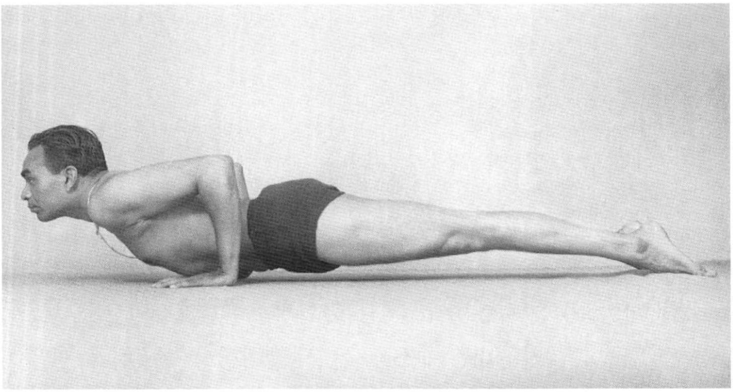

67

30. 나크라아사나 Nakrāsana 6*(사진 68~71)

나크라Nakra는 악어란 뜻이다. 이 자세는 여러 가지 동적인 동작으로 구성되며 악어가 먹이에 몰래 접근하는 모습을 닮았다고 붙여진 이름이다.

방법

1. 얼굴을 아래로 하고, 마루에 엎드린다.
2. 팔꿈치를 구부려, 손바닥을 허리 옆에 놓는다.
3. 발을 약 30cm 정도 벌린다. 숨을 내쉬며, 몸 전체를 약 몇 인치 마루 위로 올린다. 손바닥과 발가락으로 균형을 잡는다. 몸을 뻣뻣하게 하고, 무릎에 힘을 준다. 몸은 마루와 평행 상태이다(사진 68).
4. 몇 차례 호흡을 하고 나서, 숨을 내쉬면서 손과 발을 동시에 마루에서 떼고 온몸을 30cm 정도 앞으로 내던진다(사진 69, 70, 71). 30cm 전진한 후에 몇 번 숨을 쉰다. 그러고 나서, 내쉬면서 다시 앞으로 몸을 내던진다.
5. 이 동작을 4~5회 되풀이한다. 각 전진 후의 자세는 3번과 같이 되어야

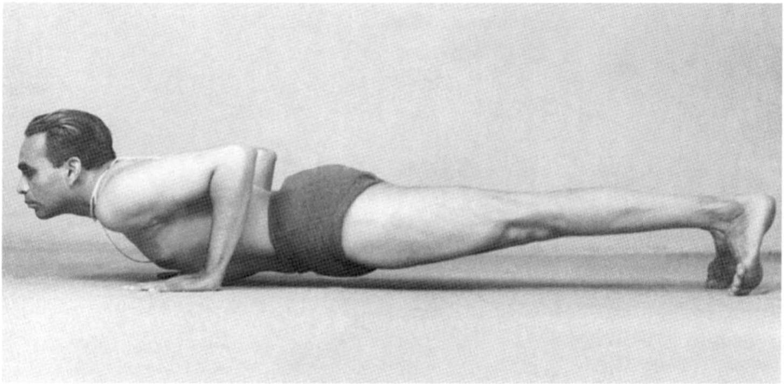

68

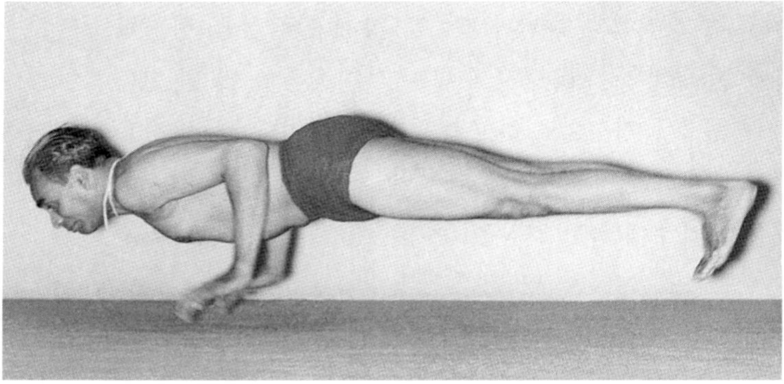

69

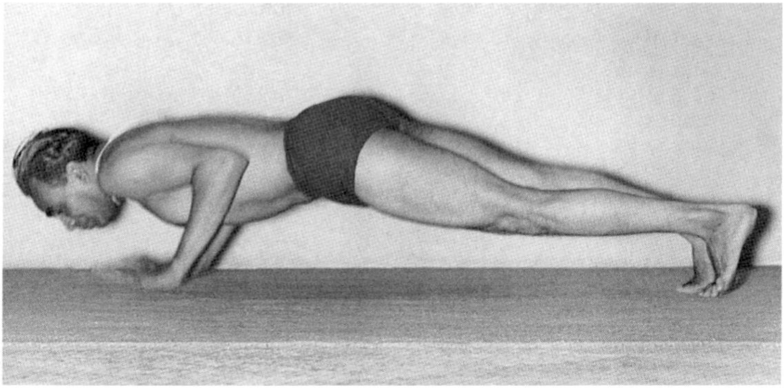

70

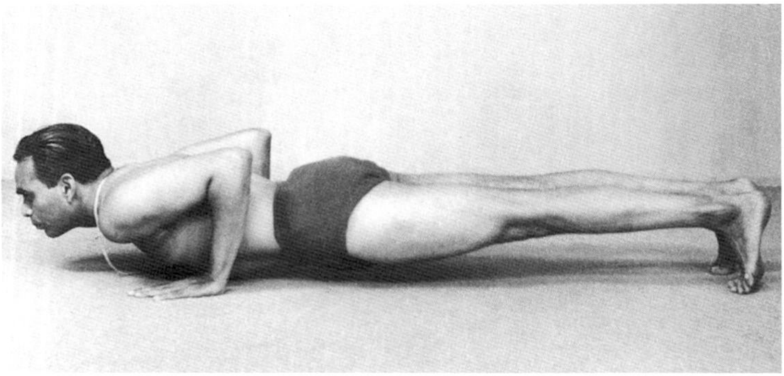

71

한다. 이 움직임은 악어가 먹이를 향해 살금살금 접근해서 덮치는 모습을 닮았다. 각각의 전진 후에는 깊은 호흡을 몇 번 한다.

6. 이제 동작을 역순으로 하고 숨을 내쉬며, 한 번에 약 30cm 정도 뒤로 뛰어 본래의 위치로 돌아온다.
7. 몸통을 마루에 놓고 긴장을 푼다.

효과

이 아사나는 손목을 발달시키고, 몸의 무기력과 두뇌의 피로를 없애 주고, 몸 전체에 활기를 주어 생기 있게 해 준다. 이 운동은 손목에 많은 압박이 가해지므로 서서히 시도해야 하고, 그렇지 않으면 손목을 삐기 쉽다.

31. 부장가아사나 I Bhujaṅgāsana I 1*(사진 73)

부장가Bhujaṅga는 뱀이란 뜻이다. 이 자세에서 마루에 반듯하게 엎드려 얼굴을 아래로 향하게 한 상태에서, 몸통을 위로 들고서, 머리는 공격태세에 있는 뱀처럼 뒤로 젖힌다.

방법

1. 얼굴을 아래로 하고 엎드린다. 발을 모으고, 다리를 쭉 편다. 무릎에 힘을 주고, 발가락은 펴서 뒤를 가리킨다.
2. 손바닥을 골반 옆에 놓는다.
3. 숨을 들이쉬며, 손바닥으로 마루를 힘있게 누르면서 몸통을 치켜세운다(사진 72). 두 번 숨을 쉰다.

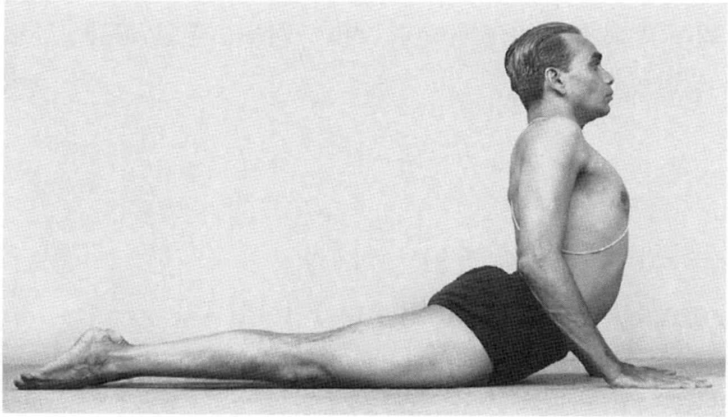

72

4. 숨을 들이쉬며, 치골이 마루에 닿을 때까지 몸통을 뒤로 젖히고, 하중을 다리와 손바닥으로 지탱하면서 이 자세를 유지한다(사진 73).
5. 항문과 엉덩이를 수축시키고, 넓적다리에 힘을 준다.
6. 정상 호흡을 하면서, 약 20초간 머무른다.
7. 숨을 내쉬며, 팔꿈치를 구부리고 몸통을 마루에 놓는다. 이 자세를

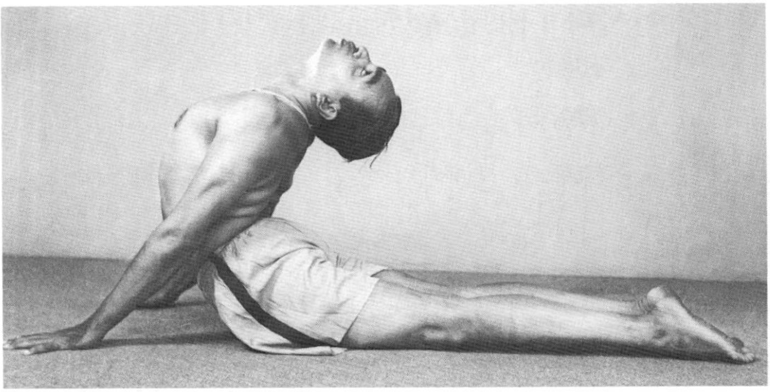

73

2~3번 되풀이하고 긴장을 푼다.

효과

이 자세는 척추의 부상에 있어 만병통치약이고, 약간 어긋난 디스크의 위치는 원래의 위치에 가도록 한다. 척추 부위는 좋은 상태로 되고, 가슴은 완전히 펼쳐지게 된다.

32. 우르드바 무카 스바나아사나
Ūrdhva Mukha Śvānāsana 1*(사진 74)

우르드바 무카Ūrdhva Mukha는 입을 위로 향하고 있는 것을, 스바나Śvāna는 개를 뜻한다. 이 자세는 개가 공중으로 머리를 치켜들어 쭉 뻗은 모습을 닮아서 붙여진 이름이다.

방법

1. 얼굴을 아래로 향하고, 배를 마루에 대고 엎드린다.
2. 발을 30cm 정도 벌린다. 발가락은 뒤로 가리키게 한다. 손가락은 머리

방향으로 하고, 손바닥을 허리 옆에 놓는다.

3. 숨을 들이쉬며, 머리와 몸통을 들어 올려서, 팔을 완전히 쭉 뻗으며, 머리와 몸통을 최대한 뒤로 젖힌다. 마루에 무릎이 닿아서는 안 된다.
4. 다리를 바로 펴며 무릎에 힘을 준다. 이때, 무릎이 마루에 닿아서는 안 된다. 체중은 손바닥과 발가락에만 둔다(사진 74).

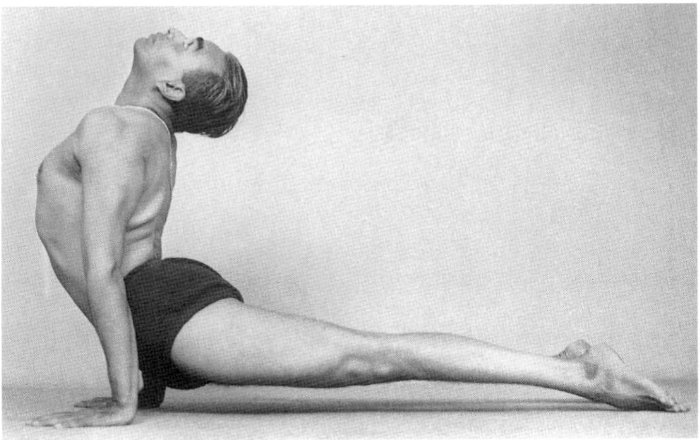

74

5. 척추, 넓적다리, 종아리가 완전히 뻗쳐지고, 엉덩이는 수축시킨다. 가슴을 앞으로 내밀고, 목을 완전히 뻗고, 최대한 머리를 뒤로 젖힌다. 팔 뒷부분 역시 쭉 뻗어야 한다.
6. 깊은 호흡을 하면서, 30초~1분 동안 이 자세를 유지한다.
7. 팔꿈치를 구부리고, 뻗은 몸을 풀어서 이완시킨다.

효과

이 자세는 척추에 활력을 주며, 특히 등이 경직된 사람들에게 권한다. 이 동작은 요통, 좌골신경통 및 척추디스크에 이상이 있는 사람들에게 이롭다. 이것은 척추를 강하게 하고, 등의 통증을 제거한다. 가슴의 확장으로 폐는 탄력이 증대된다. 골반부에 피가 잘 순환되어 건강을 유지시켜 준다.

33. 아도 무카 스바나아사나 Adho Mukha Śvānāsana 5*
(사진 75)

아도 무카Adho Mukha는 얼굴을 아래로 향한 것을, 스바나Śvānā는 개를 뜻한다. 이 자세는 머리와 다리의 앞면을 아래로, 다리의 뒷면을 위로 향하고 뻗쳐 있는 개의 모습을 닮아서 그 이름이 붙여진 것이다.

방법

1. 얼굴을 아래로 향하고, 배를 마루에 대고 완전히 엎드린다. 두 발은 30cm 정도 벌린다.
2. 손바닥을 가슴 옆에 두고, 손가락은 펴서 머리 방향으로 향하게 한다.
3. 숨을 내쉬며, 몸통을 들어 올린다. 팔을 쭉 펴고, 머리를 발 쪽으로 이동시켜, 정수리를 마루에 닿게 한다. 이때, 팔꿈치는 쭉 뻗어 있어야 하고, 등은 완전히 신장伸長되어야 한다(옆모습 : 사진 75, 뒷모습 : 사진 76).

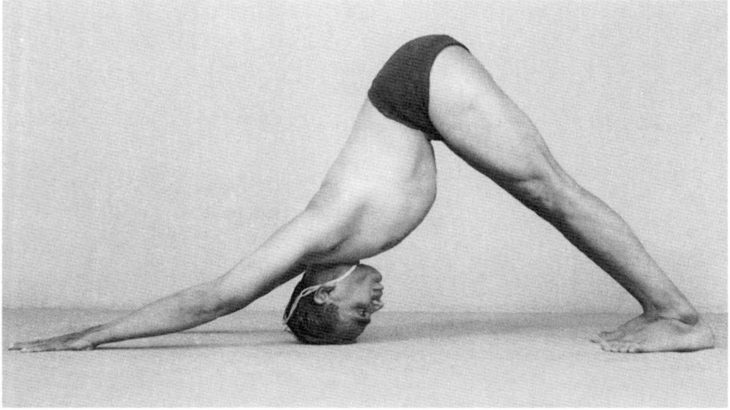
75

4. 다리를 꼿꼿이 하고, 무릎을 굽히지 말고 발뒤꿈치로 마루를 누른다. 발뒤꿈치와 발바닥은 완전히 마루에 놓아야 하고, 발이 서로 평행을

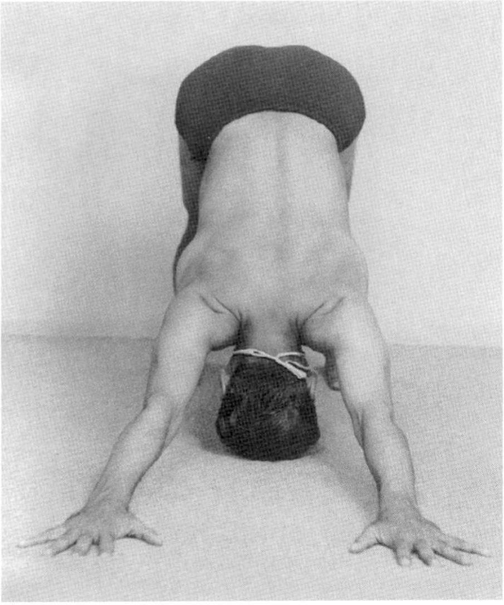

76

이룬 상태에서 발가락을 앞으로 쭉 편다.

5. 깊은 호흡을 하면서, 약 1분 동안 이 자세를 유지한다. 그리고 숨을 내쉬며, 머리를 들어 올린다. 몸통을 앞으로 뻗으며, 몸 전체를 부드럽게 마루에 내려서 긴장을 푼다.

효과

우리가 지쳐 있을 때, 이 자세를 오랫동안 하면 피로가 없어지고 다시 활력을 찾는다. 특히 이 자세는 심한 경기를 하고 난 주자에게 좋다. 단거리 주자는 속도가 붙고 다리가 가벼워진다. 이 자세는 발뒤꿈치의 통증이나 경직을 풀어 주고, 발굽골 돌기를 부드럽게 한다. 이는 발목을 강하게 하고, 다리를 보기 좋게 만들어 준다. 이 아사나의 수행은 어깨뼈 부분의 경직을 일소해 주고, 어깨 관절통도 경감시킨다. 복부 근육은 척추 쪽으로 당겨지고 강해진다. 횡격막이 흉강 쪽으로 당겨지게 되고, 심장 박동이 느려진다. 이 자세는 원기를 회복시키는 자세이다.

시르사아사나(사진 184)에 자신 없는 사람은 편의상 이 자세를 택한다. 이 아사나는 몸통을 낮춰서 완전히 뻗쳐진 상태이므로, 심장의 무리 없이 건강한 혈액이 이 부분으로 순환한다. 대뇌 세포에 활기를 주고 뇌의 피로를 풀어 활력을 불어넣는다. 고혈압으로 고생하는 사람에게 이 자세가 좋다.

34. 파리푸르나 나바아사나 Paripūrṇa Nāvāsana 2*(사진 78)

파리푸르나Paripūrṇa는 전체, 완성이란 뜻이다. 이 자세는 노가 있는 배의 모습을 닮아 이름 지어졌다.

방법

1. 다리를 정면으로 곧게 펴서 앉는다. 손바닥을 엉덩이 옆의 마루에 놓고, 손가락은 발을 향하게 한다. 손을 똑바로 펴고, 등은 꼿꼿이 세운다. 바로 이 자세를 단다아사나Daṇḍāsana라 한다.

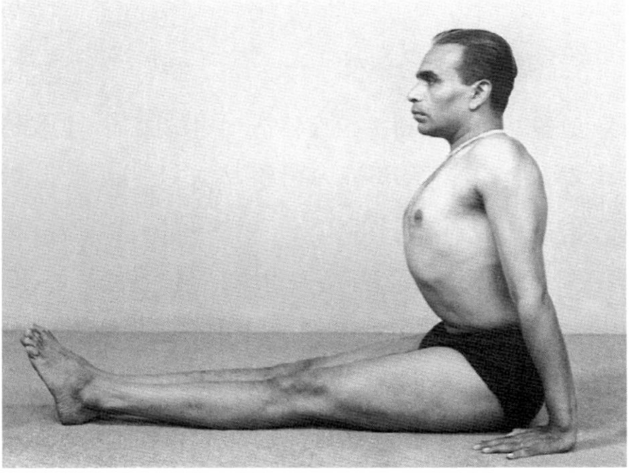

77

35. 단다아사나 Daṇḍāsana 2*(사진 77) (Daṇḍa = 막대기 또는 장대)

2. 숨을 내쉬며, 몸통을 약간 뒤로 기울이고 동시에 다리를 올려서 무릎에 힘을 주어 빳빳하게 하는데, 이때 발가락은 앞쪽을 향해야 한다. 균형은 오직 엉덩이로만 잡고, 척추의 어떤 부분도 마루에 닿아선 안 된다. 다리와 마루와의 각도는 60~65도 정도이다. 발은 머리보다 더 높아야 하고, 아르다 나바아사나(사진 79)처럼 머리와 다리가 같은 높이여서는 안 된다.
3. 마루에서 손을 떼고, 팔을 앞으로 쭉 뻗어 넓적다리 옆에 위치시키고 마루와 평행이 되게 한다. 어깨와 손바닥은 같은 높이여야 하고, 손바닥은 서로 마주 보게 한다(사진 78).
4. 정상 호흡을 하면서, 30초간 이 자세를 유지한다. 점진적으로 시간을 늘려서 1분까지 시도한다. 단 20초만 지나도 이 운동의 효과를 느낄 것이다.
5. 그러고 나서, 숨을 내쉬며 손과 다리를 마루에 내리고, 등을 대고 누워서 긴장을 푼다.

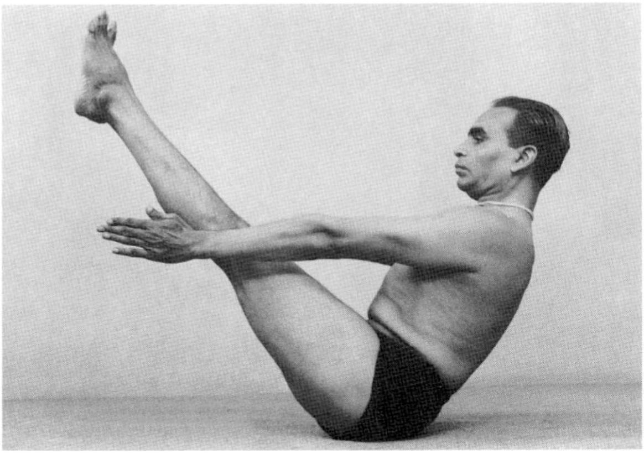

78

효과

이 아사나는 가스로 인한 복부 팽만감이 있는 사람과 또한 위장이 불편한 사람에게 편안함을 준다. 이는 허리의 지방을 줄이고, 신장을 좋은 상태가 되게 한다.

36. 아르다 나바아사나 Ardha Nāvāsana 2*(사진 79)

아르다Ardha는 절반, 나바Nāva는 배, 보트 등 탈것을 뜻한다. 이 자세는 배 모양을 닮아서 이름 지어졌다.

방법

1. 마루에 앉는다. 다리를 앞으로 똑바르게 쭉 뻗는다(사진 77).
2. 손가락을 깍지 껴서 목 윗부분의 머리 뒤에 갖다 댄다.
3. 숨을 내쉬며 몸통을 뒤로 기울이며, 동시에 다리를 들어 올린다. 이때, 무릎은 단단히 힘을 주고, 발가락은 가지런하게 유지한다. 몸의 균형은 엉덩이로만 잡고, 척추의 어떤 부분도 마루에 닿지 않도록 한다(사진 79).

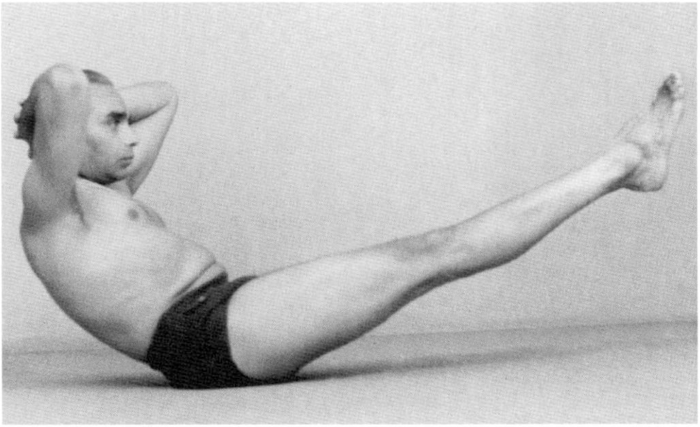

79

이때, 복부와 등 하부의 근육이 당겨지는 것을 느끼게 된다.

4. 다리를 마루와 30~35도 각도로 유지하고, 정수리와 발가락이 같은 높이가 되도록 유지한다.
5. 정상 호흡을 하면서, 20~30초간 유지한다. 이 자세로 1분간 버틸 수 있으면 복부 근육이 강하다는 것을 보여 주는 것이다.
6. 숨을 들이쉬고 난 후 항상 숨이 멎는 경향이 있지만, 이 아사나 동안은 숨을 멈추지 마라. 숨이 멈춰지면, 그 효과는 복부 조직보다는 위 부근의 근육에 힘이 들어가는 결과를 가져온다. 이 아사나에서 깊은 호흡은 복부 근육이 덜 죄어지게 한다. 이런 복부의 죔을 유지하기 위해서는 들이마시고, 내쉬고, 멈추는 숨을 계속 반복하며 깊은 호흡을 삼간다. 이것은 복부 근육뿐 아니라 그 기관까지 운동이 된다.
7. 아르다 나바아사나와 파리푸르나 나바아사나의 차이는 기억해야 한다. 후자가 전자보다 다리가 높게 올라가고, 다리와 배 사이의 거리는 짧다.

효과

아르다 나바아사나의 효과와 파리푸르나 나바아사나(사진 78)의 효과는 다리 위치로 인해 다르다. 파리푸르나 나바아사나는 장에 좋다. 반면에, 아르다 나바아사나는 간장, 쓸개와 비장에 좋다. 처음에는, 등이 너무 약해서 이 자세의 당김을 견딜 수 없을 것이다. 이것을 견딜 만한 힘이 생긴다면, 등이 매우 강해졌음을 나타낸다. 약한 등은 많은 면에서 장애 요인이 되고, 특히 여성은 출산을 위해 등 부분이 강해야 한다. 이 두 가지 아사나는 척추를 옆으로 비트는 동작과 병행하면 등을 강하게 하는 데 도움이 될 것이다.

등의 하부가 건강해야 하는 이유는 우리가 노인을 보면 잘 알 수 있다. 그들은 의식적으로든 무의식적으로 앉고 설 때 손으로 등을 지탱하는데, 이것은 등이 약해 긴장을 지탱할 수 없다는 것을 보여 준다. 등이 강하고 보조를 받을 필요가 없다면, 비록 나이가 많아도 젊음을 유지할 수 있다.

이 두 아사나는 등에 생기와 활력을 줌으로써, 편안하고 우아한 노년을 보낼 수 있게 한다.

37. 고무카아사나 Gomukhāsana 2*(사진 80)

고Go는 암소, 무카Mukha는 얼굴이라는 뜻이다. 고무카Gomukha는 즉 암소를 닮은 얼굴을 뜻한다. 이것은 또 한쪽 끝이 좁고, 다른 쪽 끝이 넓은 소 얼굴을 닮은 악기를 뜻하기도 한다.

방법

1. 정면으로 다리를 곧게 뻗고 앉는다(사진 77).
2. 손바닥을 마루에 놓고, 엉덩이를 들어 올린다.
3. 왼쪽 무릎을 뒤로 구부리고, 왼발 위에 앉는다. 손을 마루에서 떼고, 오른쪽 다리를 올려서, 그 넓적다리를 왼쪽 넓적다리 위에다 놓는다. 엉덩이를 들고 손으로 발목을 가져와서, 발뒤꿈치의 뒷부분과 서로 닿게 한다.
4. 발가락이 뒤쪽을 가리키도록 하여 발목을 놓는다.
5. 왼팔을 머리 위로 올리고, 팔꿈치를 구부려서 왼쪽 손바닥을 양 어깨 사이의 목덜미 아래에 놓는다. 오른팔을 낮추어서, 팔꿈치를 구부려 오른쪽 팔뚝을 등 뒤에서 위로 올리고, 오른손이 어깨뼈 사이에서 그와 평행을 이루도록 한다. 어깨 중앙의 등 뒤에서 두 손을 맞잡는다(앞모습 : 사진 80, 뒷모습 : 사진 81).
6. 정상 호흡을 하면서 이 자세로 30~60초 유지한다. 목과 머리를 곧게 해서 시선은 앞을 향한다.
7. 손을 풀고, 다리를 펴서, 이번에는 반대로 동작 요령을 오른쪽을 왼쪽으로, 왼쪽을 오른쪽으로 바꾸어서 같은 시간 동안 되풀이한다. 그러

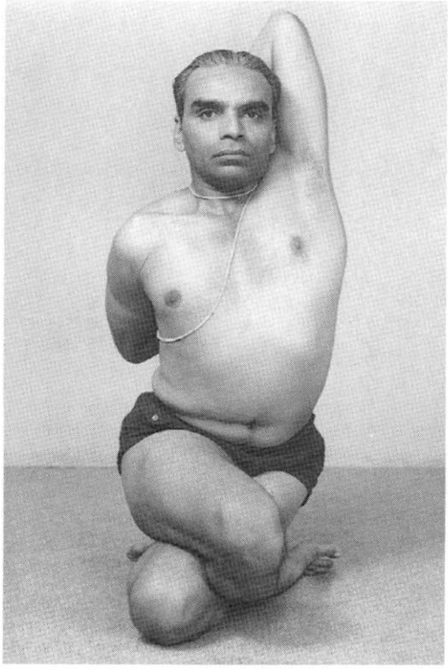

80

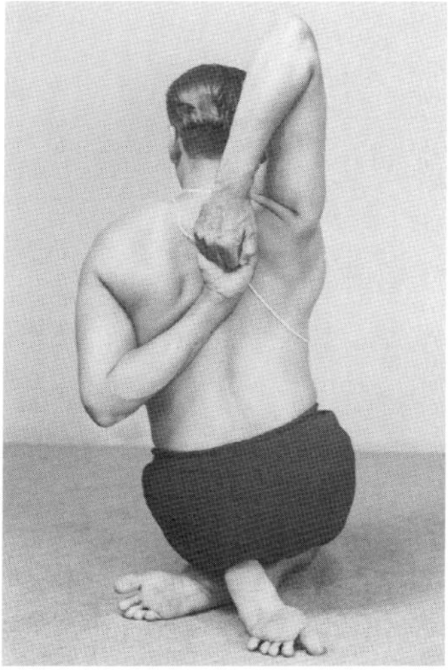

81

고 나서, 등 뒤에서 손을 풀고 다리를 펴서 긴장을 푼다.

효과

이 자세는 다리의 경련을 다스려 주고 그 근육을 탄력 있게 한다. 가슴은 잘 펴지고, 등은 곧게 된다. 어깨는 자유롭게 움직일 수 있고, 넓은 등근이 완전히 신장된다.

38. 로라아사나 Lolāsana 6*(사진 83)

로라Lola는 떨리고, 앞뒤로 움직이며, 귀걸이처럼 달랑거리는 것을 뜻한다. 이 자세에서, 발과 다리는 고무카아사나(사진 80)에서처럼 둔다. 손은 엉덩이 옆에 놓여지고, 몸은 들려져 손과 손목에 의해서만 지탱된다. 그러고 나서 약간 앞뒤로 흔들어서 균형을 잡는다. 이 동작은 매달려 있는 장식물이 흔들거리는 것과 흡사하다.

방법

1. 앞으로 다리를 곧게 펴서 마루에 앉는다(사진 77).
2. 손바닥을 엉덩이 옆의 마루에 놓는다.
3. 엉덩이를 들고, 오른쪽 무릎을 뒤로 구부려, 오른쪽 발바닥을 왼쪽 엉덩이 밑에 두고 그 위에 앉는다.
4. 왼쪽 무릎을 뒤로 구부려, 다시 엉덩이를 들어서 왼쪽 발바닥을 오른쪽 엉덩이 밑에 두고 그 위에 앉는다.
5. 발은 교차해서, 오른쪽 정강이가 왼쪽 종아리 위에 오도록 한다. 발가락은 뒤로 향하게 한다(사진 82).
6. 몇 차례 숨을 쉰다. 숨을 내쉬며, 몸통과 다리를 들어 올리고, 손으로 균형을 잡고, 팔을 곧게 쭉 편다(사진 83). 몸통과 다리를 부드럽게 앞뒤로 흔든다. 정상 호흡을 한다.
7. 마루에 앉아서 꼬인 다리를 푼다.
8. 다리를 바꾸어 교차시키면서, 손으로 다시 균형을 잡는다.

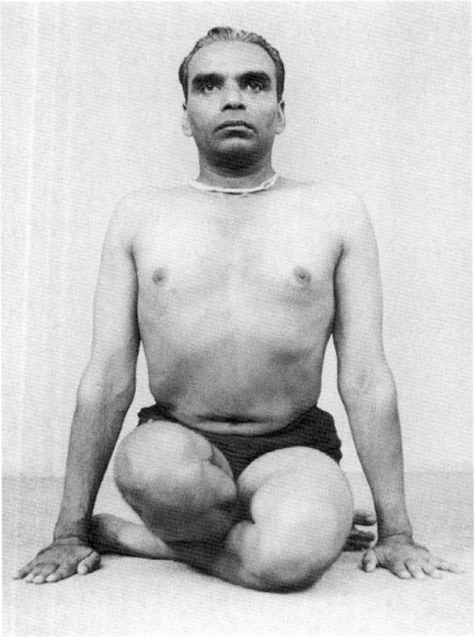
82

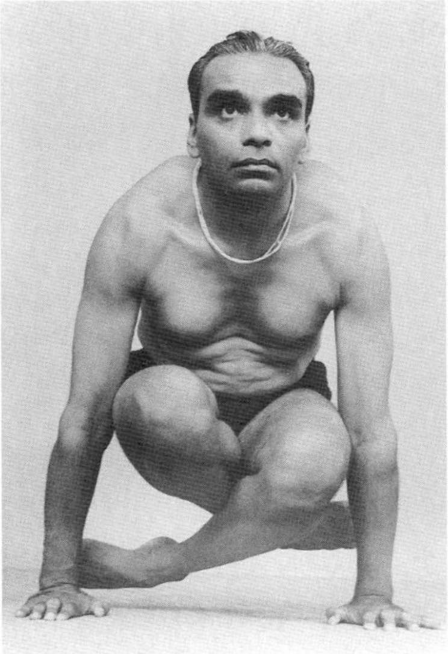
83

9. 가능한 한 오래 균형을 잡는다.

효과

이 아사나는 손목과 손, 등 근육과 복부 기관을 강하게 한다. 이는 다리 근육을 탄력적이게 하고, 팔의 근육을 발달시키고, 좋은 상태가 되도록 한다.

39. 싣다아사나 Siddhāsana 1*(사진 84)

싣다Siddha는 순결하고 성스러움을 지니고, 싣디스siddhis 즉 초자연적인 능력을 지닌 반신적인 존재를 뜻한다. 또한 싣다Siddha는 영감을 얻은 현인, 미래를 볼 수 있는 사람, 즉 예언자를 뜻하기도 한다. 싣다Siddha가 말하기를 니야마niyama 중에서, 가장 중요한 것은 남을 해치지 않는 것이고, 야마yama 중에서는 절제된 식이요법이, 아사나 중에서는 싣다아사나Siddhāsana가 가장 중요하다고 한다.

840만 가지의 아사나 중에서, 수행자는 늘 싣다아사나를 수행해야 한다. 이는 72,000나디nādīs들을 정화한다(나디Nāḍīs는 신경 에너지가 통과하는 우리 인체 내의 통로이다.). "아트만Ātman을 명상하고, 절제된 식이요법을 하는 요기가 이 싣다아사나를 12년간 실시하면, 요가 싣디siddhi를 이루게 될 것이다(아트만은 절대의 자아 즉 최상의 영혼이다. 싣디스siddis는 초자연적인 능력이다.)." "싣다아사나가 완성되면, 기쁨을 주는 운마니 상태 Unmanī Avasthā(사마디)가 힘들이지 않아도 저절로 따를 것이다."

정신에는 네 가지 상태가 있다. 그것들은 깨어 있는 상태, 꿈꾸는 상태, 잠자는 상태 그리고 투리야Turīyā라고 불리는 상태이다. "첫 번째의 깨어 있는 상태는, 세속의 모든 사물들을 의식하고 그것들을 즐기는 상태이다. 이 상태에서는 육체가 정신을 지배하는, 즉 정신이 육체에 영향을 받기 쉽다. 두 번째의 꿈꾸는 상태는 정교 섬세한 것들을 즐기는 데 깨어 있을 때

체험한 것들로부터 생기는 것이지만 그것과는 다른 새로운 세계를 형성한다. 여기에서는 정신은 육체의 속박에 얽매이지 않는 자유로운 상태이다.

세 번째는 완전한 수면의 상태인데 꿈도 욕망도 가지지 않는다. 이를 수숩티suṣupti라고 한다. 그 안에서 영혼은 일시적으로 브라만과 하나가 되고 지상의 행복을 누리게 된다고 한다. 깊은 잠에서 우리는 모든 욕망에서 벗어나고, 정신의 번민에서 해방된다. … 정신(혼)은 근원적으로 신성한 것인데 육체에 의해 방해를 받고 있는 것이다. 이 잠자는 상태에서 몸뚱이라는 족쇄에서 풀려나 다시 본성을 되찾는다고 한다. …그러나 이것은(즉, 영원히 꿈이 없는 수면) 완전한 무의식과 혼돈되기 쉽다.

최고의 것은 꿈이 없는 수면이 아닌 다른, 즉 정신의 네 번째 상태로 순수한 직관으로 인식하는 것인데, 대상(사물)의 내적·외적 인식이 없는 상태이다. 이 깊은 수면 상태에서는, 정신(혼)은 브라만과의 절대적 결합으로 감각적이고 변할 수 있는 현상 세계를 훨씬 넘어선 영역에 머문다. 투리야 상태는 깊은 수면 상태에서 강조되어진 부정적인 면을 긍정적인 면으로 이끌어 낸다."(라다크리슈나Radhakrishna의 『우파니샤드 철학』에서)

이 네 번째 상태를 『만두키야 우파니샤드Maṇḍūkya Upanishad』에서는 다음과 같이 설명하고 있다.

"현자가 이르기를, 이 네 번째의 상태는 주관적인 경험도 객관적인 경험도 아니며 또 그 중간에 위치한 경험도 아니다. 의식도 무의식도 아닌 부정적인 상태도 아니다. 감각 기능에 의한 지식도 아니며, 상대적인 지식도 추론적인 지식도 아니다. 감각 기능을 초월하고, 이해와 표현을 초월한 것이라고 한다. 그것은 순수하고, 유일한 의식(인식)이며, 그 안에서는 세상과 복합적인 것들에 대한 모든 인식(앎)이 완전히 무시된다. 그것은 지고의 선善이고 두 번째가 없는 유일한 것이다. 그것은 자아다. 오직 홀로 존재한다."

"라자 요가Rāja-Yoga, 사마디Samādhi, 운마니Unmanī, 마노마니Manomanī, 불멸Immortality, 집중Concentration, 순야아순야(Sūnyāśūnya, 비어

있으나 빈 것이 아닌), 파라마 파다(Parama Pāda, 지고의 상태), 아마나스카(Amanaska, 마음 작용의 지멸), 아드바이타(Advaita, 이원성을 갖고 있지 않음), 니라람바(Nirālamba, 지지자가 없는), 니란자나(Nirañjana, 순수), 지반묵티(Jīvanmukti, 해탈의 상태), 사하자아바스타(Sahajāvasthā, 자연적인 상태) 그리고 투리야(Turīyā, 글자 그대로 네 번째), 이 모든 것이 같은 것을 뜻한다. 소금 한 알을 물속에 던져넣으면 물에 용해되어 물과 하나의 상태가 되듯이 마음과 아트만Ātman의 결합이 사마디Samādi이다. 프라나Prāṇa와 마나스(Manas, 마음)가 하나가 될 때, 즉 그때 일어나는 조화의 상태를 사마디라고 한다(『하타 요가 프라디피카』, 4장 3~6절)."

신다Siddha와 같은 아사나가 없고, 케발라Kevala 같은 쿰바카가 없고, 케차리Khecharī 같은 무드라도, 나다Nāda 같은 라야(laya, 마음의 집중)도 없다.

케차리 무드라 Khecharī Mudrā는 말 그대로 우주를 돌아다니는 뜻으로 이것은 『게란다 상히타』 3장 25~28절에서 설명되어 있다. "혀의 아래 힘줄을 잘라서, 혀를 계속 움직여서 신선한 버터에 문지르고, 철로 만든 기구를 사용해서 혀를 밖으로 잡아당겨 늘인다. 이것을 항상 수행함으로써, 혀는 길어지고, 그것이 눈썹 사이에 닿으면, 케차리Khecharī는 완성된다. 그때(혀가 길어진 상태), 혀를 구개에 닿을 수 있도록 위, 뒤로 돌리는 연습을 한다. 종국에는 혀가 입안의 콧구멍까지 이르게 된다. 혀로 콧구멍을 막고(그리하여 숨은 멈춰지고), 시선은 양 미간을 응시한다. 이것을 케차리라고 한다. 이 수행으로서 실신, 배고픔, 갈증, 게으름이 사라진다. 질병, 부패, 죽음도 없어진다. 몸이 신성해진다."

나다Nāda는 내적 신비의 소리다. 네 번째 장의 79~101절에서 다양한 직유를 들어 아주 상세하게 설명하고 있다. 요가는 마음의 탈선을 통제(제어)하는 것에 관한 것으로 정의된다. 마음을 제어하기 위해서는 먼저 어떤 대상에 몰입되는 것이 필수적이다. 그런 다음 점진적으로 그 대상에서 분리되어 자기 자신의 내면을 보게 된다. 여기에서 요기가 내적 신비한(영적인) 소리에 몰입해야 하는 단계이다. "마음은 뱀과 같아, 나다를 들음으로써 모든 불안을 잊어버리고, 어느 곳으로도 도망가지 않는다." 점진적으로 나다가 잠재하게 되고, 그래서 마음이 나다와 함께 하게 된다. "숲을 태우는 불이 맞불에 의해 꺼지는 것처럼 마음도 이와 같아 나다를 활용함으로써 가라앉게 된다."

방법

1. 정면으로 두 다리를 쭉 뻗고 마루에 앉는다(사진 77).
2. 왼쪽 무릎을 구부린다. 왼발을 잡아당겨 발뒤꿈치를 회음부에 닿게 하고, 발바닥이 오른쪽 넓적다리에 닿게 한다.
3. 이제 오른쪽 무릎을 굽혀, 오른쪽 발뒤꿈치를 치골에 닿게 하여 오른 발을 왼쪽 발목 위에 놓는다.
4. 오른쪽 발바닥을 넓적다리와 종아리 사이에 놓는다.
5. 몸을 발뒤꿈치 위에 얹지 않는다.
6. 팔을 앞으로 쭉 뻗어 손등을 무릎 위에 놓고, 손바닥이 위로 향하게 한다. 엄지와 검지를 붙이고 나머지 손가락은 쭉 편다(사진 84).
7. 등, 목 그리고 머리를 꼿꼿이 세우고, 시선은 코끝을 응시하듯이 내면을 향하게 하여 가능한 한 오래 이 자세를 유지한다.
8. 다리를 풀고, 얼마간 피로를 푼 다음 발을 바꾸어서 다시 동일한 시간 동안 되풀이한다. 먼저 오른쪽 발뒤꿈치를 회음부에 닿게 하고, 위에서 설명했듯이 오른쪽 발목 위에 왼발을 놓는다.

효과

이 자세는 치골 부위를 건강하게 유지시킨다. 파드마아사나(사진 104)처럼, 이것은 가장 심신을 편안하게 해 주는 아사나 중의 하나다. 앉은 자세에서 육체는 휴식을 취하며, 가부좌를 틀고 등을 곧추세운 자세에서 마

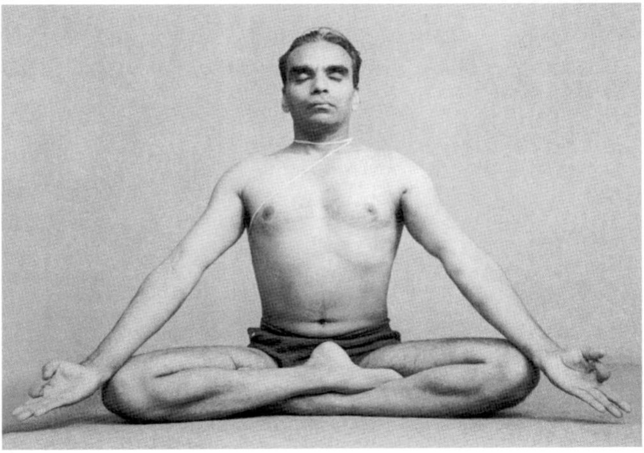

84

음은 날카롭고 성성惺惺하게 살아 있다. 이 아사나는 프라나야마의 수행과 명상을 하는 데 권장된다. 순전히 육체적인 견지에서 본다면, 이 아사나는 무릎과 발목의 경직을 다스려 주는 데 좋다. 허리 부위와 복부에 피가 잘 흐르고 이것은 척추의 밑부분과 복부 기관을 좋은 상태로 되게 한다.

40. 비라아사나 Vīrāsana 1*(사진 89)

비라Vīra는 영웅, 전사, 챔피언이란 뜻이다. 이 앉는 자세는 무릎을 밀착시키고, 발을 벌려 엉덩이 옆에 두는 자세다. 이 자세는 명상과 프라나야마에 좋다.

방법

1. 마루에 무릎을 꿇는다. 무릎을 붙이고, 발을 약 45cm 가량 벌린다.
2. 엉덩이를 마루에 닿게 한다. 그러나 몸은 발 위에 놓지 않는다. 발은 넓

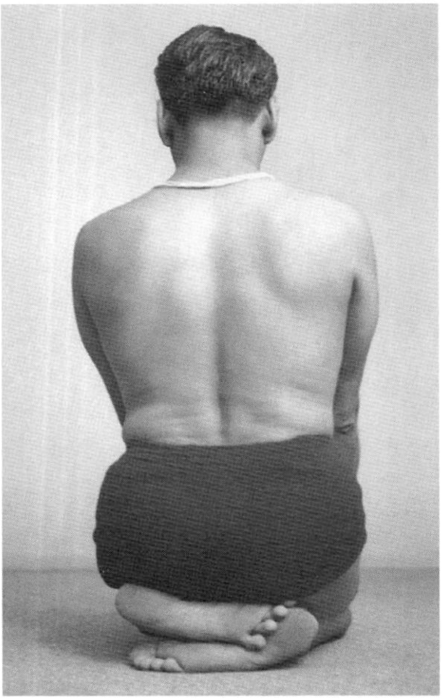

85

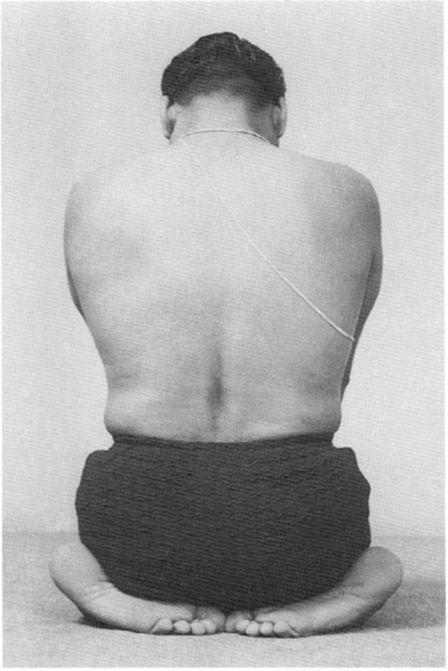

86

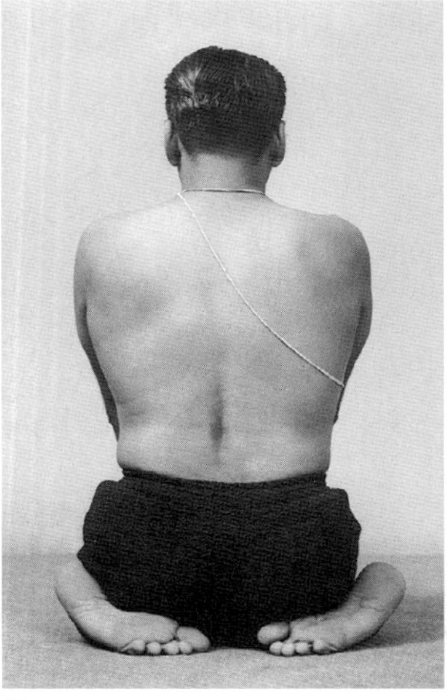

87

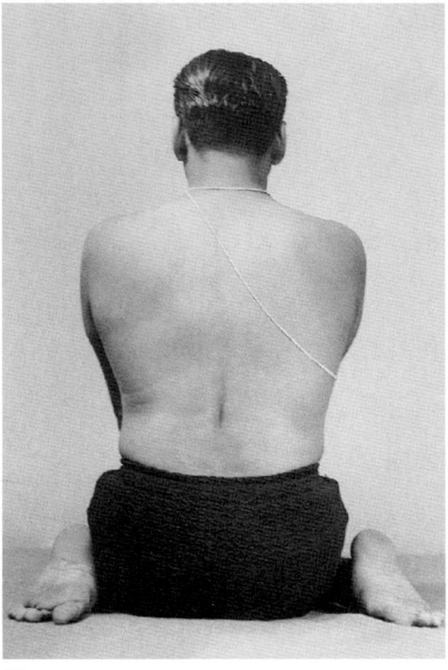

88

적다리 옆에 두고, 각 종아리의 안쪽이 각 넓적다리의 바깥쪽에 닿게 한다. 발가락을 뒤로 향하게 하고, 마루에 닿게 한다. 손목을 무릎에 두고, 손바닥은 위로 향하게 하고, 엄지와 검지의 끝을 붙이고, 다른 손가락은 쭉 편다. 등은 꼿꼿이 세운다(뒷모습 : 사진 88, 앞모습 : 사진 89).

3. 깊은 숨을 쉬면서, 이 자세로 오래 있는다.
4. 그러고 나서, 손바닥을 잠시 동안 무릎 위에 놓는다(옆모습 : 사진 90).
5. 이제 손가락을 깍지 끼고, 팔을 머리 위로 곧게 뻗어서, 손바닥은 위로 향한다(사진 91).

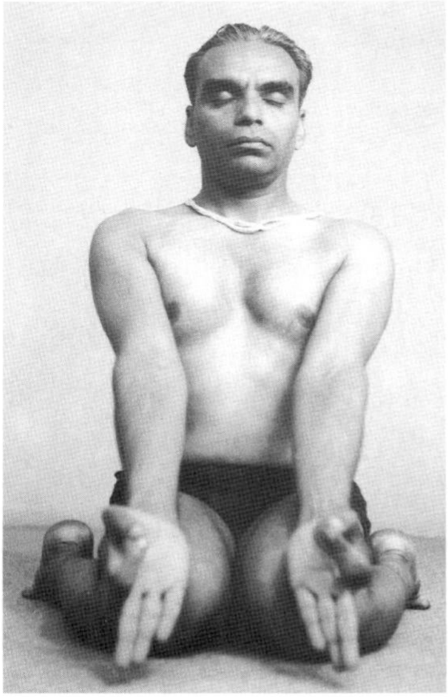

89

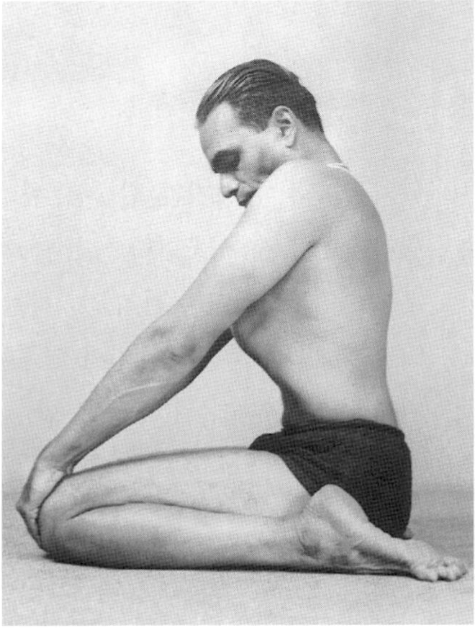

90

6. 호흡을 깊게 하면서 1분 정도 이 자세를 유지한다.
7. 숨을 내쉬며, 손가락 깍지를 풀고, 손바닥을 발바닥 위에 놓고, 몸을 앞쪽으로 기울여서, 턱을 무릎 위에 놓는다(사진 92).
8. 정상 호흡을 하면서 1분간 유지한다.
9. 숨을 들이쉬며, 몸통을 일으키고, 발을 앞으로 뻗어 긴장을 푼다.

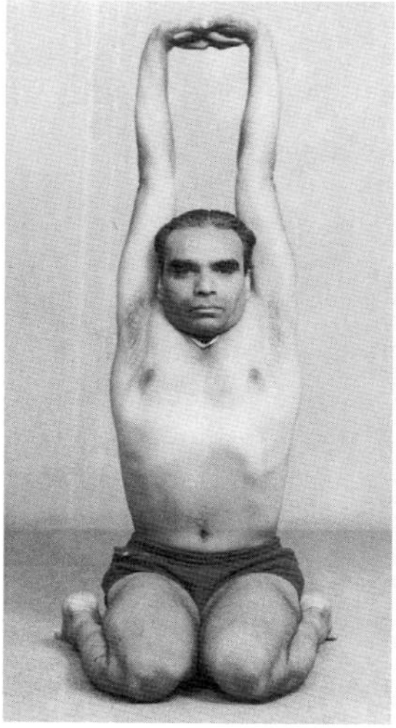

91

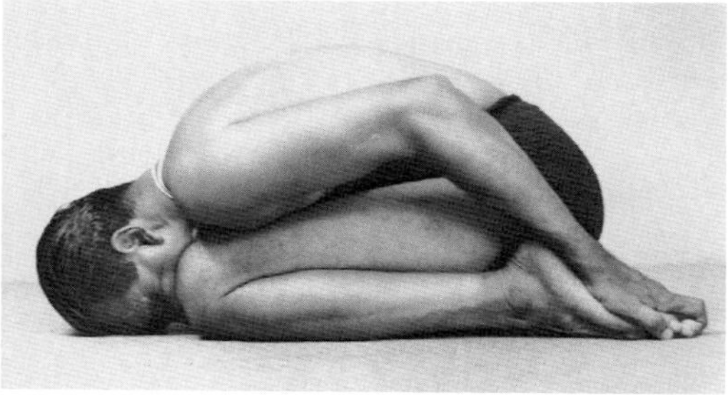

92

10. 위의 설명처럼 하기가 힘들면, 한 발을 다른 발 위에 놓고 그 위에 엉덩이를 얹고서 시도한다(사진 85). 서서히 발가락을 더 떨어지게 하여 두 발을 분리하고(사진 86, 87) 넓적다리의 바깥쪽으로 가져간다. 그러고 나서, 시간이 지나면서 엉덩이는 마룻바닥에 닿게 되고 몸은 발 위에 놓이지 않게 된다. 몸은 발 위에 두지 않는다.

효과

이 자세는 무릎의 류머티즘과 통풍을 치료하고, 평발에도 좋다. 발목과 발의 뻗음으로, 아치 모양이 알맞게 형성된다. 하지만 이것은 오랜 시간이 필요하고, 여러 달 동안 매일 몇 분씩 이 자세를 수행해야 한다. 발뒤꿈치가 아프거나, 발굽골의 돌기가 자라는 사람은 편안함을 느끼고 점차로 돌기가 사라질 것이다. 이 자세는 식후 바로 시작할 수 있으며, 위의 팽만감을 경감시켜 줄 것이다.

41. 숩타 비라아사나 Supta Vīrāsana 2*(사진 96)

숩타Supta는 눕다는 뜻이다. 이 아사나에서는 등을 마루에 대고, 팔을 머리 위로 쭉 뻗는다.

방법

1. 비라아사나로 앉는다(사진 89).
2. 숨을 내쉬며, 몸통을 뒤로 기울이고, 팔꿈치를 하나씩 마루에 놓는다(사진 93).

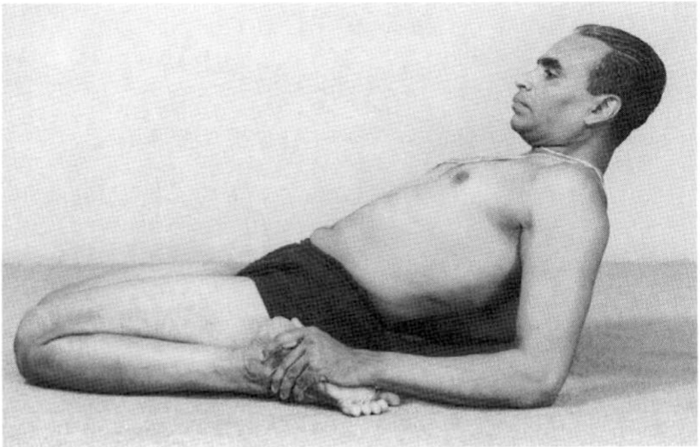

93

3. 팔을 쭉 펴면서 팔꿈치에 들어간 힘을 차례로 뺀다.
4. 먼저, 마루에 정수리를 놓는다(사진 94). 점차, 머리의 뒷부분을 놓고, 그러고 나서 마루에 등을 댄다(사진 95). 팔을 머리 위로 올려 똑바로 뻗는다(사진 96). 호흡을 깊게 하면서 오래 이 자세를 유지한다. 그런 다음, 팔을 몸통 옆에 두고 팔꿈치로 마루를 누르며, 숨을 내쉬며 앉는 자세로 돌아온다.
5. 손은 머리 위로 쭉 뻗을 수도 있고, 넓적다리 옆에 둘 수도 있다. 손을 머리 위로 뻗을 때는 어깨뼈가 마루에서 떨어지지 않도록 한다.
6. 초보자는 무릎을 붙이지 않아도 된다.

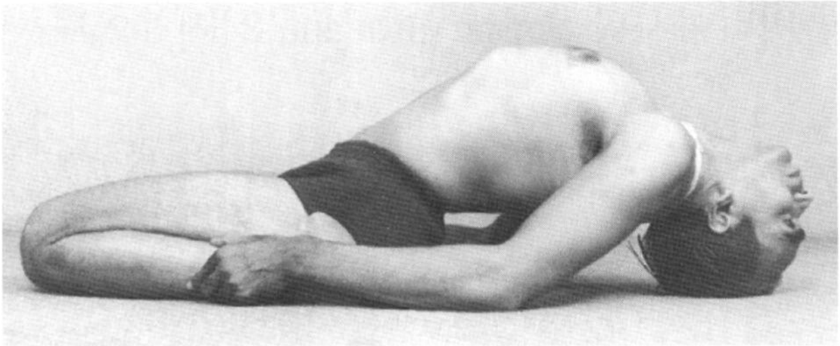

94

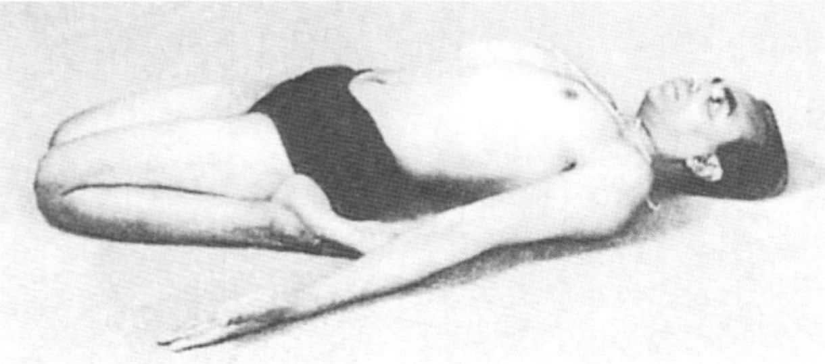

95

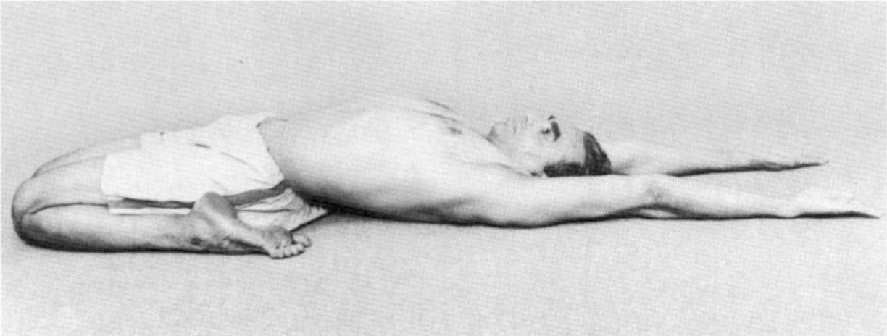

96

효과

이 아사나는 복부 기관과 골반부를 잡아당겨 준다. 다리가 아픈 사람은 이 자세를 10~15분간 유지하면 편안해지고, 그리고 운동선수나 장시간 걷거나 서 있어야 하는 모든 사람에게 권장된다. 식후에도 할 수 있으며, 자기 전에 하면 다음 날 아침 다리의 피로가 풀릴 것이다. NDA(인도의 육군사관학교)의 사관생도인 필자의 제자들은 오랜 행군 후에 사르반가아사나 I(사진 223)과 이 아사나를 병행하여 하고 나서 아주 편안해졌다고 했다.

42. 파리얀카아사나 Paryankāsana 2*(사진 97)

파리얀카Paryanka는 침대, 침상, 소파란 뜻이다. 이 아사나는 숩타 비라아사나(사진 96)의 연속이다. 이 아사나는 육체가 소파 모양을 닮아서 그렇게 이름 지어졌다.

방법

1. 비라아사나로 앉는다(사진 89).
2. 숨을 내쉬며, 등을 뒤로 기울인다(사진 93). 목과 가슴을 들어서 아치형을 만들고 머리의 중심만 마루에 닿게 한다(사진 94). 몸통의 어떤 부분도 마루에 닿아선 안 된다.
3. 팔을 구부려, 오른손으로 왼쪽 팔꿈치 윗부분을 잡고 왼손으로 오른쪽 팔꿈치 윗부분을 잡는다. 포개진 팔은 머리 위의 마루에 놓는다(사진 97).

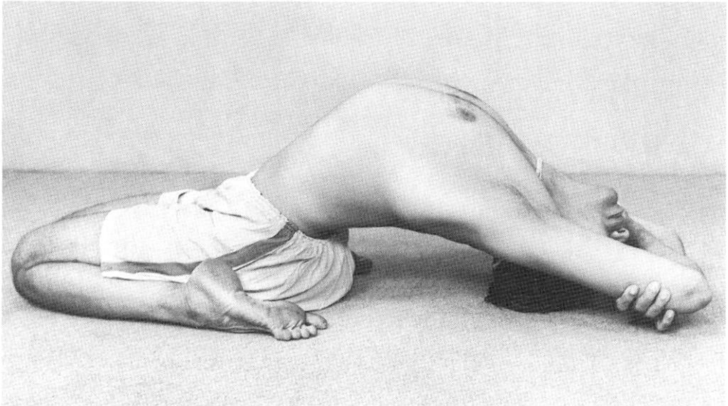

97

4. 고르게 호흡하면서, 1분 정도 이 자세를 유지한다.
5. 숨을 들이쉬며, 몸통과 목을 마루에 놓고, 양손을 풀고 비라아사나(사진 89)로 앉는다.

6. 그러고 나서, 다리를 하나씩 펴서, 등을 대고 반듯이 누워서 긴장을 푼다.

효과

만스야아사나(사진 113)와 파리얀카아사나에서처럼, 등 부위는 완전히 신장되므로 폐는 잘 펼쳐진다. 목 근육도 신장되어 갑상선과 부갑상선은 자극받아서 기능을 제대로 발휘하게 된다. 만스야아사나를 할 수 없는 사람들은 이 운동으로 같은 효과를 볼 수 있다. 반면에, 비라아사나(사진 89)와 숩타 비라아사나(사진 96)는 언제든지 할 수 있고, 식후에도 가능하지만, 파리얀카아사나Paryankāsana는 식후 바로 할 수 없다.

43. 베카아사나(Bhekāsana, 혹은 만두카아사나 Maṇḍūkāsana라고도 불린다.) 4*(사진 100)

베카Bheka는 개구리란 뜻인데, 이 아사나의 동작은 그 이름처럼 개구리의 동작을 닮았다.

방법

1. 얼굴을 아래로 하고, 배를 마루에 대고 완전히 엎드린다. 팔을 뒤로 뻗는다.
2. 숨을 내쉬며, 무릎을 구부려 발뒤꿈치를 엉덩이 쪽으로 옮긴다. 오른손으로 오른쪽 발바닥을 잡고, 왼손으로 왼쪽 발바닥을 잡는다(사진 98). 두 번 숨을 쉰다. 숨을 내쉬며 머리와 몸통을 마루에서 들어 올리고 위를 본다.
3. 이제 손을 돌려서 손바닥이 발 윗부분과 발가락에 닿도록 하고 손가락은 머리를 향하도록 한다(사진 99). 손을 아래로 힘껏 더 눌러, 발가

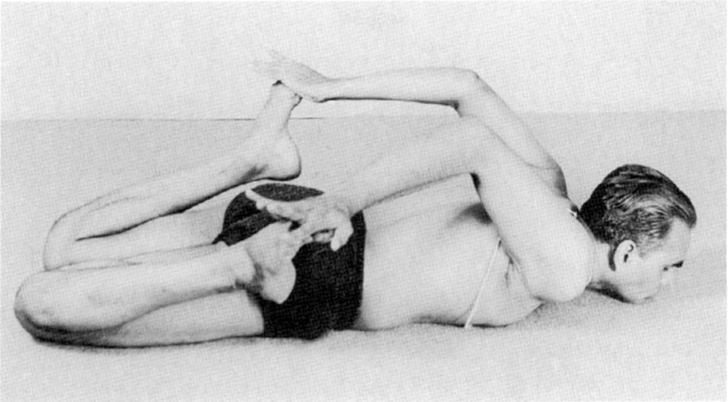
98

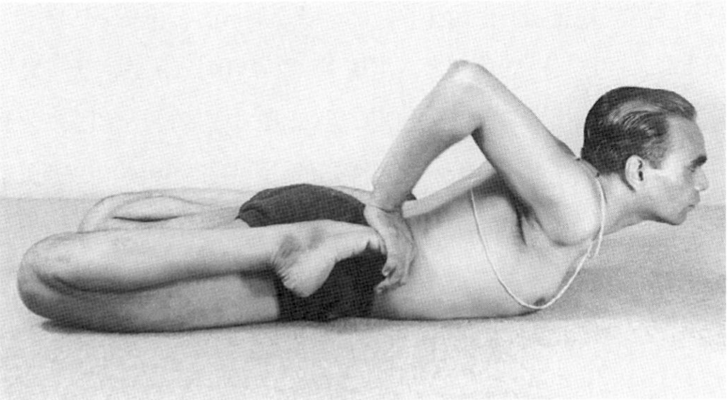
99

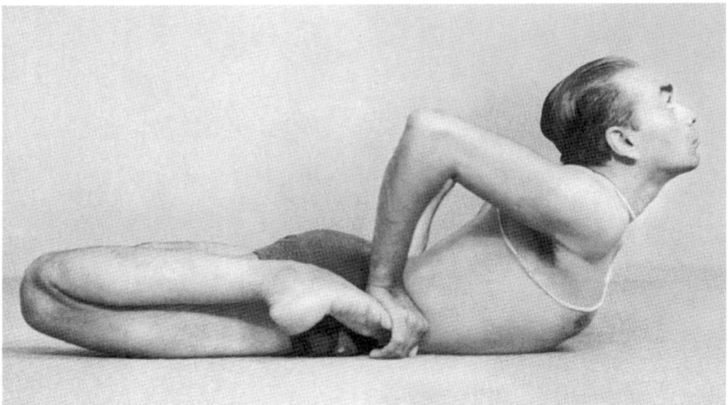
100

락과 발뒤꿈치를 마룻바닥에 가깝게 가져온다. 팔은 손목에서 팔꿈치까지 수직을 유지한다(사진 100). 무릎과 발목에 유연성이 생기면 발뒤꿈치를 마루에 닿게 할 수 있다.

4. 이 자세로 15~30초간 유지하되, 호흡은 멈추지 않는다. 숨을 내쉬며, 손바닥을 발에서 떼고, 다리를 펴서 긴장을 푼다.

효과

복부 기관은 마룻바닥에 대해 힘을 주게 되므로 복부 기관에 유익하다. 무릎은 더 튼튼해지고, 이 자세는 류머티즘과 통풍으로 인한 무릎 관절의 통증을 줄인다. 무릎 관절의 이상도 다스려 준다. 손으로 발을 누르는 것은 적당한 아치형을 만들므로, 평발을 치료한다. 그것은 삔 발목에 도움이 되고, 이들을 강하게 해 준다. 이 자세는 발뒤꿈치의 통증을 덜어준다. 이 아사나를 계속 수행하면, 발뒤꿈치는 부드러워진다. 발굽골의 돌기로 통증을 느끼는 사람들은 비라아사나(사진 89)뿐 아니라 이 자세로도 이롭게 될 것이다.

44. 받다 코나아사나 Baddha Koṇāsana 3*(사진 102)

받다Baddha는 잡히다, 구속되다라는 뜻이다. 코나Koṇa는 각도이다. 이 자세는, 마루에 앉아 발뒤꿈치를 회음 근처로 가져가서, 발을 잡고 양 무릎이 마루에 닿을 때까지 넓적다리를 벌리는 것이다. 이것은 인도 구두수선공이 앉는 방법이다.

방법

1. 다리를 앞쪽으로 뻗고 마루에 앉는다(사진 77).
2. 무릎을 구부리고, 발을 몸 쪽으로 가까이 가져간다.

3. 두 발의 발바닥과 발뒤꿈치를 서로 붙이고, 발가락에 가까운 부분의 두 발을 잡고 발뒤꿈치를 회음부 쪽으로 가져간다.
4. 넓적다리를 벌리고, 무릎은 마루에 닿을 때까지 낮춘다.
5. 손가락을 깍지 끼고, 발을 단단히 잡고, 척추를 바로 세우고 시선은 정면이나 코끝을 바라본다(사진 101). 가능한 한 오래 이 자세를 유지한다.
6. 팔꿈치를 넓적다리 위에 놓고 아래로 누른다. 숨을 내쉬며, 몸통을 앞으로 구부려 머리, 코, 최종적으로 턱을 마루에 닿게 한다(사진 102). 정상 호흡을 하면서 30초~1분 동안 이 자세로 있는다.

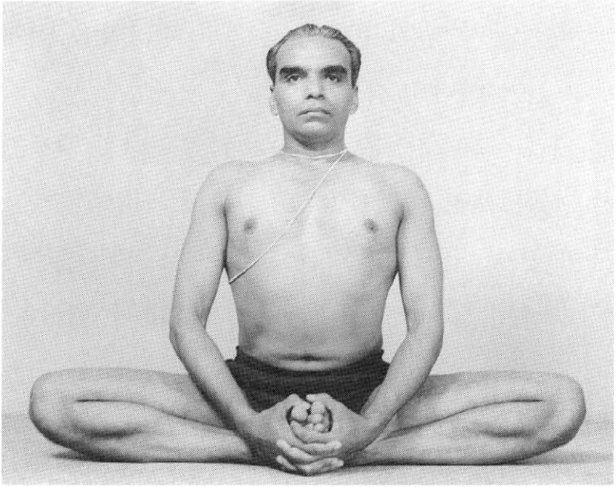
101

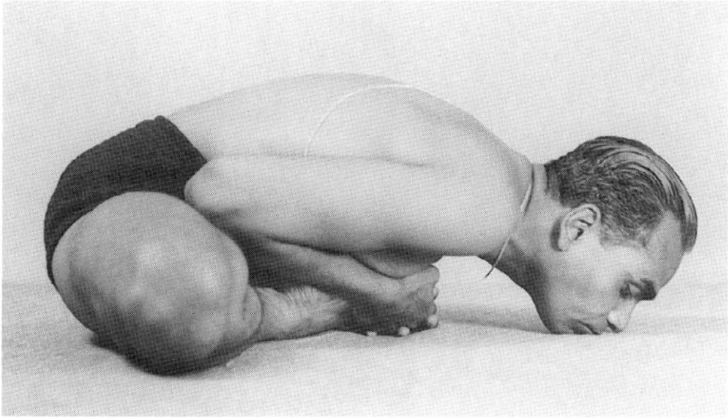
102

7. 숨을 들이쉬며, 몸통을 올려서 5번 자세로 돌아간다(사진 101).

8. 발을 풀고, 다리를 바로 펴서 긴장을 푼다.

효과

이 자세는 특히 비뇨기계의 질환으로 고통받는 이들에게 권한다. 골반, 복부, 등은 혈액의 충분한 공급으로 자극받게 된다. 이것은 신장, 전립선, 방광을 건강한 상태로 유지해 준다. 인도 구두 수선공에게서 비뇨기 질병이 거의 나타나지 않는 사실은 유명한데, 그 이유는 이 자세로 하루 종일 앉아 있기 때문이다. 이 자세는 좌골 신경통을 치료해 주고, 탈장을 예방해 준다. 규칙적인 수행은 고환의 통증과 뻐근함을 없애 준다. 이 자세는 여성들에게 있어 하나의 축복과 같다.

사르반가아사나 I(사진 223)과 이 아사나의 일련동작(사진 235~271)과 같이 하면, 불규칙한 생리 주기를 치료해 주고, 난소의 기능을 정상화시킨다. 임산부가 매일 몇 분간 이 자세로 앉아 있으면, 순산할 것이고, 정맥의 흐름이 자유롭게 될 것이다(Grantly Dick Reed 박사의 『두려움 없는

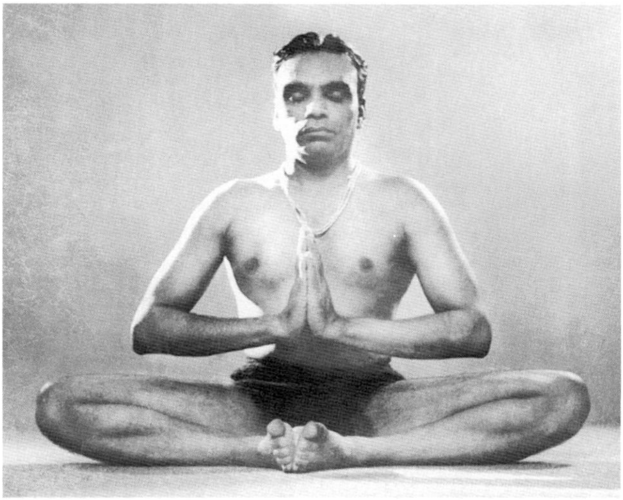

103

분만Childbirth without fear』에서 추천되는 자세다).

파드마아사나(사진 104)와 비라아사나(사진 89)와 같이 프라나야마와 명상에 적합한 아사나다. 이 자세로 명상을 하기 위해 앉을 때, 손바닥은 가슴 앞에서 합장해야 하는데(사진 103), 등을 곧추세우고 합장을 하려면 시간이 꽤 걸린다. 이 아사나는 머리가 마루에 닿게만 하지 않으면, 식후에 해도 무방하다.

45. 파드마아사나 Padmāsana 4*(사진 104)

파드마Padma는 연꽃이라는 뜻이다. 이 연꽃 자세(결가부좌)는, 가장 중요하고 유용한 아사나 중의 하나다. 이것은 명상을 위한 자세로, 부처님은 흔히 이 자세로 앉아 계시는 모습으로 표현된다. 『하타 요가 프라디피카』 1장 48절에서는 이 아사나로 앉아 있는 동안의 자세와 호흡 방법을 아래와 같이 설명한다.

"파드마아사나의 모습을 취하고, 손바닥을 차례로 겹쳐 놓고, 턱을 가슴에 확실히 고정시키고, 브라만을 깊이 생각하면서, 항문을 자주 수축시켜, 아파나apāna를 위로 올린다. 목구멍을 이와 유사한 방법으로 수축시키고, 프라나prāṇa를 밑으로 내린다. 이로써, 요기는 이 과정에서 생기는 쿤달리니Kuṇḍalinī의 각성으로 무상의 지혜를 얻는다."

쿤달리니는 몸 안에 있는 '신성한 우주 에너지'이다. 이것은 척추 밑바닥의 가장 낮은 몸의 중심에서 똬리를 틀고, 잠자고 있는 뱀으로 상징된다. 이 잠재 에너지는 깨어나야 하고 신경 에너지가 전달되는 수슘나 나디Suṣumnā Nāḍī를 통해 척추를 타고 뇌까지 올라가게 해야 한다. 또 인체의 신경계에서 조절 기능을 하고 체내의 오묘한 중심점인 여섯 개의 차크라Chakrās를 통과해야 한다.

쿤달리니의 각성은 『The Serpent Power』라는 Arthur Avalon(Sir

John Woodroffe's)의 책에서 자세히 다루어진다. 이 자세는 기본 자세 중의 하나이며, 종종 시르사아사나와 사르반가아사나의 변형에 사용된다.

방법

1. 마루에 앉아 다리를 곧게 편다(사진 77).
2. 오른쪽 다리의 무릎을 구부리고, 손으로 오른발을 잡고, 오른쪽 발뒤꿈치가 배꼽 가까이에 오도록 왼쪽 넓적다리 안쪽 깊숙이 놓는다.
3. 이제 왼쪽 다리를 구부리고, 손으로 왼발을 잡고 왼쪽 발뒤꿈치가 배꼽에 가까이 가도록 오른쪽 넓적다리 위의 깊숙한 곳에 놓는다. 발바닥은 위로 향해야 한다. 이것이 기본적인 파드마아사나이다(사진 104).

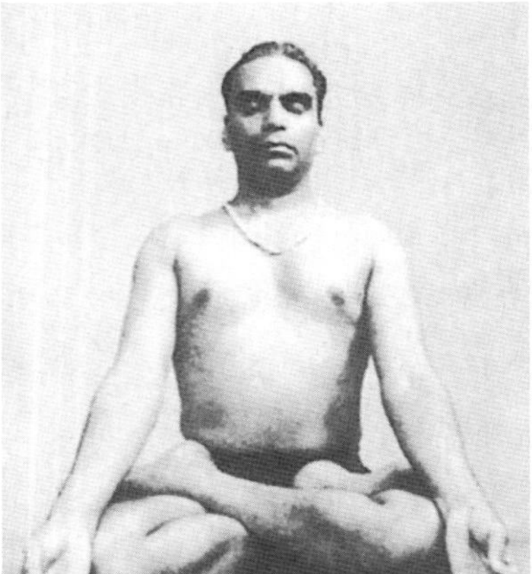

104

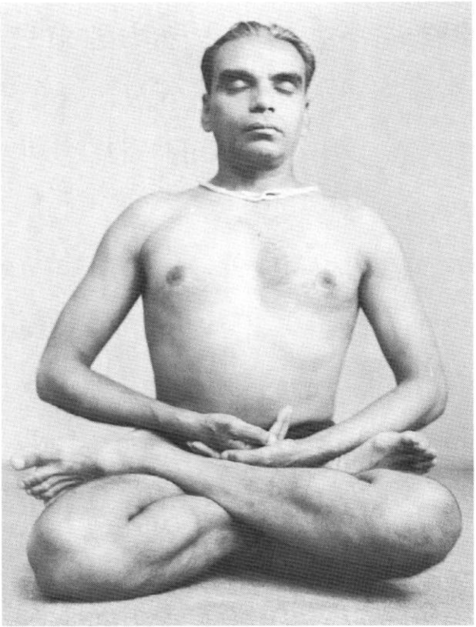

105

4. 마루에 자주 앉아 있지 않는 사람들은 대부분 유연한 무릎을 갖고 있지 않다. 처음에, 그들은 무릎 주위에서 참기 어려운 고통을 느끼게 될 것이다. 인내와 계속되는 수행을 통해 그 고통은 점점 사라지고 오랫동안 이 자세로 편안하게 유지할 수 있다.

5. 척추의 시작점부터 목 부분까지를 곧추세워야 한다. 팔은 곧게 뻗는다. 오른손은 오른쪽 무릎에 놓고, 왼손은 왼쪽 무릎에 놓는다. 검지(집게)와 엄지는 구부려 서로 닿게 한다. 손을 놓는 또 다른 방법은 발이 겹쳐지는 부분에 손바닥을 서로 겹쳐 중앙에 놓는 것이다(사진 105).
6. 왼발을 오른쪽 넓적다리 위에, 오른발을 왼쪽 넓적다리 위에 놓아서, 다리의 위치를 바꾼다. 이는 다리를 골고루 발달시킨다.

효과

초기 무릎 통증이 극복되면, 파드마아사나는 가장 편안한 자세 중의 하나다. 몸이 이 자세로 앉으면, 기울어짐 없이 편안한 자세가 된다. 다리를 교차하고, 등을 곧추세운 이 자세는 마음을 주의 깊고 방심하지 않게 한다. 프라나야마(호흡조절)를 수행하기 위해 권장되는 아사나의 하나다. 단지 육체적인 측면만 본다면, 이 자세는 무릎과 발목의 경직을 다스리는 데 좋다. 혈액이 허리 부분과 복부에서 순환하게 하기 때문에, 척추와 복부 기관은 좋은 상태가 된다.

46. 산무키 무드라 Ṣaṇmukhī Mudra 4*(사진 106)

산Ṣaṇ은 6이고, 무카Mukha는 입이다. 산무카Ṣaṇmukha는 여섯 개의 머리를 가진 전쟁신의 이름으로 카르티케야Kārtikeya로 알려지고 있다. 무드라Mudrā는 봉함, 닫는다는 뜻이다. 이 자세는 파랑그무키 무드라(Parāngmukhī Mudrā, 내면으로 향한), 삼바비 무드라(Sāmbhavī Mudra, Sambhu는 카리티케야의 아버지인 시바의 이름이다. 따라서 Sāmbhava는 시바의 자손이다)로 불리고, 요니 무드라Yoni Mudrā로도 불린다. 요니는 생명의 근원인 자궁을 뜻한다. 무드라는 수행자가 자기 자신의 내면을 봄으로써 생명의 근원을 찾는다고 해서 이 이름이 붙여졌다.

방법

1. 파드마아사나(사진 104)로 앉는다. 척추를 곧추세우고, 머리를 수평하게 유지한다.
2. 손을 얼굴까지 올린다. 팔꿈치를 어깨선까지 들고, 외부 소리를 차단하도록 엄지손가락을 귓구멍에 댄다. 귓구멍에 댄 엄지손가락으로 인해 귀에 통증이 생기면 이주(귀 외부 입구의 약간 튀어나온 부분)를 엄지로 귓구멍 위에서 밀면서 누른다.
3. 눈꺼풀을 감고, 눈동자는 위로 향한다. 감겨진 눈 위에 검지와 중지를 놓아서, 처음 두 지골로 전체 눈동자를 누른다. 그러나 각막은 누르지 않는다. 중지로 아래 눈꺼풀을 아래로 당기고, 검지로 눈꺼풀의 윗부분을 눈썹 쪽으로 누른다. 양 구석에서 눈을 부드럽게 누른다.
4. 귀와 눈의 압박의 정도는 같아야 한다.
5. 약지의 끝으로 양 콧구멍을 똑같은 힘으로 누른다. 코의 통로는 느리고, 깊고, 고르고, 규칙적이고, 섬세한 호흡을 위해 좁아진다.

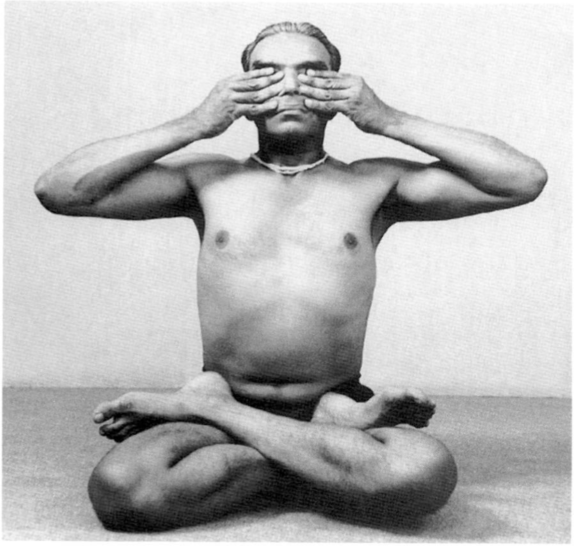

106

6. 새끼손가락은 주기적인 호흡의 흐름을 점검할 수 있도록 윗입술에 둔다.
7. 의식은 내면으로 향하고, 가능한 한 오래 이 자세를 유지한다(사진 106).

효과

감각 기능들은 내면을 향하게 되고 규칙적인 호흡은 혼란된 마음을 가라앉힌다. 이 아사나는 내면의 평화를 가져오고, 요기는 '여기를 보라! 밖이 아닌 내면을 보라! 모든 평화의 근원은 너 자신 안에 있는 것이다.'라고 하는 내재한 신성의 소리를 듣는다. 그러므로 이 자세는 수행자로 하여금 감각 기능의 속박에서 자신을 벗어나게 하고, 욕망을 좇는 것으로부터 막아 주는 요가의 다섯 번째 단계, 즉 프라티아하라를 위해 준비시켜 준다.

47. 파르바타아사나 Parvatāsana 4*(사진 107)

파르바타Parvata는 산이란 뜻이다. 파드마아사나의 변형으로 팔은 손가락을 깍지 낀 채 머리 위에서 쭉 뻗는다.

방법

1. 파드마아사나로 앉는다(사진 104).
2. 손가락을 깍지 끼고, 손을 머리 위에서 수직으로 쭉 뻗는다. 머리를 앞으로 구부리고, 이때 턱이 가슴뼈 위에 있어야 한다.
3. 팔을 넓은 등근(등의 유리 늑골 근처에 있는)과 어깨뼈에서 위로 쭉 뻗는다. 손바닥은 위로 향한다(사진 107).
4. 깊고 고른 호흡을 하면서, 1~2분 정도 이 자세를 유지한다. 등은 곧게 편 상태를 유지하며, 다리의 꼬임과 깍지 낀 손가락의 위치를 바꾼다.

효과

이 아사나는 류머티즘의 통증과 어깨 경직을 완화시킨다. 이 자세는 몸을 자유롭게 움직이게 해 주고 가슴 발달을 돕는다. 복부 기관을 죄어 주고, 가슴은 완전히 펴진다.

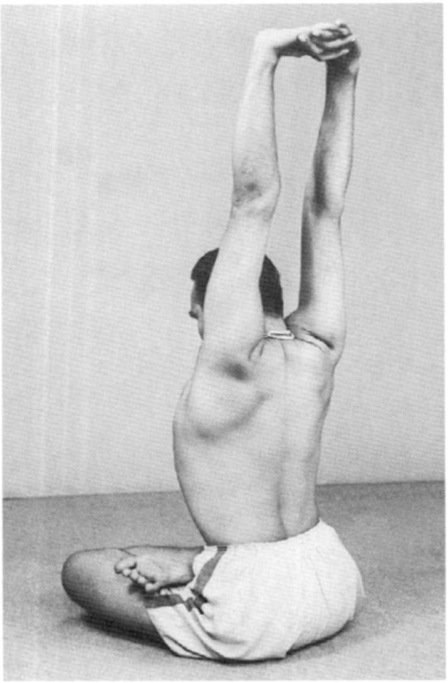
107

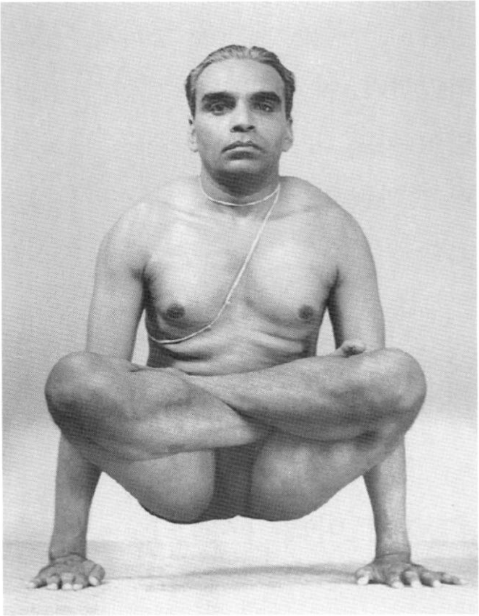
108

48. 톨라아사나 Tolāsana 4*(사진 108)

톨라Tola는 천칭을 뜻한다. 이 아사나는 천칭의 모양과 닮아 그렇게 이름이 붙여졌다.

방법

1. 파드마아사나로 앉는다(사진 104).
2. 손바닥을 엉덩이 옆의 마루에 댄다. 숨을 내쉬며, 팔을 뻗으면서 몸을

들어 올리고 양손으로 균형을 잡는다(사진 108).
3. 마루에 몸을 내리고, 다리를 풀어서 다른 방법으로 교차시키고 다시 양손으로 균형을 잡는다.
4. 가능한 한 오래 균형을 유지한다.

효과

이 아사나는 손목과 손, 복부 내벽을 강화시킨다.

49. 싱하아사나 I Siṃhāsana I 1*(사진 109)

싱하Siṃha는 사자를 뜻한다. 이 아사나는 비슈누신의 화신인 인간-사자 형상을 한 나라싱하(Narasiṃha, Nara=사람, siṃha=사자)에게 바쳐진다. 이것은 마왕 히라니아 카시푸Hiraṇya Kaśipu가 그는 결코 밤이나 낮이나 집 안에서나 밖에서나 땅에서나 물에서나, 신이나 인간 또는 야수에 의해 살해되지 않을 것이라는 약속을 브라만으로부터 받았다는 이야기와 관련 있다. 그 후, 마왕은 비슈누신의 열렬한 신봉자인 그의 신심 깊은 아들 프랄라다Prahlāda를 포함해서 신과 인간을 모두 박해했다. 프랄라다는 수많은 잔혹함과 고난을 당했지만 비슈누의 호의로 해를 입지 않았으며, 더 강한 믿음과 정열로써 비슈누신의 편재, 전지, 전능함을 설법했다.

화가 난 히라니아 카시푸는 아들에게 만약 비슈누가 모든 곳에 있다면 그의 궁전 안의 기둥에서는 왜 그를 볼 수 없는지 물음과, 동시에 아들에게 그의 믿음이 어리석은 것임을 확신시키기 위해 거만하게 기둥을 찼다. 그때 프랄라다가 비슈누의 도움을 구하자 신이 상체는 사자요 하체는 인간인 무서운 형상으로 기둥에서 불쑥 튀어나왔다. 그때는 낮도 밤도 아닌 해 질 무렵이었다. 신은 히라니아 카시푸를 공중에 들어 올려서 문지방에 앉아 마왕을 자신의 넓적다리 위에 올려놓고 갈가리 찢었다.

나라싱하 화신Narasiṃha Avatār은 종종 인도의 조각에 표현되고, 이와 같은 위대한 작품군群은 엘로라Ellora 동굴 속에서 볼 수 있다. 이 아사나는 두 가지 변형이 있다. 하나는 본문 아래 방법이 설명되어 있고, 다른 하나는 수행하기가 더 힘이 들지만, 더 큰 효과가 있으며 싱하아사나 II(사진 110)로서 나중에 설명된다.

방법

1. 마루에 앉아 다리를 앞쪽으로 쭉 편다(사진 77).
2. 둔부를 올리고, 오른쪽 무릎을 굽히고 오른발을 왼쪽 엉덩이 아래에 둔다. 그리고 왼쪽 무릎을 굽히고, 왼발을 오른쪽 엉덩이 아래에 둔다. 왼쪽 발목을 오른쪽 발목 밑에 두어야 한다.
3. 발가락을 뒤쪽으로 하고 발뒤꿈치에 앉는다.
4. 그리고 몸의 무게를 넓적다리와 무릎에 둔다.
5. 몸통을 앞으로 뻗고 등을 곧게 편다.

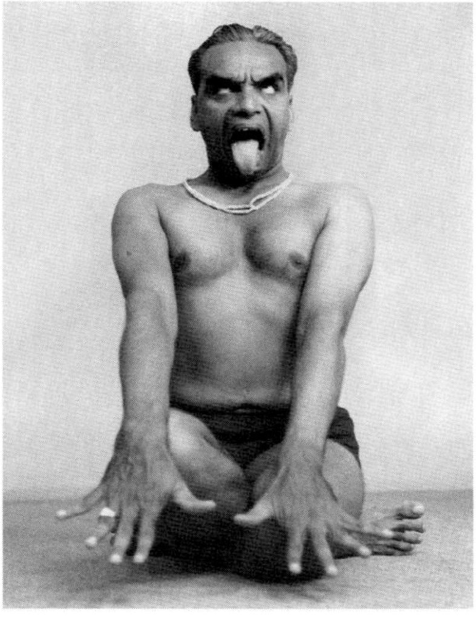

109

6. 오른쪽 손바닥을 오른쪽 무릎에, 왼쪽 손바닥을 왼쪽 무릎에 둔다. 팔을 곧게 뻗고 단단한 상태를 유지한다. 손가락을 펴서 무릎을 누른다.
7. 턱을 넓게 벌리고, 가능한 한 멀리 혀를 턱 쪽으로 쭉 뻗는다(사진 109).
8. 시선은 미간이나 코의 끝을 응시한다. 입으로 숨을 쉬면서 이 자세를 30초 정도 유지한다.
9. 혀를 입안으로 넣고, 손을 무릎에서 떼고, 다리를 편다. 그러고 나서 먼저 왼발을 오른쪽 엉덩이 아래에 두고, 다음에는 오른발을 왼쪽 엉덩이 아래에 두고는 이 자세를 되풀이한다.
10. 양쪽으로 같은 시간 동안 유지한다.

효과

이 자세는 악취가 나는 입김을 치료해 주고 혀를 깨끗이 한다. 계속 수행하게 되면, 말이 더욱 분명해지므로, 이 아사나는 말을 더듬는 사람에게 좋다. 또한 이것은 세 가지 반다Banhdas 체득을 돕는다(제3부 참조).

50. 싱하아사나 II Siṃhāsana II 6*(사진 110)

방법

1. 파드마아사나(사진 104)로 앉는다.
2. 팔을 앞으로 뻗어 손가락이 앞으로 향하도록 손바닥을 마루에 놓는다.
3. 무릎으로 서서 골반 부분을 마룻바닥 쪽으로 민다.
4. 팔은 완전히 뻗고 엉덩이를 수축시킴으로써 등을 쭉 편다. 몸무게는 손바닥과 무릎에만 싣는다. 입을 벌리고, 혀를 가능한 한 멀리 턱 쪽으로 내민다(앞모습 : 사진 110, 옆모습 : 사진 111).
5. 시선은 미간이나 코끝을 응시하고, 30초 정도 이 자세를 유지한다. 숨

은 입으로 쉰다.

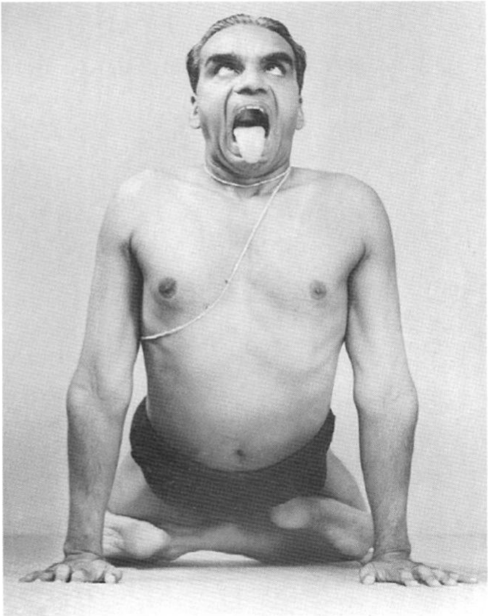

110

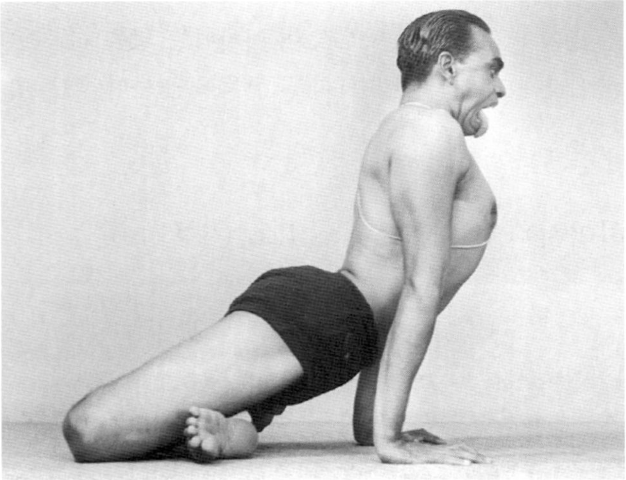

111

6. 파드마아사나(사진 104)로 앉고 손을 마루에서 뗀다. 그리고 다리를 바꾸어 파드마아사나를 다시 하고 같은 시간 동안 이 자세를 되풀이한다.

효과

이 자세는 간장에 자극을 주어 담즙의 양을 조절한다. 이것은 구취를 치료하고, 혀는 더 깨끗해지고 말이 더 분명하게 발음된다. 그러므로 이것은 말을 더듬는 사람에게 권유된다. 이 아사나는 미저골의 통증을 경감시키고 어긋난 미저골을 바로잡아 준다.

51. 맏스야아사나 Matsyāsana 5*(사진 113)

맏스야Matsya는 물고기를 뜻한다. 이 자세는 우주 만물의 근원이며, 유지자인 비슈누의 화신 물고기, 맏스야에게 바쳐진다. 이것은 옛날에, 전 지구가 오염되어 전 세계가 홍수로 뒤덮이려고 했던 때와 관련 있다. 비슈누는 물고기 형상을 하고 마누Manu(Hindu의 아담)에게 임박한 재난을 경고했다. 그리고 이 물고기는 마누와 그의 가족과 7명의 현인을 배에 싣고, 그의 머리에 있는 뿔에 단단히 묶었다. 또한 홍수로부터 베다Vedas를 구했다.

방법

1. 파드마아사나로 앉는다(사진 104).
2. 다리를 마루에 붙이고, 등을 대고 평평하게 눕는다.
3. 숨을 내쉬며, 목과 가슴을 들어 올려서 등을 활처럼 굽히고, 머리를 뒤로 젖혀서 정수리를 마루에 댄다. 손으로 꼬인 다리를 잡아당겨서 머리를 더 뒤로 젖히고, 등을 더 둥글게 만든다(사진 112).
4. 이제 다리에서 손을 떼고, 팔을 구부려 양손으로 각 팔꿈치를 잡고, 팔뚝을 머리 뒤의 마루에 댄다(사진 113).
5. 깊게 숨을 쉬면서, 30~60초 동안 이 자세를 유지한다.
6. 머리 뒤를 마루에 대고, 등을 평평하게 하고, 숨을 들이쉬며 파드마아

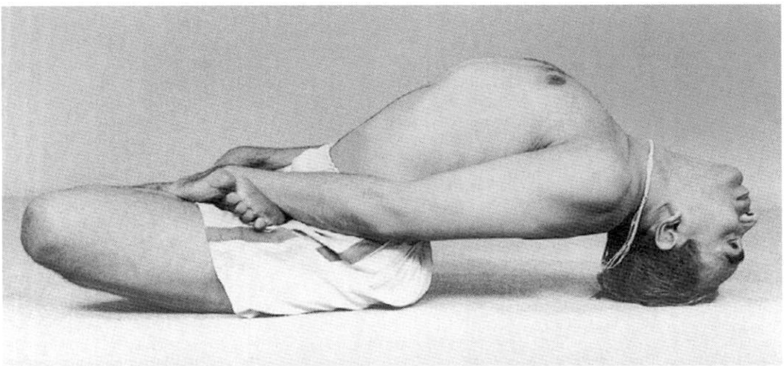

112

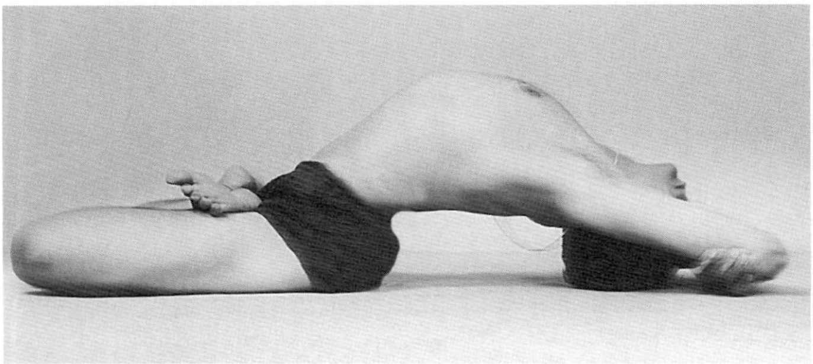

113

사나로 돌아가서 다리를 풀고 휴식한다.

7. 다리를 다른 방법으로 다시 꼬고 같은 시간 동안 이 자세를 되풀이한다.
8. 만약 자세 3과 4를 하기 어렵다면, 팔을 머리 위로 쭉 뻗으면서 등을 평평하게 하여 눕는다(사진 114).

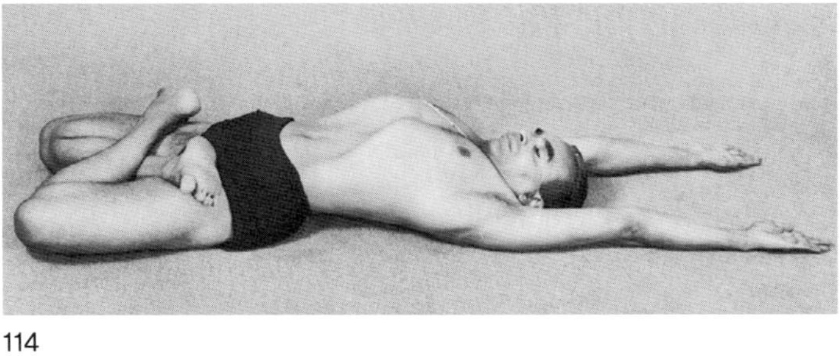

114

효과

이 자세에서는 등 부분이 완전히 신장되고 가슴이 잘 펴진다. 호흡은 충분히 가득 차게 된다. 목을 펴기 때문에 이 운동은 갑상선에 좋다. 골반은 탄력성이 생긴다. 이 아사나는 진행 중이고 출혈을 동반하는 치질을 치료해 준다.

52. 쿡쿠타아사나 Kukkuṭāsana 6*(사진 115)

쿡쿠타Kukkuṭa는 수탉이란 뜻으로, 이 자세는 수탉의 자세와 닮았다.

방법

1. 파드마아사나로 앉는다(사진 104).

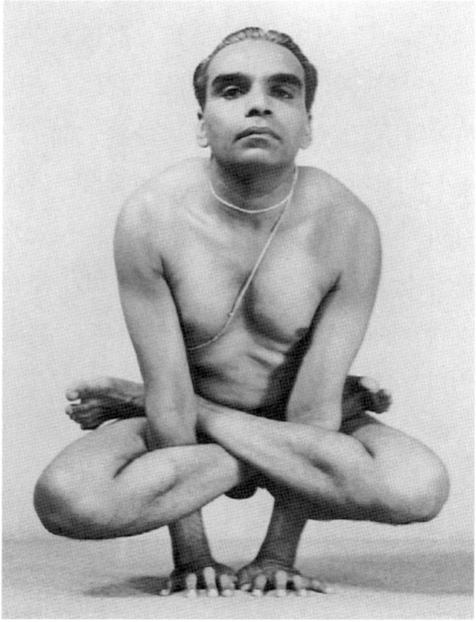

115

2. 무릎 가까이의 장딴지와 넓적다리 사이에 손을 집어넣는다. 손가락부터 시작하여 점차 손에 힘을 가해서 팔꿈치까지 밀어 넣는다.
3. 숨을 내쉬며, 엄지손가락을 서로 붙인 채 몸을 마루에서 올리고, 손바닥으로 균형을 잡는다. 정상적으로 호흡하면서 가능한 한 오래 균형을 유지한다(사진 115).
4. 마루에 내려앉아서 손을 빼고, 다리의 꼬임을 바꾸고, 이 자세를 되풀이한다.

효과

이 자세는 손목과 복부 내벽을 강화시킨다.

53. 가르바 핀다아사나 Garba Piṇḍāsana 7*(사진 116)

가르바 핀다Garba Piṇḍa는 자궁 속에 있는 태아를 뜻한다(Garba = 자궁, Piṇḍa = 태아). 파드마아사나의 변형으로 팔꿈치가 구부러질 때까지 장딴지와 넓적다리 사이의 공간에 손과 팔을 집어넣는다. 팔을 위로 구부리고, 손을 귀 근처까지 가져간다. 이 자세는 자궁 속 태아의 모습을 닮았는데, 차이점은 태아의 머리는 아래로 향하고 다리는 파드마아사나에서처럼 가부좌를 틀지 않고 위로 한 상태이다. 이 자세의 명칭은 고대 현인들이 의학 기구의 한계에도 불구하고, 어머니 자궁 속에서의 태아 성장에 대해 알고 있었다는 것을 보여 준다.

방법

1. 파드마아사나로 앉는다(사진 104).
2. 넓적다리와 장딴지 사이의 공간에 오른손은 오른쪽, 왼손은 왼쪽에 넣는다.

3. 팔꿈치가 쉽게 굽을 때까지 팔을 앞으로 내민다.
4. 숨을 내쉬며, 마루에서 넓적다리를 들어 올리고, 미저골(꼬리뼈)로써 몸의 균형을 잡고 손가락으로 귀를 잡는다(사진 116).

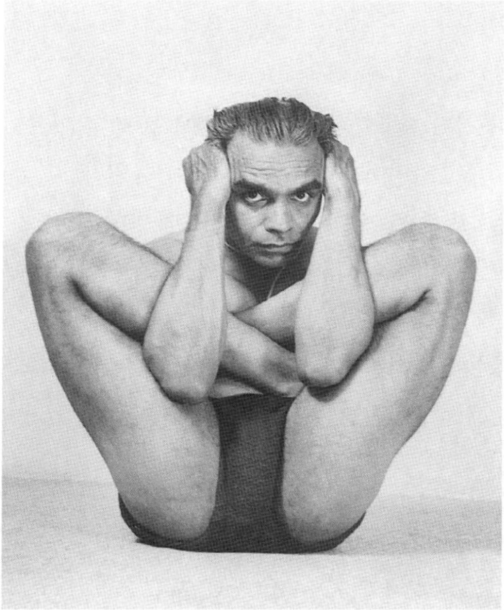

116

5. 정상적으로 호흡하면서, 이 자세를 15~30초 정도 유지한다. 다리를 내리고, 다리 사이에서 팔을 차례로 풀고, 다리를 펴서 휴식을 취한다.
6. 다리의 꼬임을 바꾸고, 이 자세를 되풀이한다.

효과

이 자세에서는 복부 기관이 완전히 수축되고, 혈액은 기관들 주위를 잘 순환시켜 좋은 상태가 되게 한다.

54. 고락사아사나 Gorakṣāsana 10*(사진 117)

고락사Gorakṣa는 소 치는 사람을 뜻한다. 이것은 균형 잡기가 어려운 자세여서 단 몇 초간이라도 균형을 잡게 되면 뿌듯함을 맛볼 것이다.

방법

1. 파드마아사나(사진 104)를 하고 팔을 앞으로 뻗어 마루에 둔다.
2. 손으로 지탱하고, 엉덩이를 마루에서 들어 올린다.
3. 몸통을 수직으로 위로 뻗어서 무릎으로 마루에 선다.
4. 넓적다리를 뻗고 마루에서 하나씩 손을 들어 올림으로써 점차적으로 균형을 잡는다.
5. 균형이 확실하게 잡히면, 가슴의 앞에서 합장한 자세로 손을 모으고 가능한 한 오래 이 자세를 유지한다(사진 117).

117

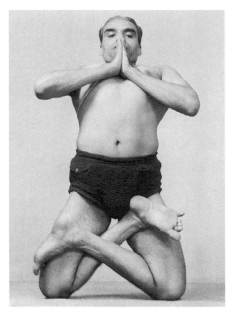

6. 손을 마루에 대고, 앉아서 다리를 푼다.
7. 다리 위치를 바꾸고 같은 시간 동안 이 자세를 되풀이한다.

효과

파드마아사나(사진 104)의 효과에 더해서 균형감을 얻을 수 있다. 미저골(꼬리뼈)은 이 자세를 수행함으로 탄력성을 얻는다.

55. 반다 파드마아사나 Baddha Padmāsana 6*(사진 118)

반다Baddha는 잡힌, 억류된, 의 뜻이다. 이 자세에서 양손을 등 뒤에서 교차하여 엄지발가락을 뒤에서 잡는다. 몸뚱이가 앞에서는 교차된 다리 안쪽에 있고 뒤쪽에서는 교차된 양손 안에 잡혀 있는 것 같기에 이 이름이 붙었다.

방법

1. 파드마아사나(사진 104)로 앉는다.
2. 숨을 내쉬며, 왼팔의 어깻죽지를 뒤로 돌려 손을 오른쪽 엉덩이 쪽으로 가져간다. 왼쪽 엄지발가락을 잡고 자세를 유지하고, 숨을 들이쉰다.
3. 같은 방법으로 숨을 내쉬며, 오른쪽 어깻죽지를 뒤로 돌려 손을 왼쪽 엉덩이 쪽에 가져가서 오른쪽 엄지발가락을 잡는다(앞모습 : 사진 118, 뒷모습 : 사진 119).
4. 만약 발가락을 잡기 힘들면 어깨를 등 쪽으로 쭉 편다. 그러면 어깨뼈가 서로 가까워질 것이다. 숨을 내쉬며 팔을 뒤로 흔드는 연습을 몇 번 하면 엄지발가락 잡는 것이 가능하게 된다.
5. 만약 오른발이 먼저 왼쪽 넓적다리 위에 놓여 있고 왼발이 오른쪽 넓적다리 위에 놓여 있으면, 먼저 왼쪽 발가락을 잡고 그리고 오른쪽 발

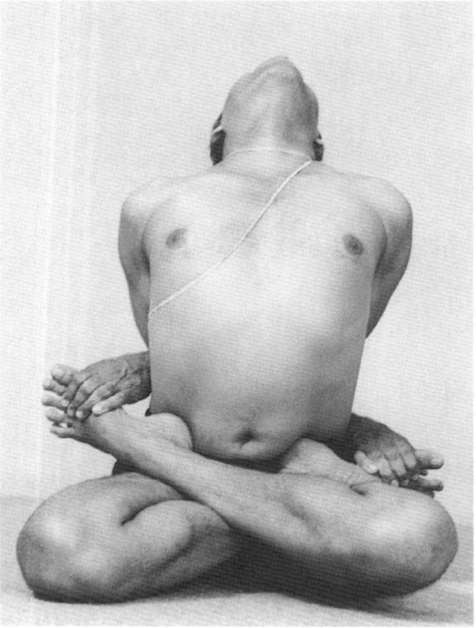

118

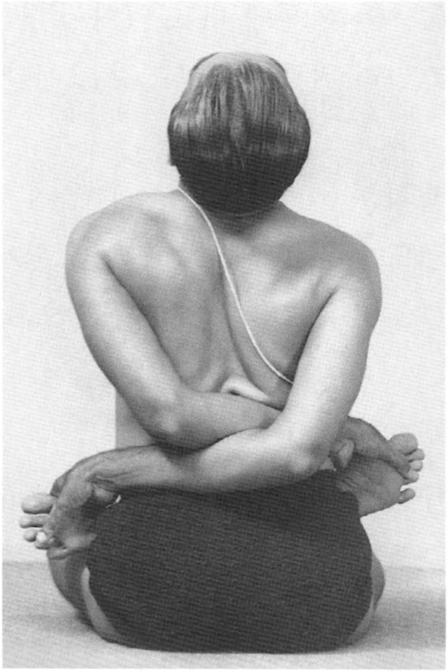

119

가락을 잡는다. 만약 반대로 왼발이 먼저 오른쪽 넓적다리 위에 놓이고 그리고 오른발이 왼쪽 넓적다리 위에 놓여 있으면, 오른쪽 엄지발가락을 먼저 잡고 왼쪽 엄지발가락을 잡는다. 어느 쪽이든지 위에 놓여진 발의 엄지발가락을 먼저 잡는다.

6. 머리를 가능한 한 뒤로 젖힐 수 있는 만큼 젖히고, 깊은 숨을 몇 번 쉰다.
7. 깊게 숨을 들이쉬고 내쉬며, 몸통을 엉덩이에서부터 앞쪽으로 굽히고는 손에서 발가락을 풀지 말고, 마루에 머리를 댄다. 받다 파드마아사나(사진 118)에서 머리를 앞으로 구부리면서 마루에 닿는 자세를 요가 무드라아사나Yoga Mudrāsana라고 부른다.

56. 요가 무드라아사나 Yoga Mudrāsana 6*(사진 120)

이 아사나는 특히 쿤달리니Kuṇḍalinī를 일깨우는 데 유용하다.

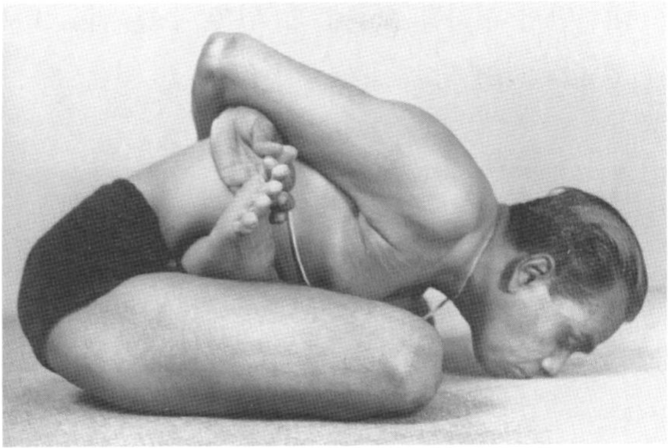

120

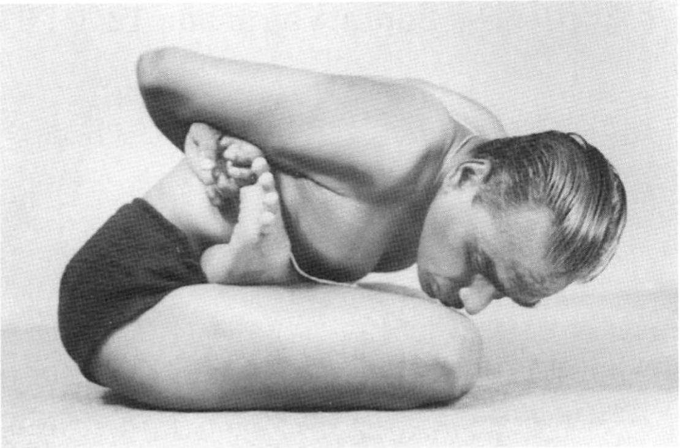

121

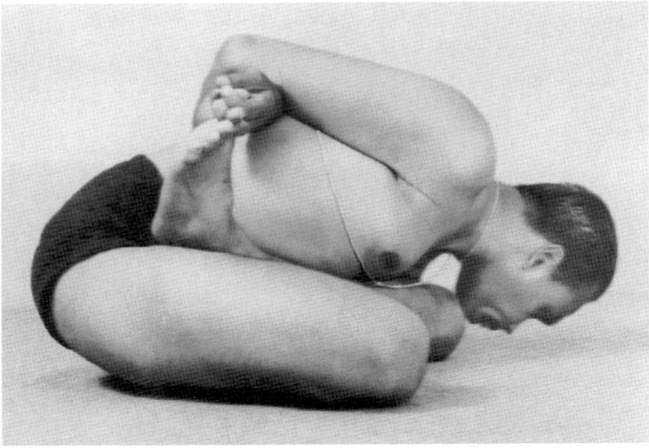

122

8. 또한 숨을 내쉬면서 머리를 오른쪽과 왼쪽 무릎 위로 번갈아 가면서 움직인다(사진 121, 122).

효과

등 뒤에서 손을 꼬는 것은 가슴을 활짝 펴주고, 어깨의 가동성을 늘린다. 요가 무드라아사나(사진 120)는 연동 운동을 강화시키고, 결장에 있는 축적된 찌꺼기를 아래로 밀어내서 변비를 풀어 주고 소화력을 증진시킨다.

57. 숩타 바즈라아사나 Supta Vajrāsana 12*(사진 124)

숩타Supta는 눕다, 바즈라Vajra는 신들의 왕인 인드라Indra의 무기인 번개를 뜻한다. 이것은 어려운 아사나로 많은 훈련이 요구된다.

방법

1. 파드마아사나(사진 104)로 앉는다. 그리고 받다 파드마아사나(사진 118)를 취한다.
2. 숨을 내쉬며, 무릎과 넓적다리를 마루에서 들어 올리고 등을 마루에 댄다(사진 123). 두 번 숨을 쉰다.

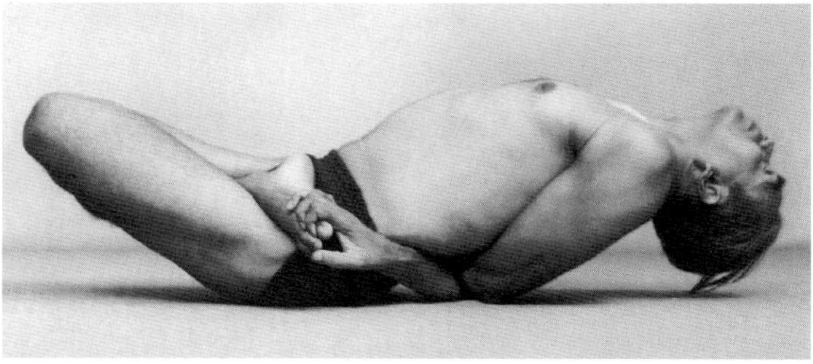

123

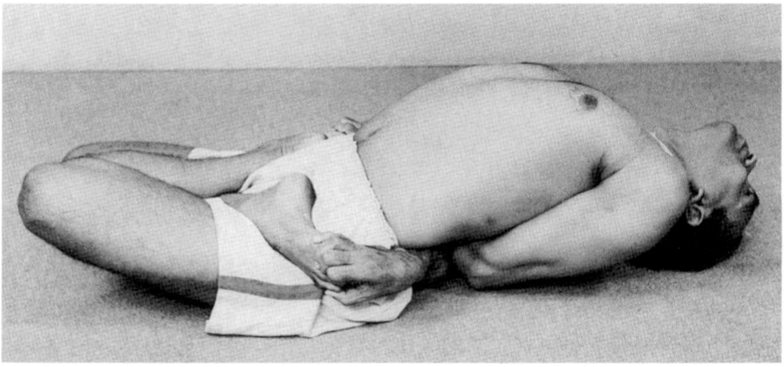

124

3. 목을 뒤로 젖혀 정수리를 마루에 둔다. 그리고 가슴과 몸통을 위로 향해 활처럼 휘게 한다.
4. 발가락을 잡은 손을 풀지 않고서, 숨을 내쉬며 무릎과 넓적다리를 마룻바닥으로 낮춘다(사진 124). 그러면 정수리와 팔꿈치와 등 뒤에서 꼬인 팔과 엉덩이만이 마루에 닿는 유일한 신체의 부분이 된다.
5. 몇 초간 이 자세를 유지한다. 숨을 내쉬며, 발가락 잡은 손을 풀고, 등 뒤에서 꼬인 팔을 풀고, 다시 파드마아사나로 앉는다(사진 104). 그리고 다리를 펴서 휴식을 취한다.
6. 다리 꼬임을 바꾸고, 이 자세를 되풀이한다.

효과

이 자세에서 등 부분이 완전히 신장되므로 가슴도 활짝 펴진다. 목을 뻗음으로 인해 갑상선에 좋다. 또 골반은 탄력이 생긴다. 일단 이 자세를 체득하면, 맏스야아사나(사진 113)는 아이들 놀이처럼 쉽게 될 것이다.

58. 마하 무드라 Mahā Mudrā 5*(사진 125)

마하Mahā는 위대한 또는 고귀한, 무드라Mudrā는 잠금, 닫음, 봉인이라는 뜻이다. 이 앉은 자세에서 몸통의 위와 아래의 틈이 단단히 죄어지고 봉인된다.

방법

1. 마루에 앉아 두 다리를 앞으로 쭉 편다(사진 77).
2. 왼쪽 넓적다리와 왼쪽 장딴지의 바깥쪽이 마룻바닥에 닿도록 왼쪽 무릎을 굽혀 왼쪽 방향으로 튼다.
3. 왼쪽 발뒤꿈치를 회음 가까이의 왼쪽 넓적다리 안쪽으로 밀착시킨다. 왼쪽 엄지발가락은 오른쪽 넓적다리의 안쪽 면에 닿아야 한다. 쭉 뻗은 오른쪽 다리와 구부린 왼쪽 다리 사이의 각도는 반드시 90도가 되어야 한다.
4. 팔은 오른발을 향하여 앞으로 뻗고, 엄지와 집게손가락으로 엄지발가락을 붙잡는다.
5. 턱이 가슴뼈 바로 위의 쇄골 사이에 있는 팬 부분에 닿을 때까지 머리를 몸 쪽으로 낮춘다.
6. 척추를 완전히 뻗쳐, 오른쪽 다리가 오른쪽으로 기울어지지 않게 한다.

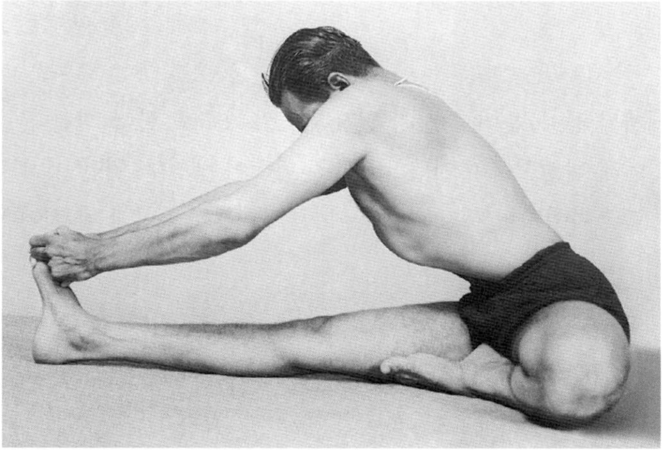
125

7. 완전히 숨을 들이쉬고, 항문에서 횡격막까지의 전체 복부를 팽팽하게 유지한다. 복부를 척추 쪽으로 당기면서 동시에 횡격막 쪽으로 위로 당긴다.
8. 복부의 긴장을 풀고 숨을 내쉰다. 다시 들이쉬고 복부를 단단히 죄면서 호흡을 멈춘다. 1~3분 정도 위에서 설명한 것과 같이 이 자세를 유지한다(사진 125).
9. 복부의 긴장을 풀고, 숨을 내쉬며, 머리를 들고, 손을 풀고, 구부린 다리를 편다.
10. 다리를 바꾸어 왼쪽 다리는 곧게 펴고 오른쪽 다리는 굽혀서 위의 자세를 똑같이 1~3분 정도 행한다.

효과

이 아사나는 복부 기관, 신장, 부신을 좋은 상태가 되게 한다. 자궁 탈출로 고생하는 여성들은 자궁을 원래의 위치로 당겨 주기 때문에 도움이 된다. 비장의 병과 전립선 팽창으로 고생하는 사람들은 이 자세를 오래 유지함으로써 효과를 볼 것이다. 이것은 소화 불량을 다스려 준다. "이 마하무드라는 죽음과 그 밖의 많은 고통을 소멸한다." "먹을 수 없거나 피해야 하는 것은 아무것도 없다(만약 이 아사나를 체득한다면). 어떤 맛의 음식일지라도 심지어 독이 든 음식일지라도 소화가 된다." "마하 무드라를 수행한 사람은 폐결핵, 나병, 치질, 비장 확대, 소화 불량과 다른 고질병을 극복할 수 있을 것이다."(『Haṭha Yoga Pradīpikā』, 3장 14, 16, 17절)

59. 자누 시르사아사나 Jānu Śīrṣāsana 5*(사진 127)

자누Jānu는 무릎, 시르사Śīrṣa는 머리다. 이 자세에서는 앉아서 한쪽 다리는 마룻바닥에 뻗고, 다른 한쪽 다리는 무릎을 굽힌다. 그리고 두 손으로 쭉 뻗친 발을 잡고 머리를 무릎 위에 둔다.

방법

1. 마루에 앉아 두 다리를 앞으로 쭉 편다(사진 77).
2. 왼쪽 넓적다리와 왼쪽 장딴지의 바깥쪽이 마루에 닿도록 왼쪽 무릎을 굽혀서 왼쪽으로 튼다.
3. 왼쪽 발뒤꿈치를 회음 가까이의 왼쪽 넓적다리 안쪽에 밀착시킨다. 왼쪽 엄지발가락은 오른쪽 넓적다리의 안쪽 면에 닿아야 한다. 쭉 뻗은 오른쪽 다리와 굽은 왼쪽 다리 사이의 각도는 둔각이 되어야 한다. 왼쪽 무릎을 왼쪽 넓적다리와 쭉 뻗은 오른쪽 다리가 직각이 되게끔 놓아서는 안 된다. 몸이 구부린 다리로부터 쭉 뻗을 수 있도록 가능한 한 멀리 왼쪽 무릎을 뒤쪽으로 민다.
4. 팔은 오른발을 향하여 앞으로 쭉 뻗어 양손으로 발을 잡는다. 먼저 오른발의 발가락을 잡고, 점차 발바닥과 발뒤꿈치를 잡는다. 최종적으로, 팔을 쭉 늘여 뻗친 발 너머에서 한 손으로 다른 손의 손목을 잡는다(사진 126).

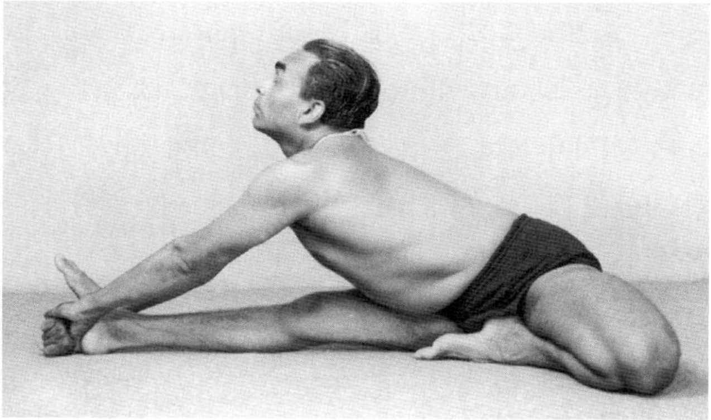

126

5. 무릎을 팽팽히 죄면서 오른쪽 다리 전체를 뻗는다. 오른쪽 무릎의 뒤쪽이 마루에 닿았는가 살핀다.
6. 숨을 내쉬며, 팔꿈치를 굽혀 넓히면서 몸통을 앞으로 움직여서, 먼저

이마를, 그리고 코, 입술, 최종적으로 턱을 오른쪽 무릎 너머에 둔다(사진 127). 그리고 나서 오른쪽 무릎 좌우로 턱을 댄다(사진 128, 129). 처음에는 오른발이 오른쪽으로 기울어지게 될 것이다. 다리가 기울지 않도록 한다.

7. 등을 완전히 뻗어서, 몸통을 앞쪽으로 당기고 가슴을 오른쪽 넓적다리

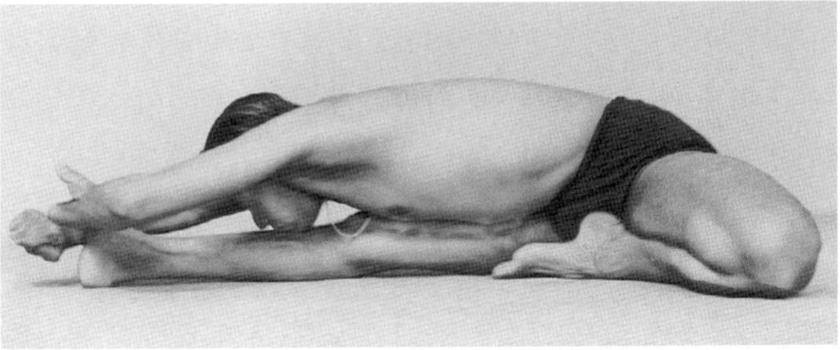

127

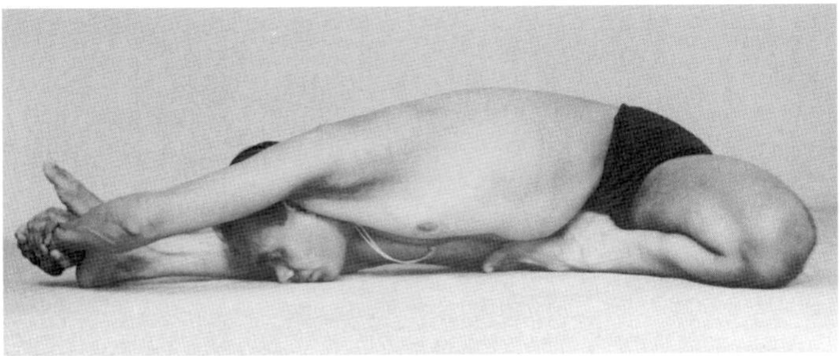

128

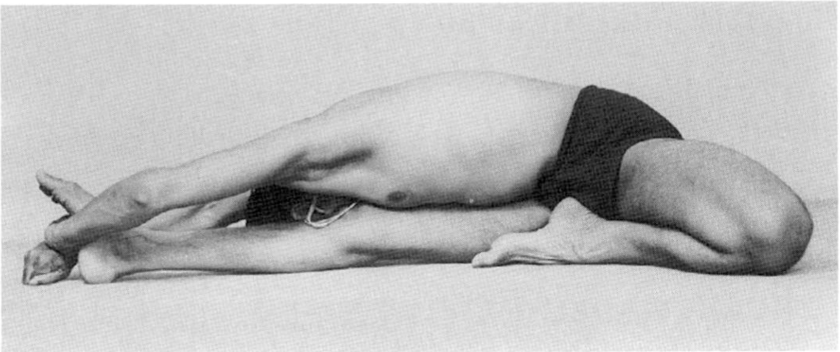

129

에 닿도록 한다.

8. 이 자세를 깊은 숨을 쉬면서 30초~1분간 유지한다. 다른 한 방법은 숨을 내쉰 후에 호흡을 멈추고 이 동작을 할 수도 있다.
9. 숨을 들이쉬며, 머리와 몸통을 들어 올리고, 팔을 똑바르게 뻗고, 척추를 완전히 신장시켜 오목하게 만들면서 몇 초간 위를 응시한다(사진 126).
10. 오른발을 잡은 손을 풀고, 왼쪽 다리를 펴서 1번 자세로 돌아간다.
11. 왼쪽 다리를 쭉 뻗고, 오른쪽 다리의 무릎을 굽혀 이 자세를 되풀이 한다. 양쪽으로 같은 시간 동안 이 자세를 유지한다.

효과

이 아사나는 간장과 비장을 좋은 상태가 되게 하여 소화를 돕는다. 또한 신장을 좋게 해 주며 활성화시키는데, 그 효과는 위에 설명한 아사나를 수행하는 동안 느낄 수 있다. 전립선 팽창으로 고생하는 사람은 이 자세를 오래 지속함으로써 좋은 효과를 볼 것이다. 그런 사람들은 사르반가 아사나(사진 223)와 함께 이 아사나를 수행하여야 한다. 이 자세는 또한 만성 냉증에도 효과가 있다.

60. 파리브르타 자누 시르사아사나
Parivṛtta Jānu Śīrṣāsana 9*(사진 132)

파리브르타Parivṛtta는 도는 것, 회전하는 것, 자누Jānu는 무릎, 시르사Śīrṣa는 머리를 뜻한다. 자누 시르사아사나의 변형으로 한 다리는 마룻바닥에 쭉 뻗고, 다른 다리는 무릎에서 굽혀 주고, 몸통은 비틀어 돌리고 쭉 뻗은 발을 양손으로 잡고 머리의 뒷부분은 척추를 뒤로 젖힘으로써 쭉 뻗은 다리의 무릎 위에 놓이게 한다.

방법

1. 마루에 앉아 두 다리를 앞으로 쭉 편다(사진 77).
2. 왼쪽 무릎을 굽히고 왼쪽 넓적다리와 왼쪽 장딴지의 바깥쪽을 마루에 대고 왼발을 왼쪽으로 튼다.
3. 왼쪽 발뒤꿈치를 회음 가까이의 왼쪽 넓적다리 안쪽에 댄다. 왼쪽 엄지발가락은 오른쪽 넓적다리의 안쪽 면에 닿아야 한다. 두 다리 사이의 각도는 둔각이 되어야 한다. 왼쪽 무릎을 가능한 한 멀리 뒤쪽으로 쭉 뻗는다.
4. 몸통을 왼쪽으로 튼다.
5. 오른팔을 쭉 뻗은 오른쪽 다리 쪽으로 뻗친다. 오른쪽 팔뚝과 손목을 틀어서 오른쪽 엄지손가락은 마루를, 오른쪽 새끼손가락은 위를 향하게 한다. 그리고 오른손으로 오른발의 안쪽 면을 잡는다(사진 130).

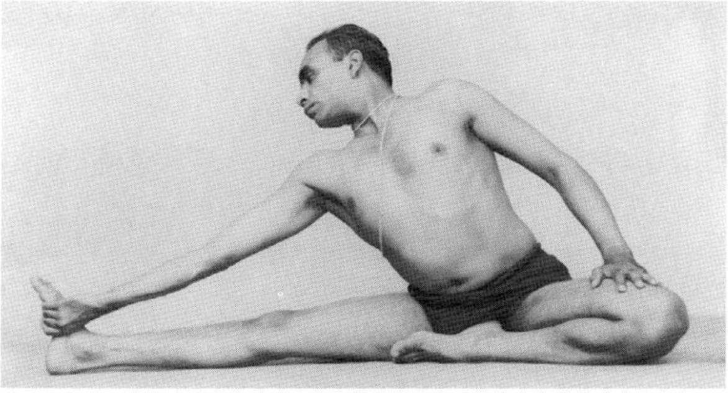

130

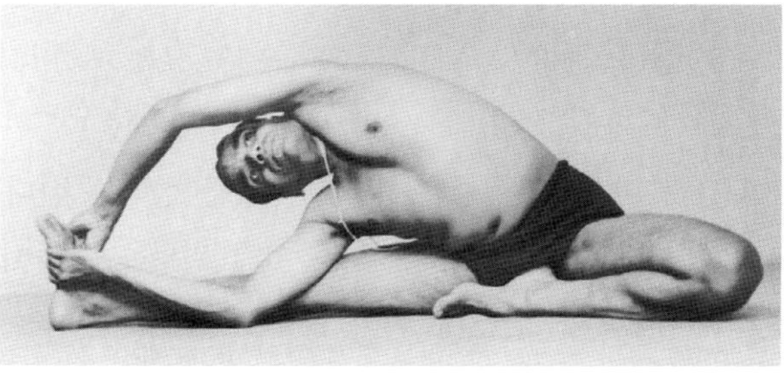

131

6. 몸통을 뒤로 젖히고, 손목을 위로 하여 왼쪽 팔을 머리 위로 뻗는다. 왼손으로 쭉 뻗은 오른발의 바깥쪽을 잡는다. 여기서 역시 왼쪽 엄지손가락은 마루를, 새끼손가락은 위를 향하게 한다(사진 131).
7. 팔꿈치를 구부려 넓힌다. 숨을 내쉬며, 몸통을 위로 틀고, 팔 사이로 머리를 이동시키고 머리의 뒷부분은 오른쪽 무릎 위에 놓는다. 오른쪽 무릎의 안쪽이 오른쪽 어깨의 뒷부분에 닿도록 해서 오른쪽 갈비뼈의 뒤가 오른쪽 무릎에 놓이게 한다. 굽힌 왼쪽 무릎을 더 멀리 뻗어서 갈비뼈의 왼쪽이 펴지도록 한다(사진 132).

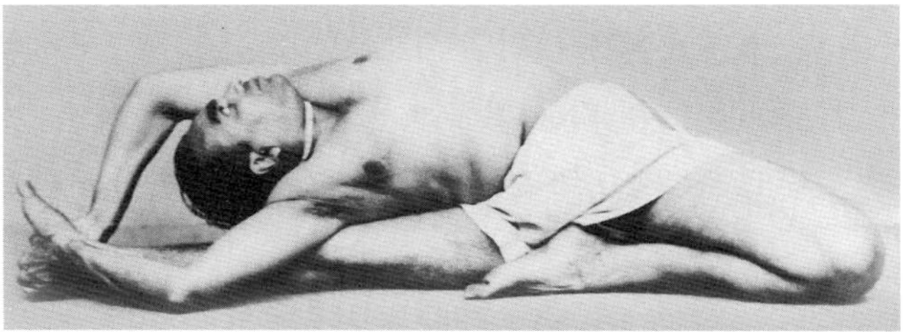

132

8. 20초 정도 이 자세를 유지한다. 복부 수축으로 호흡은 짧고 빨라질 것이다.
9. 숨을 들이쉬며, 손을 풀고, 몸통을 움직여 원래 자세로 돌아가서 얼굴이 쭉 뻗은 오른쪽 다리를 보게 하고, 머리를 들고 왼쪽 다리를 펴서 1번 자세로 돌아간다.
10. 다른 쪽에서 이 자세를 되풀이한다. 여기서, 오른쪽 무릎을 굽히고 왼쪽 다리를 편다. 굽힌 오른쪽 무릎을 볼 수 있을 때까지 몸통을 오른쪽으로 튼다. 그리고 왼팔을 왼발 쪽으로 쭉 뻗는다. 왼쪽 팔뚝과 왼쪽 손목을 틀어 왼쪽 엄지손가락이 마루를 향하게 한다. 왼손으로 왼발의 안쪽 면을 잡고, 오른쪽 팔을 머리 위로 가져가서 발뒤꿈치 근처의 왼발 바깥쪽을 잡는다. 머리의 뒷부분을 왼쪽 무릎에 두고 왼쪽 무릎의 안쪽에 왼쪽 어깨의 뒷면을 닿게 한다. 왼쪽 갈비뼈의 뒷

부분을 왼쪽 무릎에 댄다. 오른쪽 갈비뼈는 쭉 뻗는다. 같은 시간 동안 이 자세를 유지한다.

효과

자누 시르사아사나(사진 127)에서 설명된 효과 외에 이 자세는 척추로의 혈액 순환을 자극시키고 등의 통증을 덜어 준다. 자누 시르사아사나에서 복부 기관은 수축되었지만 여기서는 복부 기관은 양쪽으로 뻗게 된다. 이것은 활기를 상당히 돋우는 자세이다.

61. 아르다 반다 파드마 파스치모타나아사나

Ardha Baddha Padma Paschimottānāsana 8*(사진 135)

아르다Ardha는 절반, 받다Baddha는 잡힌, 억제된, 파드마Padma는 연꽃을 뜻한다. 파스치모타나아사나(사진 160)는 등 전체가 강하게 뻗쳐지는 자세이다.

방법

1. 마루에 앉아 다리를 앞으로 쭉 편다(사진 77).
2. 왼쪽 다리의 무릎을 굽히고, 왼발을 오른쪽 넓적다리 위에 놓는다. 왼쪽 발뒤꿈치는 배꼽을 누르고, 발가락은 뻗쳐져서 끝을 뾰족하게 해야 한다. 이것이 반연꽃(반가부좌) 자세이다.
3. 왼팔을 등 뒤로 돌려서 숨을 내쉬며 왼쪽 엄지발가락을 잡는다. 만약 발가락이 쉽게 잡히지 않으면 왼쪽 어깨를 뒤로 더 돌린다.
4. 왼쪽 엄지발가락을 잡은 후에 굽힌 왼쪽 무릎을 쭉 뻗은 오른쪽 다리에 더 가깝게 가져간다. 오른쪽 팔을 앞쪽으로 뻗어, 손바닥을 발바닥에 대고 오른손으로 오른발을 잡는다(사진 133, 134).

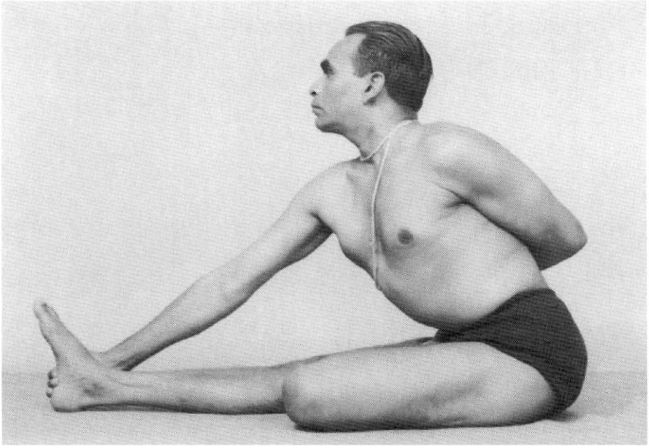

133

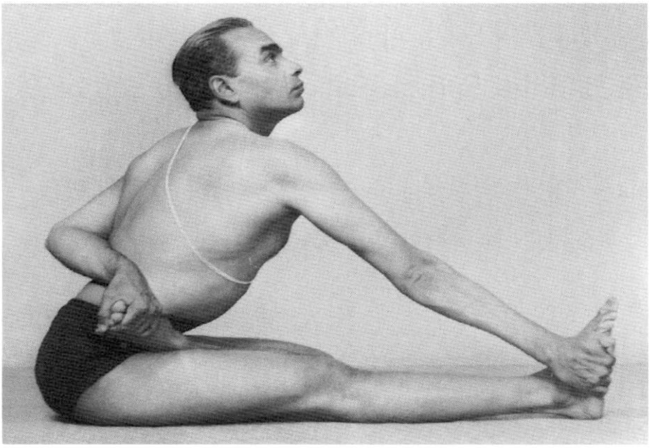

134

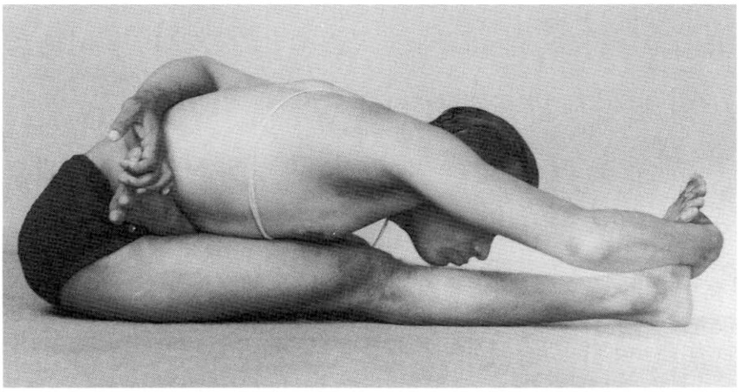

135

5. 숨을 들이쉬며, 등을 뻗고, 왼쪽 엄지발가락 잡은 것을 풀지 않은 채 몇 초간 위를 응시한다.
6. 숨을 내쉬며, 오른쪽 팔꿈치를 밖으로 굽혀서 몸통을 앞으로 움직인다. 이마, 코, 입술, 최종적으로 턱을 오른쪽 무릎 위에 댄다(사진 135).
7. 처음에는 쭉 뻗은 다리의 무릎이 마루에서 떨어질 것이다. 넓적다리 근육을 팽팽하게 하고 쭉 뻗은 오른쪽 다리의 뒷면을 마루에 완전히 붙인다.
8. 고르게 호흡하면서 30~60초 동안 이 자세를 유지한다.
9. 숨을 들이쉬며, 머리와 몸통을 들어 올리고, 손을 풀고 왼쪽 다리를 펴서 1번 자세로 돌아간다.

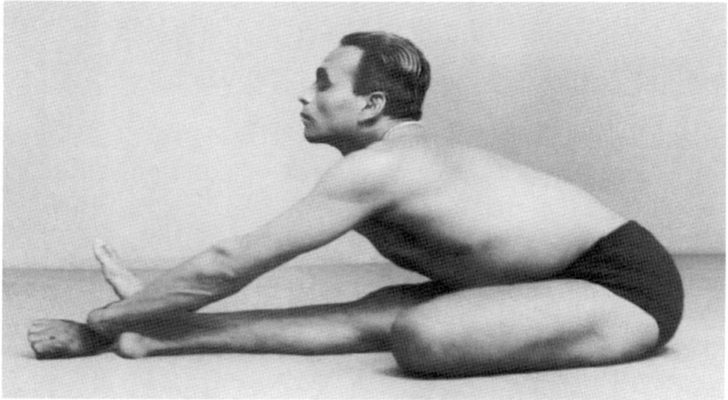
136

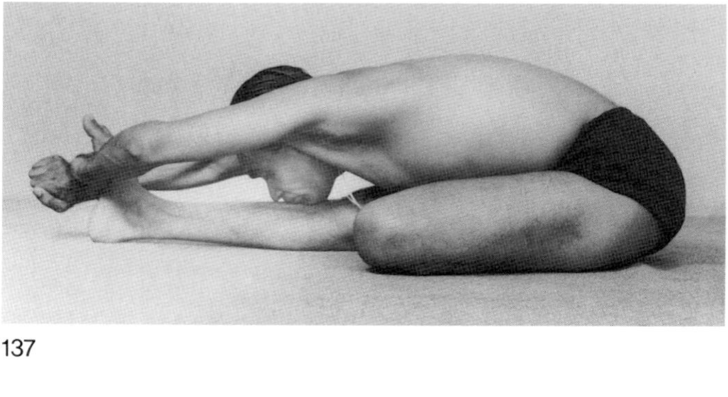
137

10. 왼쪽 다리를 마룻바닥에 뻗고, 오른쪽 무릎을 굽히고, 오른발을 왼쪽 넓적다리 위에 두고 다른 쪽에서도 이 자세를 되풀이한다. 양쪽 다 같은 시간 동안 머무른다.
11. 만약 손을 등 뒤로 돌려 손으로 발가락을 잡을 수 없으면, 양손으로 쭉 뻗은 다리를 잡고 위의 방법대로 한다(사진 136, 137).

효과

반연꽃 자세이기 때문에 무릎은 완전한 연꽃(결가부좌) 자세를 할 수 있을 정도로 무릎이 유연해진다. 턱을 쭉 뻗은 다리의 무릎에 두는 동안 굽힌 무릎은 뻗은 다리에 가깝게 한다. 이것은 배꼽과 복부 기관에 좋은 당김을 준다. 혈액은 배꼽과 생식 기관 주위로 잘 흐르게 한다. 배꼽은 신경계의 중심이라고 여겨지며, 인체의 신경 조직에 있는 정화하는 조절 장치의 하나인 스바디스타나 차크라Svādhiṣṭhāna Chakra가 여기에 있다. 이 차크라는 하복부 신경총에 해당한다. 이 자세는 어깨가 굽고 처진 사람에게 권한다.

62. 트리앙가 무카이카파다 파스치모타나아사나
Triaṅgā Mukhaikapda Paschimottānāsana 5*(사진 139)

트리앙가Triaṅga는 사지의 세 개 부분 또는 그것의 부분을 뜻한다. 이 자세에서 세 개의 부분이란 발과 무릎과 엉덩이이다. 무카이카파다 Mukhaikapāda(세 단어의 합성어, mukha=얼굴, eka=하나, pāda=다리나 발)는 쭉 뻗은 한쪽 다리에 닿는 얼굴(또는 입)에 상응한다. 파스치모타나아사나(사진 160)에서 전체 몸의 뒤는 강하게 뻗쳐진다.

방법

1. 마루에 앉아 다리를 앞으로 쭉 편다(사진 77).

2. 오른쪽 다리의 무릎을 굽혀 오른발을 뒤로 옮긴다. 오른발을 오른쪽 엉덩이 관절 옆에 두고, 발가락을 뒤로 향하게 하여 마루에 놓는다. 오른쪽 장딴지의 안쪽 면은 오른쪽 넓적다리의 바깥면과 접촉할 것이다.
3. 몸무게를 굽힌 무릎 위에 두고 이 자세에서 균형을 잡는다. 처음에 몸은 뻗친 다리 쪽으로 기울고, 뻗친 다리의 발도 밖으로 기운다. 발과 발가락을 뻗치고 앞으로 향한 채 이 자세에서 균형잡는 것을 익힌다.
4. 이제 발바닥의 측면이 잡히도록 양 손바닥으로 왼발을 잡는다. 그렇게 할 수 있다면, 몸통을 앞으로 쭉 뻗고 뻗친 왼발 둘레에 손목을 건다(사진 138). 두 번 깊게 숨을 쉰다. 이런 방법으로 손목을 걸기까지 보통 몇 달이 걸린다. 그러므로 처음 몇 번 시도한 후에 안 된다고 실망할 일은 아니다.

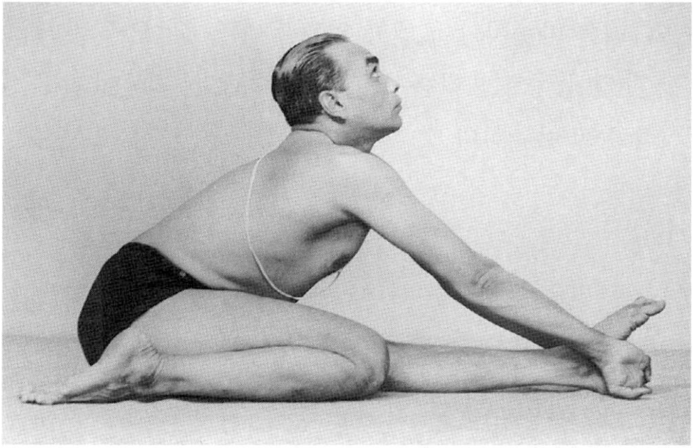

138

5. 무릎을 붙이고, 숨을 내쉬며 앞으로 굽힌다. 먼저 이마를, 그리고 코, 입술, 최종적으로 턱을 왼쪽 무릎에 댄다(사진 139). 이 자세를 하기 위해서, 팔꿈치를 넓히고 숨을 내쉬며 몸통을 앞으로 민다.
6. 왼쪽 팔꿈치를 마루에 닿지 않게 한다. 처음에는 균형을 잃고 몸이 쭉 뻗은 다리 쪽으로 기울 것이다. 그러므로 몸통은 굽힌 다리 쪽으로 약

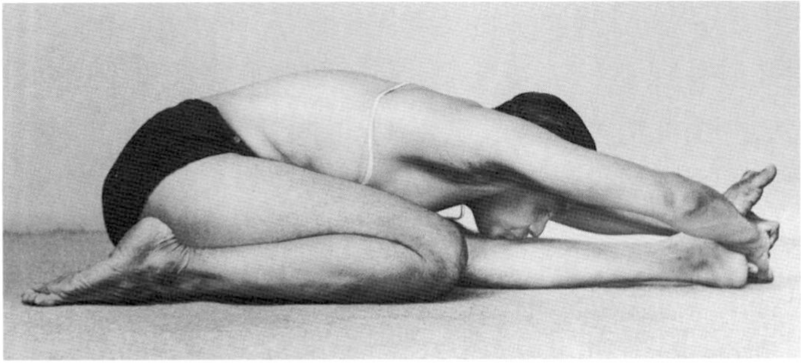

139

간 돌리고 몸무게는 굽힌 무릎에 실어야 한다.

7. 고르게 호흡하면서, 30초~1분 정도 이 자세를 유지한다.
8. 숨을 들이쉬며, 머리와 몸통을 들어 올리고, 손을 풀고, 오른쪽 다리를 곧게 펴서 1번 자세로 돌아간다.
9. 오른쪽 다리를 마룻바닥에 뻗고 왼쪽 무릎을 굽히고, 왼발을 왼쪽 엉덩이 관절 옆에 두고는 다른 쪽에서 이 자세를 되풀이한다. 양쪽에서 같은 시간 동안 유지한다.

효과

이 아사나는 평발로 고생하는 사람들에게 권한다. 이것은 발목과 무릎이 삔 것을 치료해 주고, 다리가 부은 경우 다리의 부기가 줄어든다. 자누 시르사아사나(사진 127)와 아르다 받다 파스치모타나아사나(사진 135)와 함께 이 아사나는 복부 기관을 좋은 상태로 하여 그 기능을 활성화시킨다. 우리는 지나친 탐닉이나 사회적 예절에 순응시킴으로 우리의 복부 조직을 혹사한다. 복부 기관은 대다수의 병의 원인이 되며, 고대 현인들은 복부 기관의 건강이 장수, 행복, 마음의 평화의 근본임을 강조했다. 앞으로 구부리는 아사나들은 복부 기관을 건강하게 하고 정상적인 상태가 되게 해준다. 근육의 모양을 유지하는 것 외에 기관들도 잘 작용하도록 한다.

63. 크라운차아사나 Krounchāsana 10*(사진 141, 142)

크라운차Krouncha는 왜가리라는 뜻이다. 또한 히말라야의 손자라고 일컬어지고, 전쟁의 신, 카르티케야와 비슈누의 여섯 번째 화신인 파라수라마에 의해 관통된 산의 이름이기도 하다. 이 앉은 자세에서 한 다리는 무릎을 굽혀 그 발을 엉덩이 관절 옆에 두고, 다른 다리는 발을 손으로 잡은 채 수직으로 들어 올린다. 턱은 수직으로 뻗은 다리의 무릎 위에 놓는다. 올려진 다리는 왜가리의 뻗은 목과 머리를 닮고 또 절벽과 비슷하게 생겼기에 이런 이름이 붙었다.

방법

1. 마루에 앉아 다리를 앞으로 쭉 편다(사진 77).
2. 오른쪽 다리의 무릎을 굽히고, 오른발을 뒤로 옮긴다. 오른발을 엉덩이 관절 옆에 두되 발가락은 뒤로 향하게 하고 마루에 닿게 한다. 오른쪽 장딴지 안쪽 면이 오른쪽 대퇴부 바깥쪽에 닿을 것이다. 무릎을 서로 붙인다.
3. 숨을 내쉬며, 왼쪽 무릎을 굽히고, 양손으로 왼발을 잡고, 왼쪽 다리를 수직으로 들어 올린다(사진 140).
4. 왼쪽 다리를 완전히 뻗고, 등을 똑바로 세운다. 이 자세에서 몇 번 호흡한 후에 숨을 내쉬며, 머리와 몸통을 앞으로 움직이며 동시에 왼발을 더 가까이 가져와 턱을 왼쪽 다리의 무릎에 둔다(사진 141, 142).
5. 깊은 호흡을 하면서 20~30초 동안 이 자세를 유지한다. 턱을 올려진 다리의 무릎에 대는 동안 굽힌 무릎이 마루에서 들리지 않게 한다.
6. 숨을 들이쉬며, 머리와 몸통을 뒤로 움직이고(사진 140), 왼쪽 다리를 내리고, 손을 풀고, 오른쪽 다리를 앞으로 뻗고 1번 자세로 돌아간다.
7. 다리의 위치를 바꿔서, 왼쪽 무릎을 굽히고, 왼발을 왼쪽 엉덩이 관절 옆에 두고 오른쪽 다리를 올린다. 또한 이쪽에서도 같은 시간 동안 유지한다.

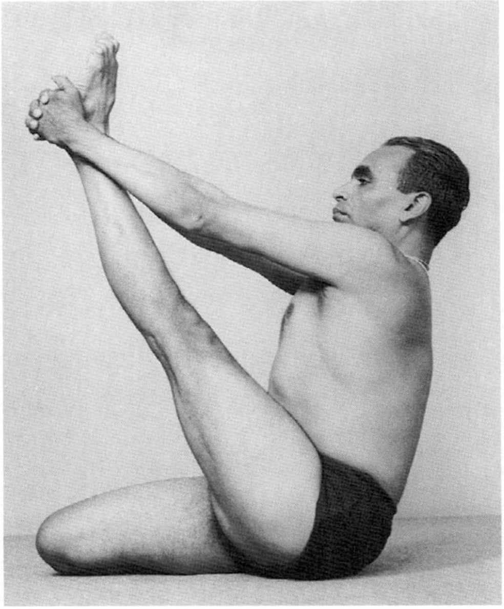

140

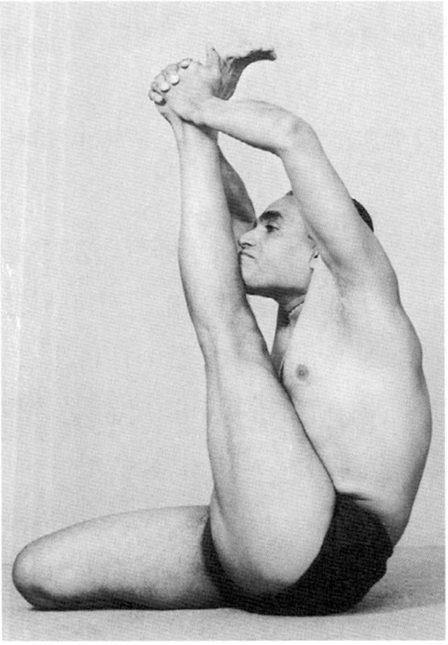

141

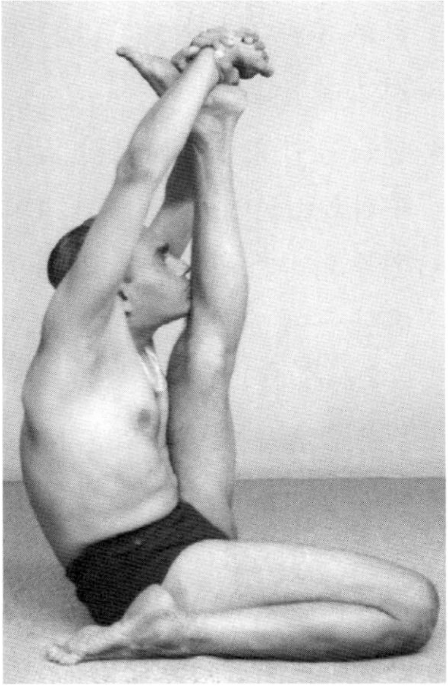

142

효과

이 자세는 트리앙가 무카이카파다 파스치모타나아사나(사진 139)의 연속으로 행해질 수 있다. 파스치모타나아사나(사진 160)보다 하기가 더 어렵기에 효과 또한 더 크다. 다리를 완전히 신장시키고 다리 근육을 단련시킨다. 또한 복부 기관에 활력을 준다.

64. 마리챠아사나 I Marīchyāsana I 5*(사진 144)

이 아사나는 창조자 브라마의 아들인 현인 마리치Marīchi에게 바쳐진다. 마리치는 수리아(Sūrya, 태양신)의 할아버지이다.

방법

1. 마루에 앉아 다리를 앞으로 쭉 편다(사진 77).
2. 왼쪽 무릎을 굽히고, 왼발의 발바닥과 발뒤꿈치를 마루에 평평하게 편다. 왼쪽 다리의 정강이뼈는 마루와 수직을 이루고 장딴지와 넓적다리는 서로 닿도록 한다. 왼쪽 발뒤꿈치는 회음부 가까이 둔다. 왼발의 안쪽 면은 뻗친 오른쪽 넓적다리의 안쪽에 닿아야 한다.
3. 왼쪽 겨드랑이가 수직의 왼쪽 정강이에 닿을 때까지 왼쪽 어깨를 앞으로 뻗는다. 왼쪽 정강이와 넓적다리 주위로 왼팔을 돌리고, 왼쪽 팔꿈치를 굽히고, 왼쪽 팔뚝을 허리쯤의 등 뒤로 보낸다. 오른손을 등 뒤로 돌려서 왼손이 오른쪽 팔목을 잡거나, 오른손으로 왼쪽 팔목을 잡는다. 그것이 불가능하면 손바닥이나 손가락을 잡는다(사진 143).
4. 이제 뻗친 오른쪽 다리를 똑바로 한 채, 척추를 왼쪽으로 튼다. 뻗친 오른쪽 엄지발가락을 응시하면서, 이 자세를 유지하고, 몇 번 깊은 숨을 쉰다.
5. 숨을 내쉬며, 앞으로 굽힌다. 이마, 코, 입술, 최종적으로 턱을 오른쪽

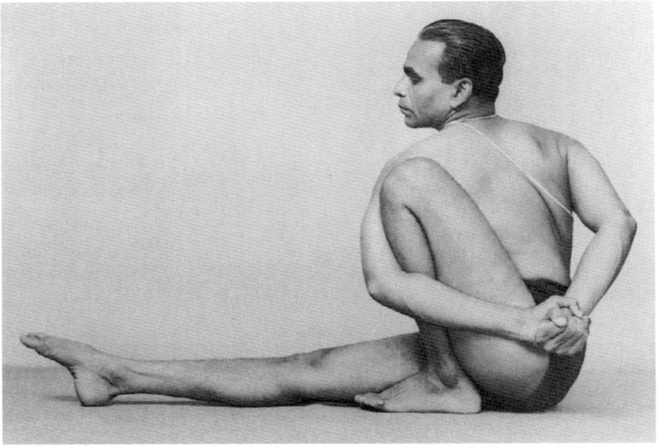

143

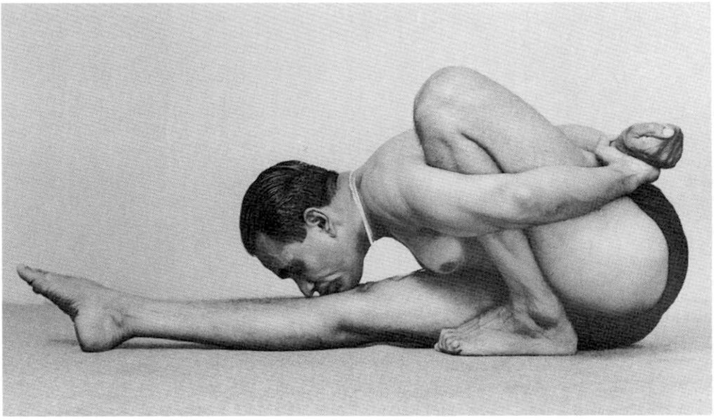

144

무릎에 갖다 댄다(사진 144). 이 자세로 있는 동안 양 어깨를 마루와 평행이 되게 하고, 정상 호흡을 한다. 30초 정도 이 자세를 유지하는데, 쭉 뻗은 다리의 뒷면 전체가 마루에 닿는지를 살핀다.

6. 숨을 들이쉬며, 오른쪽 무릎에서 머리를 들고(사진 143), 손을 풀고, 왼쪽 다리를 펴고, 1번 자세로 간다.
7. 다리의 위치를 바꾸어 다른 쪽에서 같은 시간 동안 이 자세를 되풀이 한다.

효과

이 아사나를 수행함으로 손가락 힘이 세어진다. 이 앞의 아사나들, 즉 자누 시르사아사나(사진 127)와 아르다 받다 파드마 파스치모타나아사나(사진 135), 트리앙가 무카이카파다 파스치모타나아사나(사진 139)에서는 손으로 다리를 잡음으로 복부 기관들이 수축되었다. 이 자세에서는 손은 다리를 잡지 않는다. 앞으로 굽히고, 턱을 쭉 뻗은 다리의 무릎에 놓음으로써 복부 기관은 강하게 수축된다. 이것은 복부 기관 주변의 혈액 순환을 더 좋게 하여, 그것들을 건강하게 유지시킨다. 처음에는 등 뒤에서 양손을 잡은 후에 몸통을 앞으로 굽히는 것이 매우 어렵지만, 계속하면 체득된다. 또한 이 자세에 의해서 흉추가 단련된다.

주 | 네 가지 자세, 즉 자누 시르사아사나, 아르다 받다 파드마 파스치모타나아사나, 트리앙가 무카이카파다 파스치모타나아사나, 마리챠아사나 I은 올바른 파스치모타나아사나(사진 161)를 위한 선행 자세이다. 파스치모타나아사나에서 발을 잘 잡는 것을 몇 번 시도함에도 불구하고, 이는 많은 사람들에게 어려움을 준다. 이 네 가지 아사나는 등과 다리에 충분한 탄력성을 주어 뒤에 설명된 파스치모타나아사나(사진 161)를 올바르게 할 수 있게 한다. 일단 이것이 쉽게 되면, 이 네 가지 아사나는 매일 할 필요는 없고, 일주일에 한두 번만 해도 된다.

65. 마리챠아사나 II Marichyāsana II 6*(사진 146, 147)

방법

1. 마루에 앉아 다리를 앞으로 쭉 편다(사진 77).
2. 왼쪽 다리의 무릎을 굽혀 왼발을 오른쪽 넓적다리의 안쪽 깊숙한 곳에 둔다. 왼쪽 발뒤꿈치는 배꼽을 누르고 발가락은 뾰족하게 쭉 뻗는

다. 왼쪽 다리는 이제 반가부좌 자세이다.

3. 오른쪽 무릎을 굽힌다. 오른발의 발바닥과 발뒤꿈치를 마루에 평평하게 편다. 오른쪽 다리의 정강이를 수직이 되게 하여 오른쪽 넓적다리와 오른쪽 장딴지가 서로 닿게 되고, 오른쪽 발뒤꿈치는 회음에 닿도록 한다.
4. 몸통을 앞으로 약간 굽혀, 오른쪽 겨드랑이가 수직인 오른쪽 정강이와 닿도록 오른쪽 어깨를 앞으로 뻗는다. 숨을 내쉬며, 오른쪽 팔로 오른쪽 정강이와 넓적다리를 감싸고, 오른쪽 팔꿈치를 굽혀 오른쪽 팔뚝을 허리 부분의 등 뒤로 돌린다. 그리고 왼손을 등 뒤로 돌려서 왼손으로 오른쪽 손목을 잡는다(사진 145).

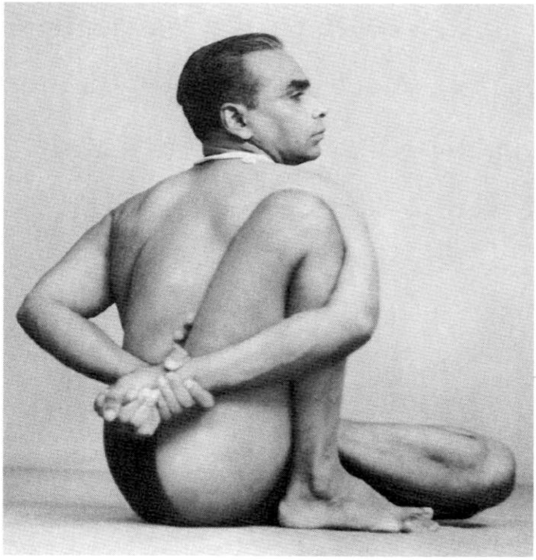

145

5. 척추를 위로 뻗고, 깊게 숨을 쉬면서 몇 초간 이 자세를 유지한다.
6. 숨을 내쉬며, 몸통과 머리를 앞으로 움직여 머리를 굽힌 왼쪽 무릎에 둔다. 그리고 목을 쭉 뻗어 턱을 왼쪽 무릎에 둔다(사진 146, 147). 몸통을 올리는 동안 들이마시고, 내리는 동안 내쉬면서 이 동작을 3~4차례 되풀이한다.

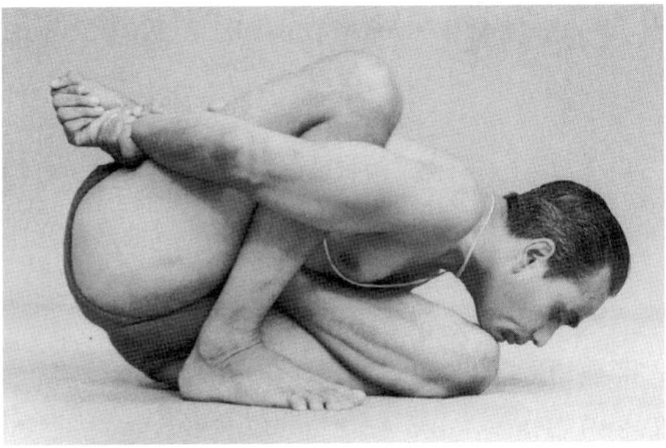

146

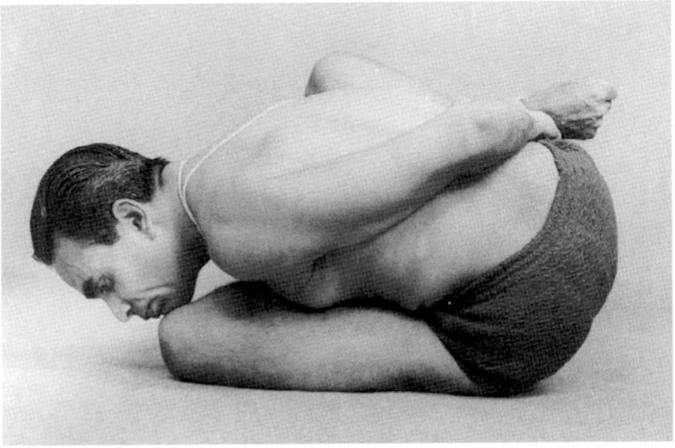

147

7. 숨을 들이쉬며, 머리와 몸통을 들어 올리고, 손을 풀고 다리를 곧게 펴고, 다시 반대쪽도 같은 시간 동안 되풀이한다.

효과

이 자세는 마리챠아사나 I(사진 144)의 더 강한 형태이기 때문에 효과 또한 더 크다. 배꼽을 누른 발뒤꿈치가 추가적인 압력을 가해 줌으로써 복부 기관들이 더 좋은 상태가 되고, 강하게 되어 소화력이 증강된다.

66. 우파비스타 코나아사나 Upaviṣṭha Koṇāsana 9*
(사진 151)

우파비스타Upaviṣṭha는 앉는다, 코나Koṇa는 각도를 뜻한다.

방법

1. 마루에 앉아 다리를 앞으로 쭉 편다(사진 77).
2. 다리를 하나씩 옆으로 벌려, 두 다리 사이의 간격을 넓힐 수 있는 만큼 넓힌다. 두 다리를 쭉 뻗고, 다리의 뒷면 전체가 마루에 닿았는지를 살핀다.
3. 양손의 엄지손가락과 둘째와 가운뎃손가락으로 엄지발가락을 각각 잡는다.
4. 척추를 곧게 세운 상태를 유지하면서 갈비뼈를 완전히 신장伸長시킨다. 횡격막을 위로 당기고 깊은 호흡을 하면서 몇 초간 이 자세를 유지한다(사진 148).

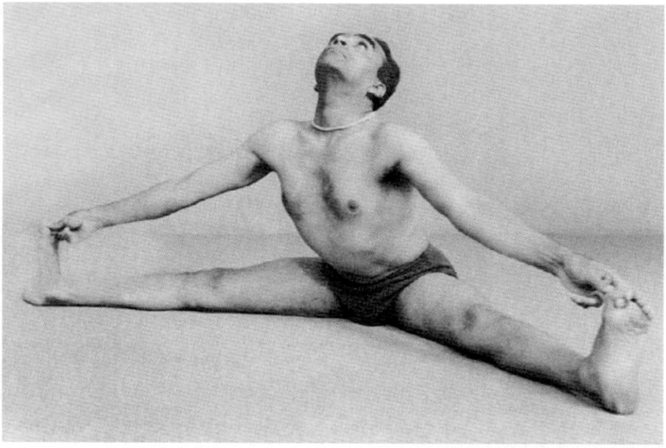

148

5. 숨을 내쉬며, 몸통을 앞으로 굽혀 머리를 마루에 댄다(사진 149). 그리고 목을 쭉 뻗어 턱을 마루에 놓는다(사진 150).

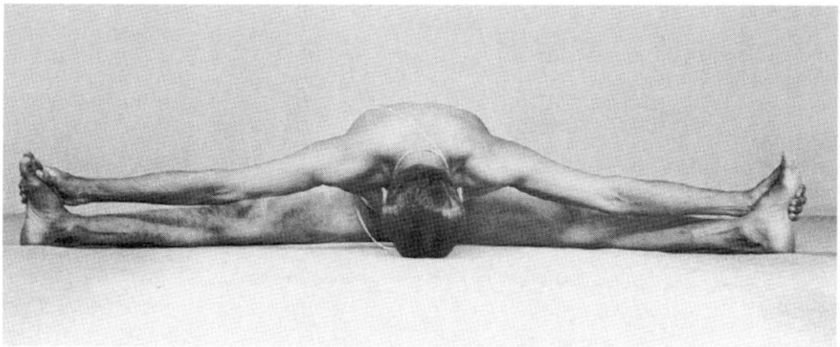

149

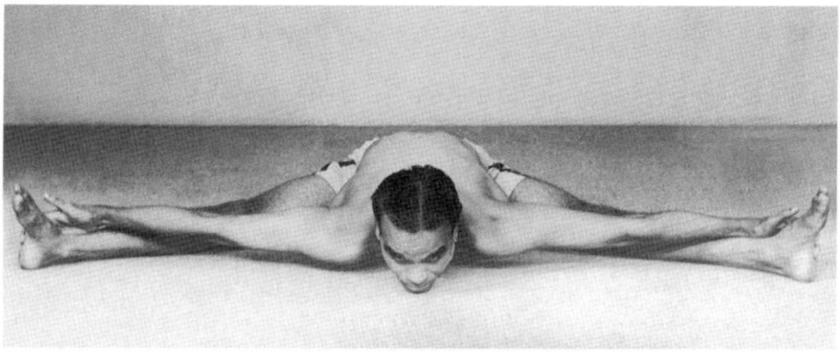

150

6. 손으로 발을 잡고 가슴이 마루에 닿도록 한다(사진 151). 정상적인 호흡을 하면서 30~60초 정도 이 자세를 유지한다.

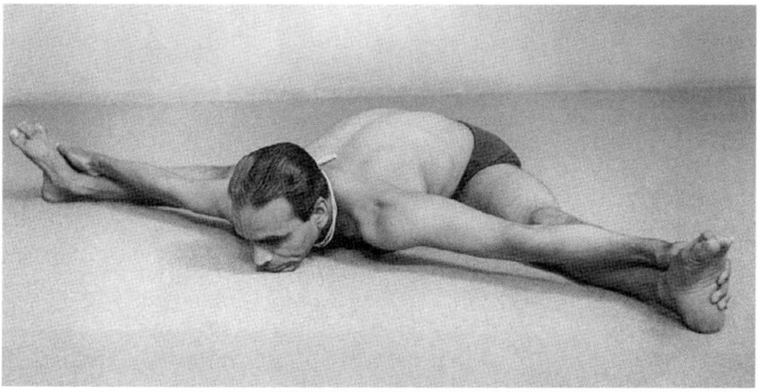

151

7. 숨을 들이쉬며, 몸통을 마루에서 들어 올리고(사진 148), 잡은 발을 놓고, 다리를 모으고 긴장을 푼다.

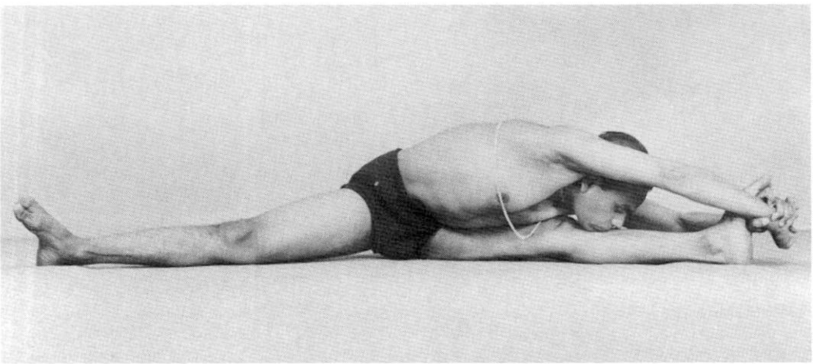

152

8. 양손으로 왼발을 잡고, 숨을 내쉬며, 왼쪽 무릎 위에 턱을 댄다(사진 152). 숨을 들이쉬며, 머리와 몸통을 들어 올린다. 이제 오른발을 잡고, 숨을 내쉬며 턱을 오른쪽 무릎 위에 댄다. 숨을 들이쉬며, 머리와 몸통을 들고, 손을 풀고, 발을 모으고 긴장을 푼다.

효과

아사나는 오금의 근筋을 쭉 뻗게 하고, 골반 부분에서 혈액의 흐름을 적당하게 도와주어 건강하게 유지시킨다. 탈장의 진행을 억제하며 경미한 증상은 치료도 가능하고, 좌골신경통을 완화시킨다. 이 아사나는 월경의 양을 조절하고 규칙적으로 해 주며 난소를 자극하므로 여성에게 특히 유익하다.

67. 파스치모타나아사나 Paschimottānāsana 6*(사진 161)

우그라아사나Ugrāsana 혹은 브라마차리아아사나Brahmacharyāsana라고도 불린다.

파스치마Paschima는 본래 뜻은 서쪽이나, 그것은 몸 전체의 뒷부분을 뜻한다. 고대나 동양적 관점으로는 얼굴 아래에서 발가락까지의 몸의 앞부분은 앞 또는 동쪽을 의미하고, 정수리는 위나 북의 의미가 있고, 발바닥이나 발뒤꿈치는 하(아래)나 남쪽을 가리킨다. 이 아사나에서 전신체의 뒷부분은 강하게 뻗게 되기에 이 이름이 붙여졌다. 우그라Ugra는 무시무시한, 힘이 센, 고귀한, 이라는 뜻이다. 브라마차리아Brahmacharya는 종교 연구, 자기 억제, 금욕을 의미한다.

방법

1. 마루에 앉아 다리를 앞으로 쭉 뻗는다. 손바닥을 엉덩이 옆에 둔다. 몇 번 깊게 숨을 쉰다(사진 77).
2. 숨을 내쉬며, 손을 쭉 뻗어 발가락을 잡는다. 오른쪽 엄지와 둘째, 가운뎃손가락으로 오른쪽 엄지발가락을 잡는다. 왼발도 이와 같이 한다(사진 153).

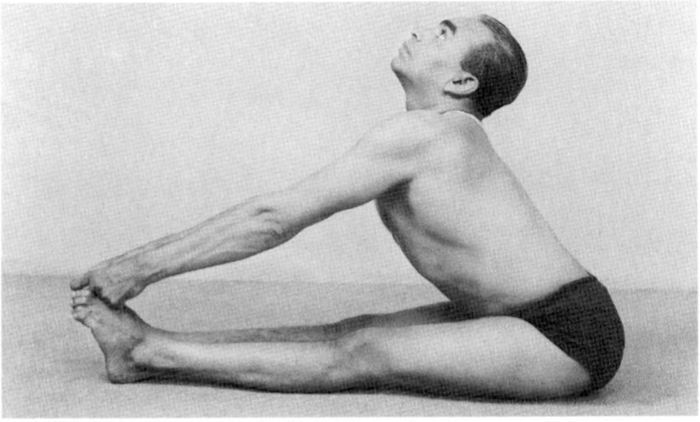

153

3. 척추를 완전히 신장伸長시키고, 등을 오목하게 유지한다. 처음에, 등은 마치 고양이 등처럼 되기 쉽다. 이것은 단지 어깨 부분에서만 척추를 뻗었기 때문이다. 그러므로 골반으로부터 뻗는 올바른 전굴 자세와 어깨로부터 팔을 쭉 뻗는 방법을 배우도록 한다. 그리하면 고양이 등은 사라질 것이며, 마치 사진 153처럼 한 장의 널빤지와 같이 평평한 상태가 될 것이다. 숨을 깊게 몇 번 쉰다.

4. 이제 숨을 내쉬며, 팔꿈치를 구부려 넓히고 이를 지렛대처럼 사용하여, 몸통을 앞쪽으로 내밀어 이마를 무릎에 닿도록 한다(사진 154). 점차적으로 팔꿈치를 마루 위에 놓고, 목과 몸통을 쭉 뻗어 무릎에 코를 닿게 하고, 입술이 닿도록 한다(사진 155).

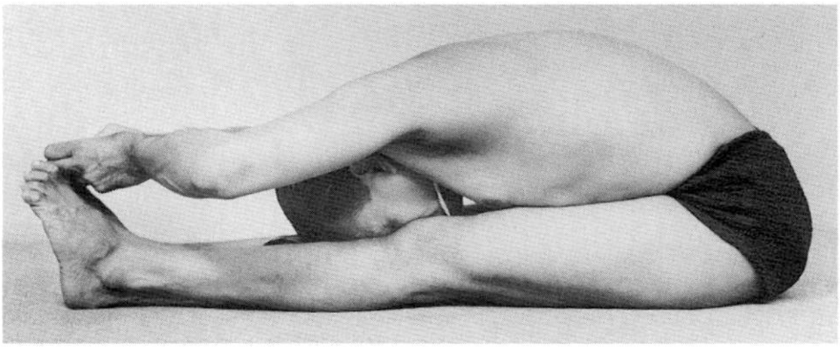

154

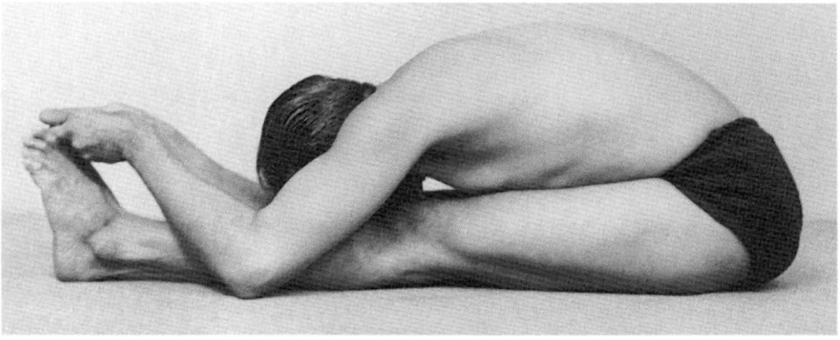

155

5. 이 자세가 쉬워지면, 다음 단계로 발바닥을 잡고 턱이 무릎에 닿도록 한다(사진 156).

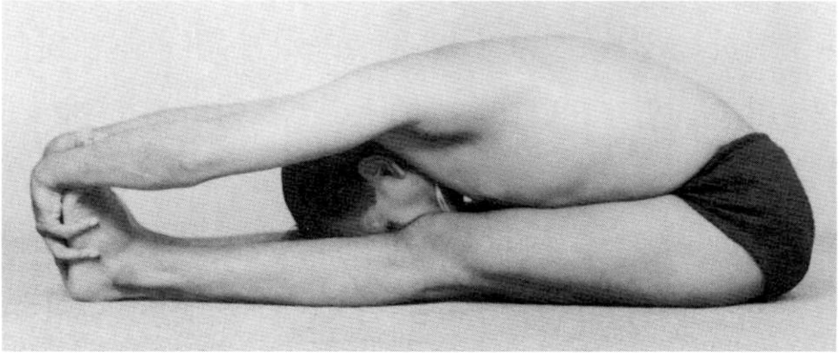

156

6. 이 자세도 쉬워지면, 손가락을 깍지 껴서 손을 잡고 무릎 너머의 정강이에 턱을 댄다(사진 157).

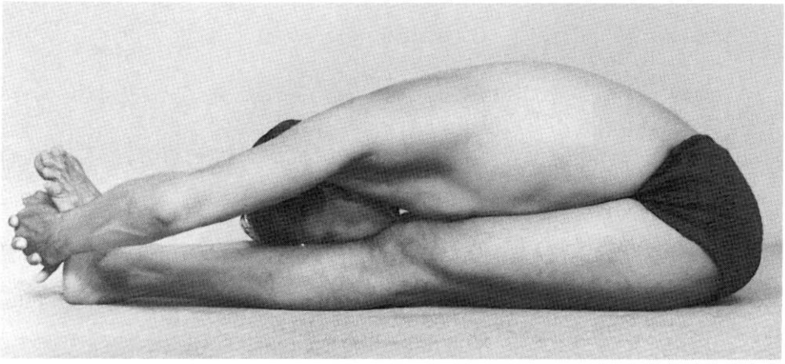

157

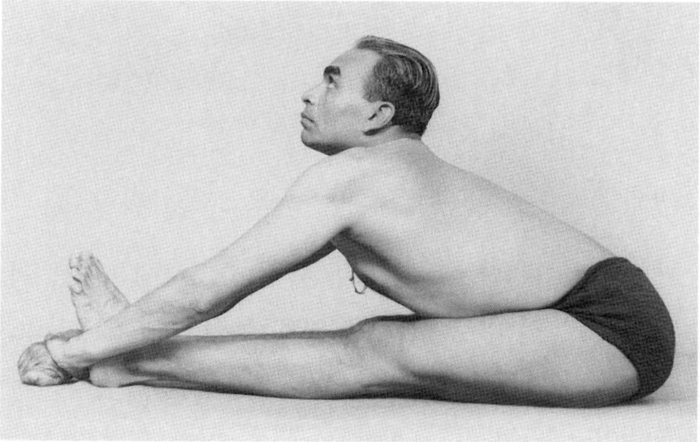

158

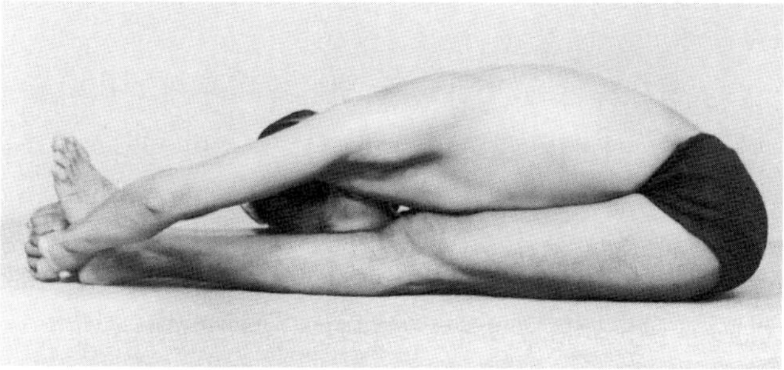

159

7. 6번 자세가 쉽게 되면, 쭉 뻗은 발 뒤에서 왼손으로 오른쪽 손바닥을 잡거나 오른손으로 왼쪽 손바닥을 잡고 등을 오목하게 한다(사진 158). 깊은 호흡을 몇 번 한다.
8. 숨을 내쉬며, 무릎 너머의 정강이에 턱을 댄다(사진 159).
9. 8번 자세 역시 쉽게 되면, 왼손으로 오른쪽 손목을 잡거나 오른손으로 왼쪽 손목을 잡고 턱을 무릎 너머의 정강이 위에 댄다(사진 160).

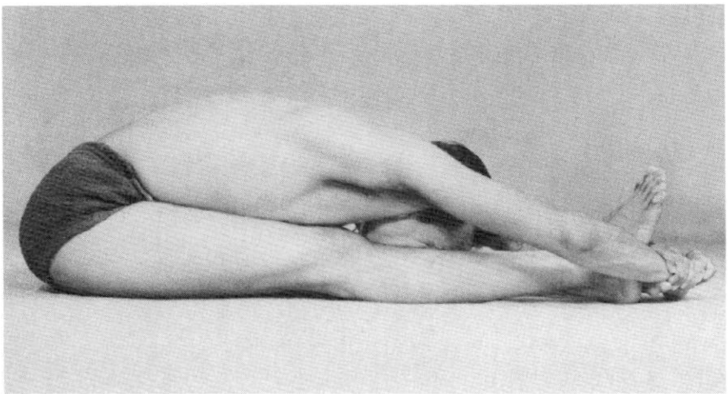

160

10. 무릎 관절에서 다리의 뒷부분들이 확실히 마루에 닿았는지 살핀다. 처음에는 무릎들이 마루에서 떨어져 있을 것이다. 넓적다리 뒤 근육을 팽팽히 해서 몸체를 앞으로 민다. 그러면 무릎 관절 뒤쪽이 마루에 닿을 것이다.
11. 호흡을 고르게 하면서, 위에서 언급한 어떤 자세로든지, 1분에서 5분 정도 있는다.
12. 수준 높은 행자는 손을 똑바로 쭉 뻗어서 마루에 손바닥을 대고, 쭉 뻗은 발 너머에서 엄지끼리 맞대고 무릎 너머의 정강이에 턱을 대도록 한다(사진 161). 고르게 숨을 쉬면서 1~2분 동안 유지한다.
13. 숨을 들이쉬며, 무릎에서 머리를 들어 올리고 긴장을 푼다.
14. 파스치모타나아사나를 제대로 한다면 등에서 어떤 무게도 느끼지 않게 된다(사진 162).

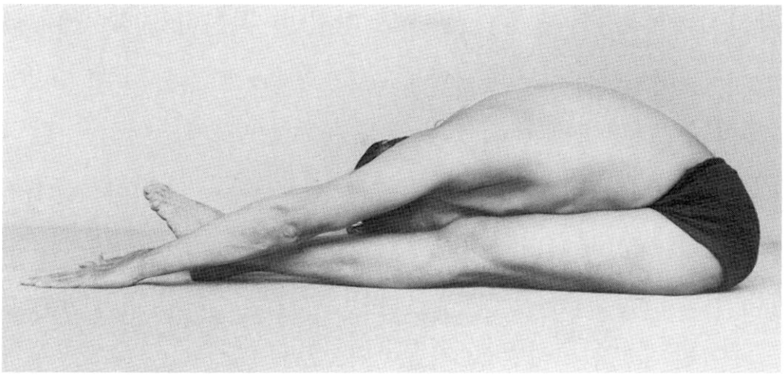

161

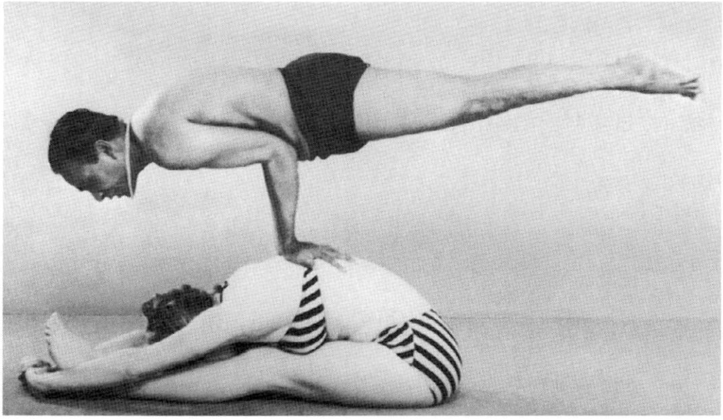

162

효과

이 아사나는 복부 기관을 좋은 상태가 되게 하고 그 기능의 저하를 막아준다. 이것 또한 신장을 좋은 상태가 되게 하며, 척추에 활기를 주고, 소화력을 증진시킨다. 동물의 척추는 수평이고, 그 심장은 척추 밑에 있다. 이 위치는 동물들이 건강하고 또 강한 지구력을 갖게 한다. 반면, 인간은 척추가 수직이고 심장이 척추보다 아래에 있지 않다. 그래서 인간은 빨리 피로를 느끼고 심장 질환에 걸리기 쉽다.

파스치모타나아사나에서, 척추는 곧으며 수평 상태이고, 따라서 심장은 척추 아래에 있게 된다. 이 자세의 올바른 행법은 심장, 척추, 복부 기관이 마사지되어서, 이는 생기를 주고 마음을 평온하게 해 준다. 골반부에 더 많은 힘이 가해지므로, 보다 많은 산소를 지닌 혈액이 공급되고, 생식선에서는 그 혈액에서 필요한 영양분을 흡수한다. 이것은 활력을 증대시켜, 임포텐츠(성불능) 치료에 도움이 되고 성을 제어하게 된다. 이로 인해, 이 아사나는 브라마차리아아사나Brahmacharyāsana로 불린다. 브라마차리아Brahmacharya는 금욕을 의미하고, 브라마차리Brahmachāri는 성욕을 제어할 수 있는 사람을 지칭한다.

68. 파리브르타 파스치모타나아사나
Parivṛtta Paschimottānāsana 9*(사진 165)

파리브르타Parivṛtta는 돌아선, 회전되는 뜻이다. 파스치마Paschima는 본래는 서쪽이라는 뜻인데, 머리에서 발끝까지 신체의 뒷부분을 가리킨다. 운타나Uttāna는 강한 뻗음을 뜻한다. 파스치모타나아사나의 변형으로, 몸통을 한쪽으로 비튼다.

방법

1. 마루에 앉아 앞으로 다리를 쭉 뻗는다. 무릎에 힘을 주고 두 다리의 무릎, 발목, 발뒤꿈치, 엄지발가락이 서로 닿도록 한다(사진 77).
2. 숨을 내쉬며, 왼발 쪽으로 오른쪽 팔을 쭉 뻗는다. 엄지손가락은 아래로 향하고 새끼손가락이 위로 향하도록 오른쪽 팔뚝과 손목을 튼다. 그러고 나서, 오른손으로 왼발의 바깥 부분을 잡는다. 숨을 한 번 쉰다.
3. 이제, 숨을 내쉬며 왼쪽 손목이 위인 상태에서 오른쪽 팔뚝 위로 왼쪽 팔을 쭉 뻗는다. 왼쪽 팔뚝과 손목을 틀어, 왼쪽 엄지손가락은 마룻바닥 쪽으로, 새끼손가락은 위로 향하도록 한다. 오른발의 바깥 부분을 잡고(사진 163), 숨을 한 번 쉰다.

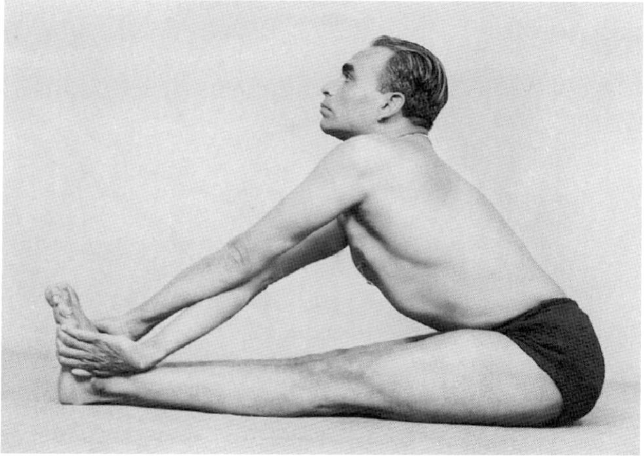

163

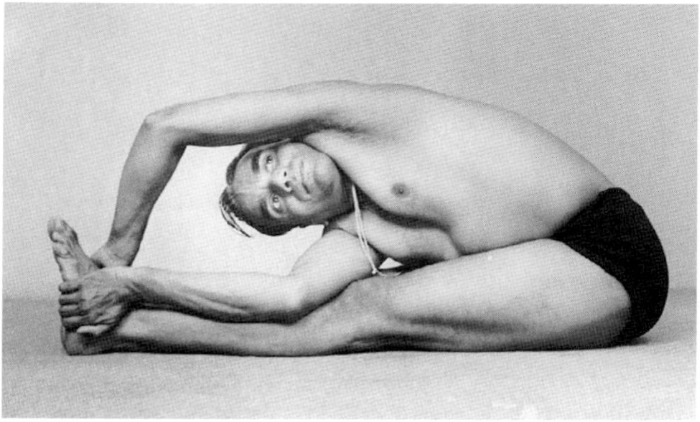

164

4. 숨을 내쉬며, 팔꿈치의 간격을 구부려 넓혀서, 왼쪽으로 약 90도 몸통을 튼다(사진 164). 숨을 한 번 쉰다. 다시 숨을 내쉬며, 팔 사이에 머리를 넣고 위를 쳐다본다. 겨드랑이 가까이의 오른쪽 위팔뚝의 뒷부분이 왼쪽 무릎과 교차될 것이다. 왼쪽 넓적다리 위에 오른쪽 갈비뼈가 닿도록 한다(앞모습 : 사진 165, 뒷모습 : 사진 166). 몸통이 옆으로 틀어짐으로, 호흡은 빠르게 될 것이다. 약 20초 동안 이 자세를 유지한다.
5. 숨을 들이쉬며, 손을 놓고 몸통을 원래의 위치대로 한다(사진 163).

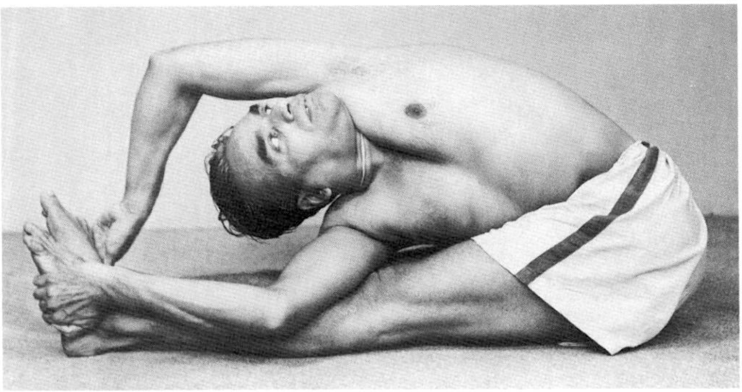

165

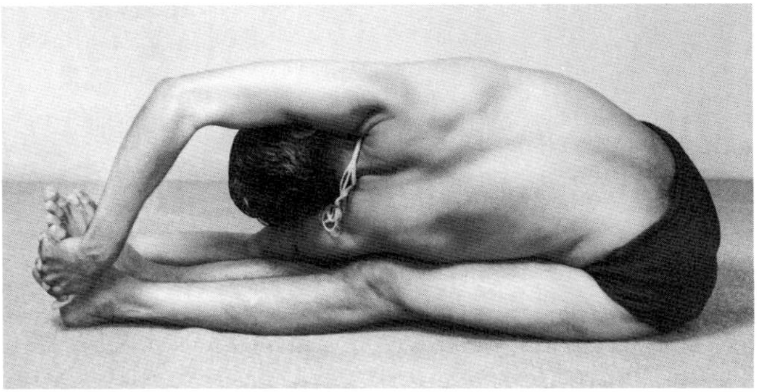

166

6. 이제, 몸통을 오른쪽으로 틀고, 같은 시간 동안 이 자세를 되풀이한다. '왼쪽'이란 말은 '오른쪽'으로, '오른쪽'이란 말은 '왼쪽'으로 바꿔서 위 방법대로 행한다.

효과

이 활력을 주는 자세는 복부 기관을 좋은 상태가 되게 하며 그 기능 저하를 막아 준다. 이것 역시 신장을 좋은 상태가 되게 하고 전 척추를 활성화시키고, 소화력 역시 증진시킨다. 몸을 옆으로 비트는 것은 척추의 혈액 순환을 촉진시켜 주고 등의 통증을 덜어 준다. 골반 부분을 뻗음으로 인해 보다 많은 산소를 지닌 혈액이 운반되므로 생식선이 그 혈액에서 필요한 영양분을 섭취한다. 이것은 활기를 주고, 임포텐츠(성불능)의 치료에 도움이 되고, 성 제어력을 증진시킨다.

69. 우르드바 무카 파스치모타나아사나 I
Ūrdhva Mukha Paschimottānāsana I 10*(사진 168)

우르드바Ūrdhva(위로)와 무카Mukha(얼굴, 입)가 같이 쓰이면, 그것은 얼굴을 위로 향하게 한다는 것이다. 파스치모타나아사나는 신체의 뒷면을 강하게 뻗는 자세이다.

방법

1. 마루에 앉아 정면으로 다리를 쭉 편다(사진 77).
2. 무릎을 구부리고, 발을 엉덩이 가까이로 가져간다.
3. 손으로 발가락을 잡고, 숨을 내쉬며 공중으로 다리를 뻗어 무릎을 똑바로 편다. 슬개골을 넓적다리 쪽으로 당기고 엉덩이로 균형을 잡고, 가능한 한 척추를 오목하게 한다. 이 자세를 우바야 파당구쉬타아사나Ubhaya Pādānguṣṭhāsana라고 부른다.

70. 우바야 파당구쉬타아사나 Ubhaya Pādānguṣṭhāsana 3*(사진 167)

Ubhaya는 양쪽, Pādānguṣṭha는 엄지발가락을 뜻한다.

처음에는 마루에서 뒤쪽으로 구르는데, 엉덩이만으로 균형을 유지하기까지는 시간과 연습이 필요하다. 정상 호흡으로 30~60초간 이 자세를 유지한다.

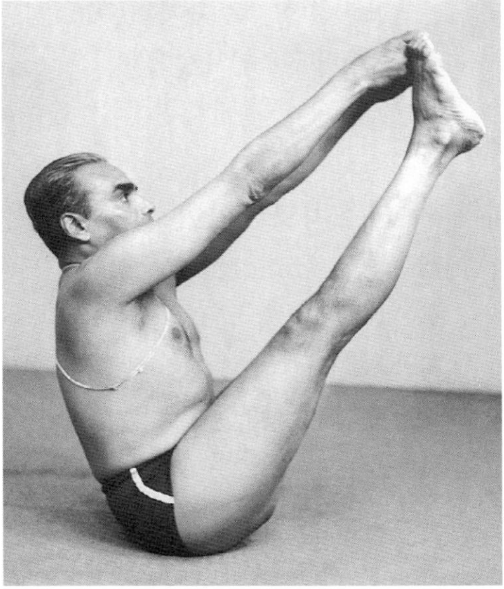

167

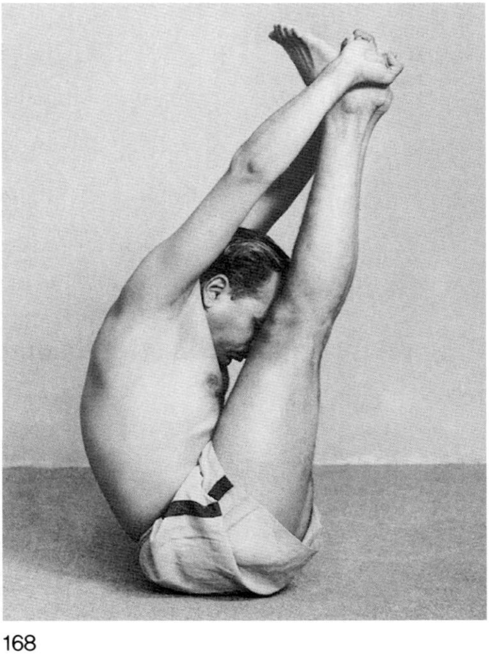

168

4. 이 자세로 안정감을 찾은 후, 발가락에서 손을 떼고 발뒤꿈치를 잡는다.
5. 이것이 쉬워지면, 쭉 뻗은 발 뒤에서 손가락을 깍지 껴서 균형을 잡는다. 이 다리 자세를 흐트리지 말고, 머리와 몸통을 다리 가까이로 가져가서, 목을 위로 뻗고 숨을 내쉬며, 이마를 무릎에 닿게 한다(사진 168). 이제 다리를 완전하게 위로 쭉 뻗고, 척추도 역시 쭉 뻗는다. 정상 호흡을 하면서 약 30초간 이 자세를 유지한다.
6. 숨을 들이쉬며 손을 놓고, 다리를 구부려서 마루 위에 놓고, 긴장을 푼다.

71. 우르드바 무카 파스치모타나아사나 II
Ūrdhva Mukha Paschimottānāsana II 10*(사진 170)

방법

1. 마루나 카펫에 평평하게 누워서, 손을 머리 위쪽으로 뻗는다(사진 276).
2. 다리를 똑바로 뻗고, 무릎에 힘을 주고, 깊은 호흡을 몇 번 한다.
3. 숨을 내쉬며, 천천히 다리를 들어 올려서 머리 위로 가져간다.
4. 손가락을 깍지 껴서, 발바닥을 잡고 양 무릎에 힘을 주어 다리를 위로 쭉 뻗는다. 등 전체가 마루에 닿도록 한다(사진 169). 깊은 숨을 세 번 쉰다.
5. 숨을 내쉬며, 팔꿈치를 넓히면서 머리 위 마루 쪽으로 다리를 낮춘다. 가능한 한 마루에 가까이 골반을 두도록 한다. 다리는 무릎에서 힘을 준 상태를 계속 유지한다. 무릎 위에 턱을 댄다(사진 170).
6. 고르게 호흡하면서 30~60초간 이 자세로 있는다.
7. 숨을 내쉬며 다리를 원래의 위치로 옮긴다(사진 169).

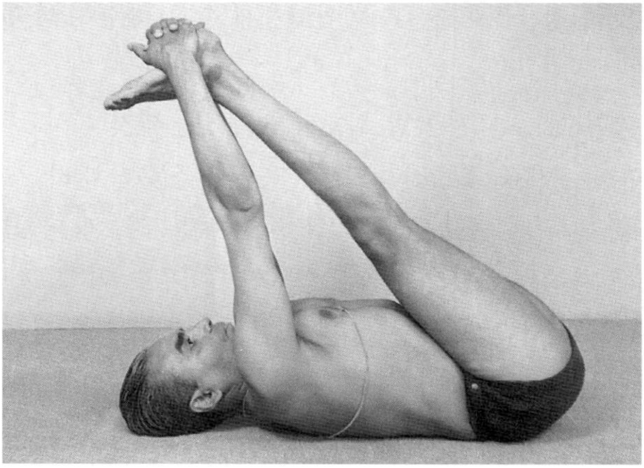

169

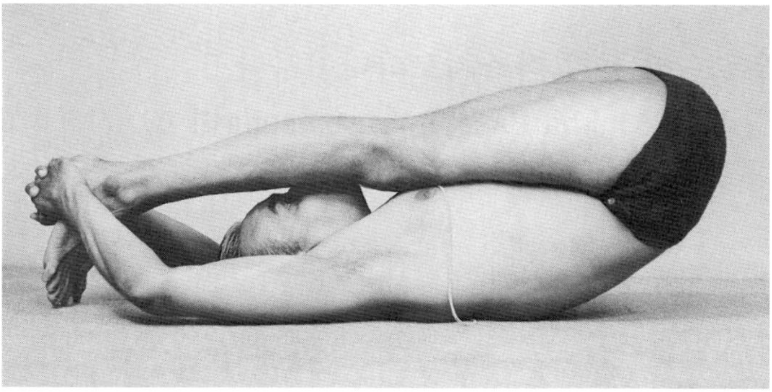

170

8. 숨을 들이쉬며, 손을 풀고, 다리를 마루 쪽으로 쭉 뻗어서 긴장을 푼다(사진 276).

효과

이 자세는 균형과 평형감을 돕는다. 다리를 충분히 뻗으므로 넓적다리와 장딴지의 모양새를 잘 가꾸어 준다. 그 효과는 파스치모타나아사나(사진 160)와 같다. 게다가 이 자세는 탈장을 예방하고, 등의 심한 통증도 덜어 준다.

72. 푸르보타나아사나 Pūrvottānāsana 1*(사진 171)

푸르바Pūrva는 본래 뜻은 동쪽으로, 이마에서 발끝까지 즉 신체의 앞부분을 뜻한다. 욷타나Uttāna는 강한 뻗음을 뜻한다. 이 자세에서, 우리 몸의 앞부분은 전부 강하게 뻗쳐진다.

방법

1. 마루에 앉아 다리를 정면으로 쭉 뻗는다. 엉덩이 옆의 마루에 손바닥을 놓는다. 이때, 손가락은 발 쪽으로 향한다(사진 77).
2. 무릎을 구부려서 발바닥과 발뒤꿈치가 마루에 닿게 한다.
3. 발과 손에 몸의 체중을 싣고, 숨을 내쉬며 마루에서 몸을 들어 올린다. 팔과 다리를 똑바로 뻗고, 무릎과 팔꿈치에 힘을 준다(사진 171).
4. 팔은 손목에서 어깨까지 마루와 수직을, 어깨에서 골반까지 몸통은 마루와 평행하게 될 것이다.
5. 목을 쭉 뻗고, 가능한 한 멀리 뒤로 머리를 뻗친다.
6. 정상 호흡을 하면서, 이 자세로 1분간 있는다.
7. 숨을 내쉬며, 팔꿈치와 무릎을 구부리고 몸을 내려 마루에 앉아서 긴장을 푼다.

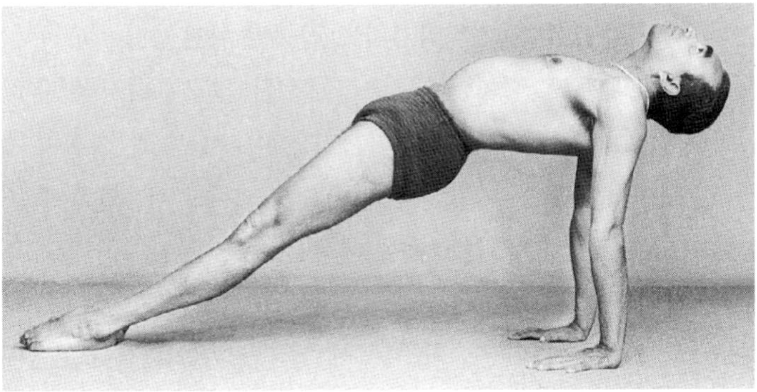

171

효과

이 자세는 손목과 발목을 강화시키고, 어깨 관절의 움직임을 좋게 해 주고, 가슴을 활짝 열게 해서 강도 높은 전굴 자세로 생기는 피로를 풀어 준다.

73. 아카르나 다누라아사나 Ākarṇa Dhanurāsana 11* (사진 173, 175)

카르나Karṇa는 귀를 가리킨다. 접두어 ā는 '가까이, …로 향하여'의 의미를 나타낸다. 다누Dhanu는 활을 의미한다. 이 자세에서, 왼발은 발뒤꿈치가 귀에 닿을 때까지 마치 사수가 활시위를 당기는 것처럼 당겨지는 동안, 다른 손은 마루에 뻗은 오른쪽 다리의 엄지발가락을 잡는다. 두 번째 단계로, 올려진 다리는 거의 수직이 될 때까지 위로 뻗고, 엄지발가락은 당겨진 활처럼 줄곧 손에 잡혀 있다. 이 아사나는 아래의 두 가지 동작으로 행해진다.

방법

1. 마루에 앉아 정면으로 다리를 쭉 뻗는다(사진 77).
2. 오른쪽 엄지손가락과 둘째, 가운뎃손가락으로 오른쪽 엄지발가락을 잡는다. 이와 같이 왼쪽 엄지발가락도 잡는다(사진 153).
3. 숨을 내쉬며, 왼쪽 팔꿈치를 구부리고, 무릎을 구부려서 왼발을 들어 올린다(사진 172). 숨을 한 번 쉰다. 그러고 나서 숨을 내쉬며, 발뒤꿈치가 왼쪽 귀에 가깝도록 왼발을 들어 올림과 동시에, 왼쪽 팔을 어깨 부분에서 뒤로 당긴다(사진 173). 이때, 손에서 오른쪽 엄지발가락을 놓쳐선 안 된다. 오른쪽 다리는 처음부터 끝까지 쭉 뻗어 있는 상태를 유지하고, 전체 다리의 뒷부분이 마루에 닿도록 주의한다. 쭉 뻗은 오른쪽 다리는 무릎을 굽혀서는 안 된다.

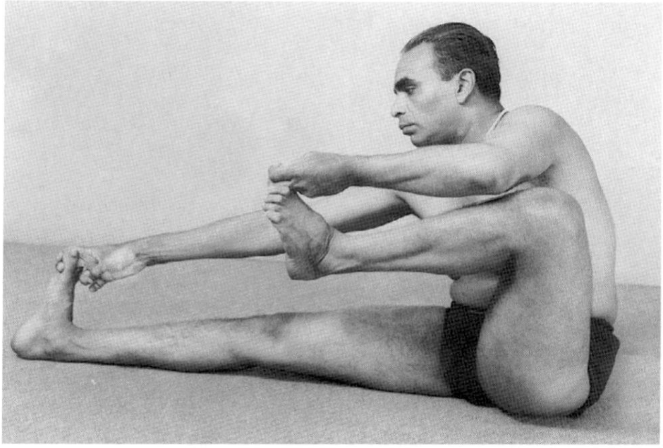

172

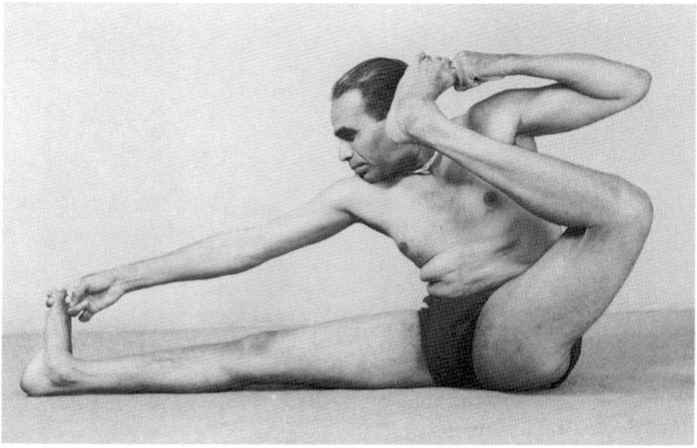

173

4. 정상 호흡으로 15~20초간 이 자세를 유지한다. 이것이 첫 번째 동작이다.
5. 이제 숨을 내쉬며, 왼발을 수직으로 올린다(사진 174). 숨을 한 번 쉰다. 숨을 내쉬며, 다리가 왼쪽 귀에 닿을 때까지 바짝 뒤로 끌어당긴다(사진 175). 양 발가락을 계속 잡은 상태에서 두 다리를 완전히 뻗는다. 무릎을 절대 구부리지 마라. 이 두 번째 동작에서 균형을 잡기까지는 어느 정도의 시간이 필요하다. 정상 호흡을 하면서, 이 자세로 10~15초간 있는다.

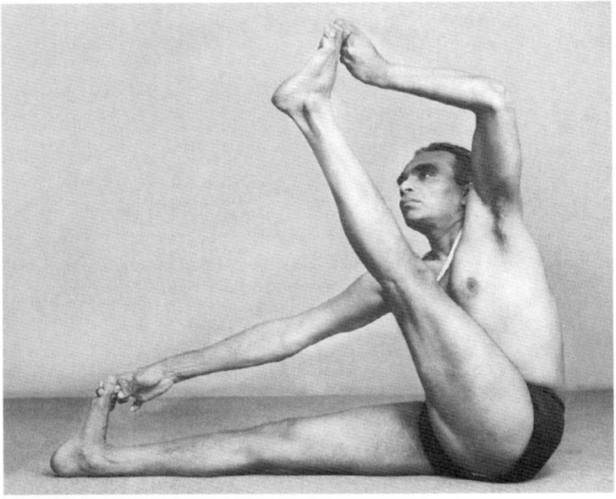
174

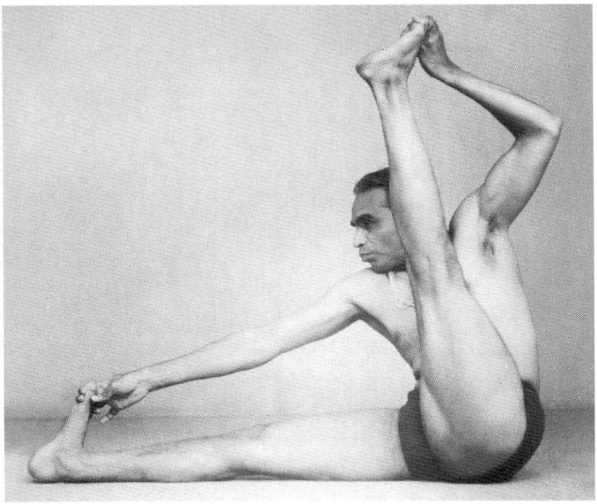
175

6. 숨을 내쉬며, 왼쪽 다리의 무릎을 구부리고, 위의 3번 자세에서처럼 왼쪽 발뒤꿈치를 왼쪽 귀로 가져온다(사진 173). 그러고 나서, 왼쪽 다리를 마루에 내리고, 두 다리를 마루에서 쭉 뻗는다(사진 153).
7. 오른쪽에서도 이 동작을 되풀이한다. 즉 왼쪽 다리를 마루에 똑바로 뻗고 있는 동안 오른발을 오른쪽 귀 쪽으로 당겨 오른쪽 귀 가까이에

서 다리를 수직이 되게 올린다. 발가락을 잡은 손을 느슨하게 해서는 안 된다. 양쪽 자세를 같은 시간 동안 유지한다. 그러고 나서 손을 떼고 긴장을 푼다.

효과

이 자세는 다리 근육을 매우 유연하게 해 준다. 복부 근육은 수축되고 이는 장의 운동을 도와준다. 골반 관절의 기형을 바로잡을 수 있다. 척추의 하부 역시 운동이 된다. 이 자세는 매우 우아하다. 이 동작이 자연스럽게 될 때까지 연습해야 하고, 이는 아주 솜씨가 뛰어난 궁사가 그의 활에서 화살을 놓는 모습과 흡사하다.

74. 사람바 시르사아사나 I Sālamba Śīrṣāsana I 4*
(사진 184, 185, 190)

사람바Sālamba는 지탱하다, 시르사Śīrṣa는 머리를 뜻한다. 이것은 머리를 바닥에 댄 물구나무서기 자세로, 요가 아사나 중에서 가장 중요한 자세의 하나로 후에 설명하는 다른 시르사아사나의 변형 동작의 기본이 된다. 이것의 완전한 체득은 정신적인 면과 육체적인 면에서 균형과 안정을 얻게 한다. 이 자세를 행하는 방법은, 하나는 초보자를 위한 것이고, 두 번째는 그 자세에서 균형을 유지할 수 있는 이들을 위한 것으로 나누어 자세히 설명된다. 이 두 가지 방법 뒤에 나오는 시르사아사나에 대한 도움말에 특히 주의를 기울이길 바란다.

초보자를 위한 방법

1. 마루 위에 담요를 네 겹으로 깔고 그 가까이에 무릎을 꿇고 앉는다.
2. 담요의 중앙에 팔뚝을 놓는다. 마루 위에서 팔꿈치 사이의 간격이 어

깨너비보다 넓지 않도록 주의한다.

3. 손가락 끝까지 똑바로 깍지 끼어서(사진 176), 손바닥이 컵 모양이 되도록 한다. 손날을 담요 위에 놓는다. 머리로 서는 동안이나 균형을 잡는 동안에도 손가락은 여전히 단단히 깍지 낀 상태여야 한다. 만약 그것이 느슨해지면, 몸의 체중은 거기에 쏠려서 팔에 통증이 온다. 그러므로 항상 단단히 손가락을 깍지 껴야 되는 것을 명심한다.
4. 머리의 정수리 부분만을 담요 위에 놓아서, 뒷머리가 컵 모양의 손바

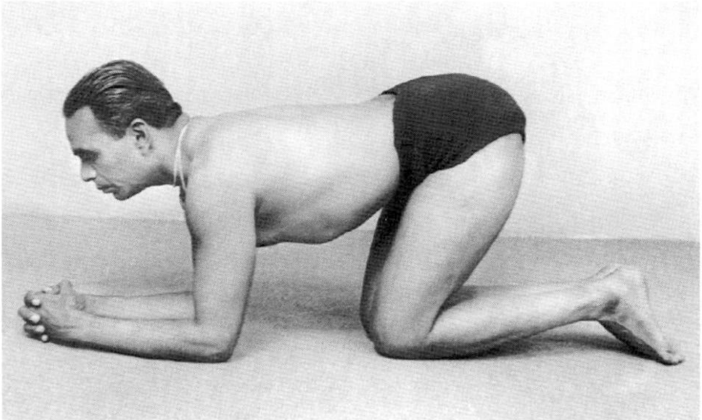

176

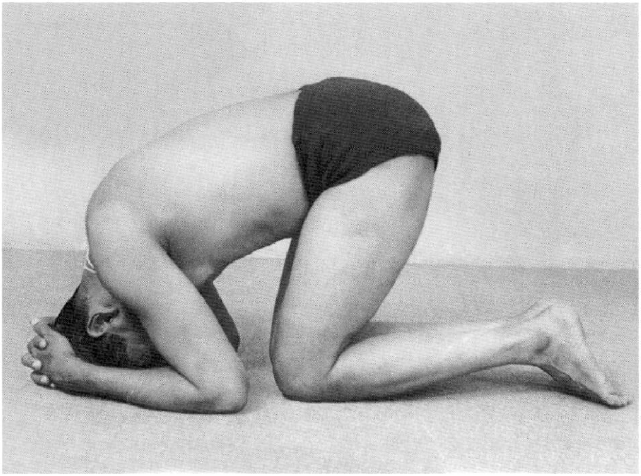

177

닥에 닿게 한다(사진 177). 담요 위에 머리의 중앙만 놓아야 하고, 이마나 후부는 놓아선 안 된다. 이렇게 하기 위해 무릎을 머리 쪽으로 옮겨야 한다.

5. 머리 위치를 확실히 정하고 나서, 발가락을 머리 쪽으로 가까이 이동함으로써, 마루에서 무릎을 들어 올린다(사진 178).
6. 숨을 내쉬며, 마루를 가볍게 박차고, 무릎을 구부린 채 마루에서 다리를 들어 올린다(사진 179). 두 발이 동시에 마루에서 떨어지도록 하면서 마루를 가볍게 박찬다. 일단 이 자세가 안정되면, 사진 180, 181, 182, 183과 같이 단계적으로 다리를 움직인다.

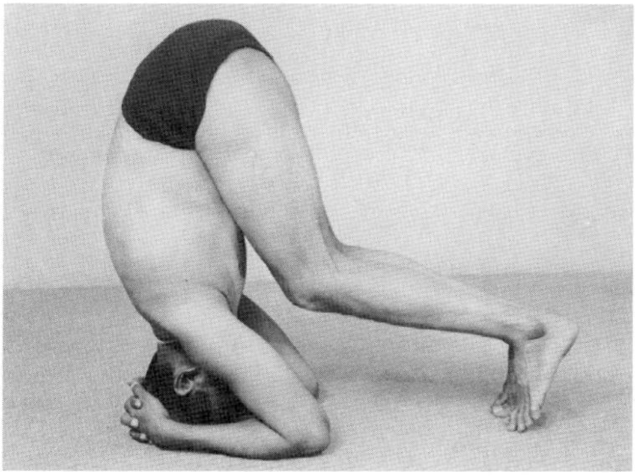

178

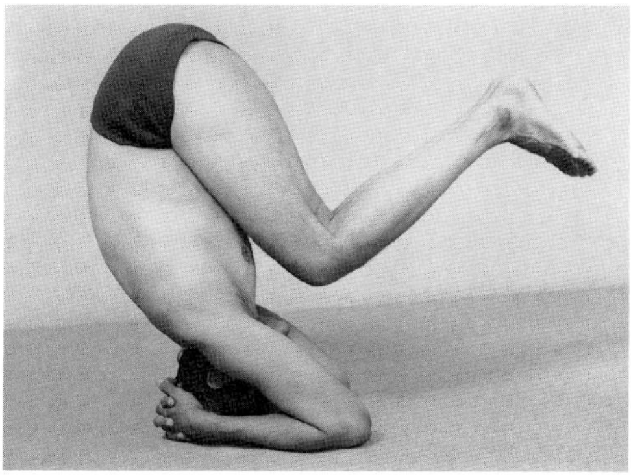

179

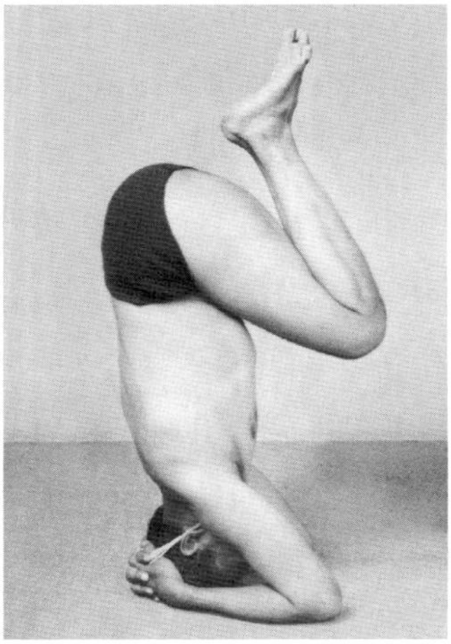

180

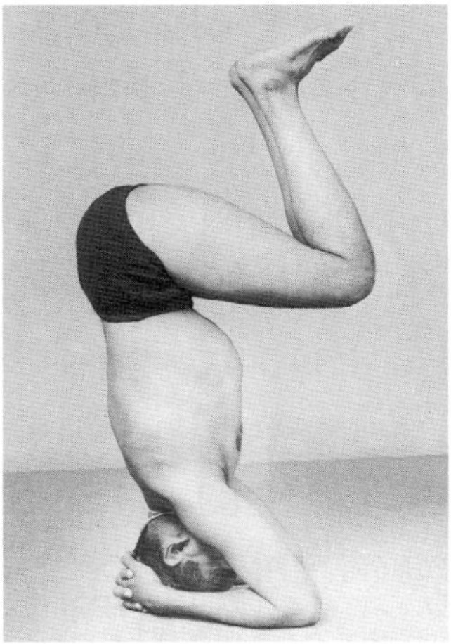

181

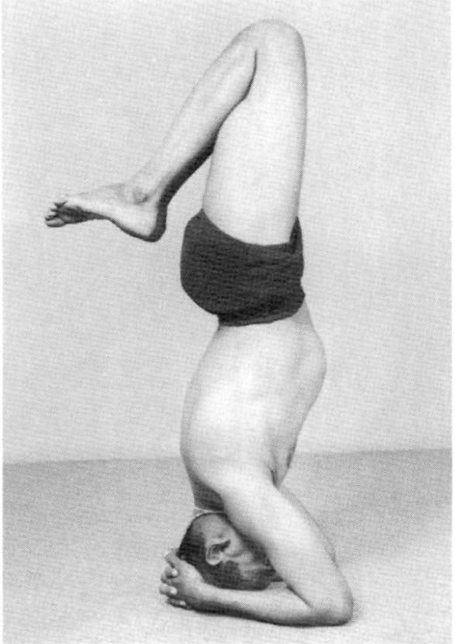

182

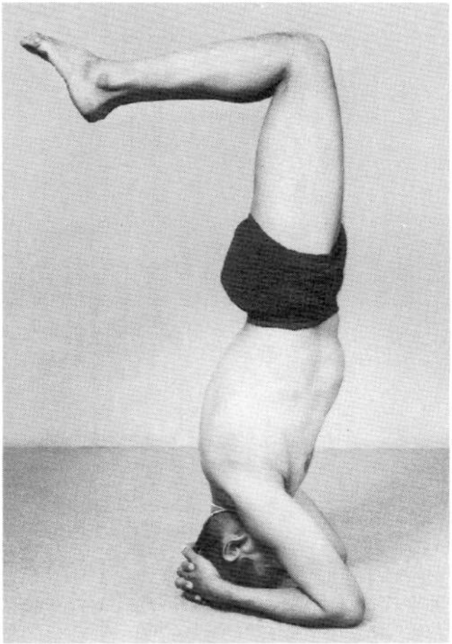

183

7. 다리를 쭉 펴고, 전체 몸이 마루와 수직인 상태로 물구나무를 선다(앞모습 : 사진 184, 뒷모습 : 사진 185, 옆모습 : 사진 190).
8. 1~5분 정도 능력껏 최종 자세로 머문 후에, 무릎을 구부리고, 사진 183, 182, 181, 180, 179, 178, 177과 같이 역순서로 마루에 몸을 내린다.

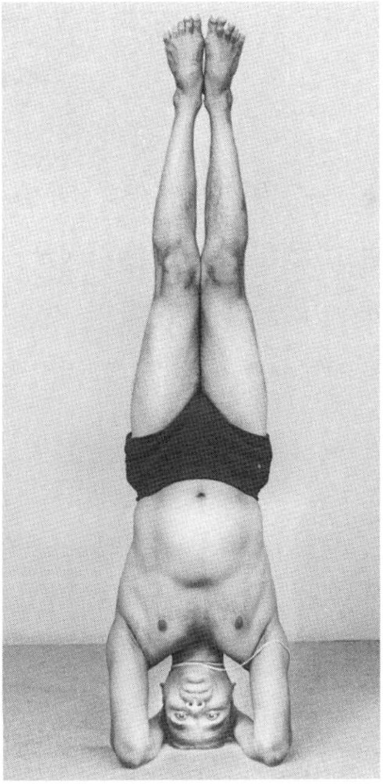

184

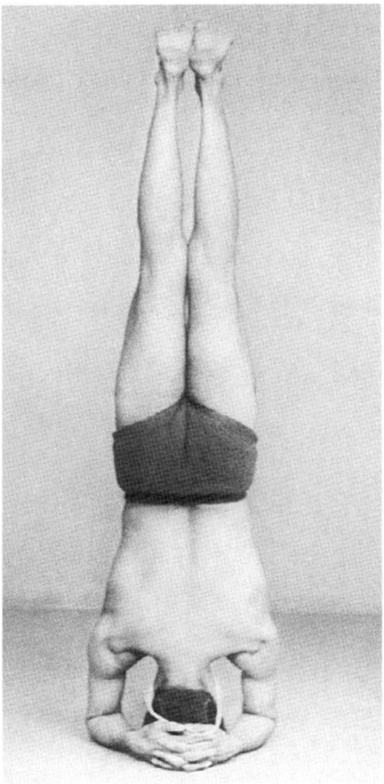

185

9. 초보자는 친구의 도움을 받거나 벽에 기대서 아사나를 해야만 한다. 벽에 기대서 아사나를 하는 동안에, 벽과 머리 사이의 간격은 2~3인치가 넘지 않게 한다. 만약 간격이 그 이상이라면, 척추는 굽어지고 배가 나오게 된다. 체중이 팔꿈치에서 느껴질 것이고 머리의 위치는 바뀔 수도 있다. 얼굴이 붉어지고, 눈은 긴장되어 떨리거나 부어오른다. 그러므로 초보자는 두 벽이 만나는 모서리에서 물구나무서는 것이 바람직하고, 머리는 각 벽에서 2~3인치 정도 거리를 둔다.
10. 벽면이나 모서리에서 물구나무서기 하는 동안, 초보자는 숨을 내쉬며, 다리를 박차면서 엉덩이를 벽면에 기대고 다리를 위로 뻗는다. 벽면 모서리에서는 발뒤꿈치를 양 벽에 붙일 수 있다. 그러고 나서, 등을 수직으로 위로 뻗고, 점차 벽면에서 발을 떼고 균형 잡는 법을 터득한다. 몸을 내릴 때, 발과 엉덩이를 벽면에 기댄 상태에서 밑으로

미끄러져 내리면서 무릎을 마루에 대고 꿇는다. 내려오고 올라가는 동작은 숨을 내쉬면서 해야 한다.

11. 초보자가 모서리에서 균형을 잡는 데 있어서 유리한 점은 그의 머리와 다리가 벽이 만든 직각 내에 있다는 것이고, 분명히 자세는 바를 것이다. 보통 곧은 벽에서 균형을 잡는다면, 위의 효과가 나타나지 않는다. 중심이 불안정하면, 그는 벽에서 흔들리거나, 몸이 기울거나 힘이 강한 쪽으로 흔들려 허리나 엉덩이에서 구부려져 다리가 기운 채 벽에 기대게 될 것이다.

    초보자는 자신이 한쪽으로 기운다는 것을 알지 못하고, 더군다나 그것을 바로잡기는 어려울 것이다. 시간이 지나면 머리로 균형 잡는 법을 터득하게 되지만, 습관적으로 몸이 기울어지거나 머리가 바로 서 있지 않게 된다. 잘못된 물구나무서기를 바로잡기란 나쁜 습관을 고치는 것만큼이나 어려운 일이다. 더욱, 이 나쁜 자세는 머리, 목, 어깨, 등의 통증을 유발시킬 수 있다. 그러나 모서리의 두 벽은 초보자가 이 아사나를 하는 데 균형을 잡도록 도와준다.

12. 일단 균형이 잡히면, 다리를 쭉 뻗고(즉, 다리를 전혀 굽히지 않고), 엉덩이를 뒤로 움직이면서, 마루 쪽으로 내리는 것이 바람직하다. 처음부터 다리를 굽히지 않고 올리고 내리는 것은 불가능하지만, 올바른 방법으로 배워야 한다. 일단 초보자가 물구나무서기에 자신 있으면, 그는 다리를 모아 쭉 뻗어서 다리를 박차지 않고 자연스럽게 올리고 내리는 것이 더 유익하다는 것을 알게 될 것이다.

13. 초보자가 머리로 균형을 잡으며 자기 동작이 제대로 행해지고 어떤가를 알기에는 상당한 시간을 요한다. 처음에는 모든 것이 아주 어색하게 느껴질 것이다. 이 상태에서는 지시나 설명이 혼동되고, 명쾌하게 생각하거나 논리적으로 행동한다는 것이 꽤나 힘들다는 것을 알게 된다. 이것은 넘어질까 봐 두려워하는 데서 오는 것이다. 이 두려움을 극복하는 가장 최선의 방법은 그가 두려워하는 상황을 평안한

마음으로 대하는 것이다. 그러고 나면, 올바른 원근감을 얻고, 더 이상 두려워하지 않게 된다.

물구나무서기를 하는 중에 넘어지는 것은 우리가 상상하는 만큼 그렇게 두려워할 일은 아니다. 만약 균형을 잃더라도 머릿속에 생각할 것은 깍지 낀 손가락을 풀고, 긴장을 풀고, 몸을 유연하게 하고 무릎을 굽히는 것이다. 그러면 자연스럽게 몸을 굴려 넘어지고 한 번 미소를 지으면 된다. 만약 깍지 낀 손이 풀리지 않으면 넘어지는 충격으로 고통스러울 것이다. 또한 힘을 빼지 않고 몸을 유연하게 하지 않으면 넘어질 때 마루에 강한 충격을 가하게 된다. 무릎을 굽히면 떨어질 때 찰과상도 입지 않는다.

벽이나 모서리에서 균형 잡는 법을 배운 후에, 방 중앙에서 물구나무서기를 하도록 시도해야 한다. 몇 번 넘어지게 될 것이고 초보자는 위에서 가르친 대로의 넘어지는 요령을 터득해야만 한다. 초보자가 아무것도 의지하는 바가 없이 방 한가운데서 시르사아사나를 행하는 것은 큰 자신감을 주는 것이다.

균형을 잡을 수 있는 사람들을 위한 방법 8*

1. 초보자들을 위한 방법 중 1에서 4번까지의 자세를 따라 한다.
2. 머리 위치를 확실히 정한 후에, 마루에서 무릎을 올려 다리를 똑바로 뻗는다. 머리 쪽으로 발가락을 옮기고, 등을 곧게 하고서 마루 쪽으로 발뒤꿈치를 누른다(사진 186).
3. 등의 흉추 부분을 펴고, 고르게 숨을 쉬면서 이 자세로 약 30초간 머무른다.
4. 숨을 내쉬며, 발뒤꿈치를 들고, 엉덩이의 뒤 방향으로 움직이면서 발가락을 마루에서 뗀다. 두 다리를 곧게 쭉 펴서 동시에 들어 올린다(사진 187). 숨을 한 번 쉰다.
5. 다시 숨을 내쉬며, 다리를 마루와 평행이 될 때까지 위로 올린다. 바로

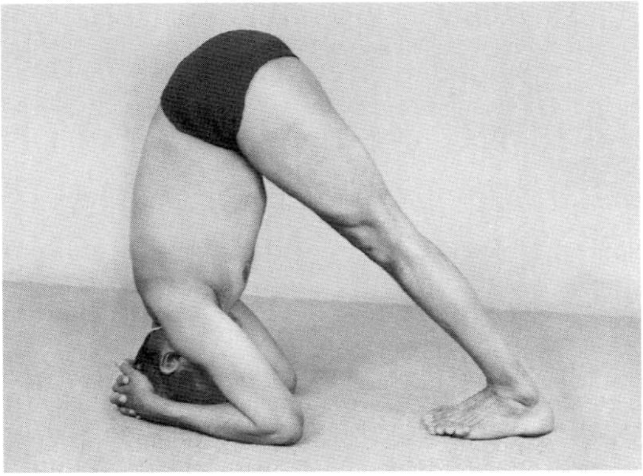

186

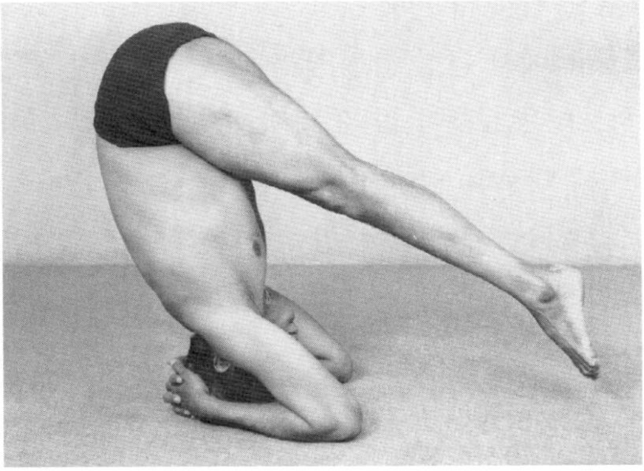

187

이 자세를 우르드바 단다아사나Ūrdhva Daṇḍāsana라고 부른다.

75. 우르드바 단다아사나 Ūrdhva Daṇḍāsana 8*(사진 188)

Ūrdhva는 위로, daṇḍa는 막대기를 뜻한다.

정상 호흡을 하면서, 10초 동안 이 자세로 머무른다.

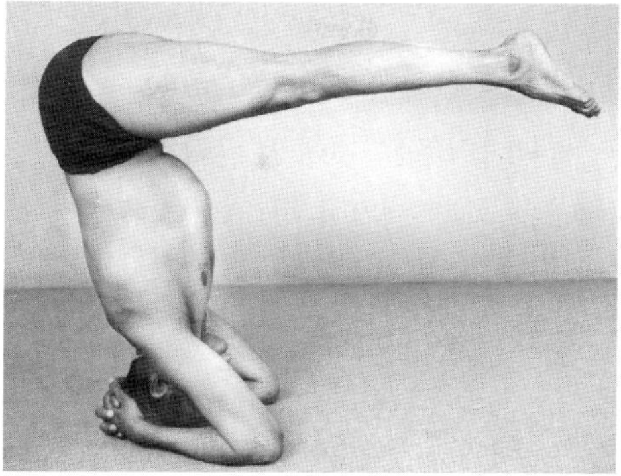

188

6. 숨을 내쉬며 사진 189처럼 다리를 위로 올리고, 그러고 나서 다리를 수직으로 위로 뻗는다(옆모습 : 사진 190). 고르게 호흡하면서, 이 자세로 1~5분간 유지한다.

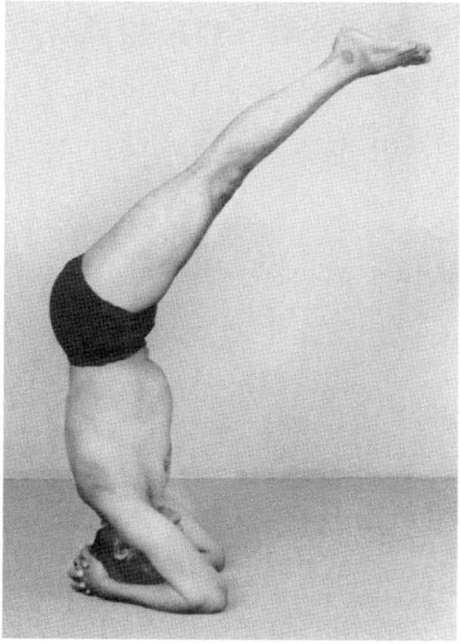

189

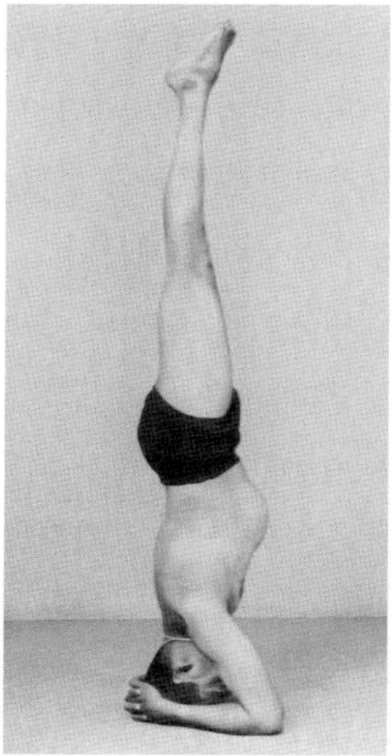

190

7. 역순으로(사진 189, 188, 187, 186) 위의 방법을 관찰하면서, 서서히 내린다. 마루 위에 발을 놓고, 무릎을 구부리고, 마루나 담요에서 머리를

든다.

8. 내려놓는 동안에, 고르게 숨을 쉬면서 1분까지 최대한 노력을 들여, 우르드바 단다아사나로 머무는 것이 바람직하다. 이 자세에서, 목과 몸통은 마루에 수직을 이루는 것이 아니라, 뒤쪽으로 약간 기울 것이다. 목, 어깨, 척추에 많은 힘이 가해지므로, 처음에는 다리가 마루와 평행 상태에서는 단 몇 초 이상을 견디지 못할 것이다. 목, 어깨, 복부, 척추가 강해질수록, 머무르는 시간도 더 길어진다.

시르사아사나에 관한 도움말

1. 시르사아사나에서 균형만이 중요한 것은 아니다. 매 순간 자세히 살펴서 미묘한 수정 내용을 찾아내는 것도 중요하다. 우리가 두 발로 설 때는 그 자세가 자연스러운 동작이기 때문에 별도의 노력이나 힘, 주의가 필요하지 않다. 하지만 올바르게 서는 방법은 몸가짐과 태도에 영향을 주므로 타다아사나에서 지적한 것처럼 올바른 방법을 완벽하게 체득하는 것이 필요하다. 마찬가지로 시르사아사나에서도 올바른 자세를 완벽하게 익혀야 한다. 왜냐하면 잘못된 자세는 머리, 목, 등에 통증을 유발시키기 때문이다.
2. 전체 체중이 팔뚝이나 손이 아니라 머리에만 실려야 한다. 팔뚝이나 손은 단지 균형이 흐트러지는 것을 바로잡아 주는 정도로만 쓰여져야 한다. 완전한 이 자세가 되었을 때는 당신의 머리와 마루에 닿는 부분이 루피(인도 주화) 크기만큼으로 느껴질 것이다.
3. 뒷머리, 몸통, 넓적다리와 발뒤꿈치는 마루와 수직선에 있어야 하고, 한쪽으로 기울어져선 안 된다. 목, 턱, 가슴뼈는 일직선에 있어야 한다. 그렇지 않으면 머리는 한쪽으로 기울거나 앞쪽으로 쏠리게 된다. 머리 뒤에서 깍지 낀 손의 경우, 손바닥이 머리 안쪽으로 밀쳐져선 안 된다. 손바닥의 윗부분과 아랫부분이 일직선에 있어야 된다. 만약 그렇지 않으면 머리의 중심이 마루에 제대로 놓이지 않는다.

4. 팔꿈치와 어깨는 일직선이어야 하고, 팔꿈치가 넓어져서는 안 된다. 어깨를 위로 뻗고 양옆으로 펴서, 가능한 한 마루에서 높게 유지해야 한다. 올바른 어깨 펴기를 배우려면, 팔꿈치를 가만히 둔 상태에서 깍지 낀 손을 풀고, 머리 뒤에서 손을 치우고, 팔뚝에서 손목을 벌린다. 손바닥을 위로 향하게 하고, 손목을 마루에 대고, 손가락을 어깨에 닿게 하여 균형을 유지한다(사진 191). 이것은 균형을 잘 잡아 줄 뿐 아니라, 뒤에 설명되는 다른 시르사아사나의 준비 자세가 된다.

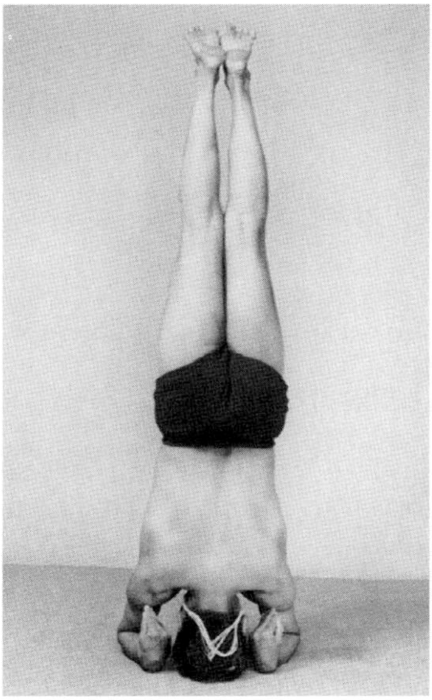

191

5. 몸통의 위치를 말하자면, 등 부위는 위쪽뿐 아니라 앞쪽으로도 밀어져야 한다. 어깨에서 골반까지의 몸통은 수직을 유지하는 동안 허리와 골반 부위가 앞으로 밀쳐져서는 안 된다. 만약 골반 부위가 불룩 앞으로 나온다면, 그것은 등 부위(가슴)가 바르게 뻗쳐져 있지 않으므로, 체중을 머리뿐만 아니라 팔꿈치로도 지탱하고 있음을 의미하는 것이다. 측면에서 보면, 목에서 발뒤꿈치까지의 몸은 똑바른 상태여야 한다.

6. 가능한 한 넓적다리, 무릎, 발목, 발가락을 붙이도록 한다. 다리를 완전히 쭉 펴라. 특히, 무릎과 넓적다리의 뒷부분을 확실히 편다. 만약 다리가 뒤로 흔들리면, 치골 위의 하복부와 무릎에 힘을 단단히 준다. 이것이 다리를 수직으로 유지해 줄 것이다. 발가락을 위로 향하게 한다. 만약 다리가 앞으로 흔들리면 등 부위를 뻗고 골반부가 어깨와 일직선이 되도록 뒤로 약간 민다. 그러면 몸이 가벼워지고, 그 자세가 기분을 북돋워 줄 것이다.
7. 몸을 올리거나 물구나무서기 상태에선, 눈은 절대로 충혈되지 않는다. 만약 충혈이 된다면, 그 자세에 문제가 있는 것이다(올바른 물구나무서기가 얼마나 중요한지 그 실례를 들어보겠다. 이 자세를 녹내장으로 고생하는 65세의 여성에게 가르쳐 보았다. 그 결과 그이의 눈은 아주 편안해졌고 아픔의 정도도 훨씬 가라앉았다. 진찰 결과 눈동자의 긴장이 줄어들었음이 입증되었다.).
8. 시르사아사나에 대한 시간제한은 개인의 능력과 취향에 따라 달라진다. 보통 10~15분간 편안하게 이 상태를 유지할 수 있다. 초보자는 2분 정도 할 수 있고, 5분까지도 가능하다. 초보자가 1분이라도 균형 상태로 있는 것은 쉬운 일이 아니지만, 일단 한 번 성공하면, 시르사아사나를 완전하게 행하게 되는 것은 시간문제다.
9. 몸을 올리거나 내릴 때, 양다리를 조금씩 같이 움직인다. 모든 동작은 숨을 내쉬면서 행해져야 한다. 정지 동작 중에 숨을 들이쉰다. 무릎을 굽히지 않고 다리를 쭉 펴서 올리고 내리는 것은 안정된 동작을 가져다주고, 머리로의 혈액 흐름을 조절해 준다. 또한 허리와 다리로 흐르는 피가 조절되므로, 갑작스럽고 빠른 동작으로 얼굴이 붉어지지 않는다. 그러고 나면, 물구나무서기를 하고 즉시 설 때, 현기증과 다리의 마비로 균형을 잃을 위험이 없다. 시간이 흐름에 따라, 올리고 멈추고 내리는 동작은 가능한 한 힘 안 들이고 되어야 한다. 완벽한 시르사아사나로, 우리의 몸은 완전히 펴짐과 동시에 완벽한 편안함을 맛보게 된다.

10. 시르사아사나를 시도하기 전에, 먼저 완전한 사르반가아사나(사진 223)를 체득하는 것이 안전하다. 앞에서 설명한 서기 자세(사진 1~36)와 사르반가아사나와 할라아사나(사진 234~271)의 변형 동작이 먼저 체득되면, 시르사아사나는 쉽게 행할 수 있다. 만약 기초적 아사나가 체득되지 않은 상태에서는 시르사아사나를 배우는 데 시간이 더 오래 걸릴 것이다.
11. 하지만 시르사아사나로 균형 잡는 법을 배운 후, 다른 아사나를 하기 전에 시르사아사나와 그 일련 동작(사진 190~218)을 하는 것이 바람직하다. 왜냐하면 다른 아사나를 함으로써, 피로해지거나 호흡이 빨라지고 거칠어지면 머리로 선 자세를 유지하거나 균형 잡기가 어렵기 때문이다. 일단 몸이 피곤해지거나 호흡이 힘들 때, 몸은 불안정하고 그 균형을 유지하는 것이 어렵다. 우리가 생기 있을 때, 먼저 시르사아사나를 하는 것이 더 낫다.
12. 시르사아사나와 그 사이클(일련 동작)을 한 뒤 항상 사르반가아사나와 그 사이클을 동반하도록 한다. 관찰한 바에 의하면, 사르반가아사나를 하지 않고 시르사아사나만을 한 사람은, 사소한 일에 화를 잘 내고 빨리 초조해진다고 밝혀졌다. 시르사아사나와 더불어 사르반가아사나를 하면 이런 성질이 억제된다. 만약 사르반가아사나가 어머니라면 시르사아사나는 모든 아사나들의 아버지로 여겨진다. 가정의 평화와 조화를 위해서 부모가 필요한 것처럼, 이 아사나들의 수행은 육체를 건강하게 하고, 정신을 고요하고 평화롭게 한다.

시르사아사나의 효과

고대의 저서에서는 시르사아사나를 모든 아사나들 중에서 왕이라고 하는데, 그 이유들은 아주 자명自明하다. 우리가 태어날 때, 정상적인 상태에서는 머리가 먼저 나오고 다리가 뒤에 나온다. 두개골이 신경 체계와 감각 기관을 통제하고 있는 두뇌를 감싸고 있다. 두뇌는 지성, 지식, 판단력,

지혜와 힘의 중심이다. 그것은 영혼 즉 브라만의 자리이다. 한 국가에 적절한 통치자나 국민을 이끌어 갈 지도자가 없이 번영하기가 어려운 것같이 인간의 신체도 건강한 두뇌 없이 발달할 수 없다.

『바가바드 기타』에서 이르기를, "조화sattva, 유동성rajas, 불활성tamas 같은 것은 타고난 특성이다. 오 아르주나여, 그것들은 단단히 결속된 우리 몸속의 결코 멸하지 않는 내재자이다(14장 5절)."라고 했다. 모든 특성들은 두뇌에서 나오고, 때로는 어떤 하나의 특성만이 우세할 수도 있고, 때로는 다른 특성들이 우세할 수도 있다. 머리는 판단을 조절하는 sattvic(조화)이 속성이다. rajasic(유동성)이 속성인 몸체는 열정, 감정, 행동을 제어한다. 횡격막 아래에 있는 tamasic(불활성)은 먹고 마시는 즐거움과 감각적 기쁨과 섹스의 전율과 쾌감 같은 감각적인 것을 조절하는 속성이다. 시르사아사나의 규칙적인 수행은 뇌세포에 건강하고 깨끗한 피를 흐르게 해 준다. 이것은 뇌세포를 활성화시켜 사고력은 증가되고, 생각이 더욱 명확해진다. 이 아사나는 뇌가 빨리 피곤해지는 사람들에게 원기를 불어 넣어 준다. 그것은 뇌에 있는 뇌하수체와 송과체(선)에 알맞은 피를 공급해 준다.

우리의 성장, 건강, 활기는 이 두 가지의 적절한 기능에 달려 있다. 수면 부족, 기억력, 활력의 상실로 고통받는 사람들은 이 아사나의 규칙적이고 올바른 수행으로 회복되고 있고, 에너지의 원천이 되고 있다. 폐는 어떤 환경에서도 버틸 수 있고, 어떤 일이라도 할 수 있는 힘을 얻게 되는데, 이는 감기, 기침, 편도선염, 구취, 가슴떨림 등을 없애 주어서 몸을 따뜻하게 해 준다. 변비로 고생하는 이들은 사르반가아사나(사진 234~271)와 함께 병행하면 효과적이다.

시르사아사나의 규칙적 수행은 혈액의 헤모글로빈 수치를 눈에 띄게 올려 준다. 고혈압이나 저혈압인 사람들이 아사나 수행을 함에 있어서 시르사아사나와 사르반가아사나부터 시작하는 것은 바람직하지 않다.

시르사아사나의 규칙적이고 정확한 수행은 육체를 단련시키고, 마음을 수양시키며, 정신의 폭이 넓어져 사람은 고통과 기쁨, 얻음과 잃음, 수치와 명예, 패배와 승리 사이에서 균형을 찾고 자기 신념이 생긴다.

시르사아사나 사이클(일련 동작)

시르사아사나에는 개인의 능력차에 따라 적어도 5분 정도 사람바 시르사아사나 I(사진 184)을 하고 난 후 그 연장으로 행할 수 있는 여러 형태의 변형 동작이 있다. 즉, 5~15분 정도 사람바 시르사아사나 I을 행하고 나서 이들 변형 동작들을 각각 20~30초가량 할 수 있다.

76. 사람바 시르사아사나 II Sālamba Śīrṣāsana II 5*
(사진 192)

방법

1. 마루 위에 담요를 네 겹으로 깔고, 그 가까이에 무릎을 꿇고 앉는다.
2. 오른쪽 무릎 바깥의 마루 위에 오른쪽 손바닥을 놓고, 왼쪽 손바닥을 왼쪽 무릎 바깥에 놓는다. 손바닥은 서로 평행이고, 손가락은 머리 쪽으로 향해야 한다. 마루 위에 있는 손바닥의 간격은 어깨너비보다 넓어선 안 된다.
3. 머리를 숙여서 담요의 중앙에 정수리를 댄다.
4. 머리의 위치를 확실히 정한 후에, 마루에서 무릎을 올려 다리를 똑바로 뻗는다. 발가락을 머리에 훨씬 가깝게 이동시키고, 등을 바로 세운 채, 발뒤꿈치로 마루를 누른다.
5. 가슴을 앞으로 밀어서 척추의 등 부분을 뻗고, 몇 초 동안 이 자세를 유지한다. 서너 번 숨을 쉰다.
6. 숨을 내쉬며, 마루를 부드럽게 박차고 무릎을 굽히면서 다리를 마루에서 들어 올린다. 두 발을 동시에 마루에서 떼야 한다. 이 자세가 안

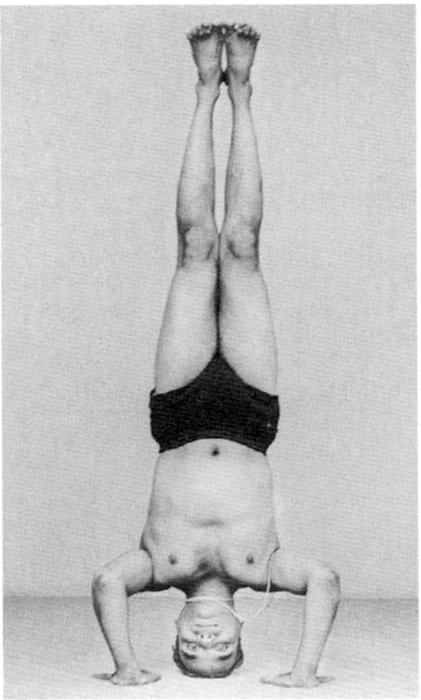

192

정되면, 다리를 위로 뻗어 숨을 내쉬며, 발가락은 위를 향하고, 무릎에서 힘을 주고 균형을 잡는다(사진 192).

7. 자세의 균형을 잡는 데 있어서는, 정수리와 양손만이 마루 위에 있다. 손목에서 팔꿈치까지의 팔뚝은 마루와 수직을 유지하고, 서로 평행해야 한다. 팔꿈치에서 어깨까지의 팔 윗부분은 서로 평행이고, 마루와도 평행이어야 한다.
8. 균형을 잡을 수 있는 사람은 사람바 시르사아사나 I의 도움말과 나머지 방법을 따라 한다.
9. 물구나무서기의 변형을 체득하는 것은 바카아사나(사진 410), 우르드바 쿡쿠타아사나(사진 419), 갈라바아사나(사진 427, 428)와 코운딘야아사나(사진 438) 등과 같은 발전된 고단계의 아사나들을 배우는 데 필수적이다.

시르사아사나 사이클(계속)

77. 사람바 시르사아사나 III Sālamba Śīrṣāsana III 8*
(사진 194, 195)

방법

1. 담요 가까이의 마루 위에 무릎을 꿇는다. 30cm 정도 무릎을 벌린다.
2. 무릎 사이의 담요 위에 손가락이 발을 향하도록 손바닥을 반대 방향으로 놓는다. 손목에서 팔꿈치까지의 팔뚝은 마루와 수직을 이루어야 하고 각 팔뚝은 서로 평행이 되어야 한다. 손바닥 사이의 간격이 어깨너비보다 넓어선 안 된다.
3. 손목 바로 뒤의 담요 위에 정수리를 놓는다. 이마는 손목의 안쪽 면과 마주하게 될 것이다. 머리는 두 손의 중앙부에 위치함으로써, 두 손바닥으로부터 등거리가 되도록 한다.

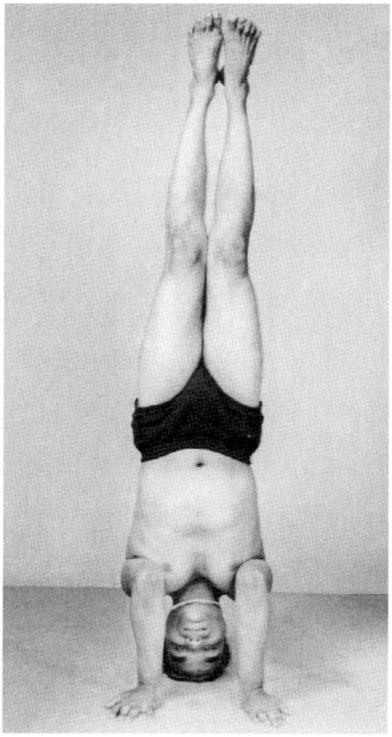

193

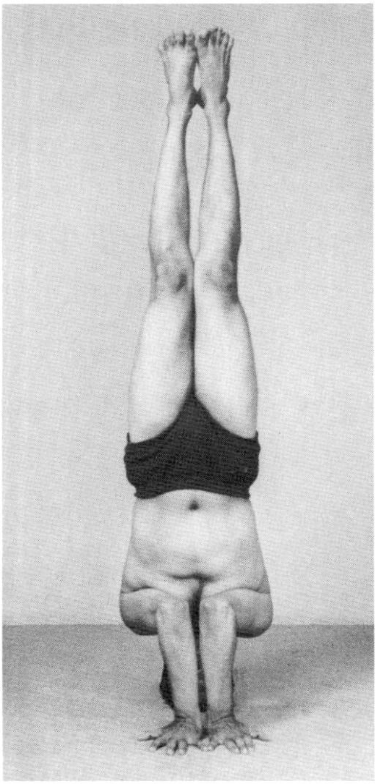

194

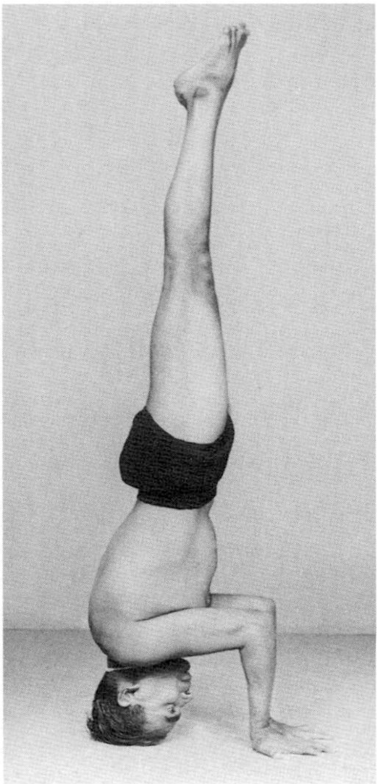

195

4. 손목과 손바닥을 단단히 내리누르고, 숨을 내쉬며 마루에서 발을 들어 올리고, 다리를 수직 방향으로 들어 올리고 균형을 잡는다. 팔꿈치를 넓히지는 말고, 가능한 한 간격을 좁게 한다(사진 193).
5. 정상 호흡을 하면서 1분 동안 이 자세로 균형을 잡고, 숨을 내쉬며 마루 쪽으로 조용히 다리를 내린다.
6. 시르사아사나의 이 변형된 자세로 균형 잡는 법을 배운 후 손날 부분이 서로 닿도록 노력한다(앞모습 : 사진 194, 옆모습 : 사진 195). 또한 무릎을 굽히지 말고 다리를 뻗은 채로, 올리고 내리는 것을 배운다(사진 196, 197). 시르사아사나의 이 변형은 균형 잡는 데 있어서 확신과 자신감이 생기게 한다.

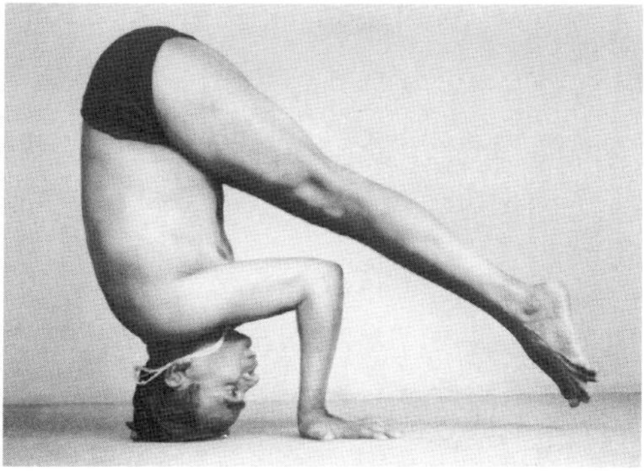

196

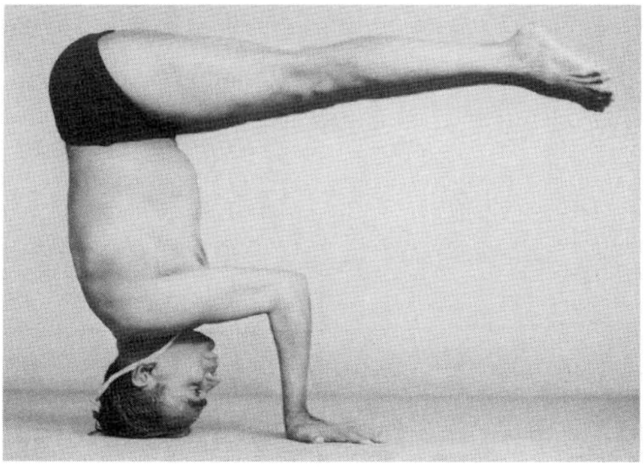

197

78. 반다 하스타 시르사아사나 Baddha Hasta Śīrṣāsana 4*
(사진 198)

반다Baddha는 묶인, 잡힌, 구속된, 하스타Hasta는 손을 뜻한다. 이것은 물구나무서기의 변형이다.

방법

1. 마루에 담요를 네 겹으로 깔고, 그 가까이에 무릎을 꿇는다.

2. 가슴 앞에서 팔짱을 끼고, 왼손으로 오른쪽 팔꿈치 윗부분을 잡고 오른손으로는 왼쪽 팔꿈치의 윗부분을 잡는다.
3. 담요 위에 팔꿈치와 팔짱 낀 팔을 놓는다. 앞으로 숙여 팔짱 낀 팔 너머 담요 위에 정수리를 놓는다. 이마는 그 팔뚝 바로 뒤에 둔다.
4. 마루에서 무릎을 올리고, 다리를 쭉 뻗는다.
5. 머리와 팔꿈치에 체중을 안전하게 실은 후에, 팔뚝을 누르고 숨을 내쉬며, 손의 힘을 빼지 않고서 몸통을 뒤로 약간 부드럽게 민다. 그리고 다리를 마루에서 뗀다(사진 198).

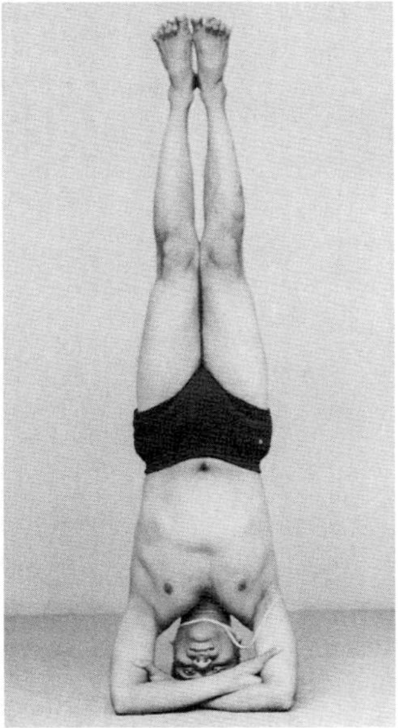

198

6. 다리를 수직으로 위로 올리는 동안 목에 체중을 받게 되어 긴장을 느낀다. 목 뒷부분과 팔뚝에 가벼움을 느낄 때까지 다리를 위로 올리고 가슴통 부분을 앞으로 내민다. 가벼움을 느낄 때 몸이 똑바른가를 확인하라. 균형 잡기가 가능한 사람들은 사람바 시르사아사나 I의 도움말과 방법을 따른다.

7. 1분가량 물구나무서기 자세로 똑바로 있는다. 그러고 나서, 숨을 내쉬며 팔꿈치를 들지 않은 채, 엉덩이를 뒤쪽으로 약간 밀어 다리를 서서히 마루로 내린다. 다리를 내리는 과정에서 직선으로 곧게 펴고 무릎을 굽히지 않는다.

79. 묵타 하스타 시르사아사나 Mukta Hasta Śīrṣāsana 6*
(사진 200, 201)

묵타Mukta는 자유로움, 해방이란 뜻이고, 하스타Hasta는 손을 뜻한다. 이것은 가장 어려운 시르사아사나의 한 변형이다. 이 자세를 어려움 없이 쉽게 할 수 있으면 완벽한 물구나무서기의 대가라 할 수 있다. 이 아사나에서 균형을 잡기는 비교적 쉬우나, 무릎을 구부리지 않고 다리를 똑바로 편 채 들어 올리고 내리기가 대단히 어렵다.

방법

1. 마루에 네 겹으로 담요를 깔고, 그 가까이에 무릎을 꿇는다.
2. 몸통을 앞으로 숙이고, 담요 위에 정수리를 댄다.
3. 가슴 앞에서 팔을 발 방향으로 쭉 뻗고, 마루 위에 손목의 뒷부분을 댄다. 손바닥을 위로 한 상태에서, 팔을 곧게 편다. 두 손목의 사이는 어깨너비와 같아야 한다.
4. 몸통을 마루와 수직이 되도록 올린다. 마루 위에서 손목을 가볍게 내리누르고, 숨을 내쉬며 발을 올린다(사진 199). 다리에 힘을 주고, 수직이 될 때까지 천천히 올린다(옆모습 : 사진 200).
5. 정상 호흡으로 잠시 이 자세를 유지한다. 양팔을 곧게 하고 팔꿈치를 펴고, 손목의 자세를 흐트리지 않은 채 어깨를 가능한 한 마루에서 높게 올려 편다(앞모습 : 사진 201).

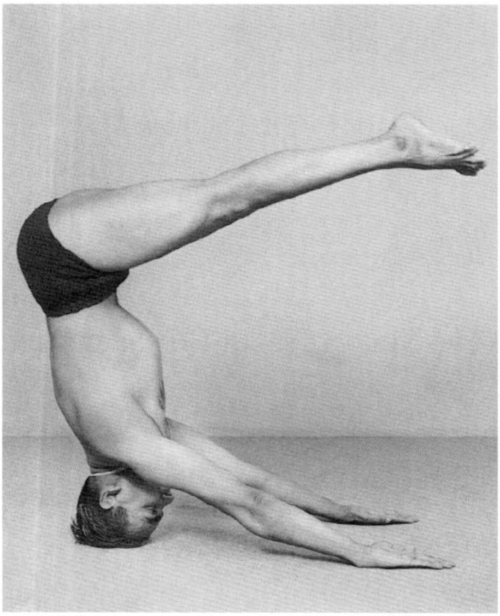
199

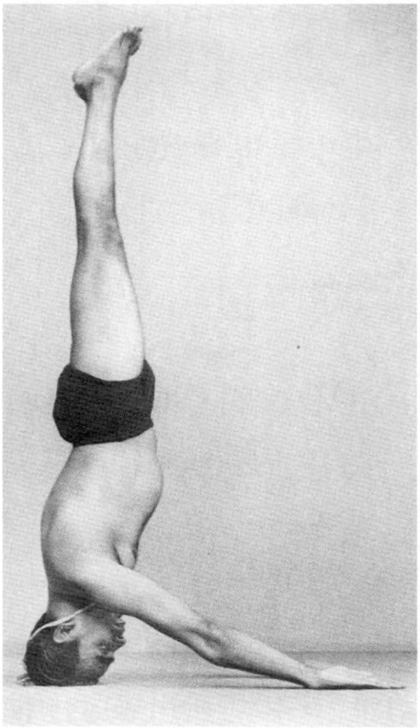
200

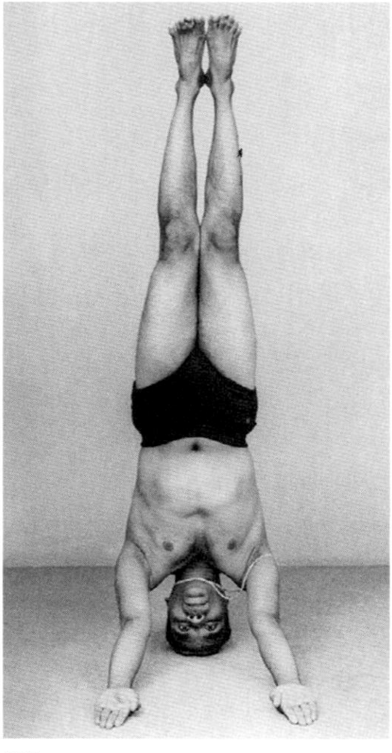
201

6. 숨을 내쉬며, 엉덩이를 뒤로 약간 밀고, 손목에 체중을 가볍게 실으며 다리를 서서히 마루 쪽으로 내려놓는다.
7. 머리를 마루에서 들고, 앉아서 긴장을 푼다.

주 | 일단 이 시르사아사나의 변형을 체득하면, 머리로 균형을 잡는 동안 손의 위치를 바꿀 수도 있다. 다시 말하면, 손의 위치를 바꾸기 위해서 다시 몸을 내릴 필요는 없다. 이것은 점차적으로 배워야 된다. 그렇지 않으면, 목과 어깨에 부담을 주기 쉽다.

80. 파르스바 시르사아사나 Pārśva Śīrṣāsana 8*
(사진 202, 203)

파르스바Pārśva는 측면 또는 옆구리를 뜻한다. 시르사아사나의 이 변형에서, 손이나 머리의 위치를 바꾸지 않고 균형을 잡으며, 몸통과 다리를 양쪽 옆으로 돌린다.

방법

1. 똑바른 사람바 시르사아사나 I(사진 184)에서 숨을 내쉬며, 오른쪽으로 척추를 튼다. 머리와 손을 제외한 몸을 양옆으로 비튼다(앞모습 : 사진 202, 뒷모습 : 사진 203).
2. 다리와 배꼽은 사진에서처럼 원래 위치에서 90도 옆으로 돌려진다. 이때 유리늑골(11, 12번째 늑골) 부근이 쭉 뻗어지는 듯함을 느껴야 한다.
3. 정상 호흡으로 20~30초간 자세를 취한다.
4. 숨을 내쉬며, 똑바른 사람바 시르사아사나 I의 자세로 돌아온다. 숨을 한 번 들이쉬고 내쉬며, 동일한 시간으로 왼쪽으로도 이 자세를 되풀이한다. 숨을 내쉬며, 똑바른 사람바 시르사아사나 I의 자세로 돌아온다.

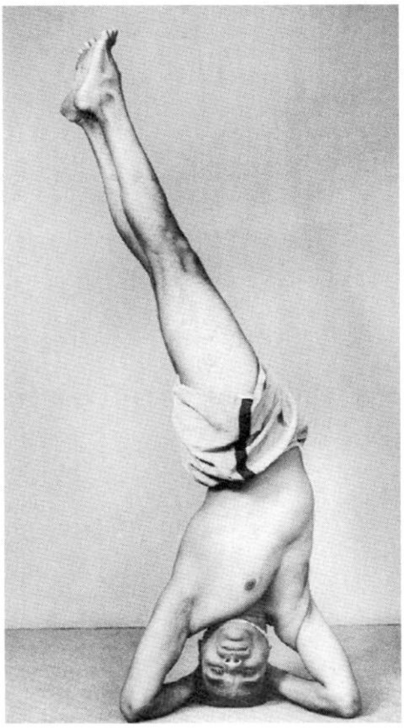

202

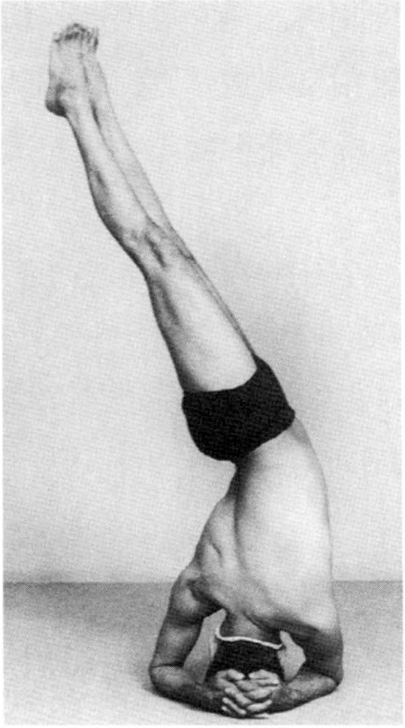

203

효과

이 아사나는 척추를 강하고 탄력적이게 한다.

81. 파리브르트타이카파다 시르사아사나
Parivṛttaikapāda Śīrṣāsana 10*(사진 205, 206, 207)

파리브르타Parivṛtta는 회전하고, 둥글게 돈다는 뜻이고, 에카Eka는 하나, 파다Pāda는 다리를 뜻한다. 이 시르사아사나의 변형에서, 머리 또는 손의 자세를 흐트리지 않은 채 다리는 벌리고, 몸통과 다리를 양쪽에서 옆으로 돌린다.

방법

1. 파르스바 시르사아사나(사진 202)를 한 후, 다리를 벌려서 오른쪽 다

리를 앞으로, 왼쪽 다리를 뒤로 똑같이 벌린다(사진 204). 그러고 나서, 숨을 내쉬며 척추를 왼쪽으로 비틀어서 다리가 시계 방향으로 90도 돌아가도록 한다(옆모습 : 사진 205).

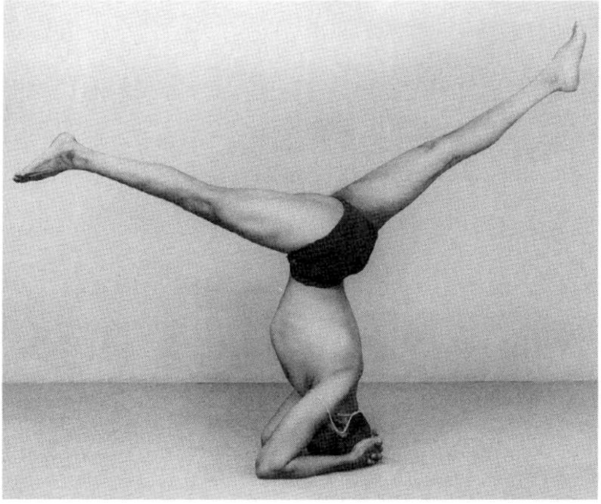
204

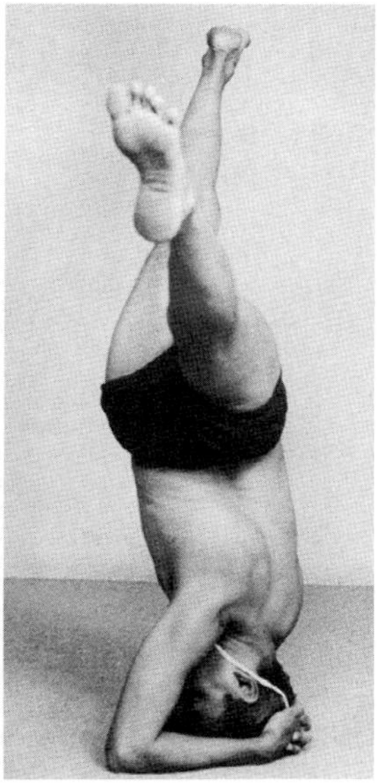
205

2. 옆면으로 돌린 후, 슬와근(오금), 무릎과 종아리에 힘을 주어 다리를 빳빳하게 한다.
3. 다리를 한층 더 넓게 벌리고, 정상 호흡을 하면서, 이 자세로 20~30초간 있는다.
4. 숨을 내쉬며, 똑바른 사람바 시르사아사나 I로 돌아온다. 이제, 왼쪽 다리를 앞쪽으로, 오른쪽 다리를 뒤로 옮기고, 다리가 측면으로 시계 반대 방향으로 90도 이동하도록 오른쪽으로 척추를 튼다(앞모습 : 사진 206, 뒷모습 : 사진 207). 같은 시간 동안 그 자세로 머무른다. 숨을 내쉬며, 사람바 시르사아사나 I 의 자세로 돌아간다.

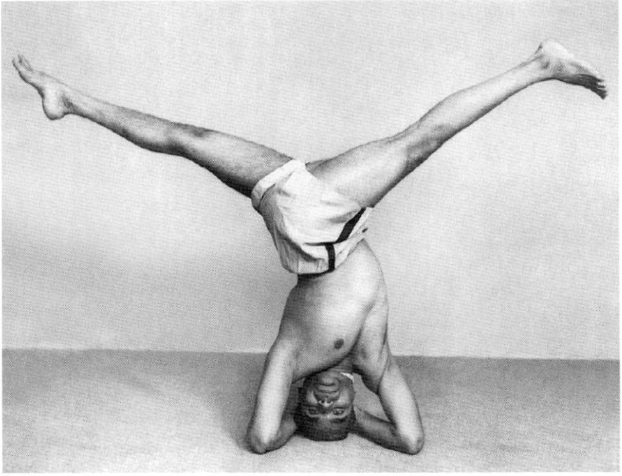

206

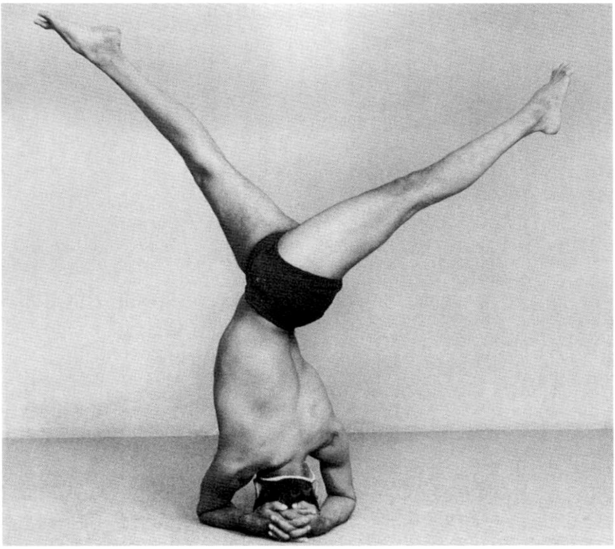

207

효과

이 아사나는 다리 근육을 발달시키고 신장, 방광, 전립선, 장을 좋은 상태가 되게 한다.

82. 에카 파다 시르사아사나 Eka Pāda Śīrṣāsana 11*
(사진 208, 209)

에카Eka는 하나, 파다Pāda는 다리라는 뜻이다. 시르사아사나의 이 변형은 한쪽 다리는 수직으로 쳐든 채 한 다리는 머리 앞쪽 마루에 내린다.

방법

1. 사람바 시르사아사나 I로 자기 능력만큼 머무른 다음, 숨을 내쉬며 오른쪽 다리를 머리 앞의 마루에 내려놓는다(옆모습 : 사진 208).
2. 오른쪽 다리를 내려서 마루 위에 놓는 동안에, 왼쪽 다리는 시르사아사나에서처럼 수직 상태여야 한다.

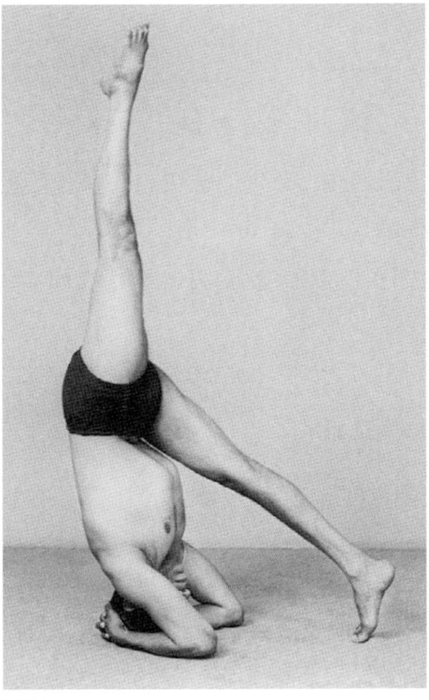
208

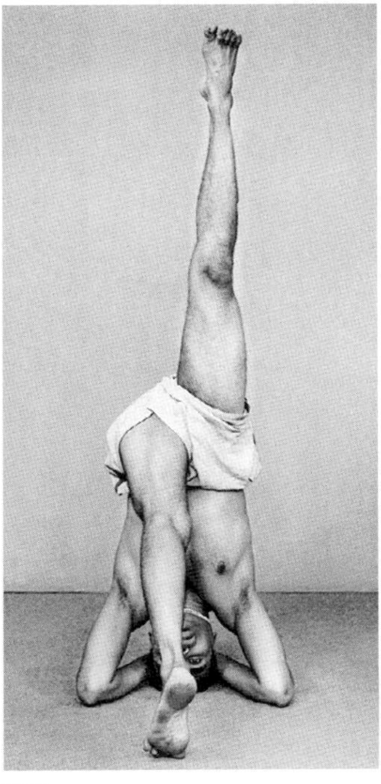
209

3. 처음에는 목에 굉장한 긴장이 갈 것이며, 왼쪽 다리 역시 앞쪽으로 처질 것이다. 이것을 극복하려면, 다리를 무릎에서 단단히 하고, 두 다리의 넓적다리 뒤에서 근육을 편다. 또, 하복부의 근육에 힘을 준다.
4. 두 다리의 무릎과 발가락은 일직선에 있어야 하고, 옆으로 기울어져서는 안 된다.
5. 숨을 깊이 쉬면서, 10~20초 정도 이 자세로 있는다. 숨을 내쉬며, 오른쪽 다리를 시르사아사나로 돌아간다.
6. 잠시 시르사아사나로 있은 후, 왼쪽 다리를 마루 쪽으로 내리고(앞모습 : 사진 209) 같은 시간만큼 마루 위에 둔 후에, 숨을 내쉬며 시르사아사나로 돌아간다.
7. 다리를 내리고 올리고 하는 동안에, 무릎을 구부리지 말고 똑바로 편다. 만약 무릎이 굽혀지면 머리의 균형을 잃을 것이다.

효과

이것은 어려운 자세이므로 처음에는 마루에 다리가 닿는 것이 불가능할 것이다. 그러나 다리에 탄력성이 붙고, 등이 강해짐에 따라, 머리의 균형을 잃지 않고, 마루에 닿고, 머무를 수 있다. 이 아사나는 목과 복부벽을 강하게 해 준다. 복부 기관은 수축되어 그 기능을 활발하게 만들어 준다.

83. 파르스바이카 파다 시르사아사나 Pārśvaika Pāda Śīrṣāsana 12*(사진 210)

파르스바Pārśva는 옆으로, 에카Eka는 하나, 파다Pāda는 다리이다. 이 자세에서, 한쪽 다리는 마루 쪽으로 낮추어 머리와 일직선이 되는 옆에 놓고, 다른 쪽 다리는 수직 상태로 둔다.

방법

1. 앞에서 설명한 것처럼, 에카 파다 시르사아사나(사진 208, 209)를 완성한 후에 이 자세를 취한다.
2. 숨을 내쉬며, 오른쪽 다리를 오른쪽 옆으로 낮추어 머리와 일직선이 되는 선에 놓는다(사진 210). 시르사아사나에서처럼 왼쪽 다리를 바로 세운다.

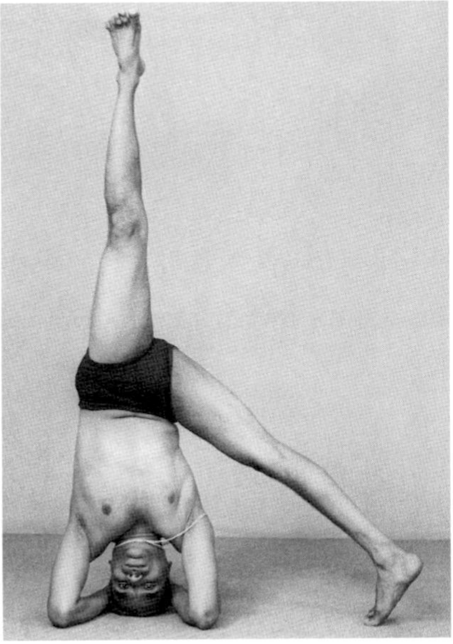

210

3. 에카 파다 시르사아사나에서보다 이 자세로 물구나무서기 하는 것이 더 어렵다. 이 자세에서 머리로 균형을 잡기 위해서는 양 넓적다리 뒤쪽의 근육을 쭉 뻗고 양 무릎과 마루에 댄 다리 쪽의 장골 부분에 있는 살 근육을 단단히 죈다.
4. 깊은 숨을 쉬면서 10~20초 정도 이 자세를 유지한다. 슬와근과 넓적다리를 쭉 펴고, 숨을 내쉬며 오른쪽 다리를 시르사아사나 자세가 되도록 돌아온다.

5. 잠시 동안 시르사아사나로 머문 후, 숨을 내쉬며 왼쪽 다리가 머리와 같은 선상에 놓일 때까지 옆으로 낮춰 마루에 댄다. 앞에서와 같은 시간 동안 이 자세를 취한 후에 숨을 내쉬며 시르사아사나로 돌아온다.
6. 다리를 올리고 내리는 동안에 무릎을 구부려서는 안 된다. 그렇지 않으면 균형을 잃게 된다.

효과

이 아사나는 목, 복부벽, 넓적다리를 강하게 해 줄 뿐 아니라, 장과 척추의 상태를 좋게 하고 강화시켜 준다.

84. 시르사아사나에서의 우르드바 파드마아사나
Ūrdhva Padmāsana in Śīrṣāsana 6*(사진 211)

우르드바Ūrdhva는 위, 높은, 의 뜻이며, 파드마아사나(사진 104)는 앞에서 설명한 대로 결가부좌 자세이다. 이 변형은 물구나무선 채 결가부좌를 취하는 것이다.

방법

1. 이 자세는 에카 파다 시르사아사나(사진 208, 209)와 파르스바이카 파다 시르사아사나(사진 210)를 한 후에 행해져야 한다. 두 자세를 완성한 후에, 파드마아사나에서처럼 다리를 교차시킨다. 먼저, 왼쪽 넓적다리 위에 오른발을 놓고, 오른쪽 넓적다리 위에 왼발을 놓는다.
2. 두 무릎을 서로 더 가까이하고 넓적다리를 수직으로 쭉 뻗는다(사진 211).
3. 숨을 깊이 고르게 쉬면서, 30초 정도 이 자세를 유지한다. 그러고 나서, 숨을 내쉬며 넓적다리를 가능한 한 뒤로 많이 뻗는다(사진 212).

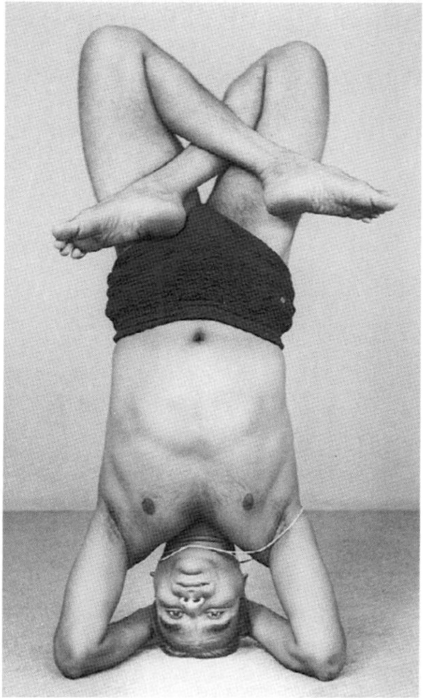

211

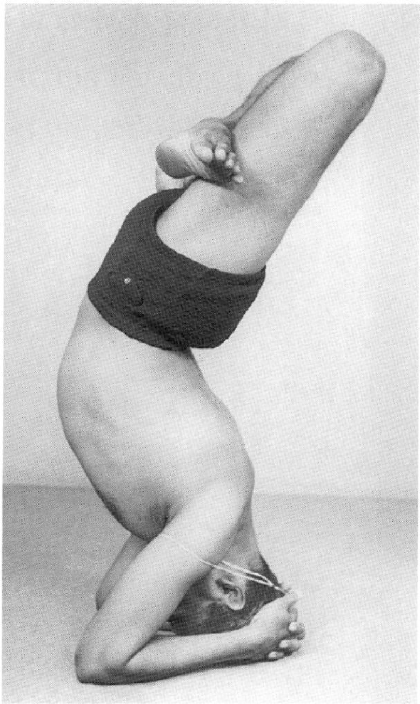

212

4. 다리를 풀어서 시르사아사나로 돌아온다. 이제, 다리를 반대로 교차시킨다. 먼저 오른쪽 넓적다리 위에 왼쪽 다리를, 왼쪽 넓적다리 위에 오른쪽 다리를 놓는다. 이와 같이 해서 30초 동안 있은 후에, 넓적다리를 뒤쪽으로 쭉 뻗는다.
5. 넓적다리를 뒤로 뻗는 동안, 머리나 목의 위치를 바꾸지 마라.

효과

이 자세는 척추 주변, 늑골, 골반 부위를 강하게 끌어당김으로써 결과적으로 가슴을 활짝 열고 혈액 역시 골반 부위에서 원활하게 돈다. 좀 더 뻗어 주는 자세를 갖기 위해서는 물구나무선 채 몸통을 옆으로 비틀어 준다. 이 자세를 '시르사아사나에서의 파르스바 우르드바 파드마아사나'라고 부른다.

85. 시르사아사나에서의 파르스바 우르드바 파드마아사나

Pārśva Ūrdhva Padmāsana in Śīrṣāsana 7*

(사진 213~216) (Pārśva는 옆구리를 뜻한다.)

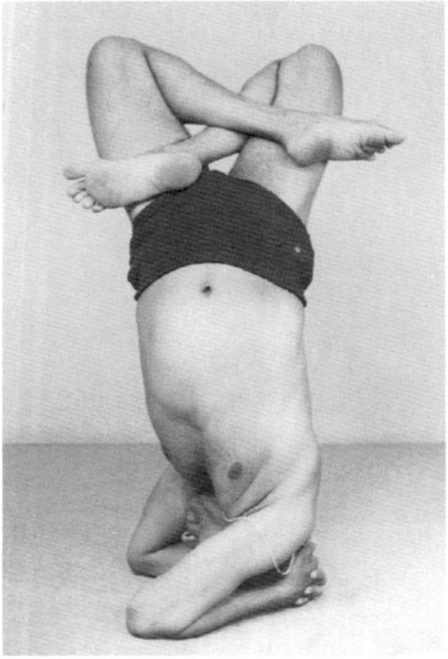

213

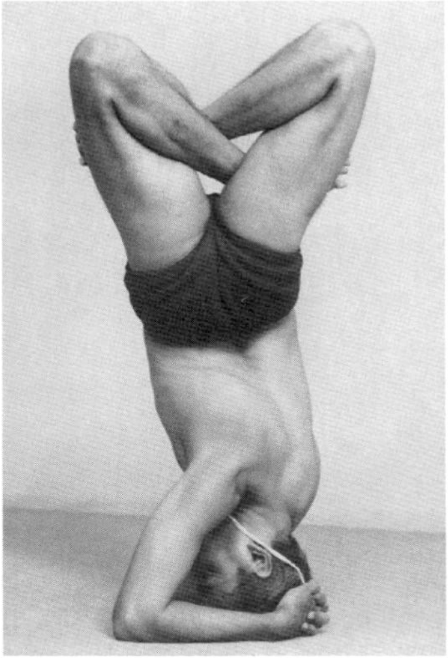

214

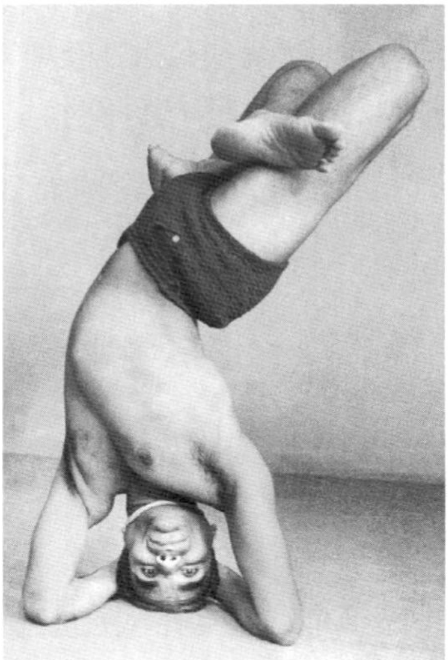

215

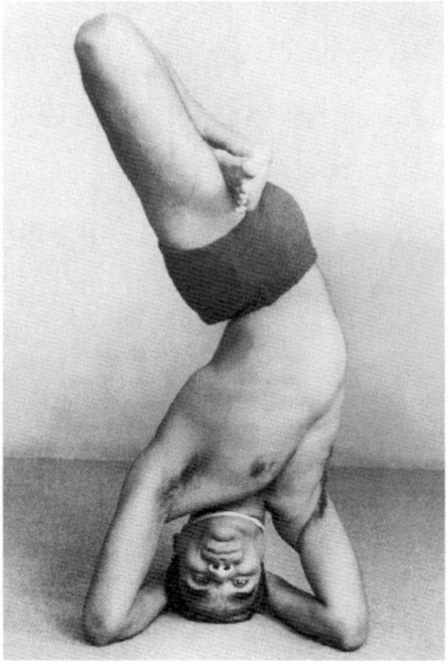

216

86. 시르사아사나에서의 핀다아사나
Piṇḍāsana in Śīrṣāsana 6*(사진 218)

핀다Pinḍa는 태아를 뜻한다. 물구나무서기 한 파드마아사나(사진 211)에서, 엉덩이를 구부리고, 다리를 낮추어 겨드랑이에 닿도록 한다.

방법

1. 위에서 설명한 것처럼, 시르사아사나에서의 파드마아사나를 한다(사진 211). 숨을 내쉬며, 엉덩이를 구부리고(사진 217) 숨을 두 번 쉰다. 숨을 내쉬며 다리를 겨드랑이 가까이의 팔에 닿도록 낮춘다(사진 218).

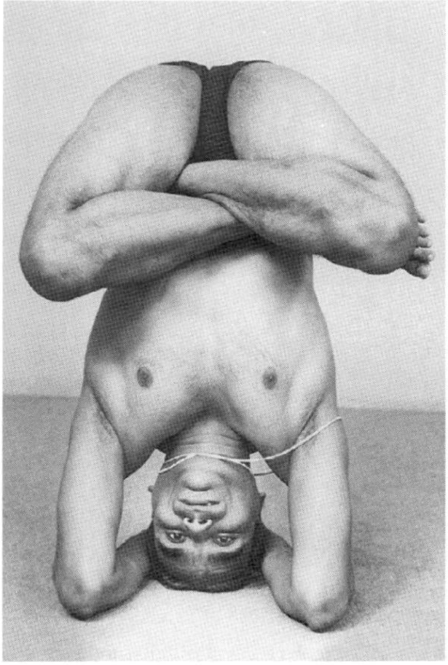
217

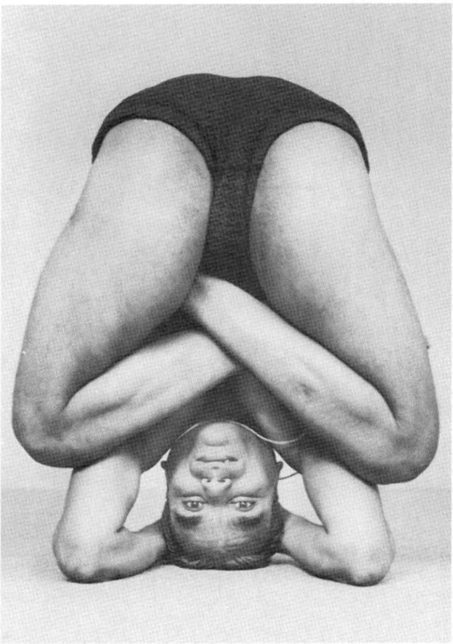
218

2. 정상 호흡으로 20~30초간 이 자세를 유지한다.
3. 숨을 들이쉬며, 우르드바 파드마아사나로 돌아간다. 다리를 풀고, 얼마 동안 시르사아사나로 있는다. 그러고 나서 다리를 반대로 교차시켜 같

은 자세를 되풀이한다.
4. 다리를 하나씩 풀고, 시르사아사나로 다시 돌아가서 숨을 내쉬며 다리를 서서히 내려 마루에서 쭉 뻗는다.

효과

이 자세는 앞의 자세와 같은 효과가 있다. 그 외에 수축과 혈액 공급이 증가됨으로써 복부 기관이 좋은 상태가 된다.

87. 사람바 사르반가아사나 I Sālamba Sarvāngāsana I 2*
(사진 223, 224, 234)

알람바Ālamba는 버팀대, 지지, 사sa는 더불어 또는 함께라는 뜻이다. 그러므로 사람바Sālamba는 지탱받는, 받치다의 뜻이 된다. 사르반가Sarvānga(Sarva=모든, 전체의, 완벽한 ; anga=사지나 몸)는 몸 전체나 사지 전부를 뜻한다. 이 자세에서, 몸 전체가 이롭게 되기에 이런 이름이 붙었다. 그 이름처럼, 이롭게 된다.

초보자를 위한 방법

1. 무릎에 힘을 주어 다리를 쭉 뻗고, 등을 카펫 위에 평평히 대고 눕는다. 손바닥을 아래로 향하게 하고, 다리 옆에 손을 놓는다(사진 219). 깊은 숨을 몇 번 쉰다.
2. 숨을 내쉬며, 무릎을 구부려 넓적다리가 배를 누를 때까지 배 쪽으로 다리를 당긴다(사진 220). 숨을 두 번 쉰다.
3. 숨을 내쉬며 엉덩이를 마루에서 들어 올리고, 팔꿈치를 구부려 손을 엉덩이 뒤에 놓는다(사진 221). 숨을 두 번 쉰다.
4. 숨을 내쉬며, 가슴이 턱에 닿을 때까지 몸통을 손으로 받쳐 마루와

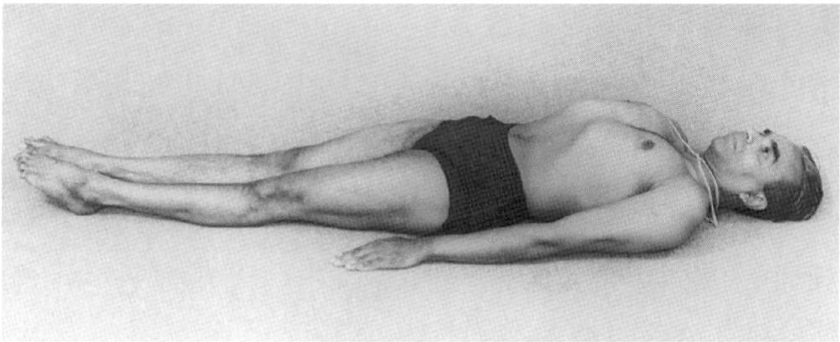

219

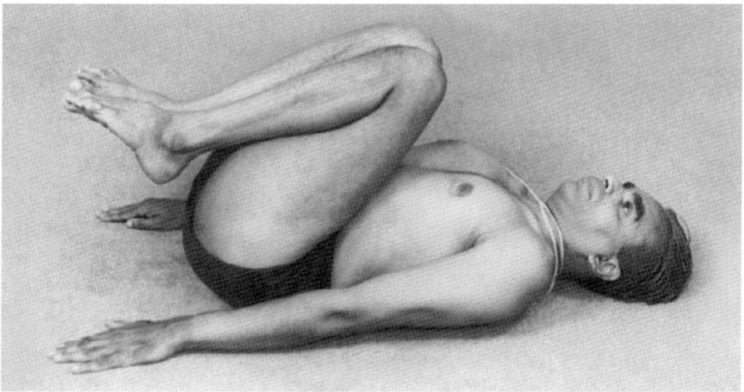

220

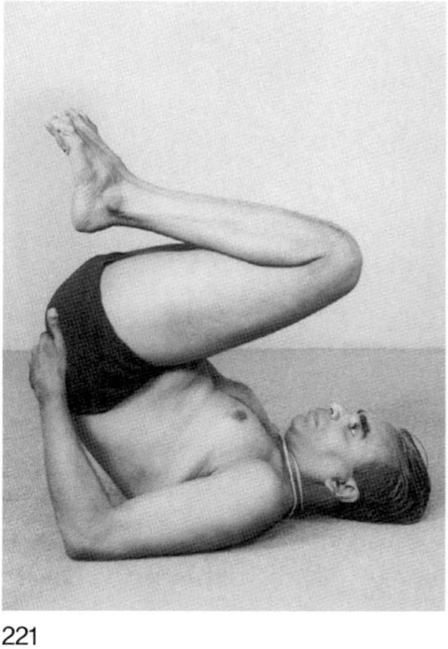

221

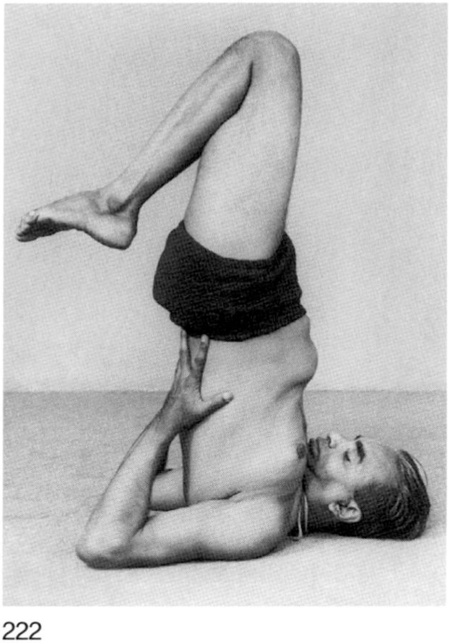

222

수직이 되게 올린다(사진 222).

5. 단지 머리와 목의 뒷부분, 어깨와 팔꿈치까지의 위 팔뚝의 뒷부분만이 마루에 닿아야 한다. 손은 사진 222처럼 척추의 중앙부에 두고 숨을 두 번 쉰다.
6. 숨을 내쉬며, 발가락을 위로 향한 채 다리를 똑바로 뻗는다(앞모습 : 사진 223, 뒷모습 : 사진 224).

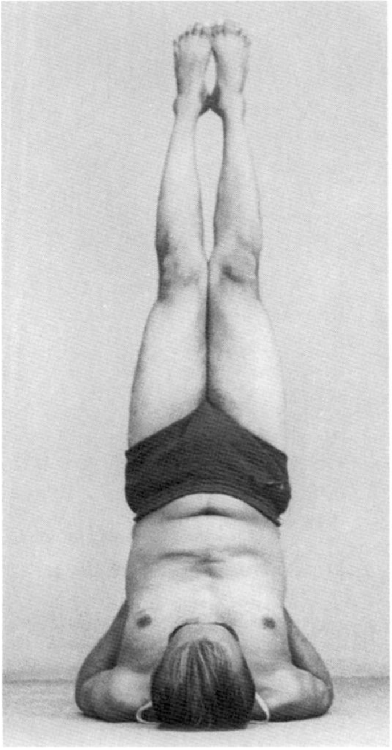
223

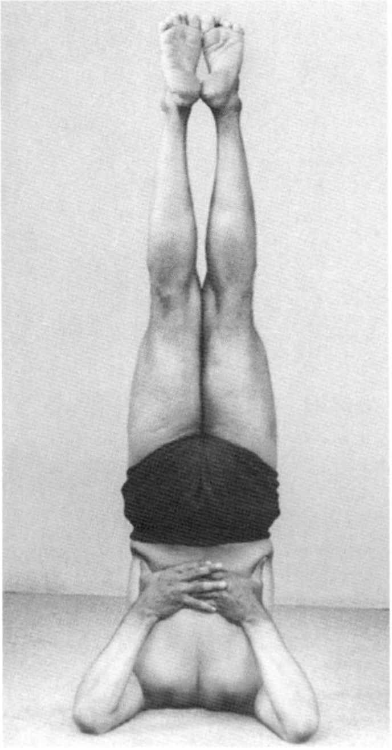
224

7. 고르게 호흡하면서, 이 자세로 5분간 있는다.
8. 숨을 내쉬며, 서서히 아래로 미끄러뜨리듯 내리고, 손을 내려놓고 평평하게 누워 몸에 힘을 뺀다.
9. 받치지 않고서는 이 아사나를 할 수 없으면, 의자를 사용하여 앞의 방법을 따라 한다. 사진 225를 참조하라.

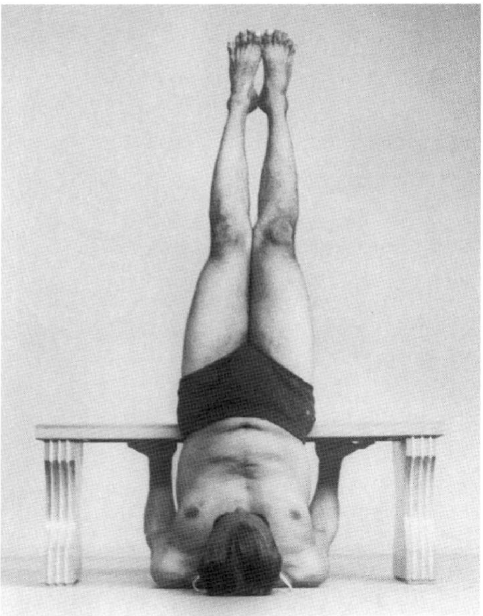

225

수준 높은 학생을 위한 방법

1. 카펫 위에서 등을 대고 평평하게 눕는다.
2. 무릎에 힘을 주고, 다리를 똑바로 편다. 손바닥을 아래로 하고 손을 다리 옆에 둔다(사진 219).
3. 깊은 숨을 몇 번 쉰다. 천천히 숨을 내쉼과 동시에 두 다리를 함께 올려, 사진 226, 227, 228처럼 몸통과 직각이 되도록 한다. 이 자세에서 다리를 고정시키고, 숨을 들이쉰다.
4. 숨을 내쉬며, 다시 마루에서 등과 엉덩이를 들어 올림으로 다리를 더 높게 올린다. 이때, 사진 229, 230, 231처럼, 손바닥은 마루를 가볍게 누른다.
5. 전체 몸통이 마룻바닥에서 들어 올려질 때, 팔꿈치를 구부리고, 갈비뼈 뒷면에 손바닥을 둔다. 이때 어깨가 마루에 잘 놓여 있어야 한다(사진 232).

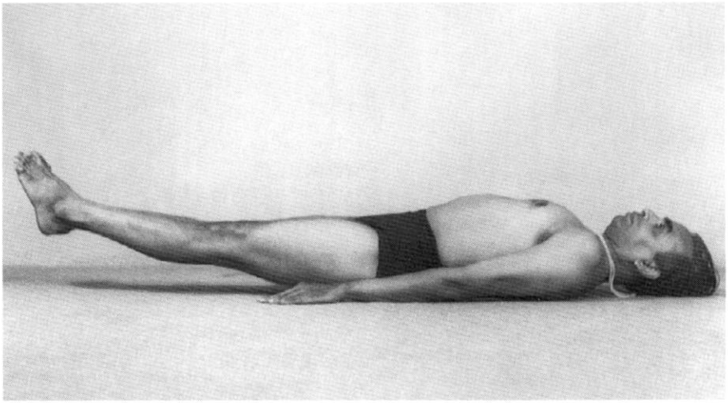

226

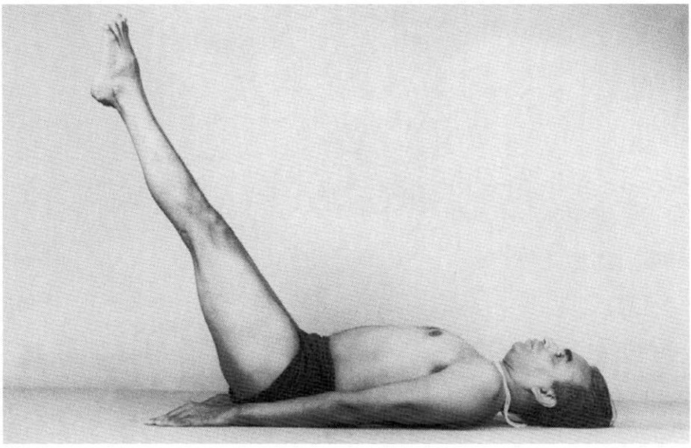

227

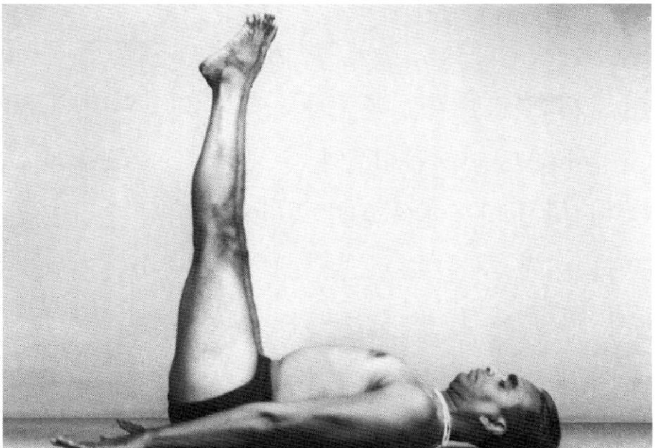

228

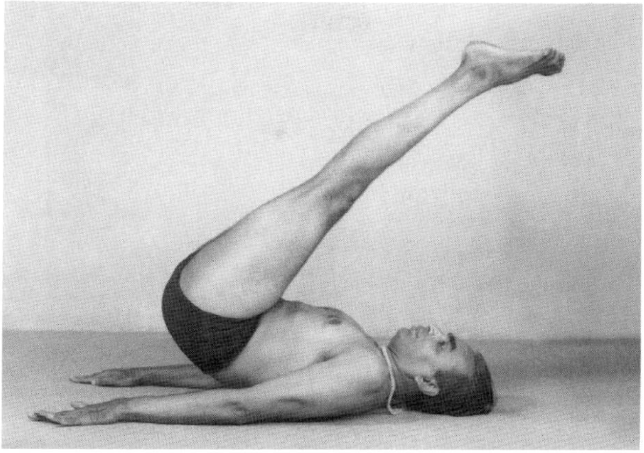

229

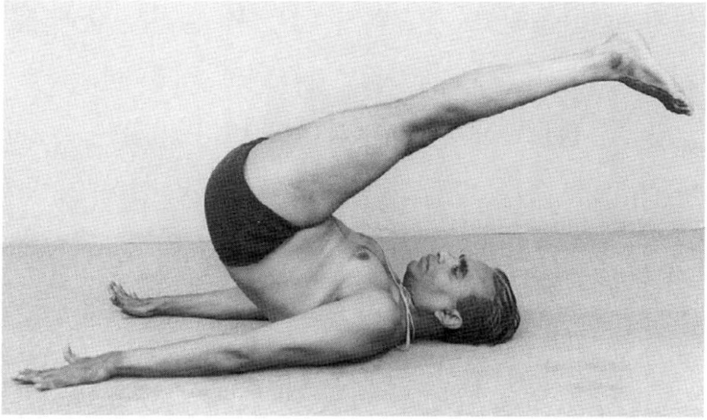

230

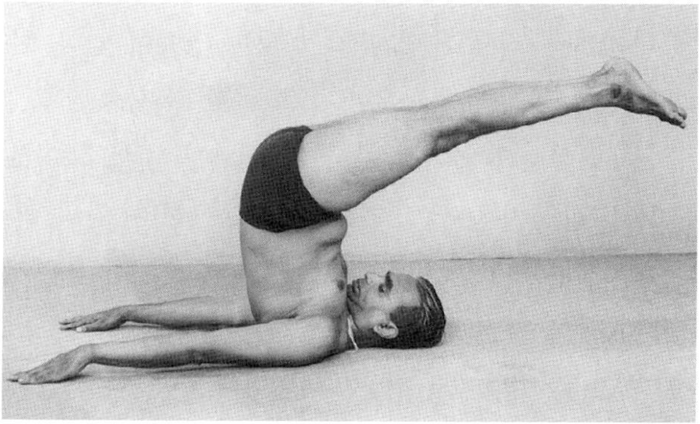

231

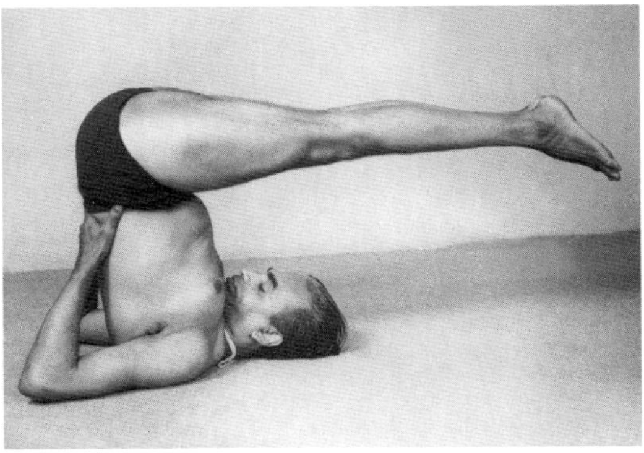

232

6. 손바닥의 압력을 이용하여 사진 233과 같이 몸통과 다리를 마루와 수직이 되게 들어 올리고, 가슴뼈가 턱을 꽉 눌러서 굳게 닫혀 열리지 않을 것처럼 한다. 목을 수축하고, 가슴뼈로 턱을 꽉 눌러 굳게 닫혀 열리지 않을 것처럼 하는 것을 잘란다라 반다Jālandhara Bandha라 한다. 가슴을 앞으로 밀어 턱에 닿게 해야지 턱을 밀어 가슴에 닿게 해선 안 된다는 것을 명심해야 한다. 만약 후자처럼 행하면, 척추가 완전히 펴지지 않고, 이 아사나의 효과를 충분히 맛볼 수 없다.
7. 머리와 목의 뒷부분, 어깨와 팔꿈치까지의 위 팔뚝만이 마루에 잘 놓여야 한다. 몸의 나머지 부분은 마루와 수직으로 일직선에 놓여 있어야 한다. 이것이 최종 자세이다(옆모습 : 사진 234).
8. 처음에는, 다리가 수직으로 되지 않고 휘는 경향이 있다. 이를 똑바로 하기 위해서 뒤쪽 넓적다리 근육에 힘을 주고, 수직으로 쭉 뻗는다.
9. 팔꿈치가 어깨너비보다 넓어선 안 된다. 어깨를 펴서 목으로부터 멀리 떨어지게 하고, 팔꿈치를 서로 가까이 두도록 한다. 만약 팔꿈치를 넓히면, 몸통이 제대로 위로 올려질 수 없고, 자세 또한 불완전하게 보인다. 또한 목이 흉골 위 턱의 중심과 일직선에 놓였는가를 살핀다. 처음에는, 목이 옆으로 빗나가기 쉬운데, 만약 이것을 수정하지 않으면 목에 통증이 오고 다치기 쉽다.

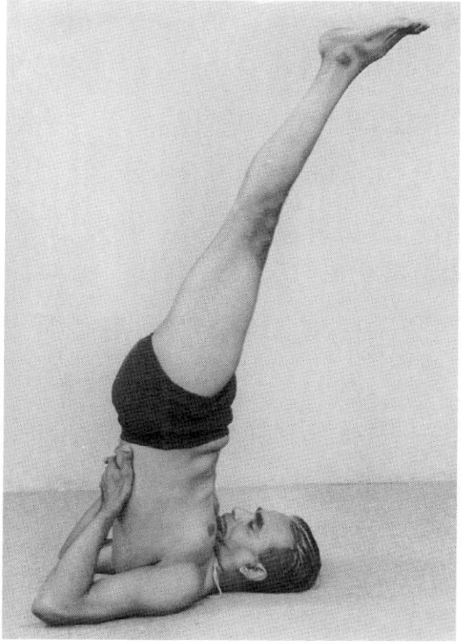
233

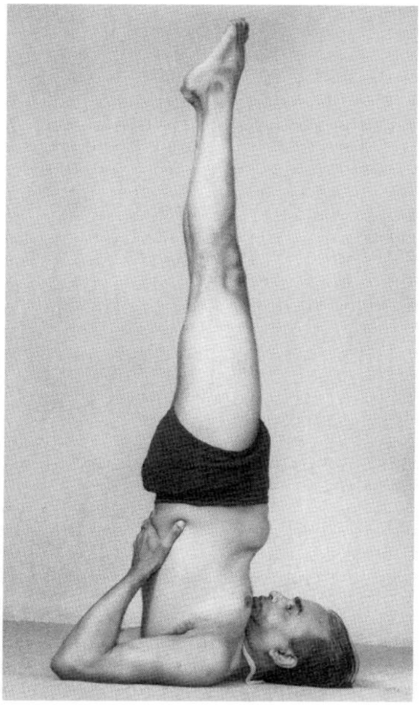
234

10. 5분 이상 이 자세를 유지하다가 서서히 15분까지 늘려 간다. 이것은 좋은 효과를 가져올 것이다.
11. 손을 놓고 마루로 미끄러지듯 내리고, 바르게 누워서 몸에 힘을 뺀다. 목과 어깨가 전 체중을 받고 손이 이 체중을 떠받치고 있으므로, 이 아사나를 사람바 사르반가아사나라고 부른다. 사르반가아사나에는, 위에서 언급한 기본적 자세 외에도 여러 가지 다양한 동작들이 있다.

효과

사르반가아사나의 중요성은 아무리 강조해도 지나치지 않다. 그것은 우리 고대의 현인들이 인류에게 남겨 준 가장 위대한 은혜 중의 하나다. 사르반가아사나는 모든 아사나들의 어머니이다. 어머니가 가정의 화목과 행복을 위해서 애쓰듯, 이 아사나는 인체 조직의 조화와 행복을 위해서 애쓴다.

이것은 모든 병을 치유하는 만병통치약이다.

인체 조직 내에 있는 여러 개의 내분비 기관과 내분비선들이 혈행이 잘됨으로 피로부터 영양분을 흡수하여 호르몬을 분비하여 균형 잡히고 잘 발달된 몸과 두뇌의 기능을 원활히 해 준다. 만약 내분비선들의 기능이 제대로 되지 않는다면 당연히 생산되어야 할 호르몬이 만들어지지 않음으로써 신체는 그 기능이 저하되기 시작한다. 놀라운 사실은 많은 아사나들은 그 내분비선들에 직접 영향을 미치고, 그 기능을 원활히 하는 데 도움을 주고 있다는 것이다.

사르반가아사나는 턱을 꽉 누르기 때문에 혈액의 공급량이 증대되어, 목 부분에 위치한 갑상선과 부갑상선에 영향을 미친다. 게다가, 몸이 거꾸로 놓인 상태이기 때문에, 정맥피가 중력에 의해 어떤 무리한 부담 없이도 심장으로 흘러 들어간다. 건강한 피는 목과 가슴에서 순환되게 된다. 그 결과로, 숨참, 가슴 두근거림, 천식, 기관지염, 목 질환으로 고생하는 사람들은 좋아질 것이다. 이 거꾸로 된 자세에서 머리가 안정되어 있고, 턱을 꽉 죄어 피가 머리로 원활히 공급되므로, 신경이 가라앉고, 만성적인 두통일지라도 역시 사라질 것이다.

이 아사나를 계속 행하면, 일상적인 감기와 기타 코 질환을 근절시킨다. 신경 안정 효과 때문에, 초긴장, 흥분, 조급증, 신경쇠약, 불면증을 다스려 준다. 몸 전체가 거꾸로 중력을 받으므로, 복부 기관에 영향을 주어 장이 활발히 움직이고 변비가 해소된다. 그 결과로 조직 내에 독소가 없어지고, 에너지가 충만해진다. 이 아사나는 비뇨기 질환, 자궁 편위偏位, 월경 불순, 치질, 탈장에 권해진다. 또한 이것은 간질, 무기력증, 빈혈에도 도움이 된다.

규칙적으로 이 사르반가아사나를 수행한다면, 그는 생기와 힘을 얻으므로 행복하고 자신 있는 생활을 할 수 있는 것은 당연한 일이다. 새로운 인생이 그에게 펼쳐지고, 그의 마음은 평화를 느끼고, 인생의 환희를 맛보게 될 것이다. 긴 투병 생활 후에, 이 아사나를 하루에 두 번 규칙적으로 수행하면, 잃어버린 생기를 다시 찾을 수 있다.

사르반가아사나 사이클(일련 동작)은 복부 기관에 활력을 주고, 위장, 장 궤양, 심한 복통, 대장염으로 고생하는 이들의 고통을 덜어 준다. 고혈압으로 고생하는 사람들은 처음에 할라아사나(사진 244)를 수행하고, 3분 이상 그 상태를 유지하지 못한다면 사람바 사르반가아사나 I을 시도해선 안 된다. 할라아사나는 p. 277에서 설명된다(사진 244).

사르반가아사나 사이클

이 아사나의 여러 변형들은 먼저 사르반가아사나 I(사진 223)을 5~10분 혹은 능력에 따라 그 이상 머무른 후에 계속해서 변형 동작들을 할 수 있다. 3~5분간 지속해야 하는 할라아사나를 제외하고는, 한 동작을 20~30초간 행한다.

88. 사람바 사르반가아사나 II Sālamba Sarvāngāsana II 3*(사진 235)

이 자세는 처음 것보다 약간 더 힘들다.

방법

1. 사람바 사르반가아사나 I을 한다(사진 223).
2. 몸통의 뒷면에서 손을 놓고, 손가락을 깍지 끼고, 손목을 돌려 팔을 쭉 뻗는다. 그러면 두 엄지가 마루에 닿고, 손바닥은 바깥쪽으로 향할 것이다(사진 235). 머리는 수직으로 뻗은 몸의 가슴에, 팔은 등 뒤쪽을 향하게 될 것이다.
3. 가능한 한 다리와 등의 움직임이 없도록 한다.
4. 이 자세는 사르반가아사나 I을 행한 후 1분 정도 행할 수 있다.

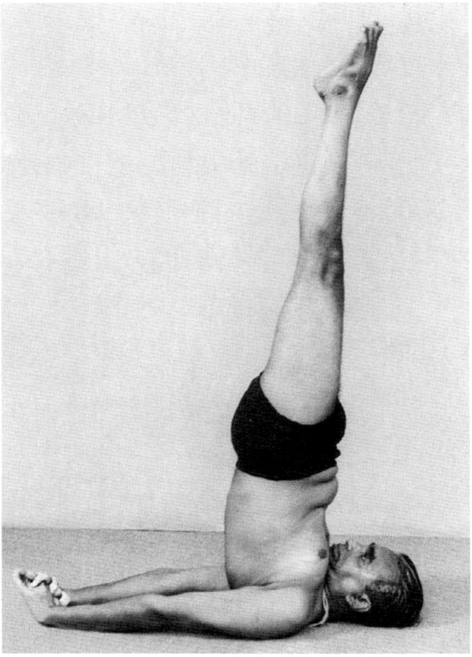

235

효과

등 근육을 뻗음으로써 균형이 유지되고, 체중이 목 뒤에 실리기 때문에, 등과 목은 강하게 된다. 팔 근육 역시 좋은 상태가 된다.

89. 니라람바 사르반가아사나 I Nirālamba Sarvāngāsana I 3*(사진 236)

알람바Ālamba는 버팀대, 지지, 니르Nir는 없는, 자유로운의 뜻을 지니고 있다. 그러므로 니라람바Nirālamba는 지탱하지 않은, 이란 뜻이다. 사르반가아사나의 이 변형은 앞의 두 아사나보다 더 어렵다. 왜냐하면 팔로 몸을 받치지 않고, 체중과 균형은 목, 등, 복부의 근육으로 지탱되기 때문이고, 그 결과 이들은 강화된다.

방법

1. 사람바 사르반가아사나 I(사진 223)을 행한다.
2. 받친 손을 내려 머리 위로 가져가서, 쭉 뻗은 팔을 머리와 같은 방향의 마루 위에 놓고 중심을 잡는다(사진 236).
3. 이 자세 역시 1분 동안 유지한다.

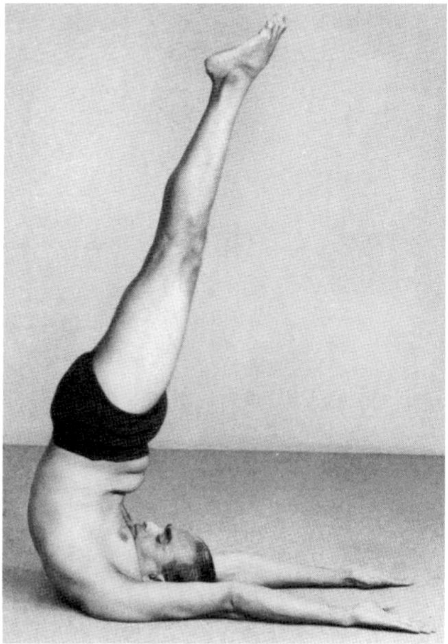

236

90. 니라람바 사르반가아사나 II
Nirālamba Sarvāngāsana II 4*(사진 237)

이것은 사르반가아사나 자세들 중에서 가장 어려운 것이다. 이는 다른 사르반가아사나보다 더 많이 척추골을 신장시킬 수 있어서 완벽한 사람바 사르반가아사나(사진 223)를 하는 데 도움이 된다.

방법

1. 앞의 자세에서, 손을 올려 무릎 위나 옆에 댄다(사진 237). 다리를 손바닥에 의지해서는 안 된다.

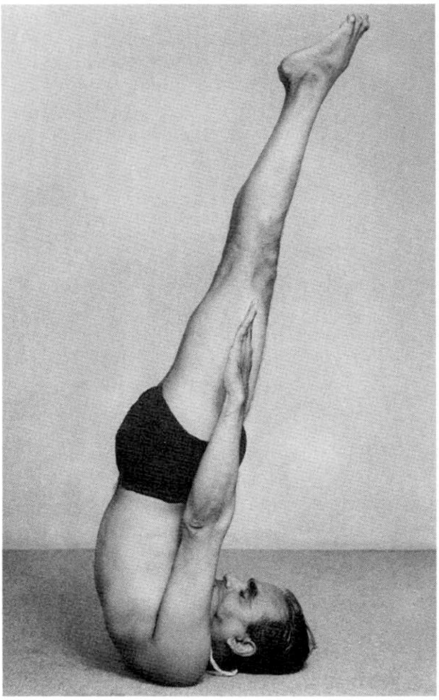

237

2. 1분간 이 자세로 있는다. 그러고 나서, 사람바 사르반가아사나 I로 잠시 머문 후 자연스럽게 할라아사나(사진 244)로 옮겨가고, 계속해서 다른 사르반가아사나를 차례로 행한다.

효과

이 다양한 사르반가아사나 동작을 행함으로써, 피 순환의 증대와 독소를 만드는 노폐물이 제거되므로 몸 전체가 좋은 상태로 된다. 이 아사나들은 강장제처럼 활력을 준다. 질병에서 회복되고 나서, 원기를 더 빨리 회복하기 위해서 이 아사나들을 행할 수 있다.

91. 할라아사나 Halāsana 4*(사진 244)

할라Hala는 쟁기를 뜻하고, 이 자세가 쟁기와 비슷해서 이 이름이 붙었다. 이 자세는 사르반가아사나 I의 한 부분으로 그것의 연속 동작이다.

방법

1. 턱을 확실히 고정하고 사람바 사르반가아사나 I(사진 223)을 행한다.
2. 턱을 풀고, 몸통을 낮추면서 팔과 다리를 머리 위로 옮기고 발가락을 마루에 댄다(사진 238).

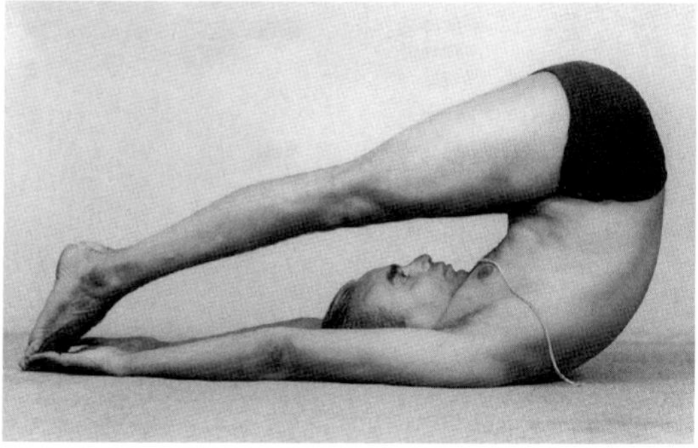

238

3. 넓적다리의 뒤에서 슬와근(오금)을 당겨 무릎을 팽팽히 하고, 몸통을 들어 올린다(사진 239).
4. 손을 등 중앙에 대고 눌러, 몸통이 마루와 수직이 되게 한다(사진 240).

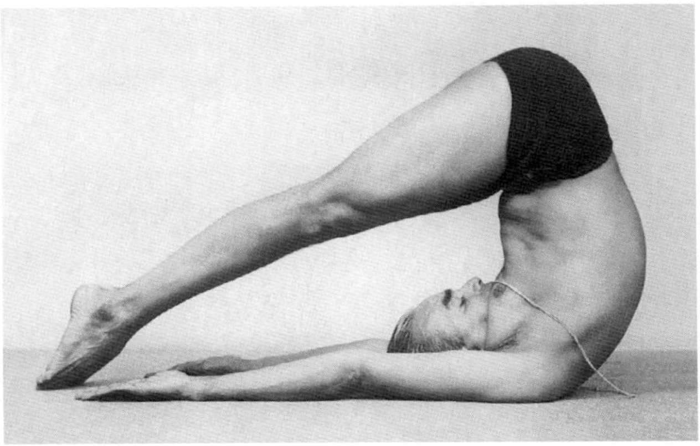

239

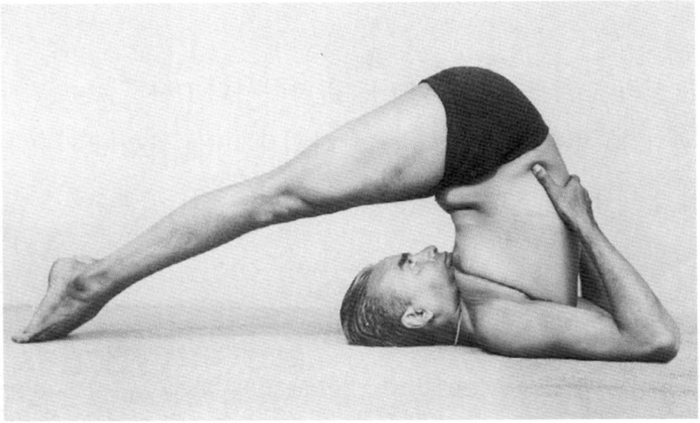

240

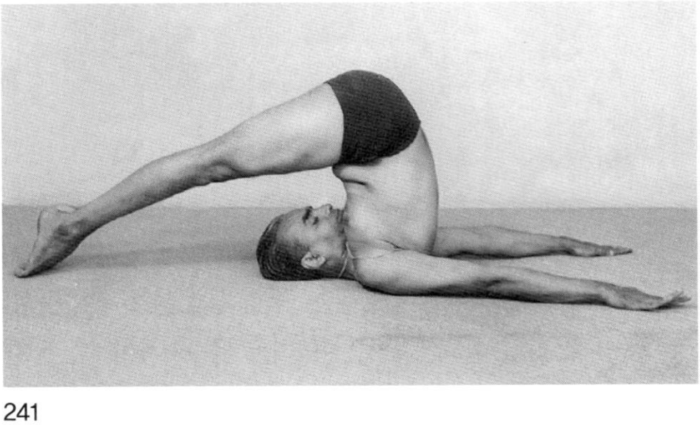

241

5. 다리의 반대 방향으로 팔을 뻗는다(사진 241).
6. 두 엄지손가락을 걸고 팔과 다리를 뻗는다(사진 242).
7. 손가락을 깍지 끼고(사진 243) 두 엄지가 마루 위에 놓이도록 손목을 돌린다(사진 244). 깍지를 풀지 말고 손바닥을 펴면서, 팔꿈치에서 팔에 힘을 주고, 어깨로부터 쭉 뻗는다.
8. 다리와 손은 서로 정반대 방향으로 뻗쳐 있고, 이것은 척추를 완전히 뻗게 한다.
9. 손가락을 깍지 낀 동안에, 그 맞물림을 바꾸어 주는 것이 바람직하다. 즉, 처음에 오른쪽 엄지손가락을 마루에 닿게 해서 1분 동안 있었다면 깍지를 풀어서 반대로 왼쪽 엄지손가락이 마루에 닿도록 하여 같은 시간 동안 머무른다. 이것은 양 어깨와 양 팔꿈치, 양 손목이 고르게 발달되고, 탄력성을 가지게 된다.

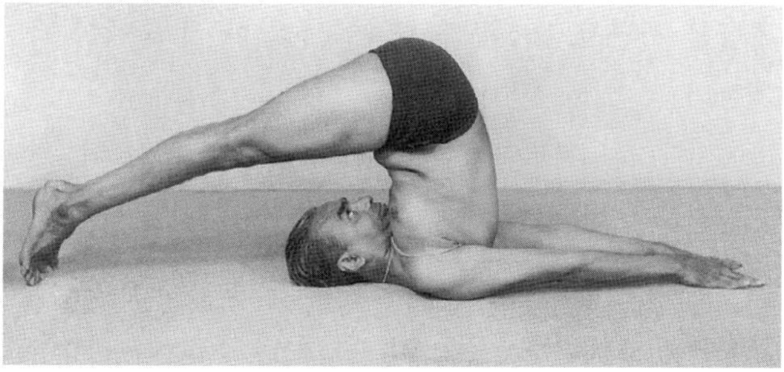
242

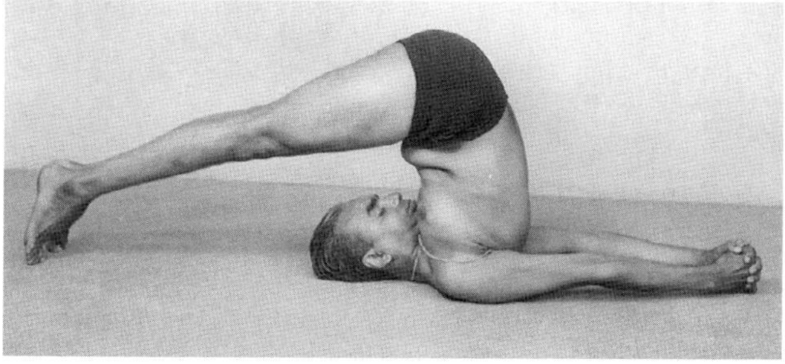
243

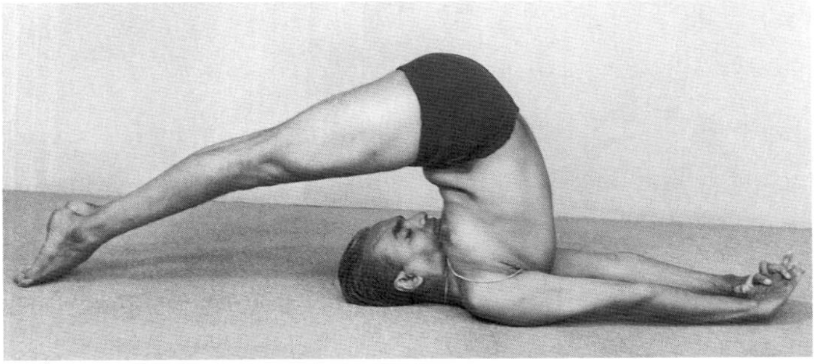

244

10. 처음에는 깍지 끼는 것이 어려울 것이다. 앞의 자세를 차근차근 연습하면, 쉽게 손가락을 깍지 낄 수 있을 것이다.
11. 처음에는, 머리 뒤로 발가락을 고정하는 것 역시 어려운 일이다. 할라아사나를 하기 전에, 사르반가아사나 I(사진 223)의 뻗기와 그 시간을 연장한다면, 발가락이 더 오래 마루 위에 있을 수 있다.
12. 정상 호흡을 하면서, 1~5분까지 앞에서 말한 것 중에서 가능한 자세를 유지한다.
13. 손을 풀고, 다리를 사르반가아사나 I의 자세를 취한 뒤, 서서히 마루로 미끄러지듯 내린다. 등을 대고 바로 누워서 힘을 뺀다.

효과

할라아사나의 효과는 사르반가아사나 I(사진 223)과 같다. 또한, 복부 기관은 수축으로 인해 다시 활기를 띠게 된다. 척추는 전굴에 의해 추가적인 피를 공급받고, 이는 등의 통증을 덜어 준다. 손의 경련은 깍지를 끼고 손바닥과 손가락을 함께 뻗음으로써 다스려진다. 어깨와 팔꿈치의 경직과 요통과 등의 관절염으로 고통받는 사람들은 이 아사나에서 편안함을 발견한다. 위장 내의 가스로 인한 복통 역시 해소되어 배속이 가벼워짐을 즉시 느낀다. 특히 이 자세는 고혈압인 사람들에게 좋다.

먼저 할라아사나를 한 후 사르반가아사나 I을 수행한다면, 피가 머리에 가득 찬 느낌이나 피가 갑자기 몰리는 것을 느끼지 않을 것이다. 할라아사나는 파스치모타나아사나(사진 160)를 위한 선행 동작으로, 만일 할라아사나 동작이 좋아진다면, 그 결과 등의 유동성이 좋아져 파스치모타나아사나를 더 잘 수행하게 해 준다.

주| 고혈압으로 고통받는 사람들에게는, 사람바 사르반가아사나 I을 시도하기 전 할라아사나를 행하는 데 아래의 방법이 권장된다.

1. 마루에 등을 대고 평평하게 눕는다.
2. 숨을 내쉬며, 천천히 다리를 수직 자세로 들어 올리고, 약 10초 동안 정상 호흡을 하면서 그대로 있는다.
3. 숨을 내쉬며, 다리를 머리 너머로 가져가서 마루에 발가락을 댄다. 마루에 발가락을 고정하고, 다리는 무릎에서 단단히 한다.
4. 만일 마루에 발가락을 고정하는 것이 어렵다면, 머리 뒤에 의자나 기구를 갖다 놓고 거기에다 발가락을 놓는다.
5. 만약 숨이 차거나 빨라지면, 발가락을 마루에 대지 말고 의자나 기구에 둔다. 그러고 나면, 머리에서 무거움이나 압박감은 느끼지 않을 것이다.
6. 팔을 머리 위로 쭉 뻗어서 마루 위에 두고, 3분간 정상 호흡으로 이 자세를 유지한다.
7. 이 아사나를 하는 동안, 눈을 감고서 코끝을 응시한다.

92. 카르나피다아사나 Karṇapīdāsana 1*(사진 246)

카르나Karṇa는 귀, 피다Pīda는 아픔, 불쾌, 압력을 뜻한다. 이 자세는 할라아사나의 변형이고 그 순서에 따라 행할 수 있다.

방법

1. 할라아사나(사진 244)를 행하고, 그 자세로 할 수 있는 데까지 머무른 후에, 무릎을 구부려 오른쪽 무릎을 오른쪽 귀 옆에 두고, 왼쪽 무릎은 왼쪽 귀 옆에 둔다.
2. 두 무릎은 양쪽 귀를 누르면서 마루에 닿도록 한다.
3. 발가락을 밖으로 뻗고서, 두 발뒤꿈치와 두 엄지발가락은 붙인다. 양쪽 갈비뼈 뒤쪽 등에 손을 각각 대든지(사진 245), 혹은 할라아사나에서처럼 손가락을 깍지 껴서 팔을 밖으로 쭉 뻗는다(사진 246).
4. 정상 호흡을 하면서, 약 30초~1분간 이 자세를 유지한다.

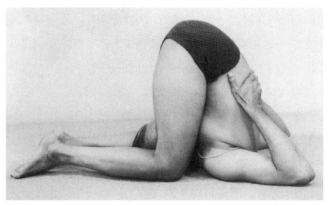

245

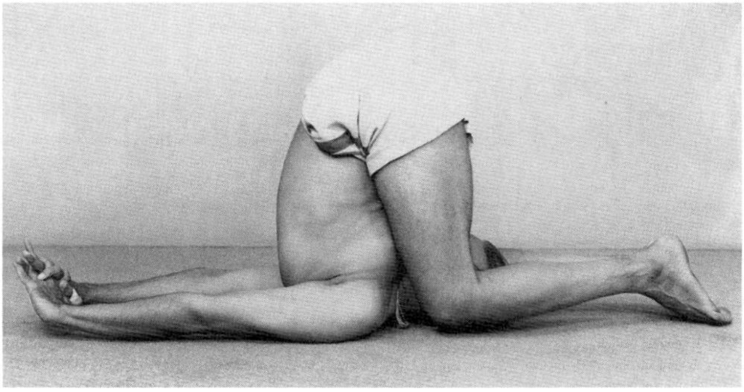
246

효과

이 아사나는 몸통, 심장, 다리를 쉬게 한다. 척추는 무릎이 구부러지는 동안에 더 많이 뻗어지는데, 이는 허리선 주위의 피 순환을 도와준다.

93. 숩타 코나아사나 Supta Koṇāsana 2*(사진 247)

숩타Supta는 눕다, 코나Koṇa는 각도를 뜻한다. 이 자세는 할라아사나에서 다리를 벌린 형태이다.

방법

1. 카르나피다아사나(사진 246)에서, 다리를 곧게 뻗어 가능한 한 옆으로 벌린다.
2. 몸통을 들어 올리고, 무릎에 힘을 준다.
3. 오른손으로 오른쪽 발가락을, 왼손으로 왼쪽 발가락을 잡는다. 발뒤꿈치를 세운다. 발가락을 잡은 후 흉추를 위로 더 들어 올리고 슬와근도 쭉 뻗는다(사진 247, 248).
4. 정상 호흡으로 20~30초간 그 자세를 유지한다.

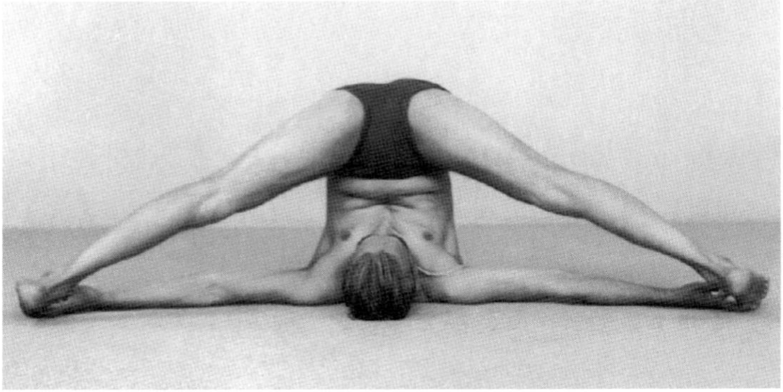

247

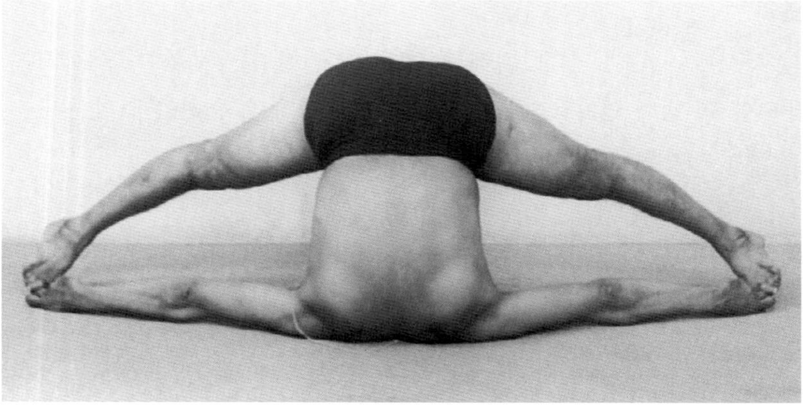

248

효과

이 자세는 다리를 좋은 상태가 되게 하고, 복부 기관의 수축을 도와준다.

94. 파르스바 할라아사나 Pārśva Halāsana 4*(사진 249)

할라아사나(사진 244)에서, 두 다리는 머리 뒤에 둔다. 이 자세에서, 두 다리를 머리 옆쪽으로 두어 머리와 일직선에 있게 한다. 이것이 옆으로 된 쟁기 자세이다.

방법

1. 숩타 코나아사나(사진 247)를 행한 후, 할라아사나로 돌아온다.
2. 두 손바닥을 갈비뼈 뒤쪽에 댄다.
3. 두 다리를 가능한 한 멀리 왼쪽으로 옮긴다.
4. 양 무릎에 힘을 주고, 몸통을 손바닥을 이용하여 올리고, 다리를 뻗는다(사진 249).
5. 정상 호흡으로 30초간 이 자세로 있는다.

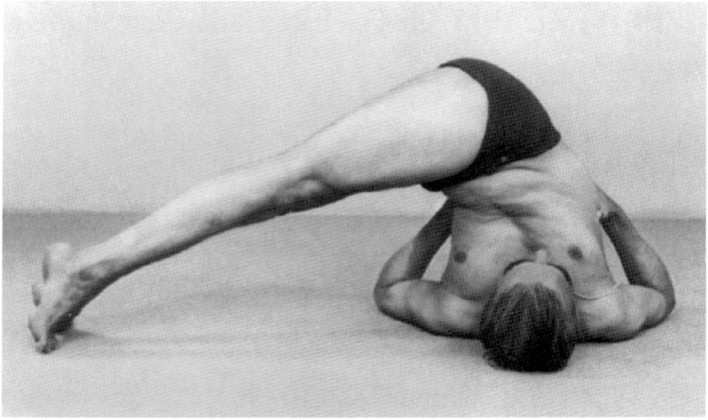

249

6. 숨을 내쉬며, 다리가 머리와 일직선에 올 때까지 오른쪽으로 움직이고, 30초간 이 자세를 유지한다. 다리가 움직일 때, 가슴과 몸통의 위치가 흔들려선 안 된다. 가슴과 몸통은 사르반가아사나나 할라아사나에서와 같은 상태로 있어야 한다.

효과

이 아사나에서, 척추는 옆으로 움직이고 더 탄력적으로 된다. 이 자세를 취하는 동안 거꾸로 있게 되는 결장은 적절하게 운동이 되고, 그 배설 작용이 완전하게 된다. 모든 질병의 원인인 심하고 오래된 변비로 고통받는 이들은 이 아사나로 상당한 효과를 볼 것이다.

만약 집 밖에 쓰레기가 가득 쌓였다면 불쾌할 것이다. 하물며 독소를 만들어 내는 배설 물질들이 체내에 그대로 방치된다면 얼마나 더 불쾌하겠는가? 이 노폐물이 제거되지 않는다면, 질병은 도둑처럼 우리의 몸에 들어와 건강을 훔쳐갈 것이다. 만약 통변이 자유롭지 않으면, 마음은 둔해지고, 갑갑하고, 모든 것이 귀찮게 여겨질 것이다. 이 아사나는 통변을 원활하게 하므로, 건강을 얻게 해 준다.

95. 에카 파다 사르반가아사나 Eka Pāda Sarvāngāsana 5*
(사진 250)

에카Eka는 하나, 파다Pāda는 발을 뜻한다. 사르반가아사나의 이 변형에서, 한쪽 다리는 할라아사나처럼 마루 위에 놓여 있고, 다른 다리는 몸통을 따라 수직 방향으로 뻗어 있다.

방법

1. 사람바 사르반가아사나 I을 행한다(사진 223).
2. 사르반가아사나에서처럼 왼쪽 다리를 위로 쭉 뻗고, 숨을 내쉬며 오른쪽 다리를 마루에 내려놓아 할라아사나 자세를 취한다(사진 250). 다리를 쭉 뻗고 빳빳하게 하여 무릎이 구부러지지 않도록 해야 한다.
3. 오른쪽 다리가 마루에 놓여 있을 동안에, 왼쪽 무릎은 단단히 유지하

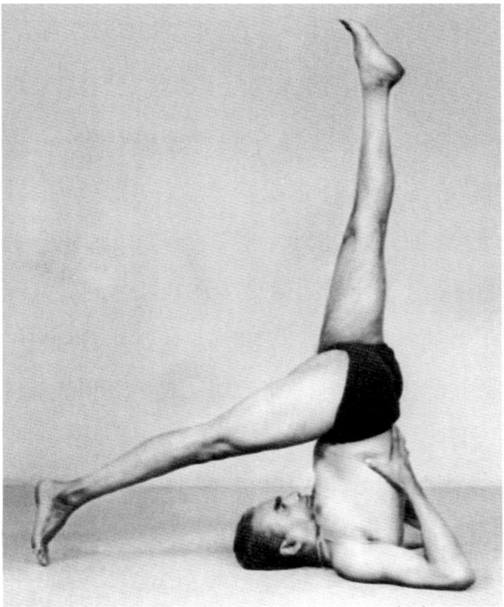

250

고 옆으로 기울게 해서는 안 된다. 왼쪽 다리는 곧게, 머리 쪽을 바라 보게 한다.

4. 정상 호흡을 하면서, 20초 동안 이 자세를 유지한다.
5. 숨을 내쉬며, 오른쪽 다리를 들어 사르반가아사나로 돌아간 뒤 이제 왼쪽 다리를 할라아사나에서처럼 마루에 내리고, 오른쪽 다리는 수직으로 뻗고 단단히 유지한다. 사르반가아사나로 돌아가기 위해 다리를 드는 것은 두 다리를 할라아사나처럼 함께 내리는 것보다 더 많은 복부 운동이 된다.
6. 이쪽도 같은 시간 동안 유지한다.

효과

이 아사나는 신장과 다리 근육을 좋은 상태가 되게 한다.

96. 파르스바이카 파다 사르반가아사나
Pārśvaika Pāda Sarvāngāsana 6*(사진 251)

파르스바Pārśva는 측면을 뜻한다. 에카 파다 사르반가아사나(사진 250)에서는 내려진 다리를 머리 뒤에 놓는 반면, 여기에서는 옆으로 몸통과 일직선에 놓이게 된다.

방법

1. 위에서 설명한 것처럼, 양쪽에서 에카 파다 사르반가아사나를 행한 후 사르반가아사나로 돌아간다.
2. 숨을 내쉬며, 오른쪽 다리가 몸통과 같은 선에 오도록 옆으로 내린다(사진 251). 오른쪽 다리를 똑바로 힘을 주어 펴고 무릎을 구부리지 않는다.
3. 수직으로 올려진 왼쪽 다리는 똑바로 펴져야 하고, 오른쪽으로 기울지

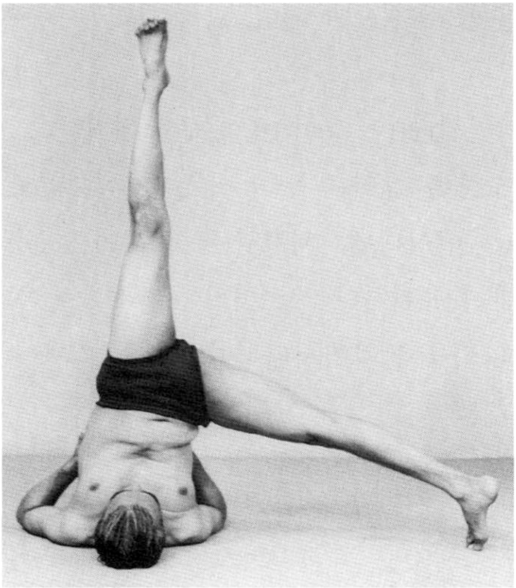
251

않도록 한다. 가슴을 활짝 펴기 위해서 갈비뼈는 손바닥으로 들어 올려져야 한다.

4. 정상 호흡으로 20초간 이 자세를 취하고, 숨을 내쉬며 사르반가아사나로 돌아간다. 같은 시간 동안 나머지 다리도 이처럼 행한 뒤 사르반가아사나로 돌아간다.

효과

이 자세는 변비를 없애 주고, 신장을 좋은 상태로 한다.

97. 파르스바 사르반가아사나 Pārśva Sarvāngāsana 9*
(사진 254)

파르스바Pārśva는 측면, 옆구리를 뜻한다. 이 사르반가아사나의 변형은 몸통을 옆으로 비틀어 돌리는 것이다.

방법

1. 사람바 사르반가아사나 I(사진 223)에서, 몸통과 다리를 오른쪽으로 돌린다.
2. 왼쪽 손바닥을 왼쪽 엉덩이에 두어서, 미저골이 손목에 닿도록 한다(사진 252). 왼손 위에서 몸을 낮추고, 왼쪽 팔꿈치와 손목으로 그 체중을 지탱한다(사진 253).
3. 오른쪽 손바닥은 사르반가아사나에서처럼 등 부위에 둔다.

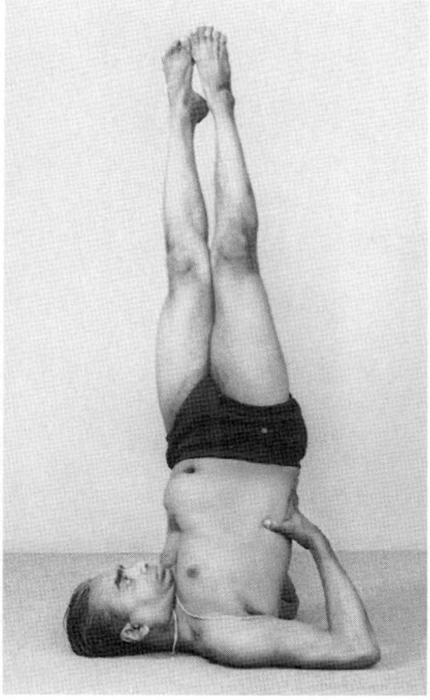

252

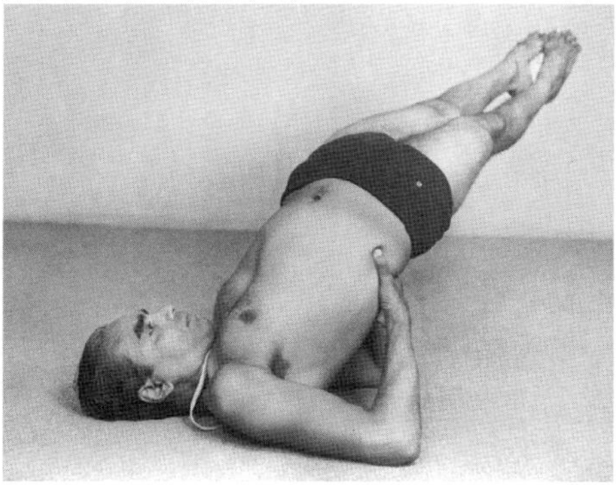

253

4. 왼손 위의 다리를 경사지게 옮겨 놓고(사진 254), 정상 호흡을 하면서 20초간 이 자세로 있는다.
5. 숨을 내쉬며, 사람바 사르반가아사나 I로 돌아간 후 같은 시간 동안 오른쪽에서도 되풀이한다(사진 255).

효과

이 아사나는 손목을 강화시킨다. 또한 간장, 췌장, 비장의 운동을 도와주

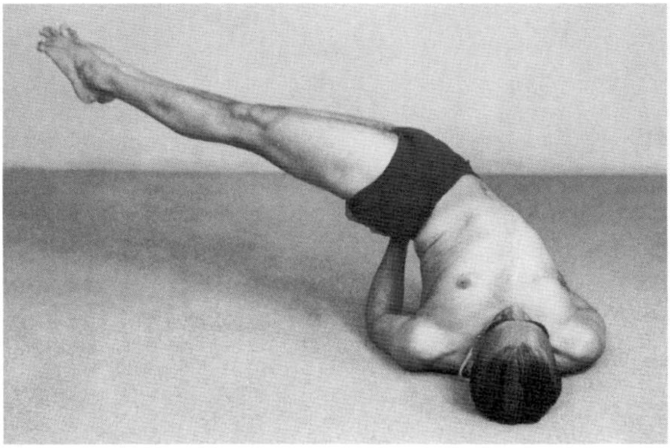

254

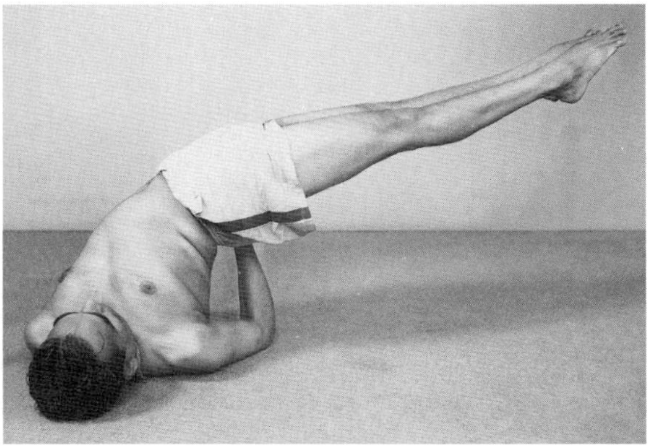

255

어 그 기관에 피의 공급을 풍부하게 해 주므로 이 기관들은 건강한 상태를 유지한다.

98. 세투 반다 사르반가아사나 Setu Bandha Sarvāngāsana (혹은 Uttāna Mayūrāsana라고도 부른다.) 10*(사진 259)

세투Setu는 다리[橋], 세투 반다Setu Bandha는 다리 조성, 다리 건설을 뜻한다. 이 자세에서, 몸은 아치처럼 둥글게 휘고, 어깨, 발바닥, 발뒤꿈치로 지탱된다. 아치형의 몸은 허리에 손을 대어서 지탱한다. 우트Ut는 극도의, 강한, 탄tān은 쭉 펴는 것을 뜻한다. 이 아사나는 몸을 곧바로 편 공작Mayūra과 같아서 이런 이름이 붙었다.

방법

1. 사람바 사르반가아사나를 한다(사진 223).

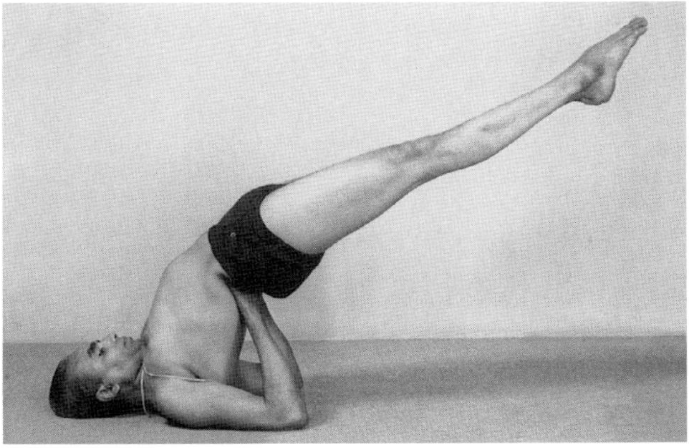

256

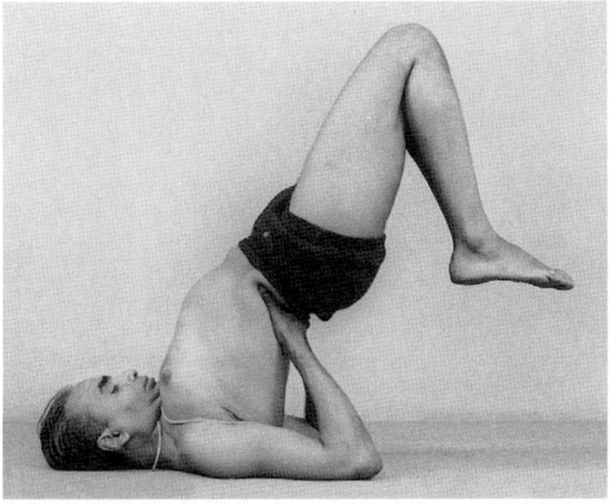

257

2. 등에 손바닥을 잘 대고, 척추를 위로 올리고, 다리를 뒤로 뻗거나(사진 256), 무릎을 구부리고(사진 257), 다리를 손목에 의지하면서 마루 쪽으로 내린다(사진 258). 두 다리를 뻗고 서로 붙인다(사진 259).
3. 몸 전체로 다리 형태를 만들고, 체중은 팔꿈치와 손목으로 지탱한다. 마루에 닿는 몸의 부분은 뒷머리, 목, 어깨, 팔꿈치, 발만이 될 것이다. 정상 호흡을 하며, 이 자세를 30초~1분 정도 유지한다.
4. 척추를 목 쪽으로 뻗고, 발뒤꿈치를 마루에 단단히 고정시킴으로써, 팔꿈치와 손목에 가해지는 힘을 줄일 수 있다.

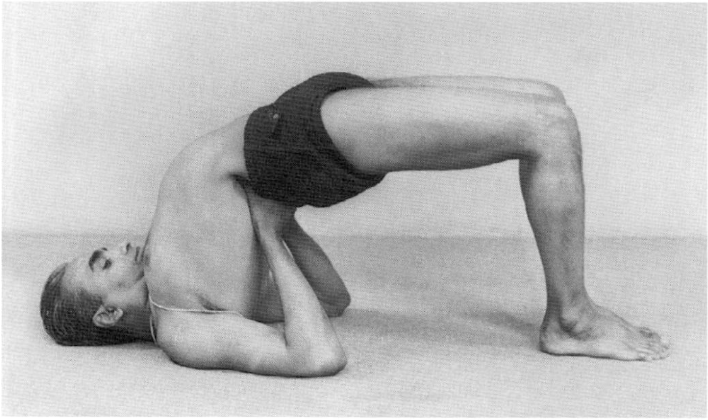

258

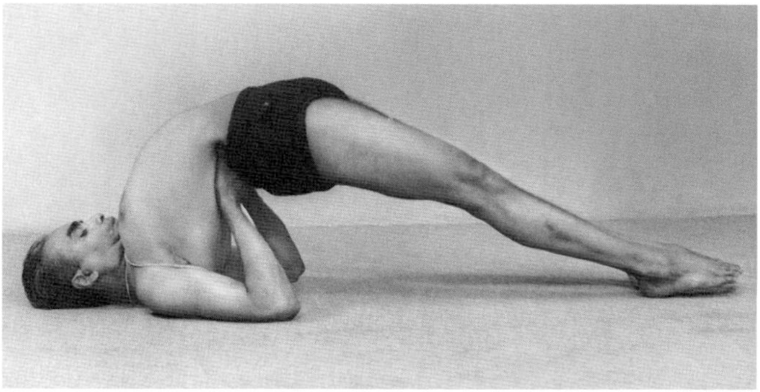

259

99. 에카 파다 세투 반다 사르반가아사나
Eka Pāda Setu Bandha Sarvāngāsana(혹은 Eka Pāda Uttāna Mayūrāsana로 불린다.) 11*(사진 260)

에카Eka는 하나, 파다Pāda는 발을 뜻한다. 이것은 앞에 나온 아사나의 변형으로 한쪽 다리를 공중으로 높이 들어 올린다.

방법

1. 세투 반다 사르반가아사나(사진 259) 자세로 머문 후, 숨을 내쉬며, 오른쪽 다리를 수직 방향으로 들어 올린다(사진 260). 두 다리를 완전히 뻗은 뒤, 이 자세를 10초 정도 유지한다.

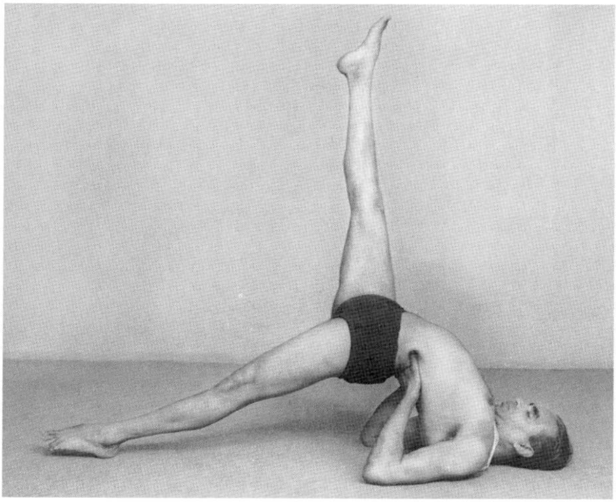

260

2. 숨을 들이쉬며 오른쪽 다리를 마루에 내리고, 숨을 내쉬며 왼쪽 다리를 수직으로 들어 올려 두 다리를 완전히 내뻗는다. 양쪽 다 같은 시간 동안 머무른다. 숨을 들이쉬며 다리를 마루로 내린다.
3. 숨을 내쉬며, 다리를 사르반가아사나(사진 223)로 다시 돌아가서 등에

서 손을 떼고 점점 다리를 미끄러지듯이 내려 마루에 댄다.

세투 반다 사르반가아사나와 에카 파다 세투 반다 사르반가아사나의 효과

이 두 아사나는 척추를 후굴시키고, 사르반가아사나의 다른 변형 동작들로 인해 생기는 목의 긴장을 없애 준다. 건강하고 탄력 있는 척추는 신경구조가 양호함을 말해 준다. 신경이 건강하다면, 그 사람의 심신은 건전할 수밖에 없다.

100. 사르반가아사나에서의 우르드바 파드마아사나

Ūrdhva Padmāsana in Sarvāngāsana 4*(사진 261)

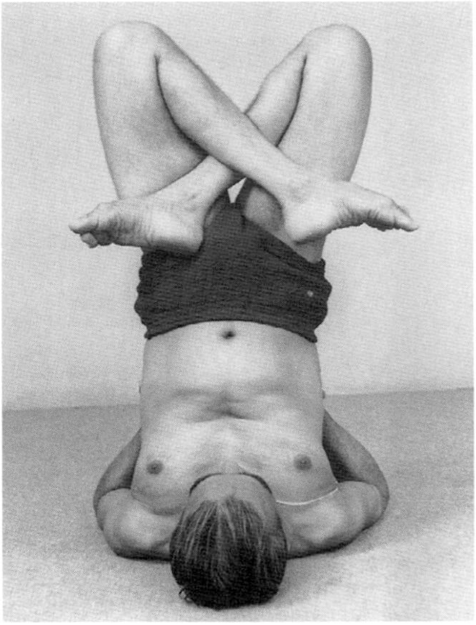

261

우르드바Ūrdhva는 위, 높은, 파드마Padma는 연꽃을 뜻한다. 사르반가아사나의 변형으로, 다리를 위로 뻗는 대신에 무릎을 구부려 교차시켜, 연꽃 자세(사진 104)에서처럼 오른발을 왼쪽 넓적다리에 놓고, 왼발을 오른쪽 넓적다리 위에 둔다.

방법

1. 사람바 사르반가아사나에서, 무릎을 구부려 다리를 서로 교차시킨다. 먼저, 오른발을 왼쪽 넓적다리 위에 두고, 왼발은 오른쪽 넓적다리 위에 둔다.
2. 교차된 다리를 수직으로 위로 뻗고, 무릎을 서로 더 가까이하도록 하고, 골반 부위에서 다리는 가능한 한 뒤로 젖힌다(사진 261).
3. 이 자세로 호흡을 깊고 고르게 하면서, 20~30초간 있는다.
4. 더 뻗기 위해서, 파르스바 사르반가아사나의 방법을 따라 몸통을 수평으로 틀어서 이 자세를 실시한다. 이 자세는 '사르반가아사나에서의 파르스바 우르드바 파드마아사나'라고 부른다.

101. 사르반가아사나에서의 파르스바 우르드바 파드마아사나 Pārśva Ūrdhva Padmāsana in Sarvāngāsana 7* (사진 262~265)

파르스바Pārśva는 옆구리를 뜻한다.

5. 정상 호흡을 하면서, 몸을 양쪽으로 비틀어 각각 10~15초 가량 유지한다.
6. 숨을 내쉬며, 우르드바 파드마아사나로 돌아와서 잠시 쉰다.
7. 이제, 숨을 내쉬며 세투 반다 사르반가아사나(사진 259) 방법을 취하여 몸통을 뒤로 활 모양으로 휘게 한다(사진 266). 무릎이 다리 모양을 형성하며 마루에 놓일 때까지 손으로 받쳐 서서히 넓적다리를 뒤로 젖힌다. 이는 '운타나 파드마 마유라아사나'라고 부른다.

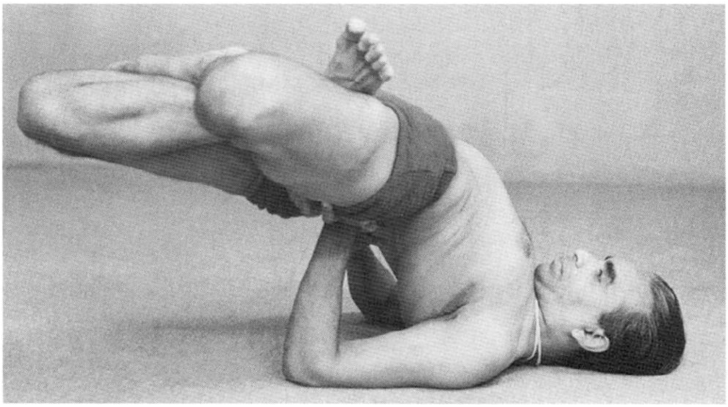

262

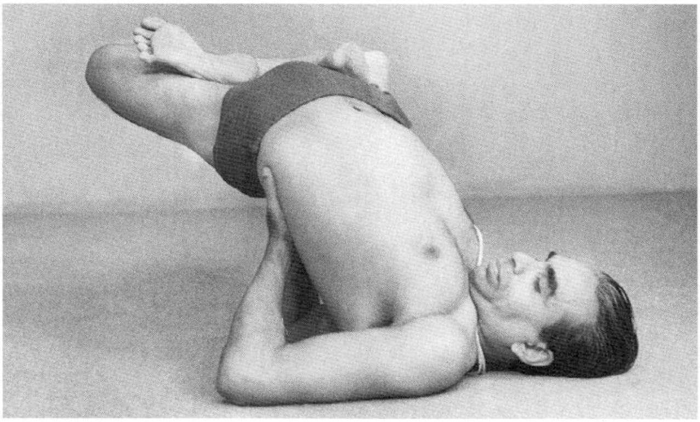

263

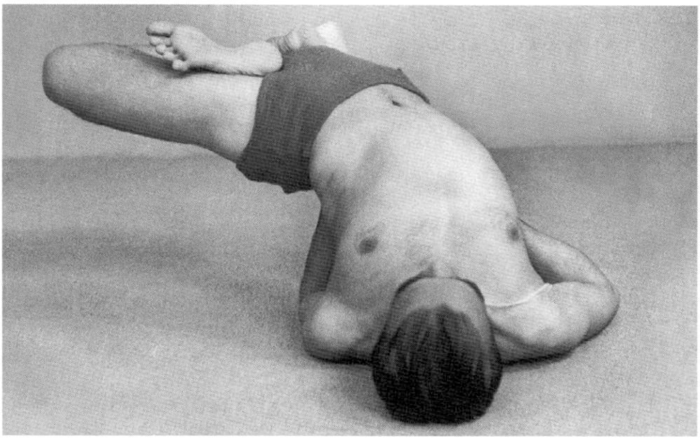

264

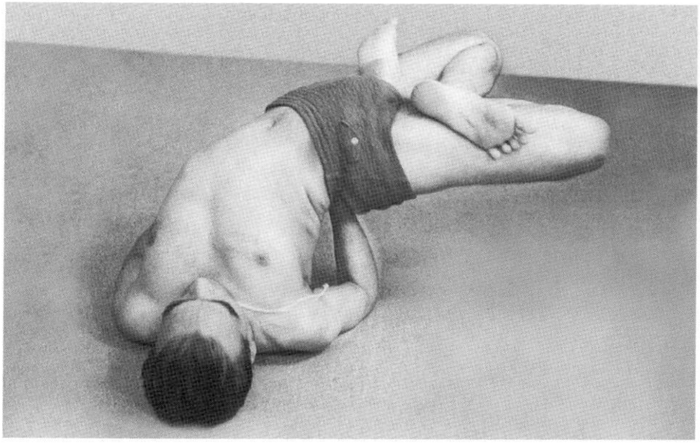

265

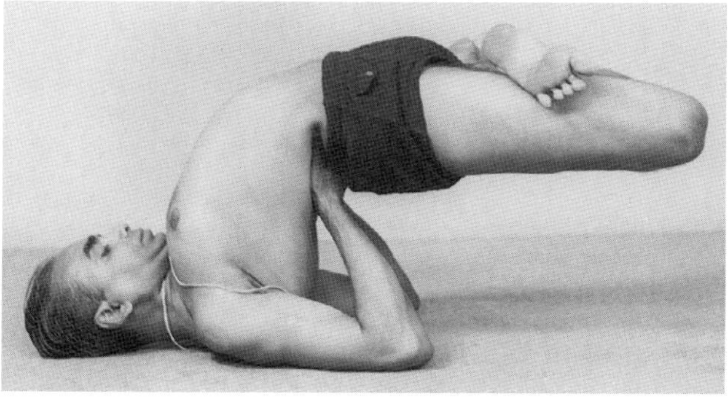

266

102. 운타나 파드마 마유라아사나 Uttāna Padma Mayūrāsana 25*(사진 267)

운타나Uttāna는 강한 뻗음을 뜻하고, 파드마Padma는 연꽃, 마유라Mayūra는 숫공작을 뜻한다.

8. 정상 호흡을 하면서, 10~15초간 이 자세를 유지한다.
9. 숨을 내쉬며, 우르드바 파드마아사나로 돌아간다.

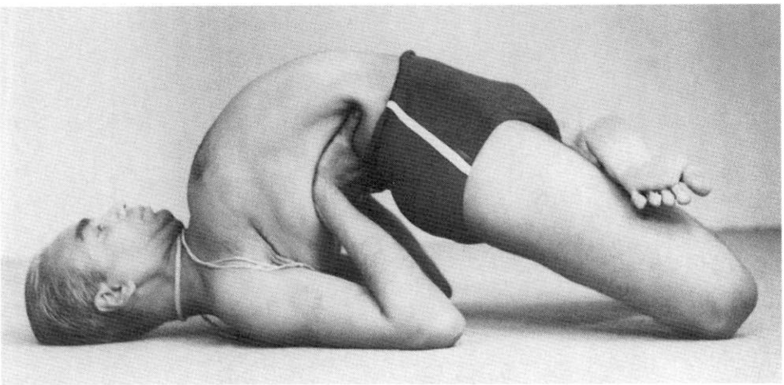

267

10. 다리를 풀고, 사람바 사르반가아사나로 돌아간 뒤 다시 발을 바꾸어 오른쪽 넓적다리 위에 왼발을 놓고, 왼쪽 넓적다리 위에 오른발을 놓고서 이 동작을 되풀이한다. 앞서 나온 동작에서처럼 모든 자세에서 같은 시간 동안 있는다.

103. 사르반가아사나에서의 핀다아사나
Piṇḍāsana in Sarvāṅgāsana 5*(사진 269)

핀다Piṇḍa는 태아를 뜻한다. 사르반가아사나의 변형으로 앞서 나온 자세의 연속 동작으로, 구부려 교차시킨 다리가 머리에 닿을 때까지 내린다. 그 이름에서 알 수 있듯이, 태내의 태아 모습과 비슷하다.

방법

1. 사르반가아사나에서의 우르드바 파드마아사나(사진 261)를 취한 뒤, 숨을 내쉬며, 엉덩이에서부터 교차된 다리를 굽혀서 머리 쪽으로 낮춘다.
2. 다리를 머리 위에 댄다(사진 268).
3. 등에서 손을 떼고, 다리를 휘감는다(사진 269). 휘감으면서 다리를 잘 놓기 위해서 몸통을 목 가까이로 움직인다.

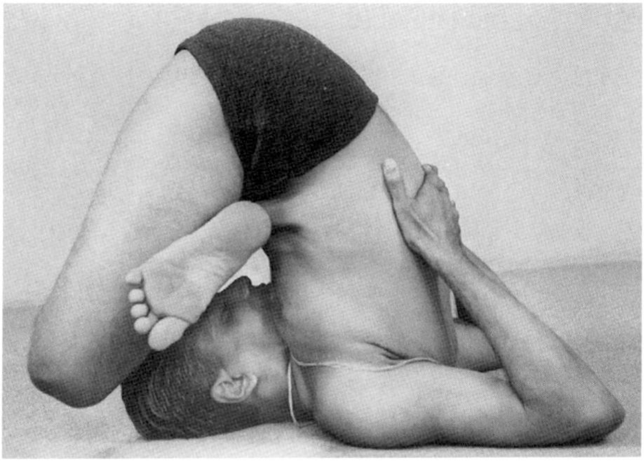

268

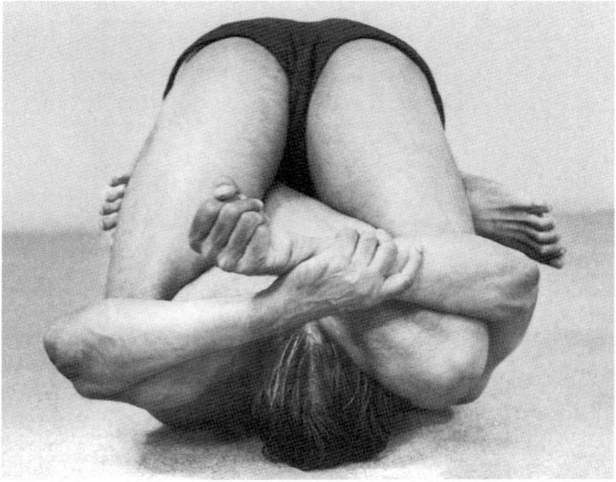

269

4. 정상 호흡을 하면서 20~30초간 이 자세로 있고, '사르반가아사나에서 의 우르드바 파드마아사나Ūrdhva Padmāsana in Sarvāngāsana'로 돌아 간다.

104. 사르반가아사나에서의 파르스바 핀다아사나
Pārśva Pindāsana in Sarvāngāsana 8*(사진 270, 271)

파르스바Pārśva는 측면 또는 옆구리를 뜻한다. 앞에서 설명한 핀다아사나의 변형인 이 자세에서는, 굽힌 양 무릎을 옆으로 옮겨서 몸통과 같은 쪽의 마루에 닿게 한다. 이 자세는 사르반가아사나에서 옆으로 된 태아의 자세이다.

방법

1. 핀다아사나(사진 269)에서 감싸안은 손을 풀고, 손을 뒤로 옮겨서 손바닥을 갈비뼈의 뒤쪽에 댄다(사진 268).
2. 엉덩이를 오른쪽 옆으로 돌리고, 숨을 내쉬며, 양 무릎을 마루로 내린다. 왼쪽 무릎은 오른쪽 귀 옆에 있어야 한다(사진 270).

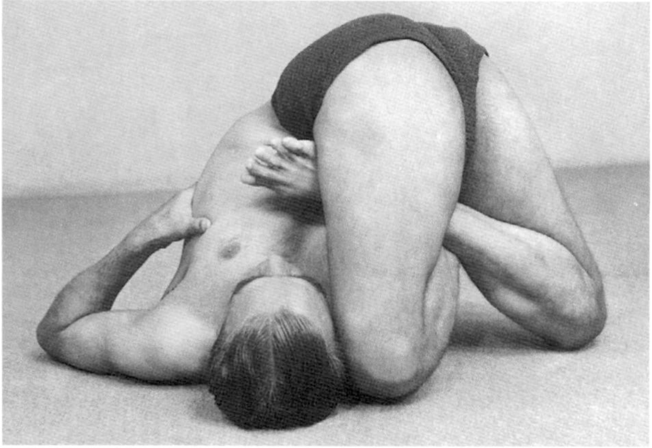

270

3. 왼쪽 어깨는 처음에는 마루에서 들릴 것이다. 어깨를 마루 쪽으로 누르고, 왼손으로 등을 탄탄히 누른다. 이렇게 하지 않으면 균형을 잃게 되어서, 한쪽으로 구르게 된다.

4. 이 자세에서 몸을 옆으로 틂으로, 횡격막이 눌려지기 때문에 호흡은 빨라지고 가빠진다.
5. 귀 가까이의 무릎은 처음에는 마루에 잘 닿지 않을 것이나, 오랜 연습을 하면 닿게 된다.
6. 정상 호흡을 하면서 20~30초간 이 자세로 있는다.

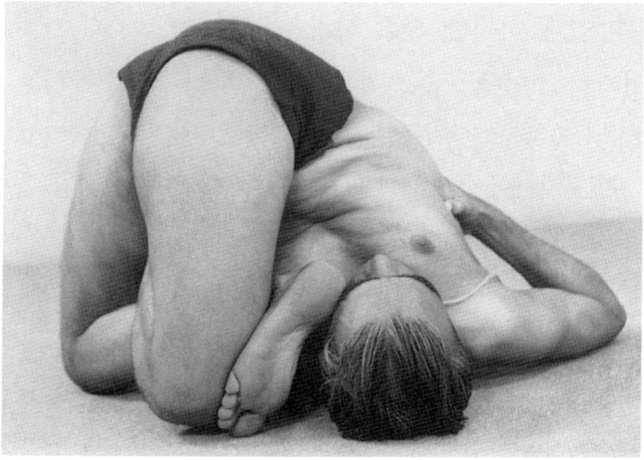

271

7. 숨을 내쉬며, 다리를 오른쪽에서 들어 올려 교차된 다리를 왼쪽으로 내려서, 왼발이 왼쪽 귀 가까이 오도록 한다(사진 271). 역시 같은 시간 동안 이 자세를 유지한다.
8. 우르드바 파드마아사나(사진 261)로 돌아간다. 다리를 풀어 연꽃 자세를 풀고 사람바 사르반가아사나로 돌아간다.
9. 이제 다리 꼬임 형태를 바꾼다. 먼저 오른쪽 넓적다리 위에 왼발을 놓고, 왼쪽 넓적다리 위로 오른발을 놓음으로써, 앞서 행했던 것과는 반대로 다리를 교차시킨다.
10. 앞서 설명했던 것처럼, 양쪽에서 다시 동작을 되풀이한다.

사르반가아사나에서의 우르드바 파드마아사나와 파르스바 핀다아사나의 효과

다리 꼰 형태를 양쪽 번갈아 바꿔 행함으로써 복부와 결장을 균등히 압박하여 변비를 치료한다. 만성 변비로 고생하는 이들에게는, 파르스바 핀다 아사나에서 좀더 오래 머무는 것을 권하고, 각각의 방향에서 1분씩 머무는 것이 가장 효율적임이 입증되었다. 쥐어짜는 듯이 아픈 복통은 이 자세들로 다스려진다. 아주 유연한 무릎을 가진 사람은 쉽게 이 자세들을 취할 수 있다. 하지만, 많은 사람들은 파드마아사나로 다리를 교차시키기가 어려울 것이다. 그들에겐, 파르스바 할라아사나(사진 249, 이 자세는 척추와 몸통을 옆으로 비틀고, 다리는 곧은 상태이다)를 더 오래 하기를 권한다. 이 모든 자세에서, 처음에는 호흡이 빨라지고 힘들 것이다. 정상 호흡을 유지하도록 노력해야 한다.

주| 이 사르반가아사나의 변형에서 척추는, 전굴, 측면, 후굴 운동을 하게 된다. 할라아사나, 에카 파다 사르반가아사나, 카르나피다아사나와 핀다아사나에서는 척추는 전굴 운동을 한다. 파르스바이카 파다 사르반가아사나와 파르스바 할라아사나와 파르스바 핀다아사나로 척추는 파르스바 사르반가 아사나와 파르스바 우르드바 파드마아사나에서처럼 측면으로 움직인다. 세투 반다와 운타나 파드마 마유라아사나에서는 후굴 운동을 한다. 이러한 동작들이 모든 방향으로 척추를 좋은 상태가 되게 하여 건강하게 해 준다.

크리타 시대(Krita Age, 우주의 초창기)에, 다나바스(Danavas, 거인과 악마)를 칭한 이는 브르트라Vṛtra의 지휘하에 전투에서 천하무적의 힘을 가져, 각지에서 데바스(Devas, 신들)를 물리쳤다. 브르트라가 죽기 전에는 그들의 힘을 되찾을 수 없다는 사실을 깨달은 신들은 그들의 조상, 브라마, 조물주에게 갔다. 브라마는 비슈누를 찾아가 보라고 했고, 그는 다디차Dadhīcha 현인의 뼈를 얻어, 그것으로 악마를 죽이는 무기를 만들라고 했다. 신들은 그 현인에게 가서, 비슈누의 충고대로 그 부탁을 했다. 그 현인은 기꺼이 신들을 위해 그 육신을 버렸다. 다디차의 척추에서 바즈라 Vajra 번개를 만들어, 신들의 왕인 인드라가 던져서 브르트라를 죽였다. 이 이야기가 상징하는 것은 다나바스(거인과 악마)는 인간의 타마식(어두운) 속성과 질병을 나타내고 있다. 데바스(신들)는 건강, 조화, 평화를 의미하고 있다. 타마식 속성과 이로 인해 생긴 질병을 없애고, 건강과 행복을 누리기 위해서 우리는 다디차의 척추와 같은 강한 번개처럼 우리의 척추를 강하게 만들어야 한다. 그러면 우리는 건강, 조화, 행복을 충분히 누릴 것이다.

105. 자타라 파리바르타나아사나 Jaṭhara Parivartanāsana 5*(사진 274, 275)

자타라Jaṭhara는 복부, 배, 파리바르타나Parivartana는 전환된, 방향을 바꾼, 회전된, 을 의미한다.

방법

1. 마루에 등을 대고 평평하게 눕는다(사진 219).
2. 어깨와 일직선으로 양팔을 옆으로 뻗어서 몸이 십자가처럼 되게 한다.
3. 숨을 내쉬며, 두 다리를 마루와 수직이 될 때까지 들어 올린다. 다리를 막대기같이 단단하게 해서 무릎이 굽혀지지 않도록 한다(사진 272).
4. 이 자세로 몇 번 숨을 쉰다. 그러고 나서, 숨을 내쉬며, 두 다리를 왼쪽 옆으로 움직여 마루를 향해(사진 273) 왼쪽 발가락이 쭉 뻗은 왼손의 손가락 끝에 거의 닿을 정도까지 내린다(사진 274). 등이 마루에서 떨어지지 않도록 노력한다. 처음에는 오른쪽 어깨가 마루에서 들릴 것이다. 이걸 방지하기 위해, 친구에게 오른쪽 어깨를 누르게 하거나, 다리를 왼쪽으로 내릴 때 오른손으로 무거운 가구를 잡는 것도 한 방법이다.

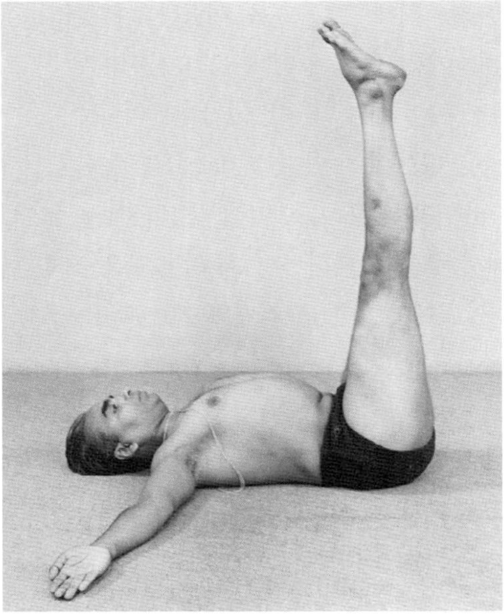

272

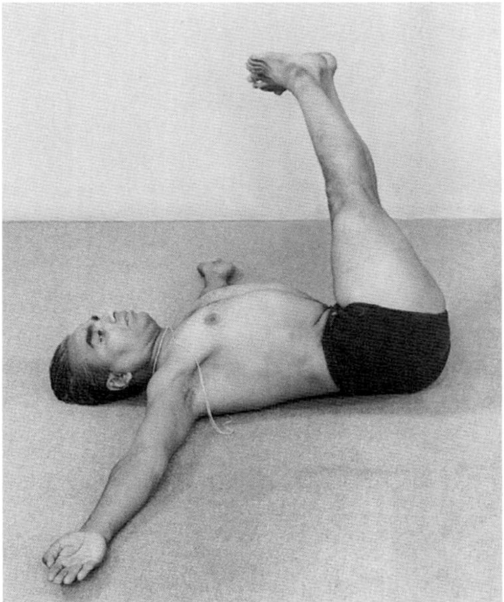

273

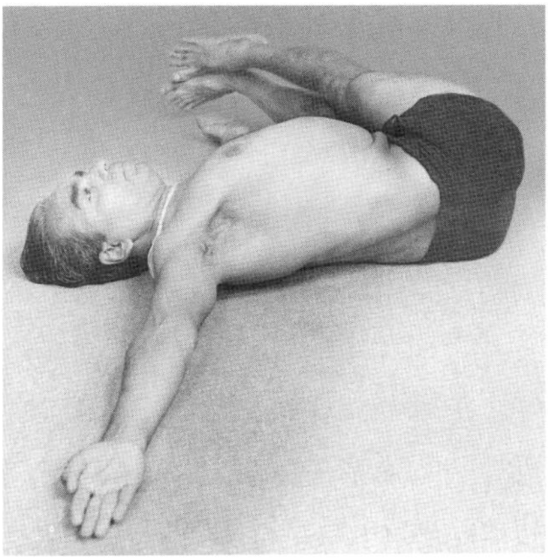
274

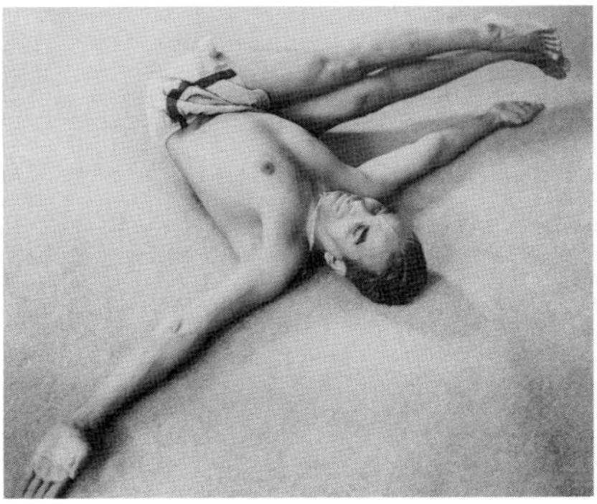
275

5. 두 다리는 같이 아래로 내려가야 하고, 무릎은 처음부터 끝까지 쭉 펴야 한다. 가능한 한 등의 허리 부분은 마루에 닿게 하고, 엉덩이에서부터 다리를 돌린다. 다리가 쭉 뻗은 왼손에 가까워지면, 복부를 오른쪽으로 움직인다.
6. 다리를 줄곧 단단하게 편 상태를 유지하면서, 약 20초간 이 자세를 유지한다. 그러고 나서, 숨을 내쉬며 쭉 뻗은 다리를 서서히 수직으로 들어 올린다(사진 272).
7. 다리를 수직으로 한 채, 몇 번 숨을 쉰 후 다리를 오른쪽으로 내리고,

복부를 왼쪽으로 움직이며 동작을 되풀이한다(사진 275). 역시 같은 시간 동안 이를 행하고, 숨을 내쉬며 다리를 수직인 자세로 돌아온 후(사진 272) 천천히 마루에 내리고 쉰다(사진 219).

효과

이 아사나는 비만을 줄이는 데 좋다. 이 자세는 간장, 비장, 췌장을 좋게 해서 이들의 무기력증을 근치根治시킨다. 또한, 위염을 치료해 주고, 장을 강화시킨다. 이 자세의 규칙적인 수행을 통해서, 모든 복부 기관의 움직임을 고르게 한다. 허리와 엉덩이 부분의 접질림과 결림을 완화시켜 준다.

106. 우르드바 프라사리타 파다아사나 Ūrdhva Prasarita Pādāsana 1*(사진 276~279)

우르드바Ūrdhva는 수직, 위, 높음을, 프라사리타Prasarita는 편, 뻗은, 파다Pāda는 발을 뜻한다.

방법

1. 다리를 뻗고, 무릎을 단단하게 유지한 채 마루에 눕는다. 손은 다리 옆에 둔다(사진 219).
2. 숨을 내쉬며, 팔을 머리 위로 옮겨서 쭉 뻗는다(사진 276). 두 번 숨을 쉰다.
3. 숨을 내쉬며 다리를 30도 위로 올리고(사진 277), 정상 호흡을 하며 15~20초간 이 자세를 유지한다.
4. 숨을 내쉬며 다리를 60도로 올리고(사진 278), 정상 호흡을 하며 15~20초간 이 자세를 유지한다.
5. 다시 숨을 내쉬며, 다리를 수직이 될 때까지 더 높이 올린다(사진 279).

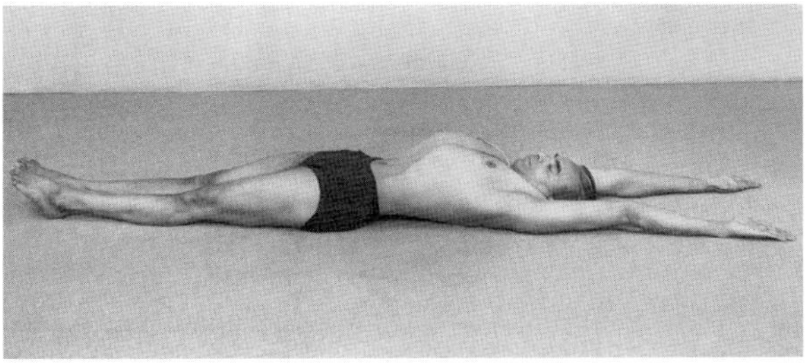

276

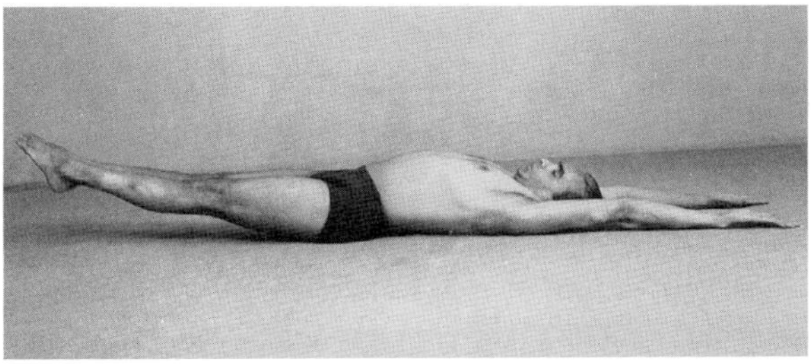

277

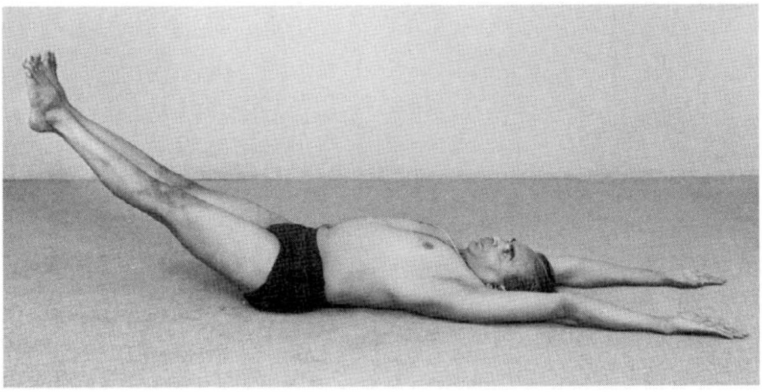

278

그리고 정상 호흡을 하며 30~60초간 있는다.

6. 이제 숨을 내쉬며, 다리를 마루로 서서히 낮추고 긴장을 푼다.
7. 2~6번까지의 자세를 서너 번 되풀이한다.

주| 세 가지 자세를 한꺼번에 할 수 없으면, 세 단계로 나누어서 매사이 사이 휴식을 취하며 한다.

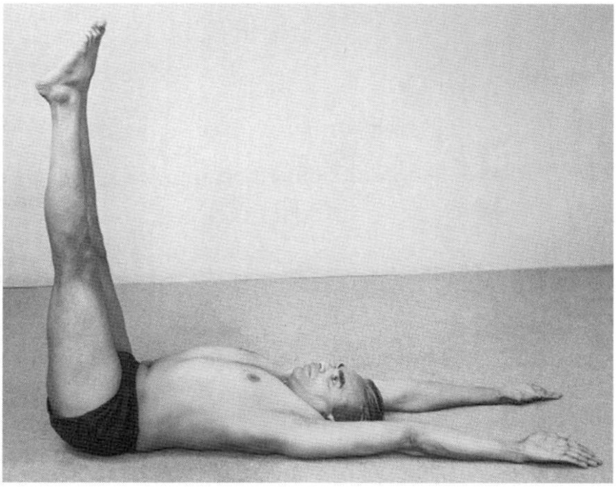

279

효과

이 아사나는 복부 주위의 지방을 제거하는 데 있어서 탁월한 운동이다. 이 자세는 허리 부분을 강화시키고, 복부 기관을 좋은 상태가 되게 하고, 위장 장애와 장내 가스로 고통받는 사람들의 아픔을 덜어 준다.

107. 차크라아사나 Chakrāsana 4*(사진 280~283)

차크라Chakra는 바퀴라는 뜻으로, 이 자세에서 마루에 평평하게 누워 두 다리를 들어 함께 곧바로 올리고, 머리 위로 가져가 할라아사나(사진 239)에서처럼 발가락을 마루에 댄다. 손을 귀 옆에 두고, 머리를 굴린다. 이 구르는 모습이 바퀴가 움직이는 것과 비슷하기에 이 이름이 붙여졌다.

방법

1. 마루에 등을 대고 평평하게 눕는다(사진 219).
2. 숨을 내쉬며, 두 다리를 같이 들어 머리 위로 가져가서 할라아사나에

서처럼 마루 위에 발가락을 놓는다(사진 239). 두세 번 숨을 쉰다.

3. 손을 머리 위로 가져가 팔꿈치를 구부리고, 손바닥을 어깨 옆에 둔다. 손가락이 발의 반대쪽을 향하게 한다(사진 280).
4. 숨을 내쉬며, 손바닥으로 마루를 누르고, 목의 뒷부분이 들리도록 다리를 한껏 뻗고 사진 281, 282, 283처럼 머리를 굴린다.
5. 이제 팔을 밖으로 쭉 뻗고, 아도 무카 스바나아사나(사진 75)를 취한다.
6. 팔꿈치를 구부리고, 몸통을 마루로 낮추고, 등을 대고 바로 누워 긴장을 푼다.

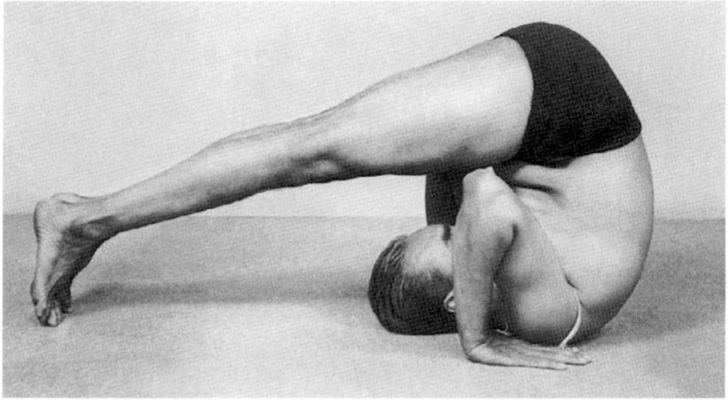

280

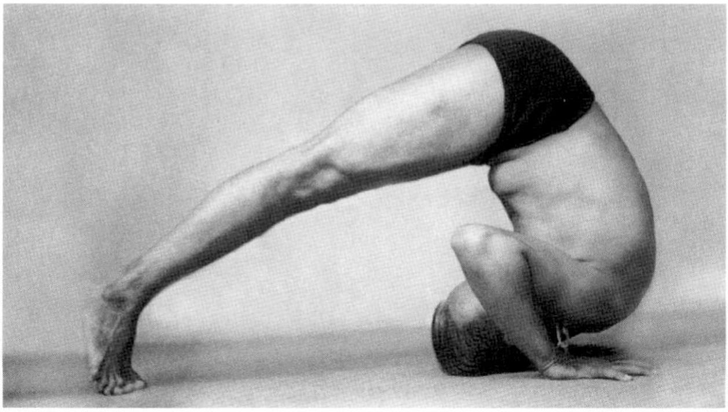

281

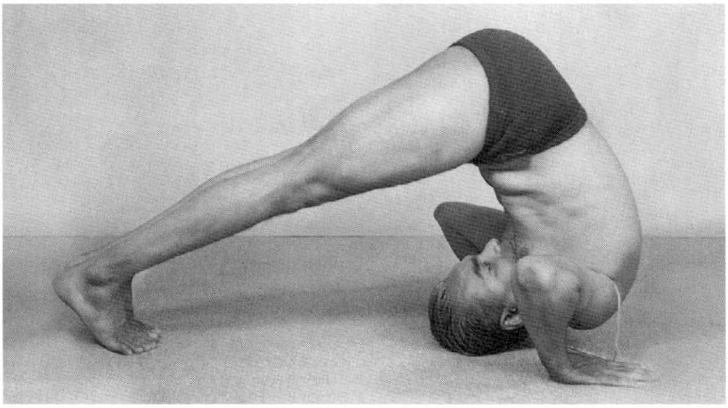
282

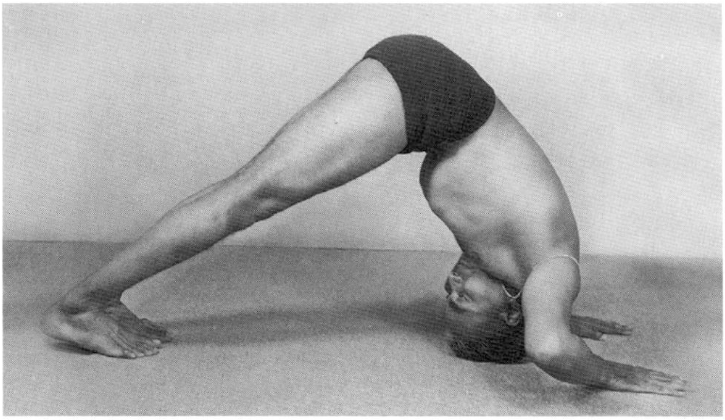
283

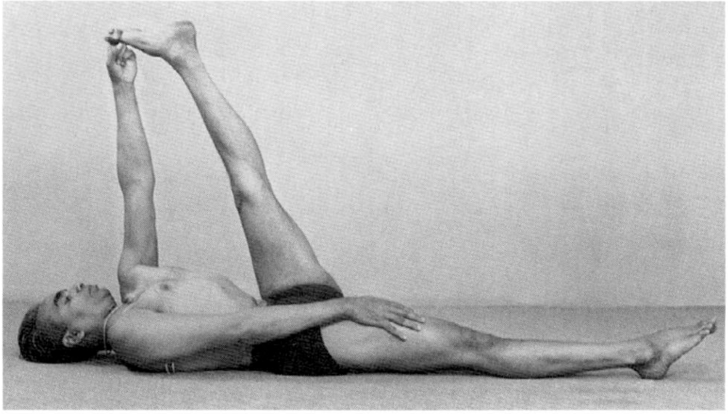
284

효과

이 아사나는 복부 기관과 척추를 좋은 상태가 되게 한다. 이 회전 운동으로, 피는 척추 축 주위를 흐르게 되고, 척추를 활성화시킨다. 이 역시 위장 장애나 간장이 쇠약한 이들에게 좋다.

108. 숩타 파당구쉬타아사나 Supta Pādānguṣṭhāsana 13*
(사진 285)

숩타Supta는 눕다, 파다Pāda는 발, 앙구스타Anguṣṭha는 엄지발가락을 뜻한다. 이 아사나는 세 개의 동작으로 이루어진다.

방법

1. 등을 대고 평평하게 누워, 두 다리를 뻗어 무릎에 힘을 준다(사진 219).
2. 숨을 들이쉬며, 왼쪽 다리가 수직이 될 때까지 마루에서 들어 올린다. 마루 위에 오른쪽 다리를 완전히 편 채, 오른손을 오른쪽 넓적다리 위에 둔다.
3. 왼쪽 팔을 올려 엄지, 둘째, 가운뎃손가락으로 왼쪽 엄지발가락을 잡는다(사진 284). 깊은 숨을 서너 번 쉰다.
4. 숨을 내쉬며, 마루에서 머리와 몸통을 들어 올리고, 왼쪽 팔꿈치를 굽혀서 무릎은 편 채 왼발을 머리 쪽으로 끌어당긴다. 왼쪽 다리를 끌어내리고, 머리와 몸통을 들어 올려서 턱이 왼쪽 무릎에 닿게 한다(사진 285). 정상 호흡을 하면서, 오른쪽 다리를 완전히 뻗은 상태로 약 20초간 있는다.
5. 숨을 들이쉬며, 머리와 몸통을 다시 마루에 내리고, 왼쪽 다리도 수직 상태로 한다(사진 284). 이렇게 하면 첫 동작이 끝난다.
6. 숨을 내쉬며, 왼쪽 엄지발가락을 잡고, 왼쪽 무릎을 구부리고, 오른쪽

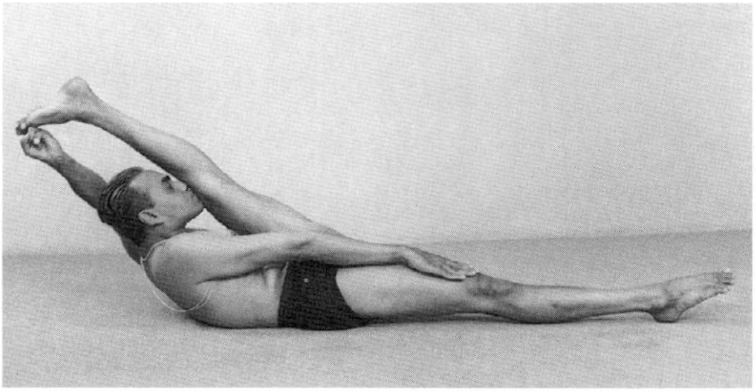

285

어깨 쪽으로 잡은 발가락을 가져간다. 왼쪽 팔꿈치를 구부리고, 머리 뒤로 왼쪽 팔을 뻗고, 왼쪽 팔뚝과 왼쪽 정강이 사이의 공간으로 머리를 들어 올린다(사진 286). 깊은 숨을 몇 번 쉰다.

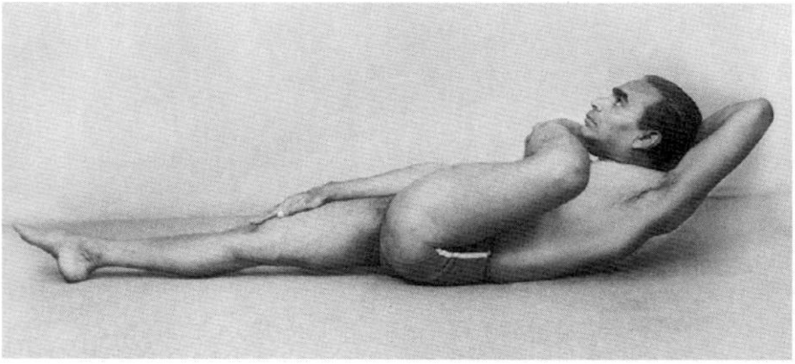

286

7. 숨을 들이쉬며, 머리를 다시 마루에 내리고, 왼쪽 팔은 머리 앞으로 가져와 왼쪽 팔과 왼쪽 다리를 똑바로 편다. 왼쪽 다리를 수직으로 하는데, 줄곧 발가락을 잡고 있어야 한다(사진 284). 이 동작을 하는 동안 줄곧 오른쪽 다리 역시 처음부터 끝까지 완전히 마루로 쭉 뻗고, 오른손은 오른쪽 넓적다리 위에 놓여 있게 된다. 이것이 두 번째 동작의 완성이다.
8. 숨을 내쉬며, 머리나 몸통을 움직이거나, 오른쪽 다리가 마루에서 떨어지지 않게 왼쪽 팔과 왼쪽 다리를 왼쪽 마루 옆으로 내린다(사진

287). 엄지발가락 쥠을 풀지 말고, 왼쪽 팔을 마루 위의 어깨와 수평으로 놓이게 한다. 왼쪽 다리를 구부리지 말고, 정상 호흡을 하면서 약 20초간 이 상태로 있는다.

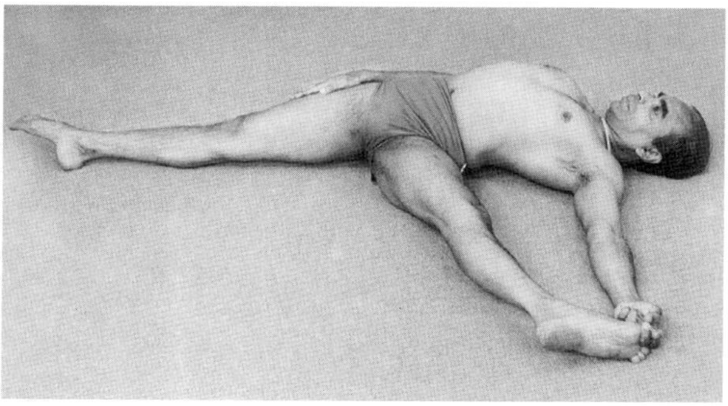

287

9. 이제 숨을 들이쉬며, 왼쪽 무릎을 구부리지 말고 왼쪽 엄지발가락을 꼭 잡은 채, 마루에 뻗친 오른쪽 다리를 움직이지 않고 왼쪽 다리를 다시 수직이 되게 한다(사진 284).
10. 숨을 내쉬며, 잡은 엄지발가락을 풀고, 왼쪽 다리를 오른쪽 다리 옆의 마루에 내리고, 왼손을 왼쪽 넓적다리 위에 놓는다. 이것이 세 번째 동작의 완성이다. 처음에는, 이 세 가지 동작 동안 마루 위에서 줄곧 오른쪽 다리를 뻗고 있기가 어려울 것이다. 그러므로 친구에게 무릎 바로 위의 넓적다리를 눌러 달라고 부탁하거나, 발로 벽을 누른다.
11. 왼쪽에서 이 세 가지 동작을 완수한 후, 숨을 깊이 몇 번 들이쉬고, 그러고 나서 오른쪽에서도 이를 되풀이하는데, 방법은 오른쪽이란 말 대신에 왼쪽이란 말만 바꾸고 그대로 한다.

효과

다리는 이 아사나의 수행으로 잘 발달될 것이다. 좌골 신경통과 다리의 마비로 고통받는 사람들은 이 아사나의 수행으로서 상당한 효과를 볼 것이다. 피는 신경이 활성화되는 다리와 엉덩이에서 잘 순환되게 된다. 이 자세는 엉덩이 관절의 경직을 풀어 주고, 탈장을 막아 준다. 남자와 여자 모두 이 자세를 행할 수 있다.

109. 아난타아사나 Anantāsana 9*(사진 290)

아난타Ananta는 비슈누의 이름이기도 하며 또한 비슈누의 탈것인 뱀 세사Śeṣa의 이름이기도 하다. 힌두 신화에 의하면, 비슈누는 태고의 바다에서 머리가 천 개 달린 그의 탈것인 세사Śeṣa 위에서 잠자고 있었다. 그가 잠자고 있는 사이 배꼽에서 연꽃 한 송이가 피어났고, 그 연꽃에서 세상을 창조한 조물주 브라마Brahmā가 태어났다. 세상을 창조한 후, 비슈누는 삼십삼천 가운데서 가장 높은 하늘인 바이쿤타Viakuṇṭha를 지배했다고 한다. 이 자세는 남인도의 트리반드럼Trivandrum에 있는 신 아난타 파드마나바Ananta Padmanābha(Padma = lotus : 연꽃, nābha = navel : 배꼽)에게 바쳐진 사원에서 볼 수 있다.

방법

1. 등을 대고 평평하게 눕는다(사진 219). 숨을 내쉬며, 왼쪽으로 돌아 옆으로 누운 자세가 되게 마루에 몸의 측면을 댄다.
2. 머리를 들고, 몸과 같은 선상에 머리 뒤로 왼팔을 뻗어, 왼쪽 팔꿈치를 구부려 팔뚝을 올려서 왼손이 귀 위에 오도록 하고, 머리를 왼쪽 손바닥 위에 올린다(사진 288). 정상 호흡이나 깊게 숨을 쉬며 몇 초 동안 이 자세로 있는다.
3. 오른쪽 무릎을 구부리고, 오른쪽 엄지, 둘째, 가운뎃손가락으로 오른쪽 엄지발가락을 잡는다(사진 289).
4. 숨을 내쉬며, 오른쪽 팔과 다리를 수직으로 같이 뻗는다(사진 290). 정

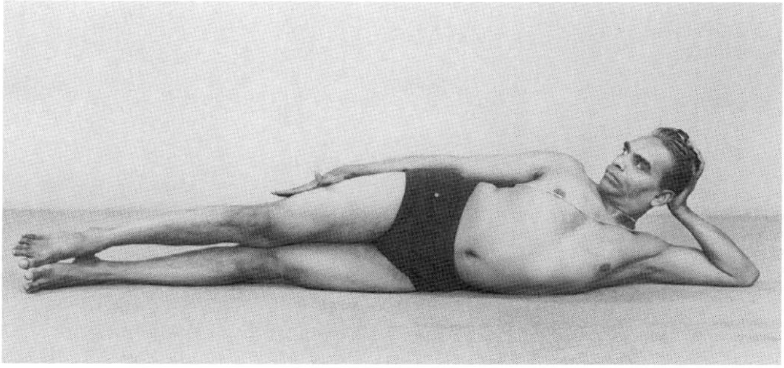

288

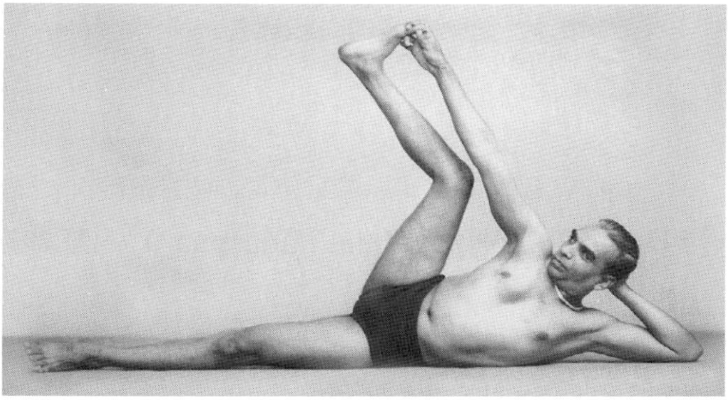

289

상 호흡을 하며 15~20초간 이 자세를 취한다.

5. 숨을 내쉬며, 오른쪽 무릎을 구부리고, 2번에서 설명한 자세로 돌아간다.
6. 왼쪽 손바닥으로부터 머리를 낮추고, 등을 대고 눕는다(사진 219).
7. 다른 한쪽에도 이 자세를 같은 시간 동안 취하고 나서 긴장을 푼다.

효과

이 운동으로 골반 부위가 단련되고, 슬와근은 적절하게 좋은 상태가 된다. 또한 이 자세로 등의 통증을 덜어 주고, 탈장의 진행을 막아 준다.

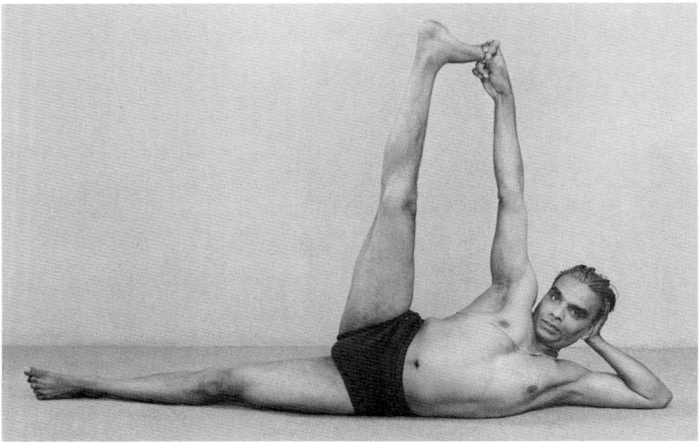

290

110. 운타나 파다아사나 Uttāna Pādāsana 9*(사진 292)

운타나Uttāna는 밖으로 뻗다, 얼굴을 위로 향하고 등을 대고 누워 있다, 파다Pāde는 다리를 뜻한다.

방법

1. 발을 서로 붙이고, 무릎을 단단하게 하고, 등을 마루에 대고 눕는다(사진 219). 서너 번 숨을 깊게 쉰다.
2. 숨을 내쉬며, 등을 마루에서 들어 올리고, 정수리가 마루에 닿을 때까지 목을 뻗고, 머리를 뒤로 젖혀서 활 모양을 만든다(사진 291). 만약 정수리를 마루에 대는 것이 힘들면, 손을 머리 옆에 가져와 마루에서 흉추, 요추를 들어 올림으로써 목을 들고 머리를 가능한 한 뒤로 젖힌다. 그러고 나서, 양손을 다리 옆에 둔다. 두세 번 숨을 쉰다.
3. 등을 뻗고, 숨을 내쉬며 두 다리를 마루와 45~50도 정도 될 때까지 들어 올린다. 양팔을 들어 올리고, 손바닥을 붙이고 다리와 평행을 유

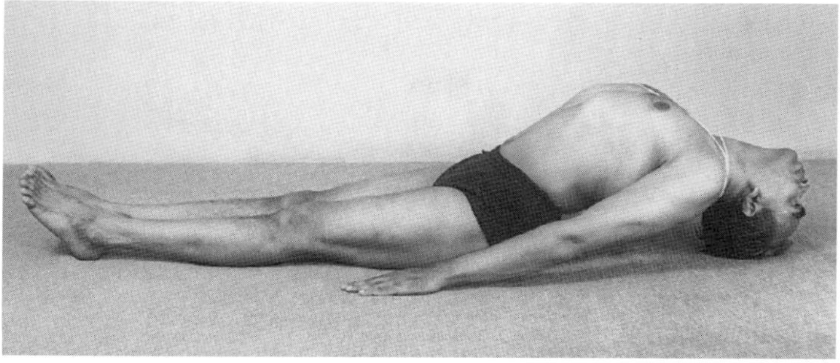

291

지하게 한다(사진 292). 팔과 다리는 빳빳하게 하고, 팔꿈치나 무릎을 구부려서는 안 된다. 넓적다리, 무릎, 발목, 발을 서로 붙인다.

4. 갈비뼈를 완전히 신장시켜, 정상 호흡을 하면서 이 자세로 30초 동안 있는다. 몸은 정수리와 엉덩이로만 균형을 잡아야 한다.
5. 숨을 내쉬며, 다리와 팔을 마루로 내리고, 목을 펴고 머리에 힘을 빼고, 몸통을 낮추고, 마루에 등을 대고 누워 긴장을 푼다.

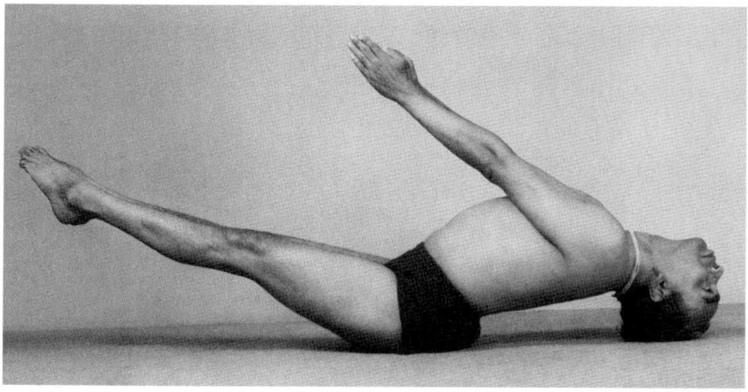

292

효과

이 아사나는 가슴벽을 충분히 확장시키고, 흉추를 유연하고 건강하게 해준다. 등과 목을 좋은 상태가 되게 하여 건강한 피를 공급해 주므로 갑상선의 활동을 조절한다. 복부 근육 또한 펴지고 강화된다.

111. 세투 반다아사나 Setu Bandhāsana 14*(사진 296)

세투Setu는 다리[橋], 세투 반다Setu bandha는 다리의 건설을 뜻한다. 이 자세는, 몸 전체가 활 모양을 이루는데 한쪽은 정수리가, 다른 한쪽은 다리가 지탱해 주기에 이 이름이 붙여졌다.

방법

1. 마루에 등을 대고 평평하게 눕는다(사진 219). 깊은 숨을 몇 번 쉰다.
2. 무릎을 구부리고, 무릎에서 다리를 벌려 엉덩이 쪽으로 발뒤꿈치를 가져온다.
3. 발뒤꿈치를 모으고 바깥 부분이 마루에 단단히 닿도록 한다.
4. 손을 머리 옆에 두고, 숨을 내쉬며, 몸통을 위로 올려 정수리가 마루에 닿도록 몸을 위로 하여 활 모양으로 만든다(사진 293). 목을 위로 뻗고 흉추와 요추를 마루에서 들어 올림으로써 가능한 한 멀리 머리를 뒤로 젖힌다.
5. 가슴 위에서 팔짱을 끼고, 오른손으로 왼쪽 팔꿈치를 잡고, 왼손으로

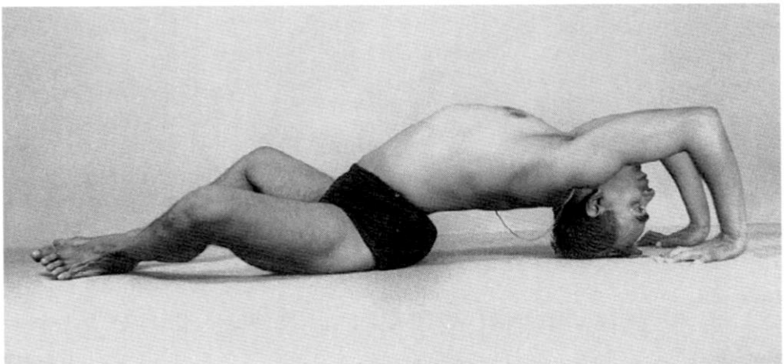

293

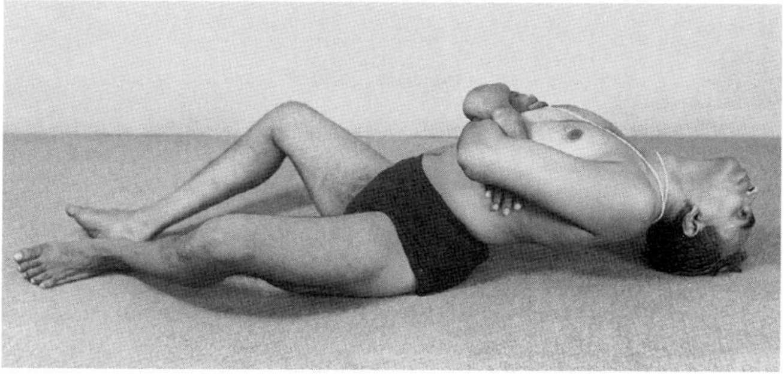
294

오른쪽 팔꿈치를 잡는다(사진 294). 두세 번 숨을 쉰다.

6. 숨을 내쉬며, 엉덩이를 위로 들고(사진 295) 다리를 곧게 될 때까지 쭉 편다(사진 296). 두 발을 붙이고 마루에 단단히 고정시킨다. 이제 몸은 아치형이나 다리 모양이 된다. 몸의 한쪽 끝은 정수리가, 다른 쪽 끝은 다리가 지탱시켜 준다.

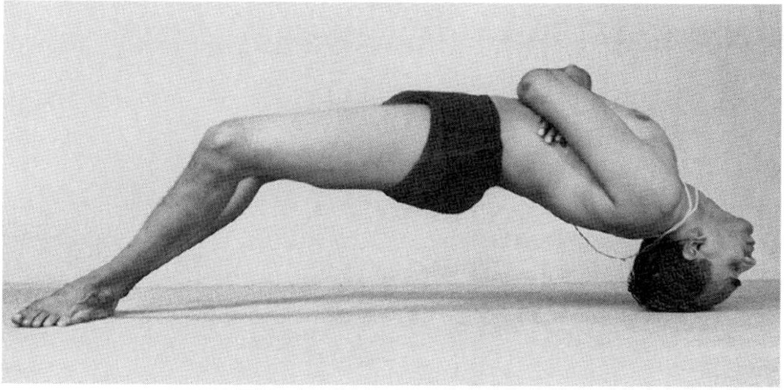
295

7. 정상 호흡을 하며 몇 초간 이 자세로 있는다.
8. 숨을 내쉬며, 팔을 풀고 손을 마루 위에 놓고, 무릎을 구부리고, 다리와 몸통을 마루로 낮추고, 머리에 힘을 풀고, 목을 펴서, 등을 대고 평평하게 누워 긴장을 푼다.

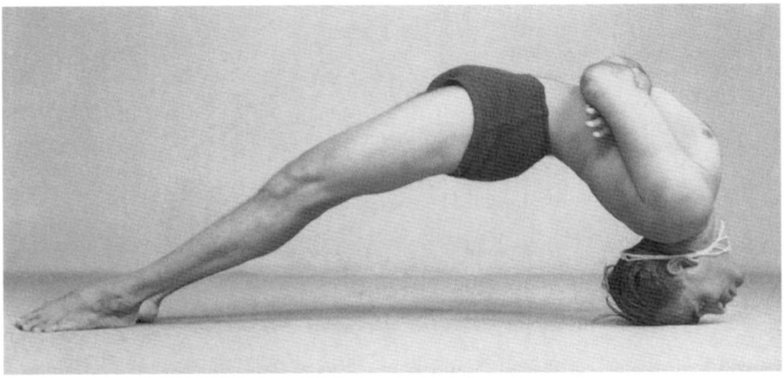
296

효과

이 아사나는 목을 강화시키고, 경추, 흉추, 요추, 선추 부분을 좋은 상태가 되게 한다. 등의 신근이 강하게 되고, 엉덩이는 수축되고 단단해진다. 송과선, 뇌하수체, 갑상선, 부신에 혈액이 잘 공급되어 기능이 원활해진다.

112. 바라드바자아사나 I Bharadvājāsana I 1*
(사진 297, 298)

바라드바자Bharadvāja는 드로나Droṇa의 아버지로, 마하바라타에서의 대전을 치른 카우라바가家와 판다바가家 군의 전략가이다. 이 아사나는 바라드바자에게 바쳐진 것이다.

방법

1. 마루에 앉아 정면으로 다리를 곧게 뻗는다(사진 77).
2. 무릎을 굽히고, 다리를 뒤로 옮겨서 두 발을 엉덩이 오른쪽 옆에 놓는다.
3. 엉덩이를 마루 위에 두고, 몸통을 45도 정도 왼쪽으로 돌리고, 오른쪽 팔을 뻗어서 오른손을 왼쪽 무릎 옆의 왼쪽 넓적다리 바깥쪽에 둔다.

오른손을 왼쪽 무릎 밑에 넣어서 손바닥이 마루에 닿도록 한다.

4. 숨을 내쉬며, 어깨에서부터 왼쪽 팔을 뒤로 돌려, 왼쪽 팔꿈치를 구부려 왼손으로 오른쪽 팔꿈치 윗부분을 잡는다.
5. 목을 오른쪽으로 돌리고, 오른쪽 어깨를 응시한다(사진 297, 298).

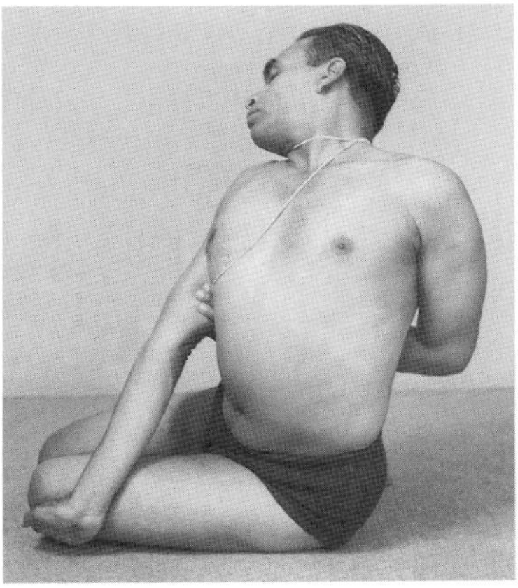

297

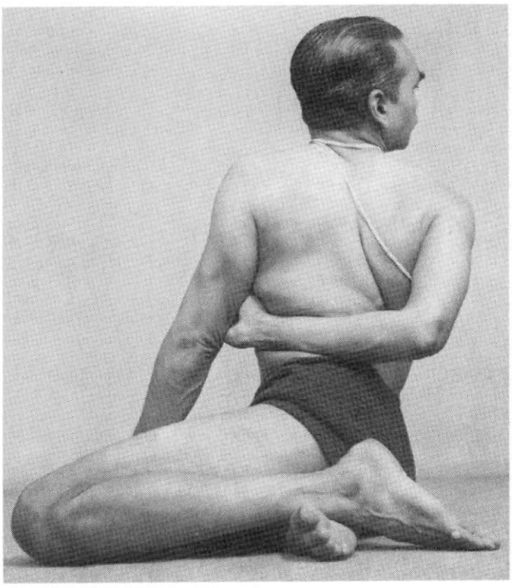

298

6. 깊은 호흡을 하면서, 30초 동안 이 자세를 유지한다.
7. 손을 놓고, 다리를 곧게 펴고, 반대쪽에서 이 자세를 되풀이한다. 여기에서 두 발을 왼쪽 엉덩이 옆으로 가져가서 몸통을 오른쪽으로 돌리고, 왼쪽 팔을 뻗어 왼쪽 손바닥을 오른쪽 무릎 밑에 두고, 오른손을 등 뒤로 돌려 왼쪽 팔꿈치 윗부분을 잡는다. 여기서도 같은 시간 동안 유지한다.

효과

이 간단한 아사나는 흉추와 요추 부분에 작용한다. 등이 굳은 사람들은 몸을 옆으로 비트는 것이 매우 어렵다는 것을 느끼게 될 것이다. 이 자세는 등을 유연하게 해 준다. 관절염이 있는 사람에게 큰 도움이 될 것이다.

113. 바라드바자아사나 II Bharadvājāsana II 2*
(사진 299, 300)

방법

1. 마루에 앉아 다리를 정면으로 쭉 뻗는다(사진 77).
2. 왼쪽 다리의 무릎을 굽히고, 두 손으로 왼발을 잡고 골반 근처 오른쪽 넓적다리가 시작되는 부분에 두어서 왼쪽 발뒤꿈치가 배꼽 근처에 오도록 한다. 그러면 왼쪽 다리는 반가부좌 자세가 될 것이다.
3. 오른쪽 무릎을 굽히고, 오른발을 뒤로 가져가서 오른쪽 발뒤꿈치를 오른쪽 엉덩이 옆에 둔다. 오른쪽 종아리의 안쪽은 오른쪽 넓적다리의 바깥쪽에 닿을 것이다. 마루에서 양 무릎을 서로 가깝게 되도록 한다.
4. 숨을 내쉬며, 왼쪽 팔을 어깨로부터 등 뒤로 돌려서 팔꿈치를 구부려, 왼손을 오른쪽 엉덩이 가까이로 가져와 왼발을 잡는다.
5. 오른쪽 팔을 뻗어, 오른손을 왼쪽 무릎 가까이의 왼쪽 넓적다리의 바깥쪽에 놓는다. 오른손을 왼쪽 무릎 밑에 끼워넣되 손바닥이 마루에 닿도록 하고, 손가락이 오른쪽을 향하도록 한다(사진 299, 300).

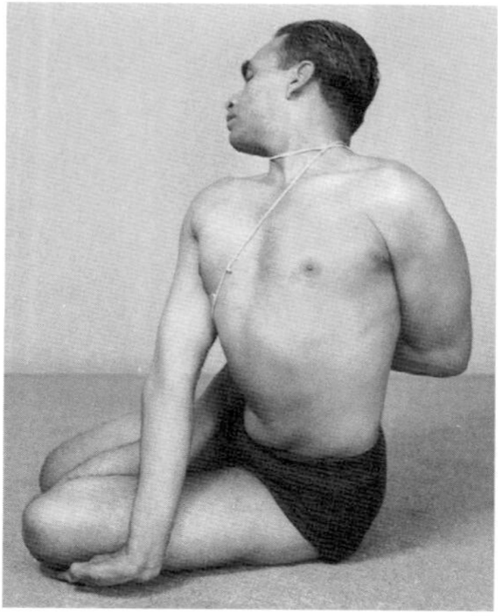
299

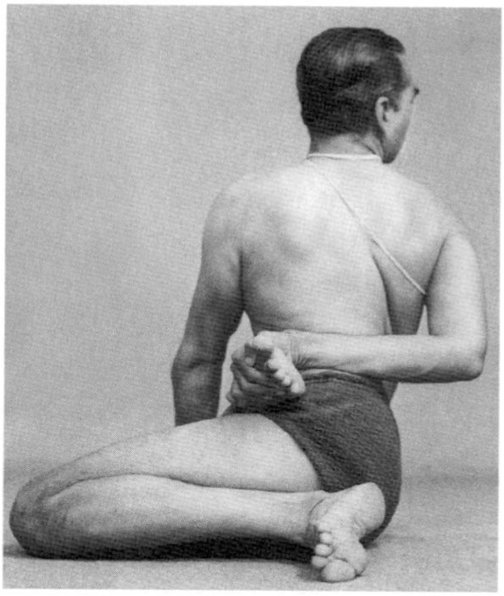
300

6. 왼발을 단단히 잡고, 몸통을 가능한 한 왼쪽으로 돌릴 수 있는 만큼 돌린다. 목을 한쪽으로 돌리고, 어깨너머를 응시한다.
7. 정상 호흡이나 깊은 숨을 쉬면서 30초~1분간 이 자세로 있는다.
8. 그러고 나서, 자세를 풀고 같은 시간 동안 반대쪽으로도 이 동작을 되풀이한다. 즉 이번에는 오른발이 왼쪽 넓적다리 안쪽의 골반 가까이에 놓이고, 오른손을 등 뒤로 돌려서 오른발을 잡는다. 왼쪽 다리의 무릎을 굽혀 왼쪽 엉덩이 옆에 왼쪽 발뒤꿈치를 놓는다. 왼손은 오른쪽 무릎 밑에 놓고, 몸통은 가능한 한 오른쪽으로 비튼다.
9. 양쪽에서 이 아사나를 끝낸 후, 다리를 뻗고, 팔을 펴고 긴장을 푼다.

효과

이 자세의 수행으로 무릎과 어깨가 유연해진다. 이것은 탄력성 있는 척추를 가진 사람들에겐 그다지 효과가 없지만, 관절염이 있는 사람에게는 그야말로 축복에 가까운 자세다.

114. 마리챠아사나 III Marīchyāsana III 10*(사진 303, 304)

이 아사나는 앉아서 몸을 옆으로 비트는 자세 중의 하나다.

방법

1. 마루에 앉아 다리를 정면으로 똑바로 뻗는다(사진 77).
2. 왼쪽 다리를 구부려, 왼발의 발바닥과 발뒤꿈치를 마루에 평평하게 놓는다. 왼쪽 다리의 정강이는 마루와 수직을 이루어야 하며, 종아리는 넓적다리에 닿아야 한다. 회음 근처에 왼쪽 발뒤꿈치를 둔다. 왼발의 안쪽은 쭉 뻗은 오른쪽 넓적다리의 안쪽에 닿도록 해야 한다.
3. 숨을 내쉬며, 척추를 왼쪽으로 90도 돌려서 가슴이 굽힌 왼쪽 넓적

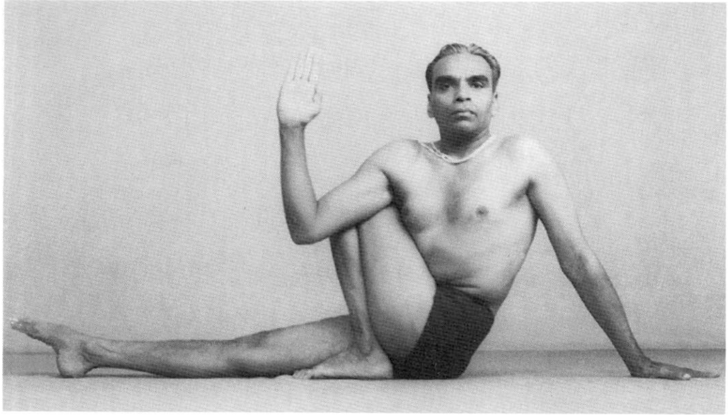

301

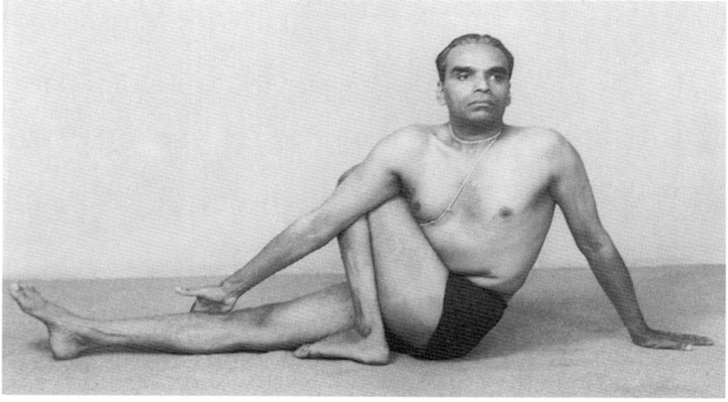

302

다리 너머에 오도록 하고, 오른쪽 팔을 왼쪽 넓적다리 위에 둔다(사진 301).

4. 오른쪽 어깨를 왼쪽 무릎 너머에 두고, 척추를 왼쪽으로 더 틀면서 오른쪽 유리 늑골의 뒷부분을 뻗음으로써 오른팔을 앞쪽으로 쭉 뻗는다(사진 302). 두 번 숨을 쉰다.
5. 숨을 내쉬며, 오른팔은 팔꿈치를 구부려서 왼쪽 무릎을 감싸 돌아 오른쪽 손목이 허리 뒤에 오도록 한다. 숨을 들이쉬고 이 자세를 유지한다.
6. 숨을 깊게 내쉬며, 왼팔을 등 뒤로 돌린다. 등 뒤에서 오른손으로 왼손

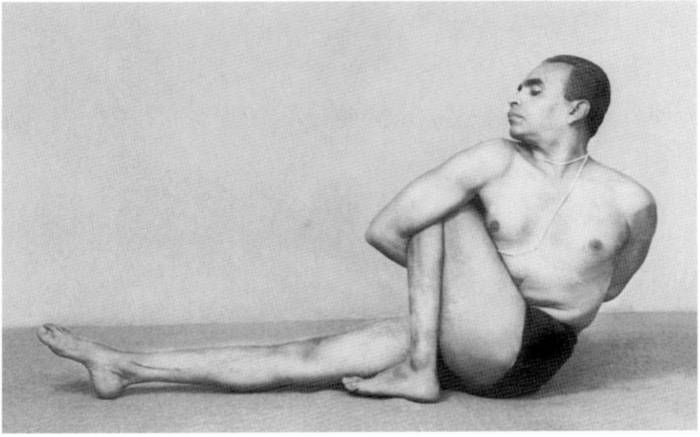

303

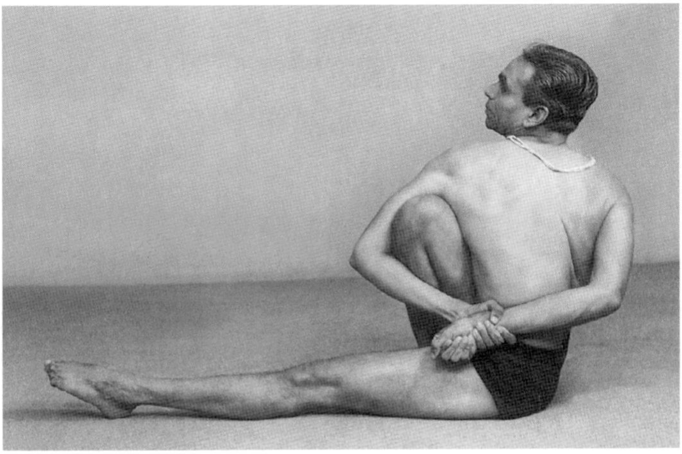

304

을 잡거나, 반대로 왼손으로 오른손을 잡는다(사진 303, 304). 처음에는, 몸통을 옆으로 비트는 것이 어려울 것이나, 수행을 함으로써 겨드랑이가 구부려진 무릎에 닿을 수 있다. 팔을 굽혀 무릎을 감싸 튼 후, 손가락을 서로 잡기가 힘들 것이다. 단계적으로 손가락 잡는 법을 터득하게 되고, 그러고 나서 손바닥, 최종적으로 손으로 등 뒤에서 손목을 잡을 수 있게 된다.

7. 오른팔이 굽힌 왼쪽 무릎을 단단히 죄어야 한다. 오른쪽 겨드랑이와 구부려진 왼쪽 무릎 사이에는 틈이 없어야 한다.
8. 등 뒤에서 양손을 잡은 후, 잡은 양손을 끌어당겨 척추를 더 왼쪽으로 비튼다.
9. 쭉 뻗은 오른쪽 다리는 곧게 잘 편 상태로 마루에 닿아야 하는데, 처음에는 잘 안 될 것이다. 뻗은 다리의 넓적다리 근육을 단단하게 함으로써, 종지뼈가 넓적다리 쪽으로 당겨지게 하고, 장딴지 근육 또한 단단하게 한다. 그러고 나면, 다리가 단단하게 마루에 뻗게 된다.
10. 정상 호흡을 하면서 30초~1분 동안 이 자세로 있는다. 목은 마루 위에 쭉 뻗은 다리의 발가락을 볼 수 있거나 어깨너머를 볼 수 있도록 돌린다.
11. 등에서 손을 풀고, 몸통을 원래 위치로 돌린다. 구부린 다리를 낮추어 마루에 완전히 편다.
12. 그러고 나서, 반대편에서도 이 자세를 되풀이한다. 이번에는, 오른쪽 무릎을 구부리고 오른발을 마루에 견실하게 놓아서 오른쪽 발뒤꿈치가 회음에 닿고, 오른발의 안쪽이 밖으로 뻗은 왼쪽 넓적다리에 닿도록 한다. 오른쪽으로 90도 정도 몸통을 돌려서 왼쪽 겨드랑이가 구부린 오른쪽 무릎에 닿게 한다. 숨을 내쉬며, 왼팔을 오른쪽 무릎 주위에서 감싸서, 왼손을 허리 뒤로 가져간다. 그러고 나서, 오른쪽 팔을 어깨에서부터 뒤로 돌리고 오른쪽 팔꿈치를 구부리고 오른손을 왼쪽으로 가져와서 두 손을 맞잡는다. 몸통을 오른쪽으로 더 돌리고, 시선을 뻗은 왼쪽 다리의 발가락이나 오른쪽 어깨너머를 본다. 이쪽에서도 같은 시간 동안 유지한다. 손을 풀고, 몸통을 원래대로 하고, 마루 위에 오른쪽 다리를 뻗어서 긴장을 푼다.

효과

이 아사나의 규칙적인 수행으로, 등의 심한 통증, 요통, 엉덩이에서의 통증이 빨리 사라진다. 간장과 비장은 수축되어, 좋은 상태가 되고 활성화된다. 목 근육이 강해진다. 어깨가 삐거나 어깨 관절이 어긋난 것이 치료되고, 어깨 동작이 자유로워진다. 장 역시 이 아사나로 상당히 좋아진다. 이 자세의 효과는 야윈 사람에게 좀 적게 나타나는데, 그런 사람들에게는 뒤에 더 나은 동작을 소개하겠다. 역시 이것도 복부의 크기를 줄이는데 효과가 있다.

115. 마리챠아사나 IV Marīchyāsana IV 11*(사진 305)

이 변형은 마리챠아사나 II(사진 146)와 마리챠아사나 III(사진 303)의 동작을 합친 것이다.

방법

1. 마루에 앉아 다리를 앞으로 쭉 뻗는다(사진 77).
2. 오른쪽 무릎을 굽히고, 오른발을 왼쪽 넓적다리의 안쪽 깊숙한 곳에 놓는다. 오른쪽 발뒤꿈치는 배꼽을 누르고, 발가락은 뻗쳐져 있어야 한다. 이제 오른쪽 다리는 반파드마아사나이다.
3. 왼쪽 무릎을 굽히고, 왼발의 발바닥과 발뒤꿈치를 마루에 댄다. 정강이를 마루와 수직되게 하여, 왼쪽 넓적다리와 장딴지가 서로 닿고, 왼쪽 발뒤꿈치가 회음부에 닿게 한다.
4. 숨을 내쉬며, 척추를 왼쪽으로 90도 정도 돌려서, 오른쪽 겨드랑이가 왼쪽 넓적다리의 바깥 부분에 닿게 한다.
5. 오른쪽 어깨를 왼쪽 무릎 너머에 놓고, 유리 늑골의 뒷부분을 뻗음으로, 척추를 왼쪽으로 더 돌려서 오른쪽 팔을 앞으로 뻗는다. 숨을 한 번 쉰다.
6. 숨을 내쉬며, 오른쪽 팔꿈치를 구부려 왼쪽 무릎을 감싸고 오른손을

허리 뒤에 둔다. 왼쪽 무릎은 오른쪽 겨드랑이 밑에서 단단히 죄어진다. 숨을 한 번 쉰다.

7. 이제 깊게 숨을 내쉬며 왼쪽 팔을 어깨에서부터 뒤로 돌리고, 왼손으로 등 뒤에서 오른손을 잡는다. 가슴을 펴고 척추를 곧추세운다(사진 305, 306).

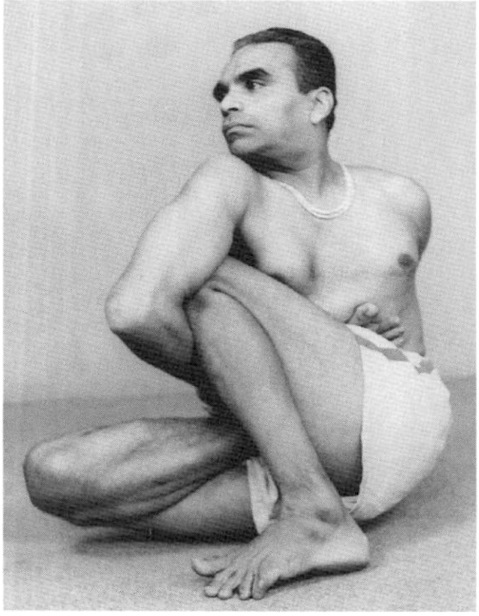
305

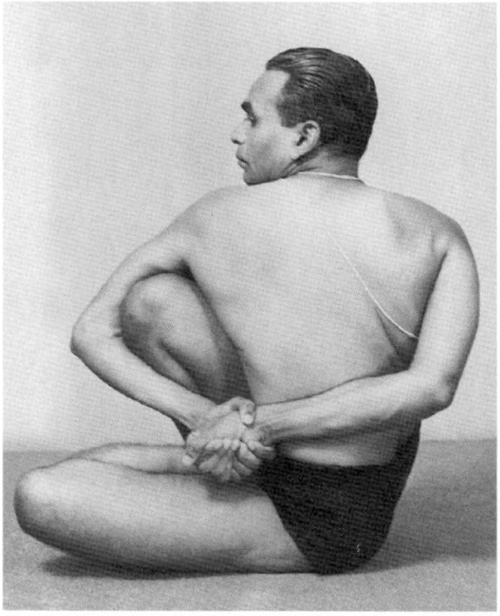
306

8. 이 자세로 30초 동안 유지한다. 호흡이 빨라질 것이다.
9. 손을 풀고, 다리를 쭉 편다.
10. 그러고 나서, 다른 한쪽에서도 이 자세를 행하는데 '오른쪽'이란 단어를 '왼쪽'으로 바꿔서 한다. 양쪽에서 같은 시간 동안 행한다. 손을 풀고, 다리를 곧게 펴서 긴장을 푼다.

효과

발뒤꿈치로 배꼽을 누르고, 등 뒤에서 손을 잡는 것이 배꼽 주위에 있는 신경에 활기를 준다. 이 자세는 간장, 비장, 췌장을 좋은 상태로 되게 한다. 어깨 관절부의 칼슘 침전물이 없어지고, 어깨가 자유로운 동작을 하게끔 해 준다.

116. 아르다 마첸드라아사나 I Ardha Matsyendrāsana I 8*
(사진 311, 312)

아르다Ardha는 절반이란 뜻이다. 『하타 요가 프라디피카』에서, 마첸드라는 하타 비디아Haṭha Vidyā의 창시자 가운데 일인으로 언급되고 있다. 그것은 한때, 시바가 외딴 섬에 가서 그의 배우자 파르바티Pārvati에게 요가의 신비에 대해 설명하는데, 그때 물고기 한 마리가 해변에서 전혀 움직이지 않고 이를 모두 들었다. 물고기가 요가를 배웠다는 것을 깨달은 시바가 그 위에 물을 뿌리자, 즉시 그 물고기는 신적인 모습을 얻어 마첸드라(Matsyendrā, 물고기의 신)가 되었고, 그 후 요가가 널리 퍼지게 되었다. 척추를 옆으로 최대로 비트는 자세인 파리푸르나 마첸드라아사나(사진 336, 339)는 마첸드라에게 바쳐진다. 아르다 마첸드라아사나는 이 아사나의 부드러운 변형이다.

방법

1. 마루에 앉아 두 다리를 정면으로 똑바로 편다(사진 77).
2. 왼쪽 무릎을 구부리고, 넓적다리와 종아리를 서로 닿게 한다. 마루에서 둔부를 들어, 왼발을 엉덩이 밑에 두고, 왼쪽 발뒤꿈치가 왼쪽 엉덩이 밑에 오도록 하고 왼발 위에 앉는다. 깔고 앉은 발은 마루에서 수평이어야 하고, 발목의 바깥쪽과 새끼발가락은 마루 위에 놓여져야 한다. 발이 그렇게 놓여지지 않으면, 발 위에 앉을 수가 없다. 이 자세로 균형을 잘 잡는다.
3. 그러고 나서 마루에서 오른쪽 무릎을 구부리고, 오른쪽 다리를 들어 올려 왼쪽 넓적다리 옆에 놓아서 오른쪽 발목의 바깥쪽이 마루 위의

왼쪽 넓적다리 바깥쪽에 닿도록 한다. 이 자세로 균형을 잡는데, 오른쪽 정강이를 마루에 수직 상태로 유지한다(사진 307).

4. 왼쪽 겨드랑이가 오른쪽 넓적다리의 바깥 부분에 닿을 때까지 몸통을 오른쪽으로 90도 정도 돌린다. 오른쪽 무릎 너머에 왼쪽 겨드랑이를 가져다 놓는다(사진 308). 숨을 내쉬며, 왼쪽 팔꿈치를 구부리고 어깨에서부터 쭉 뻗어 오른쪽 무릎을 감싼다. 왼쪽 손목을 허리 뒷부분으로 옮긴다.

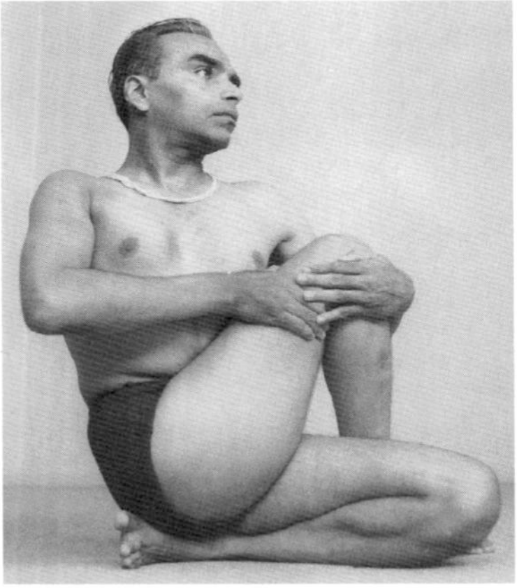
307

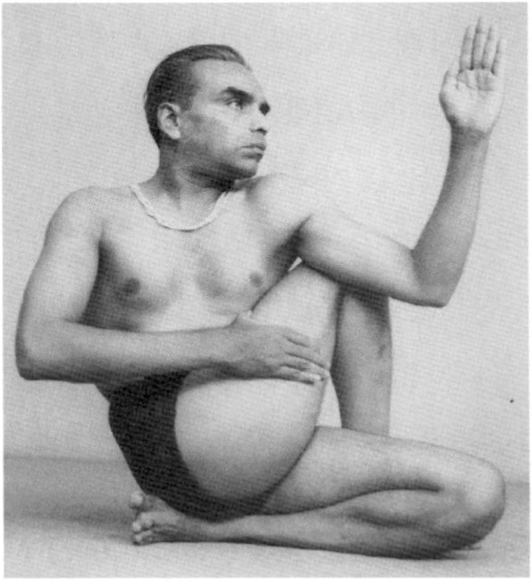
308

5. 왼쪽 팔은 구부린 오른쪽 무릎을 단단히 감싸고, 왼쪽 겨드랑이와 구부려진 오른쪽 무릎 사이에는 공간이 없어야 한다. 이렇게 하기 위해서 숨을 내쉬며, 몸통을 앞으로 움직인다. 이 자세로 머무르고, 숨을 두 번 쉰다.
6. 이제 숨을 깊이 내쉬며, 오른쪽 팔을 어깨 뒤로 둘러 팔꿈치를 구부리고, 허리 뒤로 이동해서 왼손을 잡거나 왼손으로 오른손을 잡는다. 처음에는, 한두 개의 손가락을 잡을 수 있을 것이다. 차츰 수행하면, 손바닥을 잡을 수 있고 더 나아가 등 뒤에서 손목도 잡을 수 있다(사진 309).

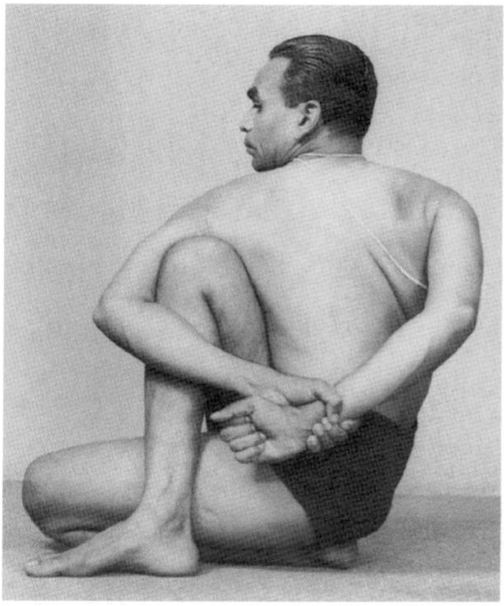

309

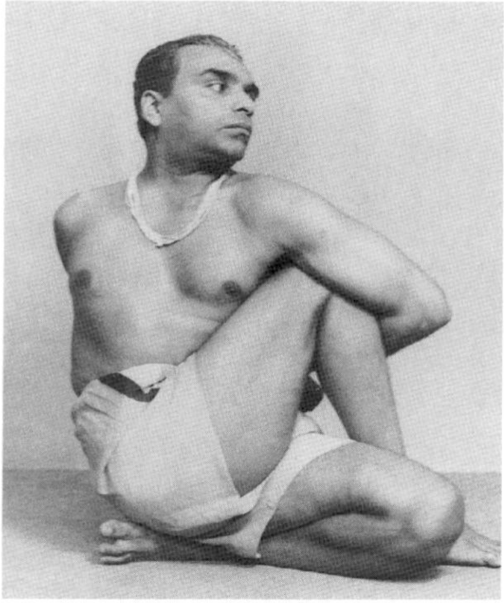

310

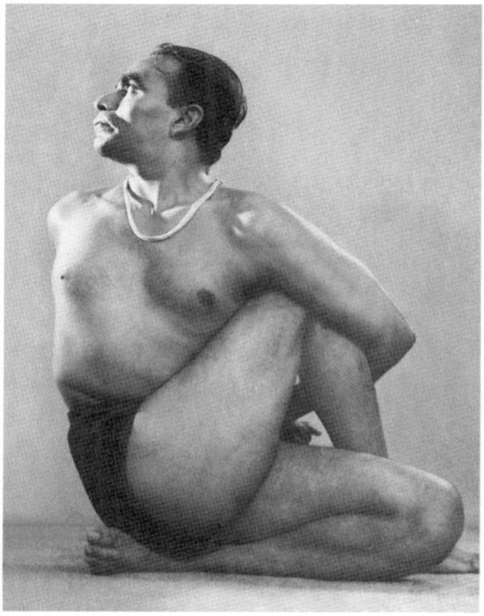

311

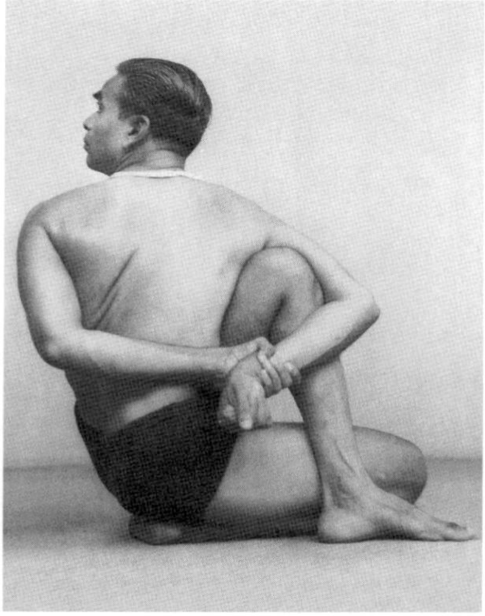

312

7. 목은 왼쪽으로 돌려질 것이고, 왼쪽 어깨너머로 시선을 향한다(사진 310). 또는 오른쪽으로 돌려 시선을 양 미간에 고정시킨다(사진 311, 312). 척추는 목을 오른쪽으로 돌릴 때보다 왼쪽으로 돌릴 때, 더 많이 비틀릴 것이다.

8. 횡격막은 척추를 비틈으로 인해 한껏 죄어지므로, 처음에는 호흡이 짧고 빨라질 것이다. 여기에 신경쓸 필요는 없다. 수행을 하다 보면, 정상 호흡으로 충분히 30초~1분 동안 이 자세를 유지할 수 있을 것이다.
9. 손을 풀고, 마루에서 오른발을 떼서 곧게 펴고, 왼발도 바로 편다.
10. 반대쪽에서도 이 자세를 되풀이해서, 같은 시간 동안 행한다. 여기에서, 오른쪽 다리를 구부리고 오른쪽 발뒤꿈치가 오른쪽 엉덩이 밑에 오도록 하고, 오른발 위에 앉는다. 왼쪽 다리를 오른쪽 다리 위로 넘기고 왼발을 마루에 댐으로 왼쪽 발목의 바깥쪽이 오른쪽 넓적다리의 바깥쪽에 닿게 한다. 몸통을 왼쪽으로 90도 돌리고, 오른쪽 겨드랑이를 왼쪽 무릎 너머에 두고, 오른쪽 팔로 왼쪽 무릎을 감싼다. 오른쪽 팔꿈치를 구부리고, 허리 뒤로 왼손을 가져간다. 이 자세로 두 번 숨을 쉰다. 다시 숨을 완전히 내쉬며, 왼쪽 팔을 어깨에서부터 뻗어 등 뒤로 돌리고, 왼쪽 팔꿈치를 구부리고 등 뒤에서 손목을 꽉 잡는다. 그러고 나서 손을 풀고 긴장을 푼다.
11. 처음에는, 팔로 반대쪽 무릎 둘레를 감싸는 것이 어려울 것이다. 이럴 경우, 팔꿈치를 쭉 편 채 반대쪽 발을 잡는다(사진 313, 314). 등 뒤에

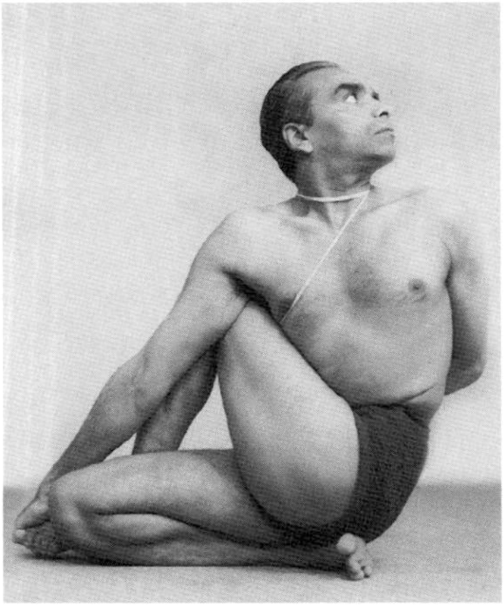
313

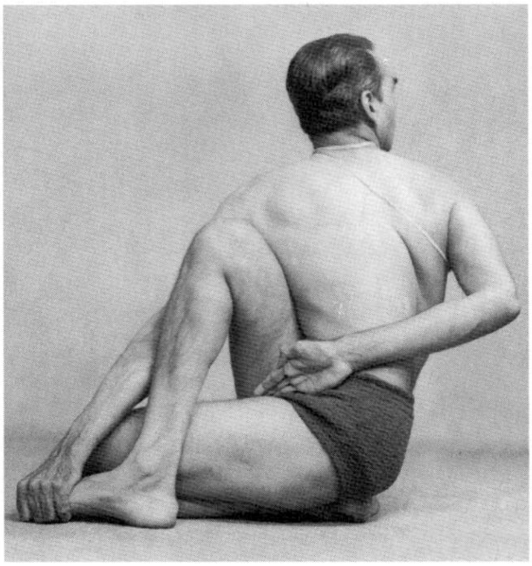
314

서 손을 잡는 것 역시 시간을 요하는 것이다. 점차로 팔을 뒤로 많이 뻗을 수 있고, 처음에는 손가락을, 다음은 손바닥을 그리고는 손목을 잡을 수 있다. 손목 위의 팔뚝을 잡을 수 있으면, 이 자세는 완성된다. 발 위에 앉는 것이 힘든 초보자는 마루 위에 앉아도 무방하다(사진 315, 316).

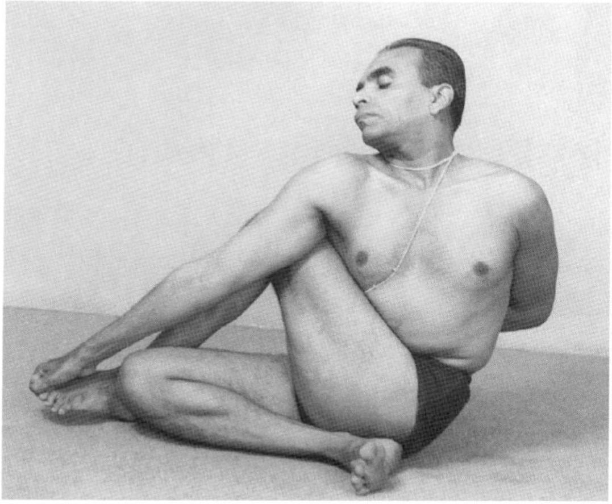

315

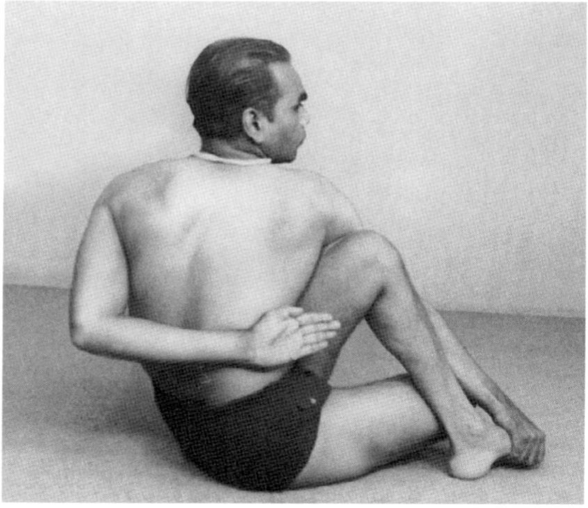

316

효과

이 아사나의 수행으로, 마리챠아사나 III(자세 114, 사진 303)에서 언급한 효과를 누릴 수 있다. 그러나 여기에서는 동작이 더 강렬하므로 그 효과는 훨씬 크다. 마리챠아사나 III에서 상복부가 압박된다. 여기서는 하복부의 운동 효과가 있는 이점이 있다. 규칙적으로 수행을 하면, 전립선과 방광은 확장되지 않는다.

117. 말라아사나 I Mālāsana I 8*(사진 321)

말라Mālā는 목걸이 모양의 화환을 뜻한다. 이 아사나를 행하는 데는 두 가지 다른 방법이 있다.

방법

1. 발을 같이 모아서 쪼그려 앉는다. 발바닥과 발뒤꿈치는 완전히 마루에 붙여야 한다. 마루에서 엉덩이를 들어 균형을 잡는다(사진 317).

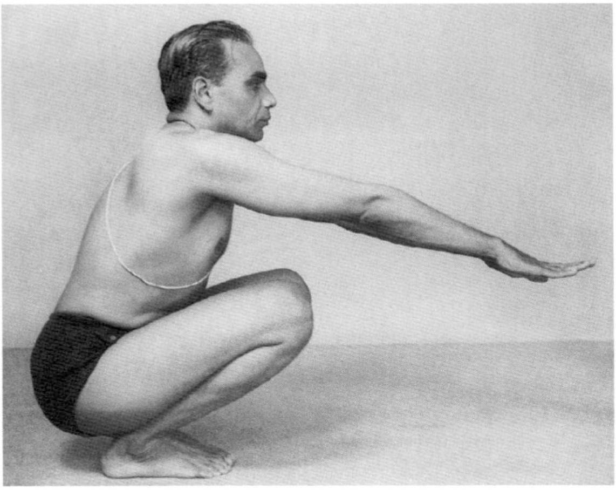

317

2. 무릎을 벌리고 몸통을 앞쪽으로 움직인다.

3. 숨을 내쉬며, 구부린 다리를 팔로 감싸서 마루 위에 손바닥을 놓는다 (사진 318).

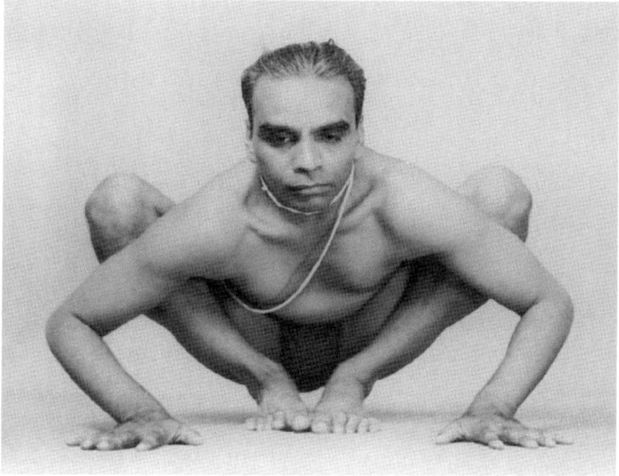

318

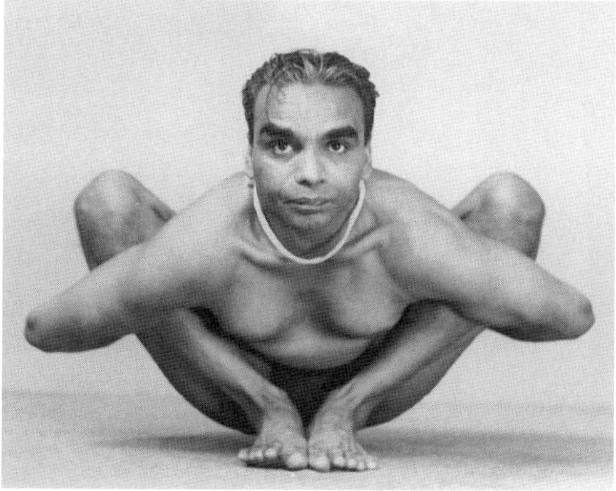

319

4. 차례로 손을 떼서 등 뒤로 가져가서, 손가락을 꽉 잡는다(사진 319, 320).
5. 그러고 나서, 등과 목을 위로 쭉 뻗는다.
6. 정상 호흡을 하면서, 이 자세로 30~60초간 있는다.
7. 이제 숨을 내쉬며, 앞쪽으로 구부려서 마루 위에 머리를 댄다(사진 321). 정상 호흡으로 30~60초간 이 자세를 유지한다.

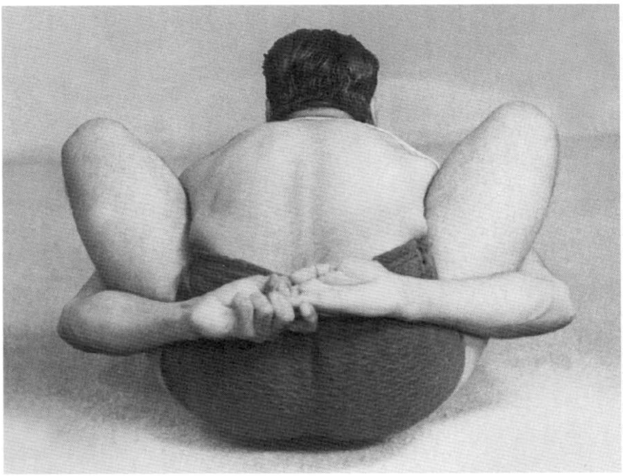

320

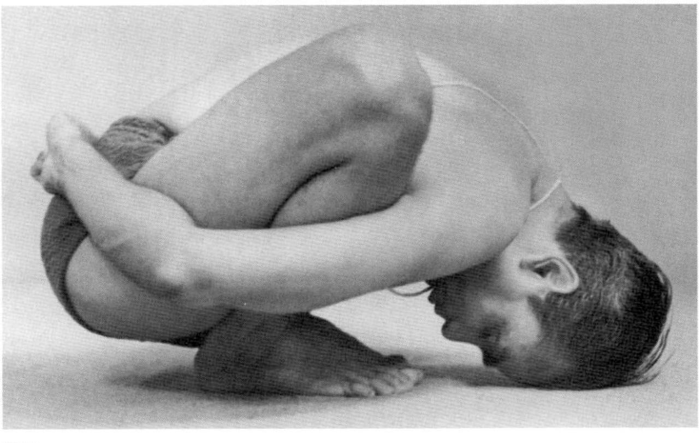

321

8. 숨을 들이쉬며, 머리를 들어 올리고, 5번 자세로 돌아간다.
9. 손을 풀고, 마루에서 쉰다.

효과

이 아사나는 복부 기관을 좋은 상태가 되게 하고, 등의 통증을 덜어 준다.

118. 말라아사나 II Mālāsana II 2*(사진 322)

1. 발을 모아서 쪼그려 앉는다. 발바닥과 발뒤꿈치는 마루에 완전히 붙인다. 마루에서 엉덩이를 들어 올려 균형을 잡는다(사진 317).
2. 넓적다리와 무릎을 벌리고, 겨드랑이가 무릎 아래로 갈 때까지 몸통을 앞으로 기울인다.
3. 앞쪽으로 몸을 기울여 발목의 뒷부분을 잡는다.
4. 발목을 잡은 후에 숨을 내쉬며, 머리를 발가락 쪽으로 옮겨서 이마를 발가락에 댄다(사진 322).

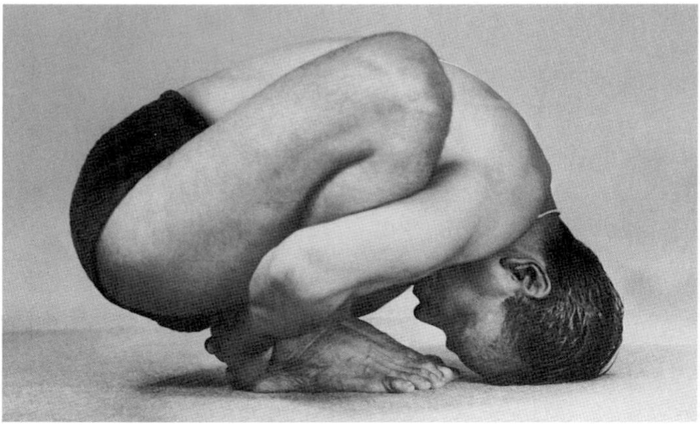

322

5. 정상으로 호흡을 하면서, 1분 정도 이 자세를 유지한다.
6. 숨을 들이쉬며, 머리를 들고, 잡은 발목을 풀고 마루 위에서 긴장을 푼다.

효과

이 자세를 수행함으로써, 복부 기관이 운동되고 힘을 얻게 된다. 생리 기간 등의 심한 통증으로 고생하는 여성들은 이 자세로 편안함을 얻고, 등의 통증이 누그러진다. 이 두 자세는, 이름에서 알 수 있듯이 팔은 화환처럼 목에 걸려 있다.

119. 파사아사나 Pāśāsana 15*(사진 328, 329)

파사Pāśā는 올가미나 끈을 뜻한다. 이 자세는, 마루 위에 쪼그려 앉아 몸통을 한쪽으로 약 90도 돌려서, 한쪽 팔을 양 넓적다리 주위로 비틀고, 다른 팔을 어깨에서부터 돌려 양손을 등 뒤에서 잡는다. 팔은 몸통을 다리에 고정시키는 올가미처럼 쓰임에 이 이름이 붙여진 것이다.

방법

1. 마루 위에 발바닥과 발뒤꿈치를 완전히 붙이고 쪼그려 앉는다.
2. 무릎과 발을 붙이고, 마루에서 엉덩이를 들어서 균형을 잡는다(사진 317).
3. 균형을 확실히 잡고 난 후, 왼쪽 겨드랑이가 오른쪽 무릎 주위의 오른쪽 넓적다리 바깥 부분 너머에 갈 때까지 오른쪽으로 약 90도 정도 몸통을 튼다(사진 323). 최대한도로 비틀기 위해서, 왼쪽 무릎을 앞으로 약 1인치 정도 앞으로 낸다.
4. 숨을 내쉬며, 왼쪽 팔을 어깨에서부터 쭉 뻗는다(사진 324). 이때, 왼쪽 겨드랑이와 오른쪽 넓적다리 사이에는 틈이 없어야 하고, 왼쪽 팔을

오른쪽 넓적다리 주위로 돌린 다음 왼쪽 팔꿈치를 왼쪽 다리 쪽으로 구부리고, 왼손을 왼쪽 엉덩이로 가져간다. 숨을 한 번 쉰다.

5. 숨을 내쉬며, 오른쪽 팔을 어깨에서부터 비틀어 등 뒤로 튼다. 오른쪽 팔꿈치를 구부리고, 왼쪽 엉덩이 주위의 등 뒤에서 손가락을 서로 잡

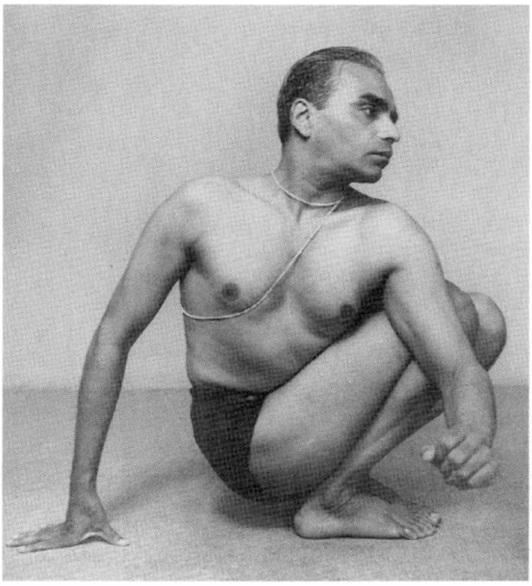
323

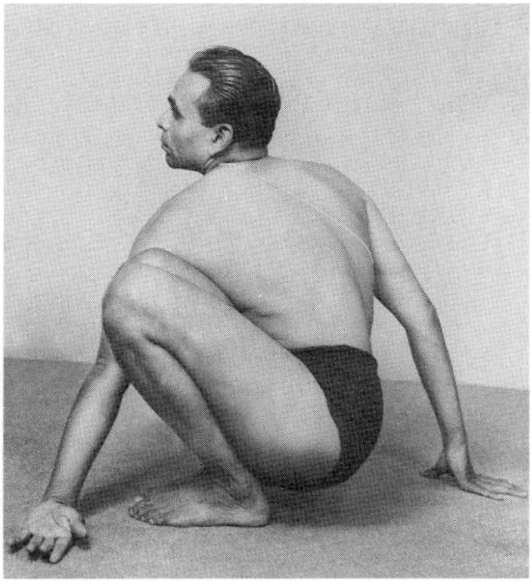
324

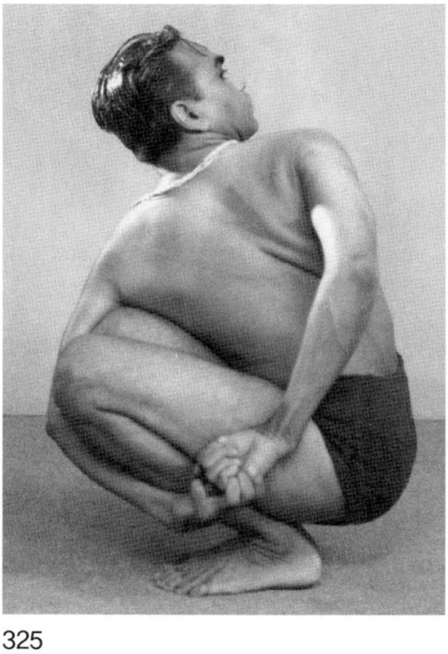
325

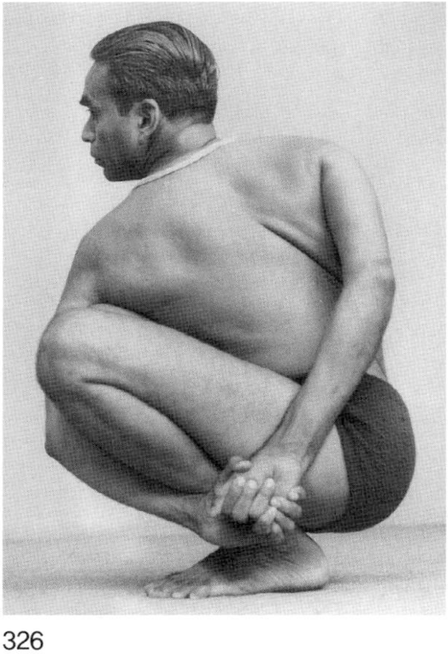
326

는다(사진 325).

6. 점차 손바닥을 잡고(사진 326), 이것이 쉬워지면 손목을 잡는다(사진 327, 328, 329).
7. 균형을 유지하기 위해서 장딴지 근육에 힘을 주고, 척추를 가능한 한 오른쪽으로 많이 틀고, 정상 호흡을 하면서 30~60초간 이 자세를 유지한다. 목을 돌리고, 시선은 어느 쪽이든지 어깨너머를 응시한다.
8. 손을 풀고, 반대쪽에서 이 자세를 되풀이한다. 여기에서, 몸통을 왼쪽으로 틀고, 오른쪽 팔을 왼쪽 넓적다리 주위로 가져가, 오른쪽 팔꿈치를 구부리고, 오른쪽 엉덩이 쪽으로 오른손을 가져간다. 그러고 나서 숨을 내쉬며, 왼쪽 팔을 어깨에서부터 뻗어 등 뒤로 돌려, 오른쪽 엉덩이 가까이의 등 뒤에서 오른손을 잡는다.

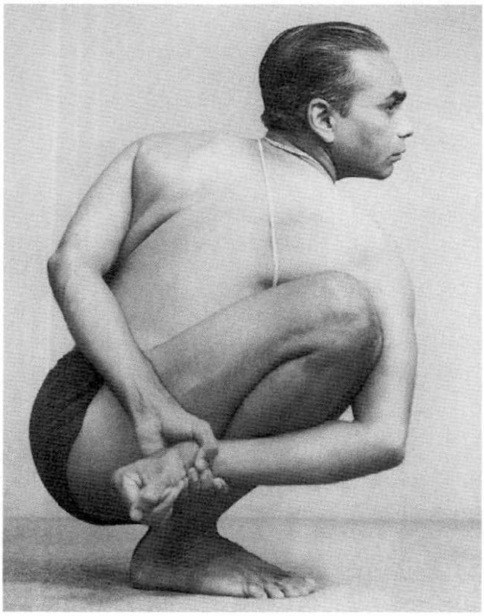
327

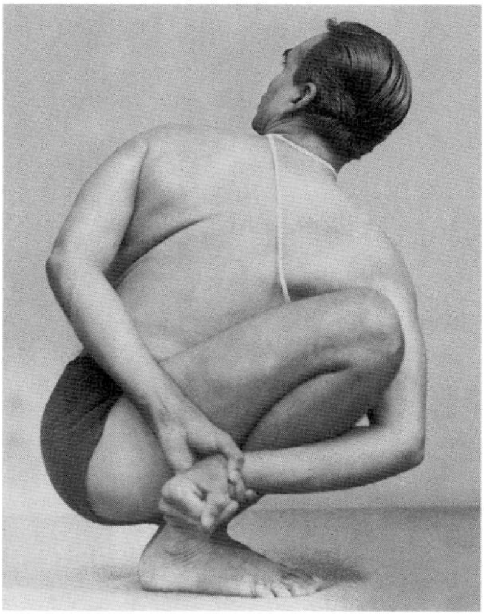
328

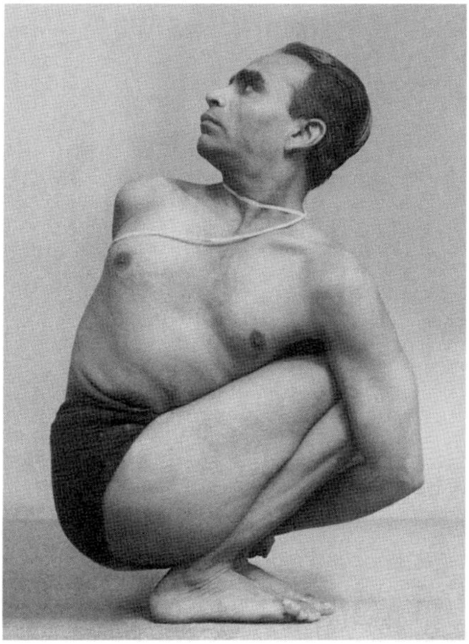

329

효과

이 자세는 발목에 힘과 탄력성을 가져다준다. 몇 시간 동안 서서 일을 하는 이들은 이 자세로 피곤한 발을 쉬게 할 수 있다. 이것은 척추를 부드럽게 하고, 기민하게 해 준다. 어깨는 움직임이 자유롭고 강해진다.

이 자세는 복부 주위의 지방을 줄이고, 복부 기관을 마사지해 줌과 동시에 가슴을 활짝 열어 준다. 아르다 마첸드라아사나 I과 II보다 더 강렬한 자세임에 이점 또한 더 크다. 이 자세는 간장, 비장, 췌장의 둔해진 기능을 활성화시키는 데 좋고, 당뇨병으로 고생하는 이들에게 권한다. 또한 소화력을 증진시킨다.

120. 아르다 마첸드라아사나 II Ardha Matsyendrāsana II 19*(사진 330, 331)

이 아사나는 아르다 마첸드라아사나 I(사진 311)의 변형으로, 척추가 보다 많이 옆으로 비틀리게 된다.

방법

1. 마루에 앉아 정면으로 다리를 똑바로 뻗는다(사진 77).
2. 오른쪽 무릎을 구부리고, 왼쪽 넓적다리 위에 오른발을 놓는데, 이때 발바닥으로 배꼽을 누른다.
3. 숨을 내쉬며, 몸통을 왼쪽으로 90도 정도 돌리고, 어깨에서부터 왼쪽 팔을 등 뒤로 돌려 왼쪽 팔꿈치를 구부려 왼손으로 오른쪽 발목이나 정강이를 잡는다.
4. 자세를 취하는 동안 왼쪽 다리는 마루 위에서 쭉 뻗은 상태로 있어야 하며, 오른손으로 왼발의 발바닥이나 왼쪽 엄지발가락을 잡고 있고, 오른쪽 팔은 편 상태여야 한다. 처음에는 왼쪽 다리를 계속 펴고 있기가 어려울 것이다. 이 경우에, 왼쪽 무릎을 구부려 오른손으로 왼쪽 엄지발가락을 잡고, 오른쪽 팔과 왼쪽 다리를 동시에 곧게 편다. 목을 오른쪽으로 돌리고, 오른쪽 어깨너머를 본다(사진 330, 331).
5. 무릎을 서로 가까이 두고, 처음에는 옆으로 비틀림으로 호흡이 빠르지만, 정상 호흡을 유지하도록 노력하면서 이 자세로 30~60초간 머무른다.
6. 잡은 다리를 놓고 똑바로 편다. 그리고 반대쪽에서도 이를 되풀이한다. 그 방법은 '오른쪽'이란 말 대신에 '왼쪽'을 넣어서 행하면 된다.
7. 같은 시간 동안 이 자세로 머물고, 긴장을 푼다.

효과

복부 기관은 한쪽은 수축되고, 나머지 한쪽이 늘어나게 함으로써 좋은

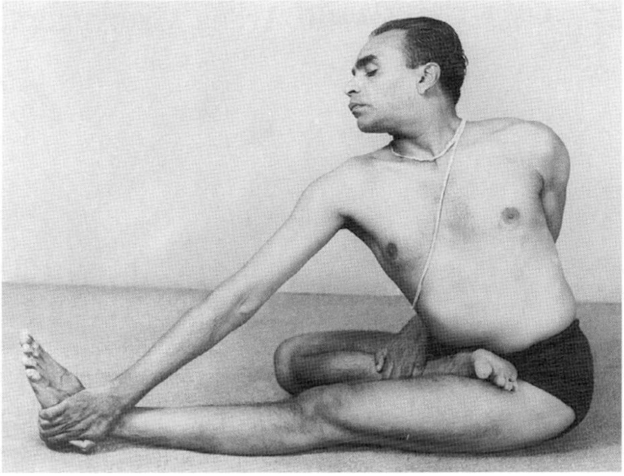

330

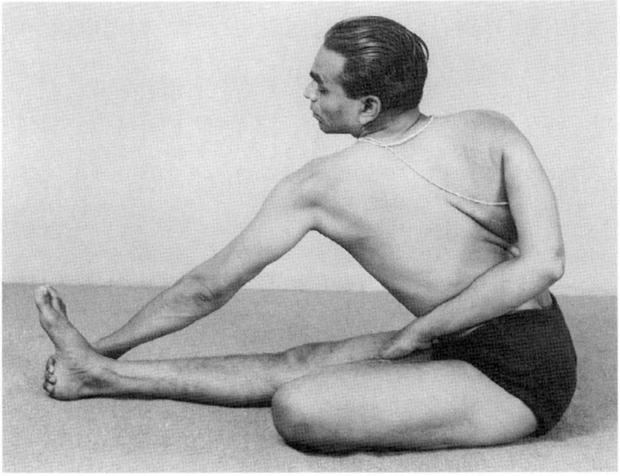

331

상태가 된다. 척추의 측면 틀기가 등의 통증, 요통, 엉덩이 관절의 통증을 빨리 없애 준다. 목 근육은 더 강해지고, 어깨 움직임 역시 더 원활해진다. 이 아사나를 규칙적으로 행해 준다면, 전립선이나 방광이 비대해지지 않는다. 또한 이것은 척추가 최대한으로 옆으로 비틀어지는 파리푸르나 마첸드라아사나(사진 336, 339)의 완성을 도와준다.

121. 아르다 마첸드라아사나 III Ardha Matsyendrāsana III 22*(사진 332, 333)

방법

1. 마루에 앉아 정면으로 다리를 곧게 뻗는다(사진 77).
2. 왼쪽 무릎을 구부리고, 오른쪽 넓적다리 안쪽 위에 왼발을 놓고 발뒤꿈치로 배꼽을 누른다.
3. 오른쪽 무릎을 구부리고, 마루에서 오른쪽 다리를 들어, 왼쪽 넓적다리의 바깥 부분 옆에 둔다. 그러면, 오른쪽 발목의 바깥 부분이 마루 위의 왼쪽 넓적다리 바깥 부분에 닿을 것이다. 숨을 두세 번 쉰다.
4. 숨을 내쉬며, 몸통을 오른쪽으로 90도 정도 돌리고, 왼쪽 어깨를 오른쪽 무릎 너머로 가져간다. 겨드랑이와 오른쪽 넓적다리 사이에 틈을 두지 말고, 왼손으로 오른발을 잡는다.
5. 오른쪽 팔을 등 뒤로 돌려 팔꿈치를 구부리고 팔을 등 뒤에 둔다.
6. 목을 오른쪽으로 돌리고, 턱을 치켜들고, 양 미간이나 코끝을 응시한다(사진 332, 333).

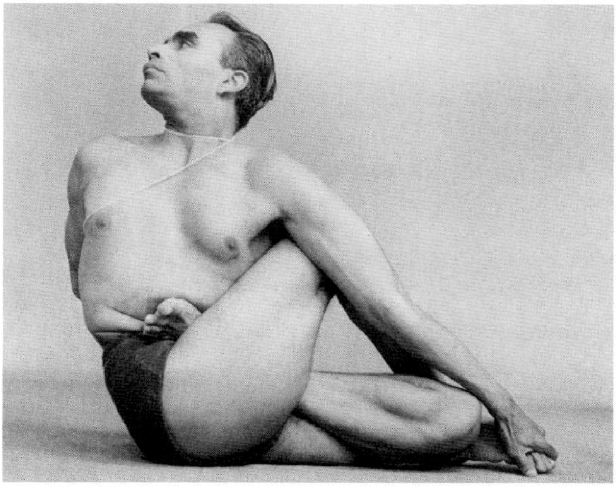

332

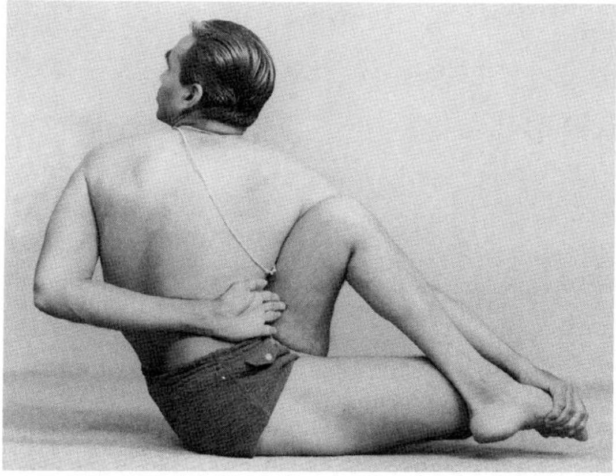

333

7. 능력에 따라 30~60초간 이 자세로 있는다. 호흡은 빨라지겠지만, 정상적으로 하도록 노력한다.
8. 잡고 있던 오른발을 풀고, 그것을 왼쪽 넓적다리 위로 넘겨 오른쪽 다리를 똑바로 뻗는다. 그러고 나서, 왼쪽 다리를 풀고 밖으로 뻗는다.
9. 반대쪽도 같은 시간 동안 이 자세를 취하고, 긴장을 푼다.

효과

이것은 복부 기관을 단련시키고 마사지 효과를 주는 아사나로서, 이들을 건강하게 유지시켜 준다. 척추를 좋은 상태가 되게 하고, 탄력 있게 해 준다. 또한 이것은 파리푸르나 마첸드라아사나(사진 336, 339)의 선행 자세가 된다.

122. 파리푸르나 마첸드라아사나 Paripūrṇa Matsyendrāsana 38*(사진 336, 339)

파리푸르나Paripūrṇa는 전부, 완전함을 뜻한다. 마첸드라Matsyendra는 하타 비디야Haṭha Vidyā의 창시자 가운데 한 사람이다. 『Haṭha Yoga Pradīpikā』, 27절은 "마첸드라아사나는 위의 열을 몰아냄으로써 식욕을 증진시키고, 체내의 몹쓸 질병을 없애 준다. 이 자세를 행할 때, 쿤달리니는 깨어나고 달은 안정된다."라고 말하고 있다.

오른쪽 콧구멍으로 쉬는 호흡은 덥고, 왼쪽 콧구멍으로 쉬는 호흡은 냉하다고 한다. 그러므로 오른쪽 콧구멍의 호흡은 태양 호흡이라 칭하고, 오른쪽 나디(nāḍī, 에너지 통로)는 핑갈라(piṅgalā, 불의 색)로 간주하고, 왼쪽 콧구멍의 호흡은 달 호흡이고, 왼쪽 나디nāḍī는 이다iḍā라 칭한다. 달은 이다iḍā 속을 통과하면서, 조직 전체에 감로를 뿌려 주고, 태양은 핑갈라piṅgalā 속을 통과하면서 조직 전체를 건조시키는데, 그 이유는 인간의 몸을 소우주라 할 수 있기 때문이다. 달은 구개의 뿌리에 위치해 있는 데, 위열에 의해 허비되는 신의 감로를 떨어뜨린다. 마첸드라아사나가 이를 막아 준다. 이 아사나는 하타 비디야의 창시자 마첸드라에게 바쳐졌다.

방법

1. 마루에 앉아 두 다리를 앞으로 쭉 뻗는다(사진 77).
2. 오른쪽 무릎을 구부리고, 오른발을 왼쪽 넓적다리 안쪽 위에 놓는다. 이때, 오른쪽 발뒤꿈치는 배꼽을 누르고 있어야 한다. 왼쪽 무릎을 구부려 세워, 가슴 가까이 가져간다.
3. 숨을 내쉬며, 몸통을 왼쪽으로 틀고, 왼쪽 팔을 어깨에서부터 등 뒤로 돌려 왼손으로 오른쪽 발목을 잡는다(사진 334). 발목을 단단히 잡는다. 이것이 첫 단계이다.
4. 왼발을 오른쪽 넓적다리 위로 들어 올려 오른쪽 무릎의 바깥쪽 옆에 놓는다(사진 335). 몇 번 숨을 쉰다. 이것이 두 번째 단계이다.
5. 다시 숨을 내쉬며, 오른쪽 어깨를 왼쪽 무릎 너머로 가져가게 하기 위해 몸통을 좌측으로 돌리고, 오른손으로 왼발을 잡는다. 목을 왼쪽으로 돌리고, 턱을 올려 시선을 위로 한다(사진 336). 이것이 이 아사나의

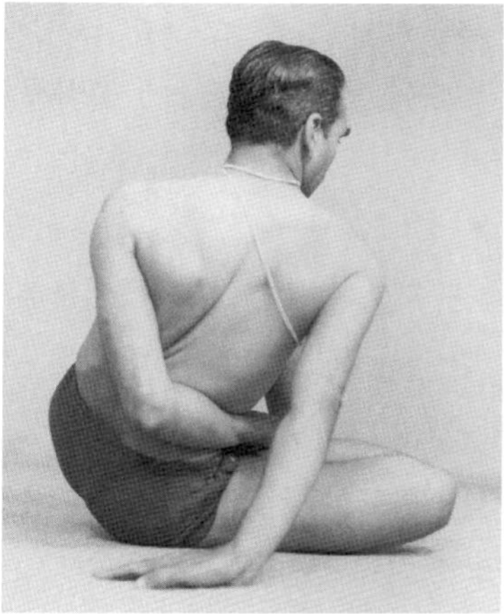

334

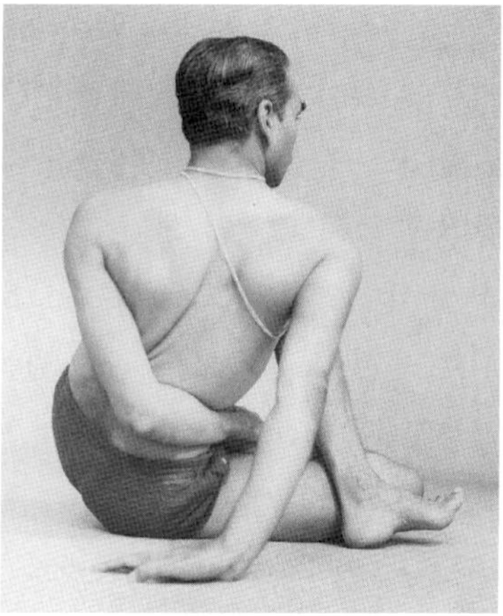

335

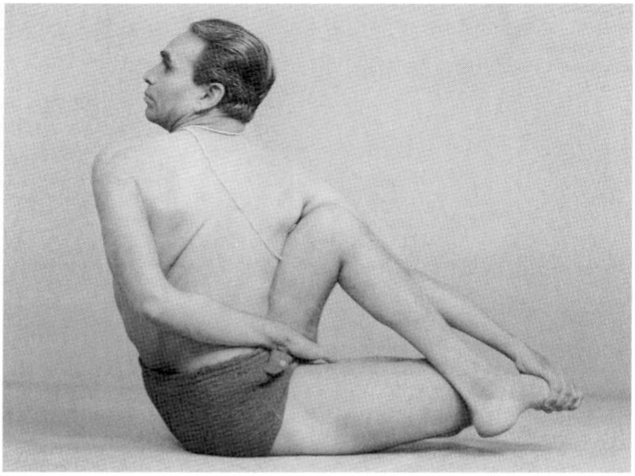

336

최종 단계이다. 개인의 능력에 따라 이 자세로 30~60초간 유지한다. 이 자세를 취하는 동안 횡격막이 눌려져서 호흡이 조금 빨라질 것이다.

6. 먼저, 잡고 있던 왼쪽 팔을 풀고, 왼발을 오른쪽 넓적다리 위로 들어 올리고, 왼쪽 다리를 곧게 편다. 그러고 나서 잡고 있던 오른쪽 발목을 풀고, 오른쪽 다리를 곧게 펴고 긴장을 푼다.
7. 이 자세에서, 척추는 틀어질 수 있는 만큼 최대한도로 틀어지고, 숨을 내쉬며 모든 동작을 한다면 훨씬 수월하다.

반대쪽은 다음의 요령으로 행하라.

1. 마루에 앉아 다리를 곧게 정면으로 뻗는다. 왼쪽 무릎을 구부리고, 왼발을 오른쪽 넓적다리의 안쪽 위에 놓는다. 이때, 왼쪽 발뒤꿈치는 배꼽을 누르고 있어야 한다.
2. 숨을 내쉬며, 몸통을 오른쪽으로 돌려 오른쪽 팔을 어깨에서부터 등 뒤로 돌려, 오른손으로 왼쪽 발목을 단단히 잡고, 오른쪽 다리는 구부려 세운다(사진 337). 이것이 첫 번째 단계이다.
3. 오른발을 왼쪽 넓적다리 위로 옮기고, 왼쪽 무릎의 바깥쪽 옆 마루 위에 놓는다(사진 338). 몇 번 숨을 쉰다. 이것이 두 번째 단계이다.

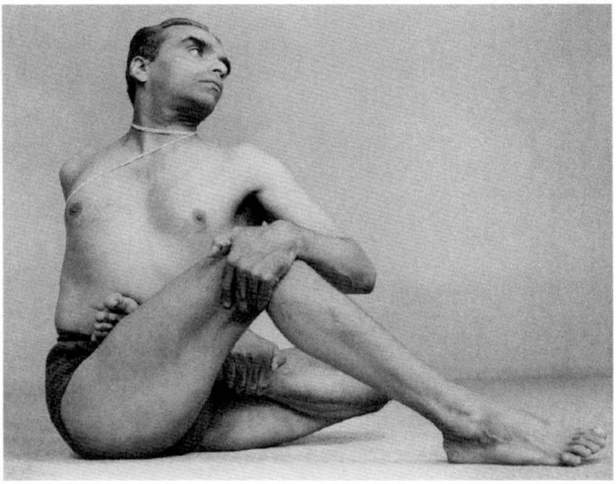

337

4. 다시 숨을 내쉬며, 왼쪽 어깨를 오른쪽 무릎 너머로 가져가기 위해 몸통을 오른쪽으로 비튼다. 그리고 왼손으로 오른발을 잡는다. 목을 오른쪽으로 돌리고, 턱을 들어 위를 응시한다(사진 339). 이것이 최종 단계이다. 앞의 자세와 같은 방법과 시간으로 행하도록 한다.
5. 오른발을 풀고 왼쪽 넓적다리 위로 올리고, 오른쪽 다리를 곧게 편다. 다음에, 왼쪽 발목을 풀고 다리를 편 뒤 긴장을 푼다.

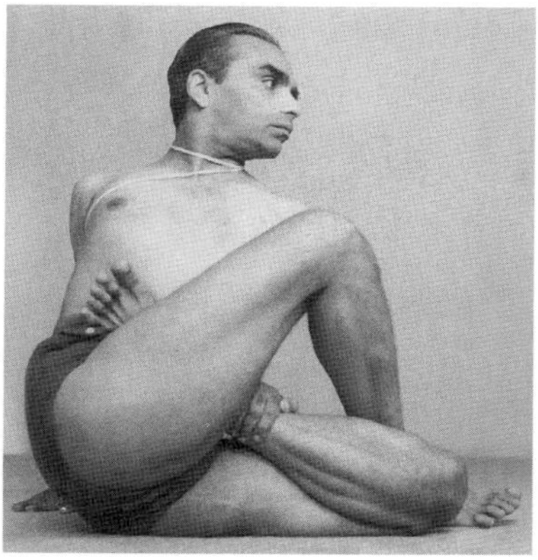
338

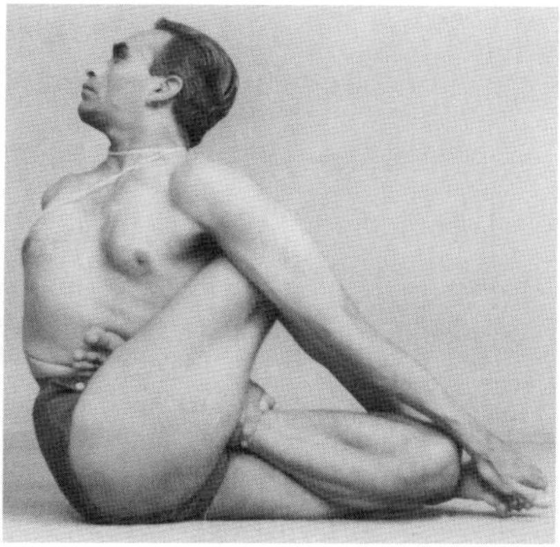
339

효과

이 어려운 옆 방향으로의 동작은 충분한 피를 척추 신경에 공급함으로써 척추를 좋은 상태가 되게 한다. 또한 위의 활동을 촉진시키고, 소화 작용을 돕고 독소를 제거해 준다. 척추와 복부의 건강은 심신의 안정을 의미한다. 척추는 최대한도로 옆으로 비틀린다.

123. 아스타바크라아사나 Aṣṭāvakrāsana 13*(사진 342, 343)

이 아사나는 미틸라Mithilā의 자나카Janaka 왕의 영적인 스승이며, 시타Sītā의 아버지인 현인 아스타바크라Aṣṭāvakra에게 바쳐진다. 그 현인이 태내에 있을 때, 그의 아버지 카골라(Kagola 또는 Kahola)가 베다(Vedas, 성전)를 암송하면서 여러 번 실수를 했다. 이것을 듣고 태어나지도 않은 이 현인이 웃었다. 화가 난 아버지는 배 속의 아기에게 아스타바크라로 태어나라고 저주를 내렸다. 그래서 그는 여덟 군데가 기형인 몸으로 태어나게 되었다. 이 기형으로 인해 그의 이름이 아스타바크라 혹은 여덟 기형으로 되었다.

그 현인의 아버지는 철학적인 논쟁에서 미틸라의 왕실 학자인 반디 Vaṇḍi에게 패배하였고, 그러는 동안 소년은 위대한 학자가 되어, 반디를 논쟁에서 이겨 아버지의 패배를 설욕하고, 자나카 왕의 스승이 되었다. 이때, 그의 아버지가 그에게 축복을 내리자, 그의 기형은 사라지고 정상적인 모습이 되었다. 이 아사나는 두 단계가 있다.

방법

1. 발을 45cm 정도 벌린 상태로 선다.
2. 무릎을 구부리고, 두 발 사이의 마루 위에 오른쪽 손바닥을 놓고 왼쪽 손바닥은 왼발 밖의 마루에 놓는다.
3. 오른쪽 다리를 오른쪽 팔 위로 가져와서 팔꿈치 바로 위 뒷부분에 오른쪽 넓적다리의 뒷부분을 댄다. 왼쪽 다리를 오른쪽 팔 쪽의 오른쪽 다리에 가깝게 놓는다(사진 340).
4. 숨을 내쉬며, 두 다리를 마루에서 들어 올린다. 오른쪽 발목 위에 왼발을 놓고, 다리를 교차시킨다(사진 341). 그리고 다리를 오른쪽 옆으로 쭉 뻗는다(사진 342). 오른쪽 팔은 넓적다리 사이에 끼워지고 팔꿈치가 약간 구부려진다. 왼쪽 팔은 곧게 펴야 한다. 정상 호흡을 하면서 이 자세에서 얼마 동안 손으로 균형을 잡는다. 이것이 첫 단계이다.
5. 이제 숨을 내쉬며, 팔꿈치를 구부리고 몸통과 머리를 마루에 평형을 이룰 때까지 낮춘다(사진 343). 정상 호흡을 하면서, 머리와 몸통을 옆으로 움직인다. 이것이 두 번째 단계이다.
6. 숨을 들이쉬며, 팔을 똑바로 하고, 몸통을 올리고(사진 342), 다리를 풀고 마루로 내린다.
7. 반대쪽에서도 이 자세를 취하고, 2~5번까지의 자세에서 '오른쪽' 대신 '왼쪽'으로 읽고 반대로 행한다.

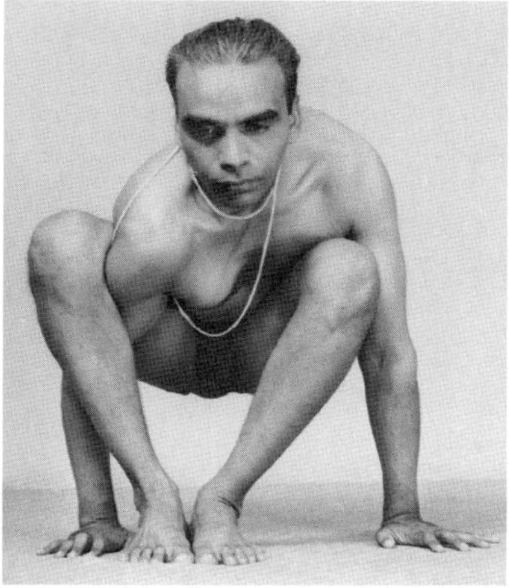
340

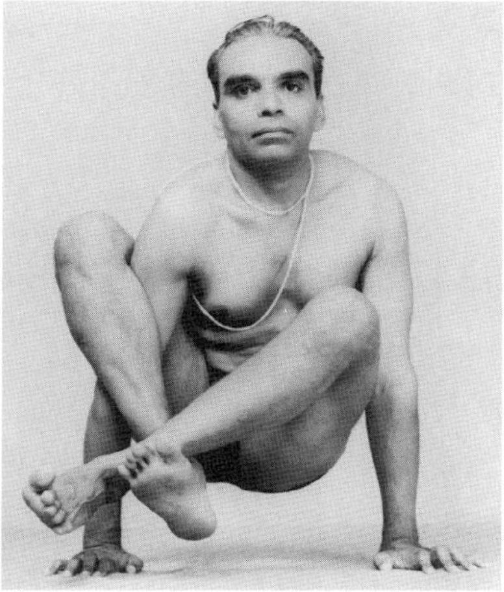
341

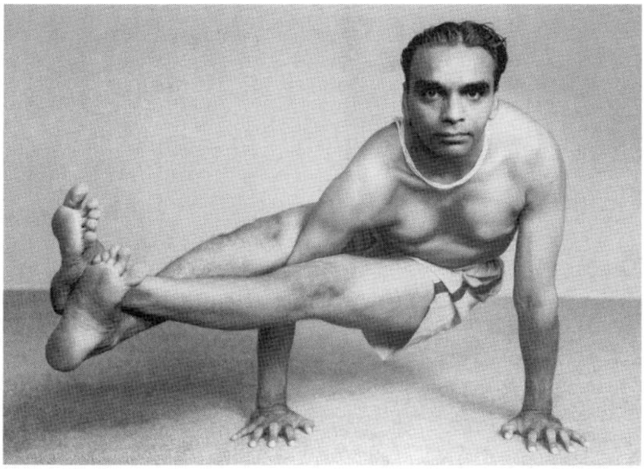
342

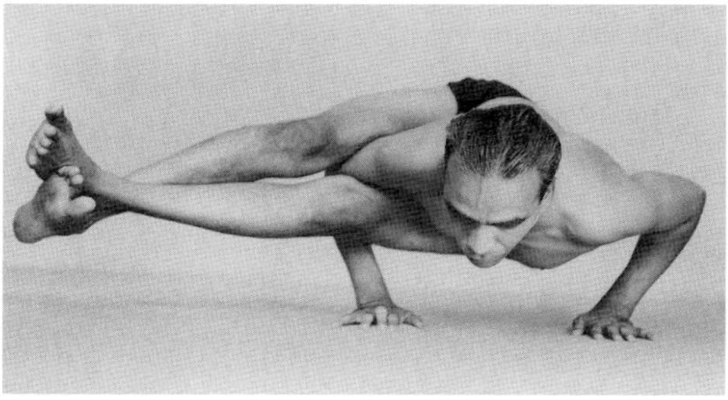
343

효과

이 아사나는 손목과 팔을 강화시키고, 복부의 근육도 발달시켜 준다.

124. 에카 하스타 부자아사나 Eka Hasta Bhujāsana 5* (사진 344)

에카Eka는 하나, 하스타Hasta는 손, 부자Bhuja는 팔을 뜻한다.

방법

1. 마루에 앉아 다리를 정면으로 쭉 편다(사진 77).
2. 숨을 내쉬며, 오른쪽 다리의 무릎을 구부리고, 오른손으로 오른쪽 발목을 감싸고, 오른쪽 위팔뚝 뒤에 놓는다. 이제, 넓적다리의 뒷부분이 오른쪽 위팔뚝 뒷부분에 닿을 것이다. 가능한 한 높게 위치시킨다.
3. 마루에 양 손바닥을 놓고, 숨을 내쉬며, 몸 전체를 마루 위로 들어 올려서 균형을 잡는다(사진 344).
4. 정상 호흡을 하면서, 이 상태로 20~30초간 유지한다.
5. 왼쪽 다리를 곧게 펴고, 마루와 평행하게 균형을 유지한다.

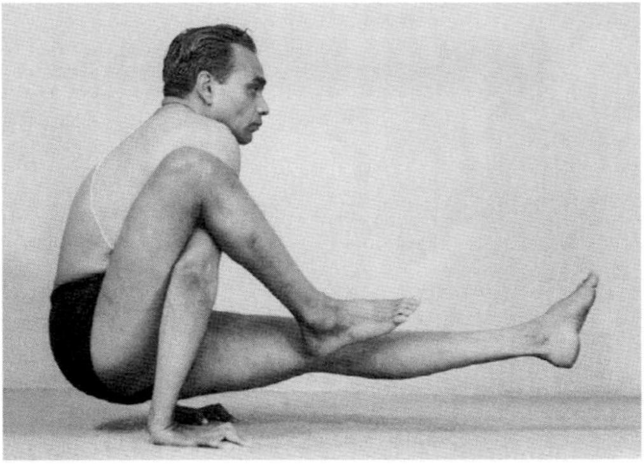

344

6. 숨을 내쉬며, 몸통을 마루에 내리고, 오른쪽 다리를 풀고 앞쪽으로 쭉 뻗는다. 그리고 나머지 쪽에서도 이를 같은 시간 동안 되풀이한다.

효과

이 아사나는 팔을 강화시키고, 복부 기관을 단련시켜 준다.

125. 드위 하스타 부자아사나 Dwi Hasta Bhujāsana 4* (사진 345)

드위Dwi는 둘 혹은 양쪽, 하스타Hasta는 손, 부자Bhuja는 팔을 뜻한다. 이것은 에카 하스타 부자아사나(사진 344)의 변형이다.

방법

1. 발을 45cm 정도 벌려서 선다.
2. 무릎을 구부리고, 두 손바닥을 두 발 사이에 놓는다.
3. 오른쪽 다리를 오른쪽 팔 위로 가져와서, 오른쪽 넓적다리의 뒤쪽을 오른쪽 위팔뚝의 뒤쪽에 둔다. 이와 같은 방법으로 왼쪽 넓적다리도 왼쪽 팔 위에 놓는다.
4. 숨을 내쉬며, 마루에서 발을 들어 올리고, 손으로 균형을 잡는다. 두 팔을 곧게 뻗고, 발을 모아 높이 치켜올린다(사진 345).
5. 정상 호흡을 하면서 20~30초간 이 자세로 있는다.
6. 숨을 내쉬며, 팔꿈치를 구부려서 몸을 마루에 내리고, 다리를 풀고 앞으로 쭉 뻗어서 긴장을 푼다.

효과

이 효과는 에카 하스타 부자아사나와 같다.

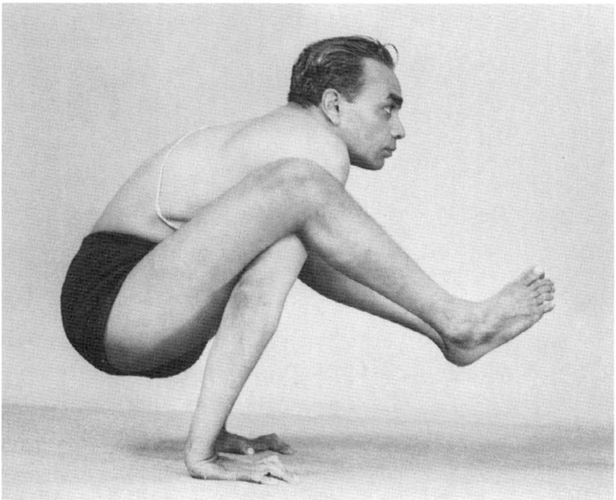

345

126. 부자피다아사나 Bhujapīdāsana 8*(사진 348)

부자Bhuja는 팔이나 어깨를, 피다Pīda는 통증이나 압박이란 뜻이다. 이 아사나에서, 몸은 어깨 위에 무릎의 뒷부분을 올림으로 손 위에서 균형 잡혀지기에 이런 이름이 붙었다.

방법

1. 타다아사나(사진 1)로 선다. 두 발을 약 60cm 정도 벌린다.
2. 앞쪽으로 몸을 웅크리고, 무릎을 굽힌다.
3. 양 손바닥을 두 다리 사이에 약 45cm 정도 떨어지게 하여 마루에 놓는다(사진 346).
4. 팔 상부의 뒷부분에 넓적다리의 뒷면을 댄다. 그 넓적다리를 어깨와 팔꿈치 사이의 팔 상부 중간 정도에 오게 한다.
5. 이 자세로 넓적다리를 놓는 동안, 처음에는 발뒤꿈치를 마루에서 든다.

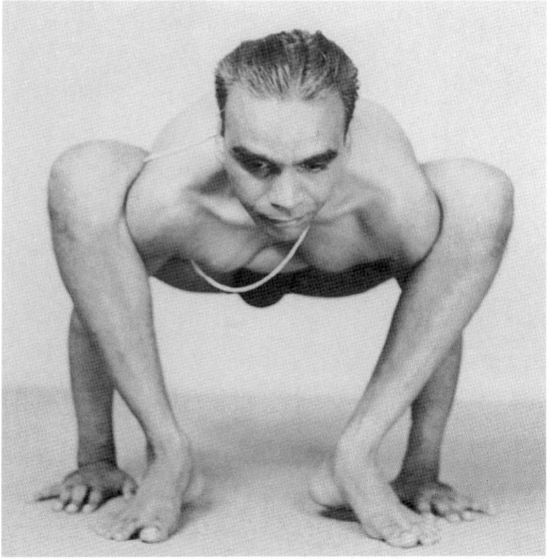

346

6. 숨을 내쉬며, 천천히 발가락을 하나씩 마루에서 떼어, 손으로 균형을 잡는다(사진 347). 그리고 발목에서 발을 서로 교차시킨다(사진 348). 처음에는, 다리가 미끄러져 내려와서 균형을 잡는 데 애를 먹는다. 균형을 잘 잡기 위해서 가능한 한 팔 상부에 높게 넓적다리의 뒷부분을 두도록 한다. 팔은 팔꿈치에서 약간 구부려진다. 가능한 한 팔을 펴려고 하고 머리를 위로 든다.
7. 정상 호흡을 하면서, 손목이 체중을 견딜 때까지 가능한 한 오래 이 자세로 균형을 유지한다. 그리고 나서, 다리를 하나씩 뒤로 옮겨서 죔을 푼다(사진 349, 350). 발을 내려놓는다. 손을 마루에서 떼고 타다아사나로 선다(사진 1).
8. 교차된 발목 위치를 바꾸어서 이 자세를 되풀이한다. 만약 처음에 오른발이 왼쪽 발목 위에 있었다면, 다음에는 왼발을 오른쪽 발목 위에 두고 이를 행해야 할 것이다.

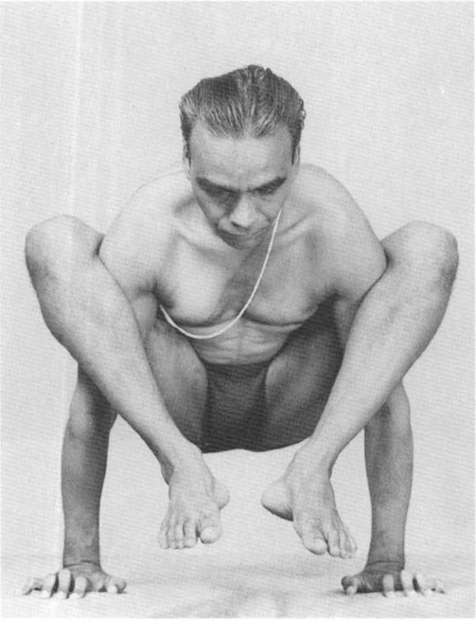
347

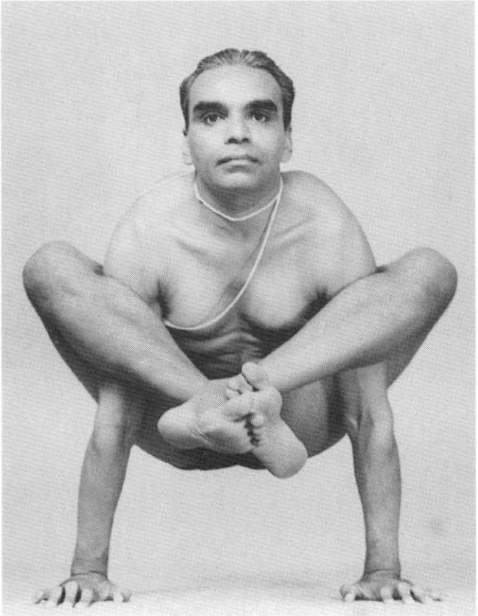
348

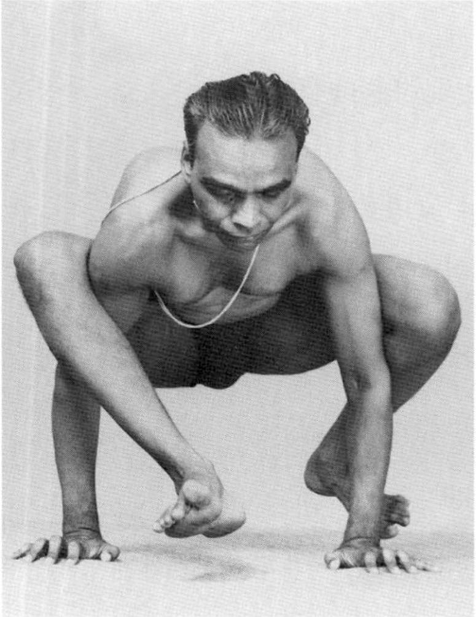
349

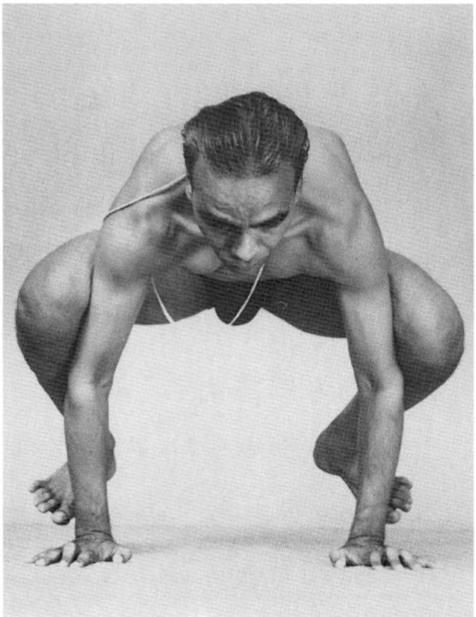
350

효과

복부의 수축으로 복부 근육이 강해지는 것처럼, 이 아사나의 수행으로 손과 손목은 강해질 것이다. 몸은 가뿐함을 느낀다. 팔의 작은 근육이 이 자세로 발달되고 부드러워진다. 이는 특별한 도구나 체육관을 필요로 하는 것도 아니다. 신체의 각 부분은 평형을 얻게 된다. 필요로 하는 것은 강한 의지뿐이다.

127. 마유라아사나 Mayūrāsana 9*(사진 354)

마유라Mayūra는 숫공작을 의미한다.

방법

1. 무릎을 약간 벌리고 마루에 무릎을 꿇는다.
2. 몸을 앞으로 구부리고, 마루에 손바닥을 거꾸로 놓는다. 새끼손가락은 서로 닿아야 하고, 손가락은 발 쪽을 향해야 한다(사진 351).

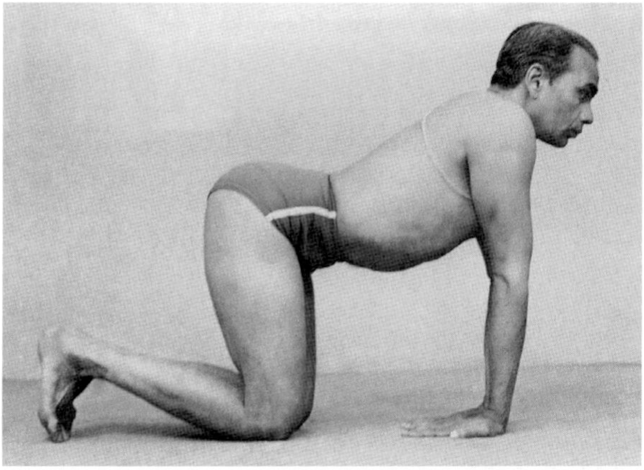

351

3. 팔꿈치를 구부리고, 팔뚝을 같이 모은다. 횡격막을 팔꿈치에 두고 가슴을 팔꿈치 윗부분의 팔에 댄다(사진 352).
4. 다리를 하나씩 곧게 뻗어서 같이 모으고 뻣뻣하게 한다(사진 353).

5. 숨을 내쉬며, 체중을 손목과 손에 싣는다. 다리를 마루에서 떼고(하나씩 떼거나 같이 뗀다) 동시에 몸통을 뻗고 머리를 앞으로 한다. 다리를 곧게 뻗고, 발은 모은 상태로 몸 전체를 마루와 평행으로 유지한다(사진 354).

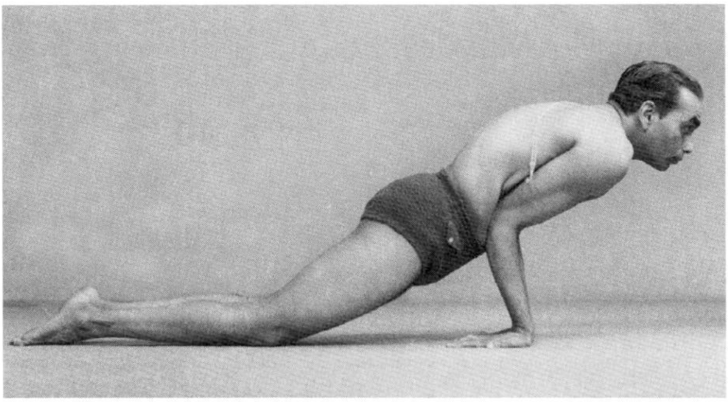

352

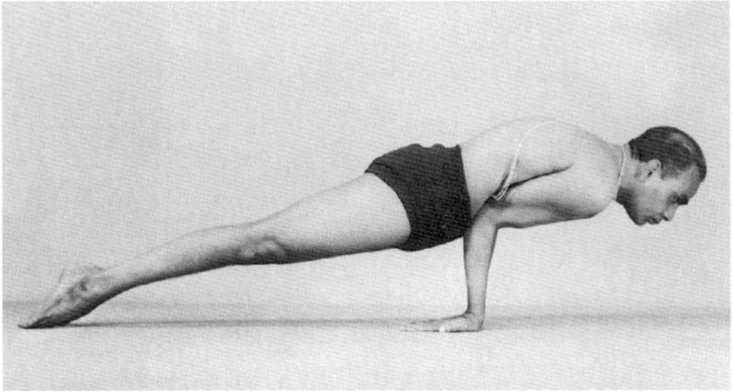

353

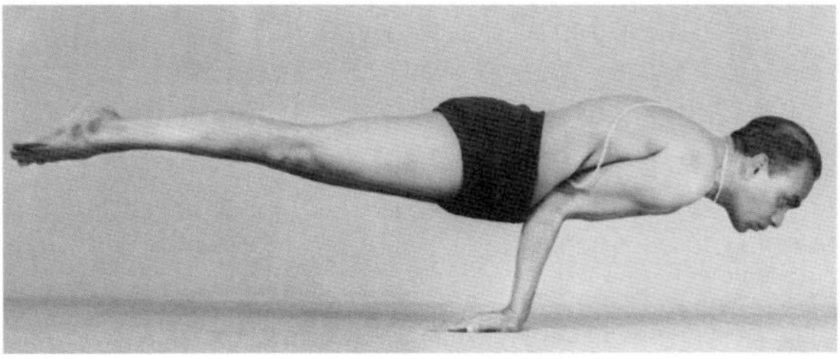

354

6. 가능한 한 오래 이 자세를 유지하고, 30~60초까지 서서히 시간을 늘인다. 갈비뼈에 압박을 주어서는 안 된다. 횡격막이 눌려져서 호흡이 힘들 것이다.
7. 머리를 먼저 낮추고 다리를 낮춘다. 손 옆에 양 무릎을 놓고 나서 손을 마루에서 떼고 긴장을 푼다.
8. 이 자세가 완전히 체득되면, 다리를 뻗은 상태 대신에 다리를 파드마 아사나(사진 104)에서처럼 교차시켜서 이를 수행하도록 한다. 이 변형 자세를 '파드마 마유라아사나Padma Mayūrāsana'라고 부른다.

128. 파드마 마유라아사나 Padma Mayūrāsana 10* (사진 355)

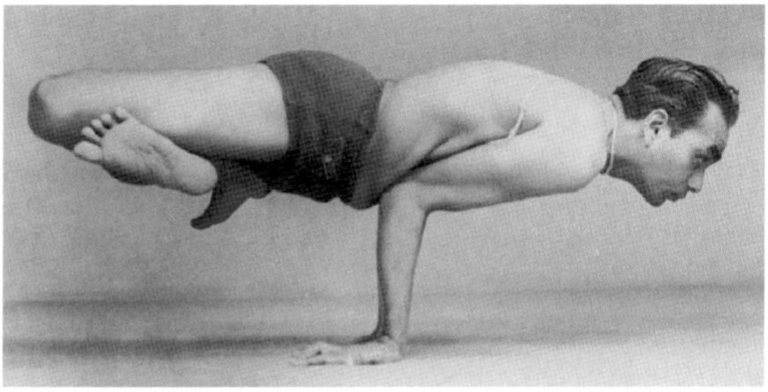

355

효과

이 아사나는 복부 기관을 놀랄 정도로 강하게 해 준다. 팔꿈치가 복부의 대동맥을 누르기 때문에, 피는 알맞게 그 부위를 돌게 된다. 이것은 소화력을 증대시키고, 위장, 비장의 병을 치료해 주고, 나쁜 식습관으로 인한 독소가 쌓이지 않게 한다. 당뇨병 환자에게도 이것은 상당한 도움을 준다. 숫공작이 뱀을 죽이는 것처럼, 이 아사나는 체내의 독소를 죽인다. 또한 팔뚝, 손목, 팔꿈치를 강화시킨다.

129. 함사아사나 Haṃsāsana 10*(사진 356)

함사Haṃsa는 백조를 뜻한다. 이 자세는 손의 위치가 다른 것 말고는 마유라아사나(사진 354)와 거의 비슷하다. 마유라아사나에서는 새끼손가락이 서로 닿고, 손가락이 발을 가리키고 있는 반면에, 함사아사나에서는 엄지손가락이 서로 닿고, 손가락 끝이 머리 쪽을 향한다. 이 자세는 현대 체조의 평균대를 닮았다.

방법

1. 무릎을 약간 벌리고 마루에 무릎을 꿇는다.
2. 몸을 앞쪽으로 구부려 손바닥을 마루에 놓는다. 엄지손가락이 서로 닿고 손가락은 앞쪽으로 향해야 한다.
3. 팔꿈치를 구부리고, 팔뚝을 같이 붙인다. 횡격막을 팔꿈치 위에 놓고, 위 팔뚝의 뒷부분에 가슴을 댄다.
4. 다리를 차례로 곧게 펴고 같이 모은다.
5. 숨을 내쉬며, 몸통을 앞으로 숙이고, 손목과 손으로 체중을 지탱하고, 다리를 올려서 곧게 쭉 뻗어 마루와 평행되게 한다(사진 356).
6. 가능한 한 숨을 멈추지 말고 이 자세로 균형을 잡는다. 이때 팔뚝은 손의 위치로 인해 손목에 가해지는 지나친 압력으로 마루와 수직을

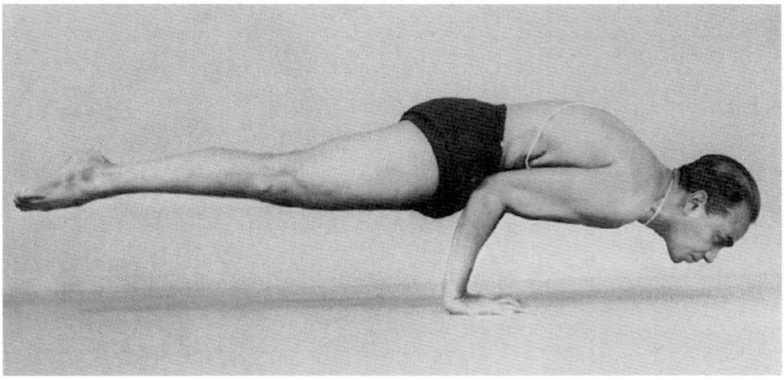

356

이루지 않을 것이다. 마유라아사나보다 함사아사나로 균형을 잡는 것이 더 어렵다. 횡격막이 압박을 받아서 호흡하기가 힘들고 가쁘다. 마유라아사나처럼 팔뚝이 체중을 견디지 못할 것이다.

7. 숨을 내쉬며, 마루 위에 머리와 발가락을 내린다. 손 옆에 무릎을 놓고, 체중을 팔꿈치에서 떼고, 손과 머리를 올리고 긴장을 푼다.

효과

이 아사나는 복부 부위를 좋은 상태가 되게 하는데, 그 이유는 팔꿈치가 복부 대동맥을 눌러 주어서 복부 기관의 혈행이 원활해지기 때문이다. 이는 소화력을 증진시키고, 체내에 독소가 쌓이는 것을 막아 준다. 또한 팔꿈치, 팔뚝, 손목을 발달시키고 강하게 해 준다.

130. 핀차 마유라아사나 Pīnchā Mayūrāsana 12*(사진 357)

핀차Pīncha는 털 또는 깃털을, 마유라Mayūra는 숫공작을 의미한다. 우기가 다가오면 숫공작은 춤을 춘다. 공작은 춤추기 전에 긴 꼬리 깃털을 위로 올려 부채처럼 쫘악 펼친다. 이 자세에서, 몸통과 다리가 마루에서 들려지고, 팔뚝과 손바닥으로 균형을 잡는다. 이 자세는 공작이 춤을 막 추려는 준비 자세와 유사하다. 이 자세는 다음에 설명되는 두 가지 단계로 이루어진다. 두 번째 단계에서, 손을 마루에서 떼고 손바닥으로 턱을 감싸면서 팔꿈치로만 균형을 잡는다. 이 두 번째 단계는 사야나아사나(사진 358)로 알려져 있다.

방법

1. 마루 위에 무릎을 꿇는다. 몸통은 앞으로 구부리고, 팔꿈치, 팔뚝, 손바닥을 마루에 놓는다. 팔꿈치 사이의 간격은 어깨너비보다 넓어서는

안 된다. 팔뚝과 손은 서로 평행을 유지해야 한다.

2. 목을 쭉 뻗어서 머리를 가능한 한 높게 치켜든다.
3. 숨을 내쉬며, 다리를 위로 휙 올려 머리 뒤로 떨어지지 않게 해서 균형을 잡는다(사진 357).

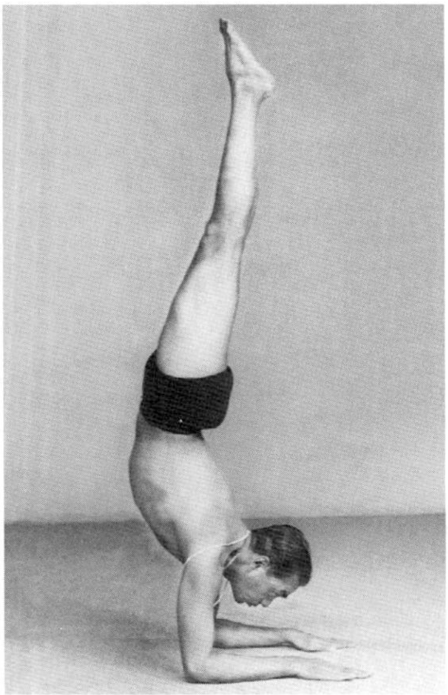

357

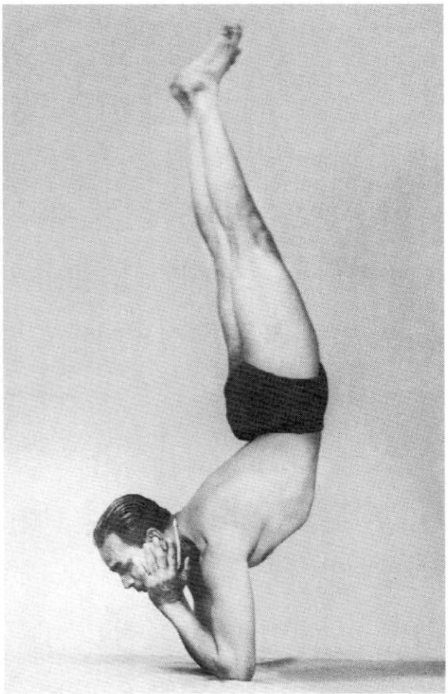

358

4. 가슴 부위를 쭉 뻗고, 수직으로 세운다. 다리를 수직으로 유지하면서, 무릎과 발목을 붙인다. 발가락은 위를 가리켜야 한다.
5. 엉덩이와 무릎의 다리 근육에 힘을 준다. 균형을 잡으면서 어깨를 위로 뻗고, 넓적다리를 가지런하게 한다. 1분 동안 이렇게 균형을 잡는다. 이것이 첫 번째 단계이다. 처음에는, 비틀거리거나 쓰러지는 것을 막기 위해 벽에 기대어서 균형을 잡는다. 서서히 척추와 어깨를 뻗는 것을 배우고, 머리를 위로 치켜든다. 이렇게 균형 잡는 것이 완전히 체득되면, 방 중간에서 자세를 취한다.
6. 이 첫 번째 단계를 완성한 후, 균형을 확실하게 잡고서, 마루에서 손을

하나씩 떼어, 손목을 붙이고 손바닥을 컵 모양으로 해서 턱밑에 받친다. 이 두 번째 단계에서는 단지 팔꿈치로만 균형을 잡게 된다. 이것은 매우 어렵지만, 굳은 결심과 규칙적인 수행을 통해서 이 자세를 체득할 수 있다. 이 단계는 일종의 휴식 자세로 알려져 있다.

131. 사야나아사나 Sayanāsana 15*(사진 358)

효과

이 자세는 어깨와 등의 근육을 발달시키고, 척추를 좋은 상태가 되게 하고, 복부 근육을 펴 준다.

132. 아도 무카 브륵샤아사나 Adho Mukha Vṛkṣāsana 10* (사진 359)

아도 무카Adho Mukha는 얼굴이 아래로 향하는 것, 브륵샤Vṛkṣa는 나무를 의미한다. 이 자세는 현대 체조에서 거꾸로 서서 팔로 완전한 균형을 잡는 것과 같다.

방법

1. 타다아사나로 선다(사진 1). 몸을 앞으로 구부리고, 벽에서 한 발짝 정도 떨어진 곳에 손바닥을 놓는다. 손바닥 사이의 거리는 어깨너비와 같아야 한다. 팔을 완전히 쭉 뻗는다.
2. 다리를 뒤로 빼고 무릎을 굽힌다. 숨을 내쉬며, 벽을 향해서 다리를 위로 차올리고, 균형을 잡는다. 손이 벽에서 멀리 떨어져 있으면 다리가 벽에 의해 받쳐질 때, 척추의 굴곡이 심할 것이고, 고통의 원인이

될 것이다. 손이 벽에서 너무 멀리 있으면 균형 잡기가 여간 어려운 것이 아니다. 정상적인 호흡을 하면서 1분간 이 자세로 있는다.

3. 벽에 대고, 손으로 균형 잡는 법을 배운 후에 벽에서 다리를 뗀다. 그러고 나서, 방 한가운데서 이 자세를 시도한다. 다리를 완전히 뻗어서 발가락을 위로 향하도록 한다. 머리를 가능한 한 위로 쳐든다(사진 359).

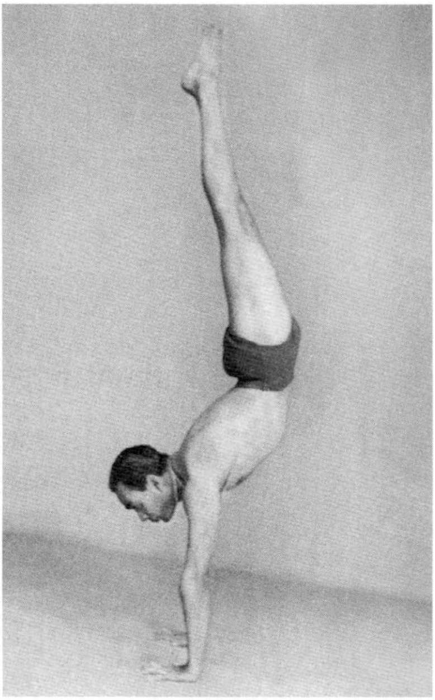

359

효과

이 자세는 몸을 조화롭게 발달시킨다. 이는 어깨, 팔, 손목을 강화시키고, 가슴을 활짝 펴 준다.

133. 쿠르마아사나 Kūrmāsana 14*(사진 363, 364)

쿠르마Kūrma는 거북이란 뜻이다. 이 아사나는 우주의 수호자 비슈누 Viṣṇu의 화신, 거북이 쿠르마Kūrma에게 바쳐진다. 우주의 대홍수로 인해 신들이 마시는 불사의 감로주 아므르타amṛta를 포함한 많은 하늘나라 보물들을 잃어버렸다. 이 잃어버린 보물들을 되찾기 위해서, 신들은 악마들과 동맹을 맺고, 광대무변한 바다를 휘젓기 시작했다. 이때, 비슈누는 거대한 거북으로 화하여 바다 밑까지 잠수해 들어갔다.

그의 등에는 휘젓는 막대기의 역할을 하는 만다라 산Mount Mandara이 위치하고 있었고, 그 산 주위는 밧줄 대신으로 뱀의 화신 바수키 Vāsuki가 똬리를 틀고 있었다. 그 바다는 악마와 신이 단결해서, 뱀을 잡아당겨 산을 빙빙 돌림으로써 휘저어졌다. 이 바다에서 비슈누의 배우자이며 부와 미의 여신인 락쉬미Lakṣmī를 포함해서 아므르타amṛta와 여러 보물을 찾게 되었다.

이 자세는 세 단계로 되어 있다. 그 최종 자세는 등 밑으로 머리와 사지를 움츠린 거북을 닮았고, 이는 잠자는 거북의 자세로 숩타 쿠르마아사나(사진 368)로 불린다.

방법

1. 마루에 앉아 다리를 정면으로 쭉 뻗는다(사진 77). 두 무릎의 간격이 약 45cm 정도 되게 다리를 벌린다.
2. 무릎을 구부리고, 발을 몸 쪽으로 끌면서 무릎을 들어 올린다.
3. 숨을 내쉬며, 몸통을 앞쪽으로 구부리고, 손을 하나씩 무릎 밑으로 넣는다(사진 360, 361). 팔을 무릎 밑으로 넣고, 양옆으로 쭉 곧게 뻗는다. 마루에 어깨를 대고, 손바닥을 마루에 닿게 한다(사진 362). 숨을 한 번 쉰다.
4. 숨을 내쉬며, 몸통을 뻗어 한층 더 목을 신장시켜, 이마, 턱, 가슴 순으

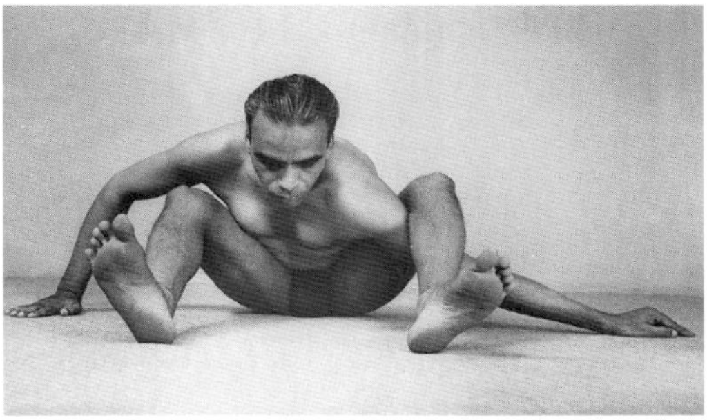

360

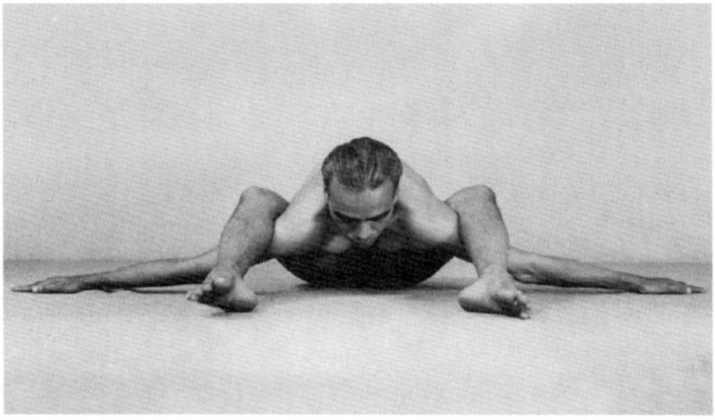

361

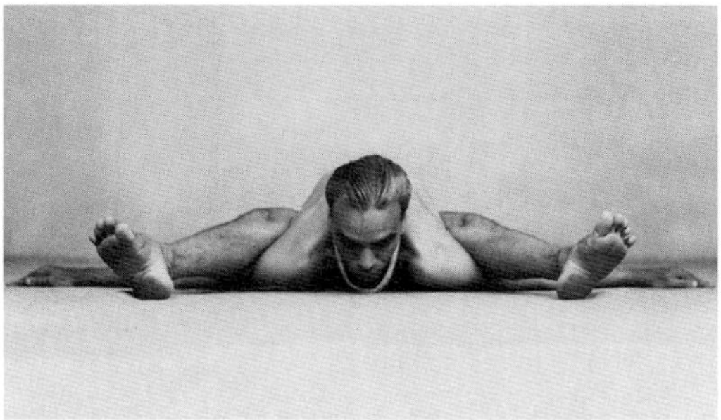

362

로 마루에 댄다. 그리고 다리를 다시 쭉 뻗는다(사진 363, 364). 무릎은 겨드랑이 근처에 있어야 하고, 무릎의 뒤쪽이 겨드랑이 근처의 팔 뒤쪽에 닿아야 한다.

5. 턱과 가슴이 마루에 닿을 때까지 서서히 강하게 뻗는다. 다리를 완전

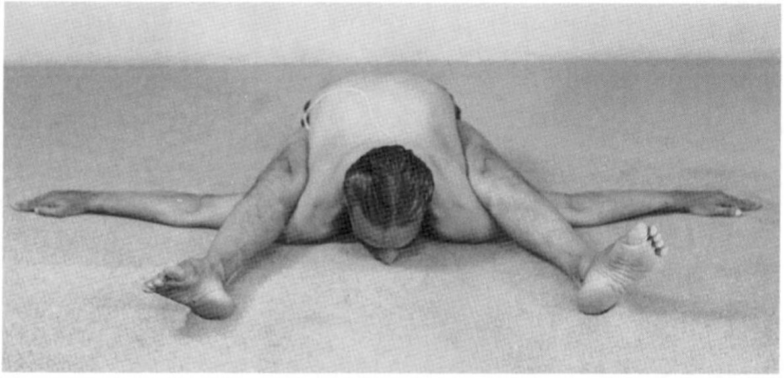

363

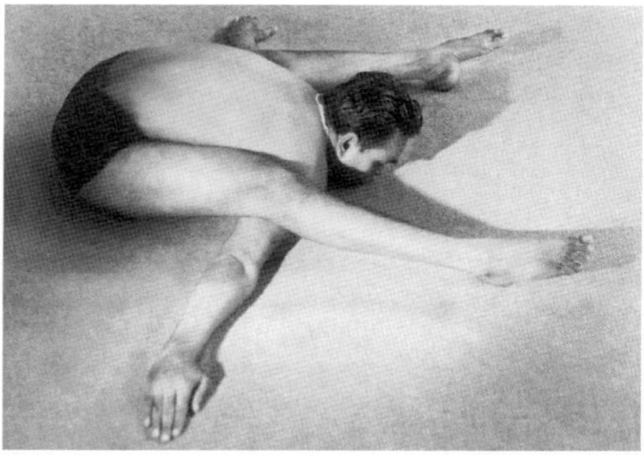

364

히 뻗고 발뒤꿈치를 마루 쪽으로 누른다. 이것이 첫 번째 단계이다. 이 자세를 30~60초간 유지한다.

6. 그러고 나서, 손바닥이 위로 향하도록 손목을 돌린다. 이때, 다리, 몸통, 머리는 같은 자세로 유지하고, 어깨에서 팔을 뒤로 돌려 팔뚝이 골반 주위에 오도록 곧게 뻗는다(사진 365). 30~60초간 팔꿈치를 구부리지 말고 이 자세를 유지한다. 이것이 두 번째 단계이다.
7. 무릎을 구부리고 위로 세운다. 그러고 나서, 마루에서 가슴을 약간 들어 올리고, 팔꿈치를 구부려서 손을 등 뒤에서 잡는다(사진 366).
8. 이제 발을 머리 쪽으로 움직인다. 왼발 위에 오른발을 놓거나 그 반대로 해서 발목을 서로 교차시킨다(사진 367).
9. 숨을 내쉬며, 머리를 발 사이에 집어넣고, 이마를 마루에 닿게 한다.

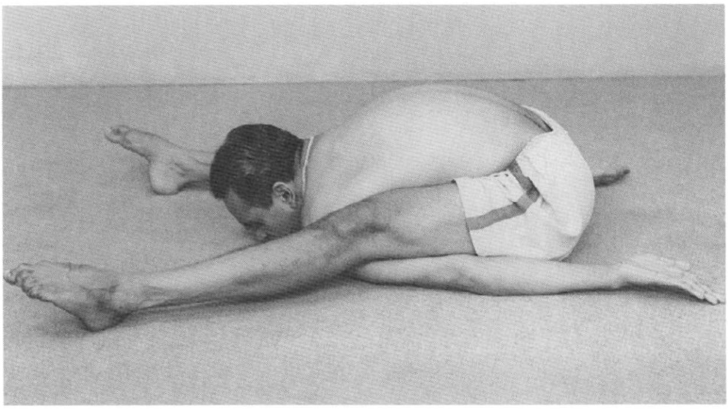

365

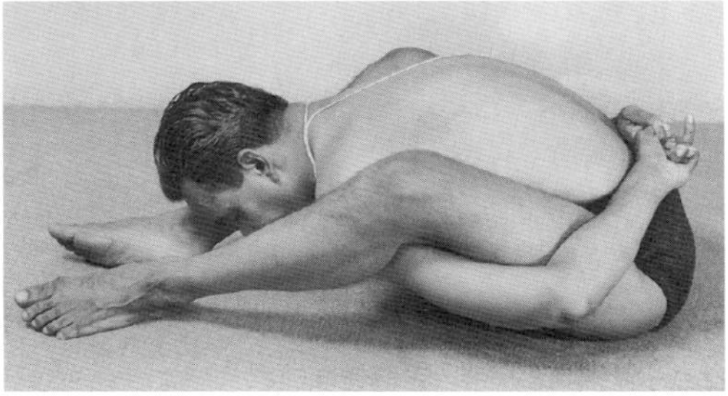

366

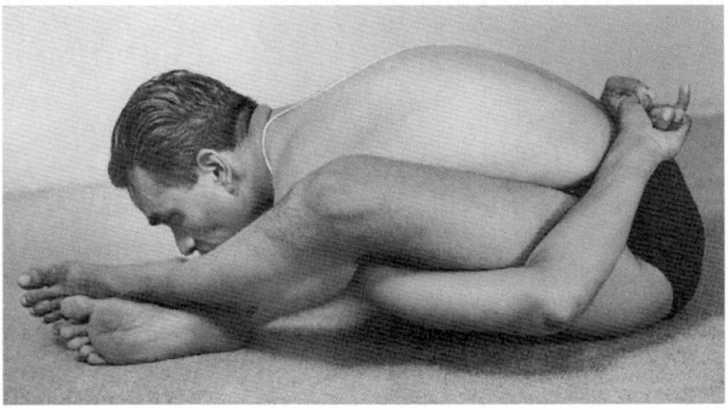

367

뒷머리는 교차된 발목에 닿을 것이다. 이것이 최종 단계이고, '숩타 쿠르마아사나Supta Kūrmāsana'라고 알려져 있다.

134. 숩타 쿠르마아사나 Supta Kūrmāsana 14*(사진 368)

이 자세를 1~2분 정도 유지한다. 발을 교차시키고 있는 동안 발의 위치를 바꾸는 것이 좋다. 즉, 먼저 오른발이 왼발 위에 놓였으면 다음에는 발을 바꾸어 오른발 위에 왼발이 놓이도록 한다. 이로써 다리는 고르게 발달된다.

10. 숨을 들이쉬며, 머리를 들어 올리고, 손과 발을 푼다. 다리를 밖으로 곧게 뻗어 마루에 놓고, 긴장을 푼다.
11. 위의 세 단계의 과정 동안 계속 정상 호흡을 한다.

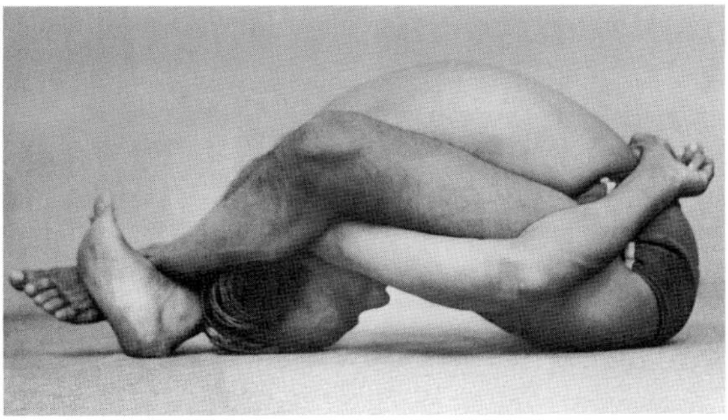

368

효과

이 자세는 요기에게 바쳐진 것이다. 크리슈나가 스티타-프라즈나(sthita-prajñā, 마음이 안정된 사람)의 특징을 아르주나Arjuna에게 설명하기를, 거북이 자신의 사지를 오므리는 것처럼 모든 감각의 대상에서 그의 감각 기능을 철회할 때 오성悟性이 잘 드러난다(『바가바드 기타』, 2장 58절)고 했다. 이 자세에서 사지는 움츠러들고, 몸은 거북과 유사하게 된다. 마음은 평안해지고, 가라앉고, 사람은 희로애락의 감정에서 안정을 찾게 된다. 서서히 걱정, 고뇌에서 벗어나고, 기쁨에 초연해지고, 그러면서 마음속에 있는 열정, 공포, 분노의 감정이 녹아 버린다. 순전히 육체적인 면에서도 이 자세의 효과는 대단히 크다. 이는 척추를 부드럽게 하고, 복부 기관을 원활하게 하고, 활기 있고 건강한 상태를 유지시켜 준다. 그리고 뇌신경을 진정시키고, 이 자세를 완성하고 나면, 마치 우리가 오랜 잠에서 깨어난 것처럼 생기를 되찾게 된다. 이 아사나는 요가의 다섯 번째 단계, 즉 프라티아하라(외부 대상으로부터 감각의 철회)의 준비 과정이다.

135. 에카 파다 시르사아사나 Eka Pāda Śīrṣāsana 15* (사진 371)

에카Eka는 하나, 파다Pāda은 다리 혹은 발을 가리킨다. 시르사Śīrṣa는 머리이다.

방법

1. 마루에 다리를 곧게 뻗은 채로 정면으로 앉는다(사진 77).
2. 무릎을 구부리고, 양손으로 왼쪽 발목을 잡고서 몸통 쪽으로 왼발을 가져온다(사진 369).
3. 숨을 내쉬며, 왼쪽 넓적다리를 위로 들어 뒤로 넘기고, 몸통을 약간 앞쪽으로 구부려서 왼쪽 다리를 목 뒤에 놓는다(사진 370). 발목 바로 윗부분의 바깥쪽이 목 뒤에 닿을 것이다.
4. 목과 머리를 위로 치켜올리고, 등을 곧게 펴고, 왼쪽 발목을 그대로 두고, 가슴 앞에서 두 손을 합장한다(사진 371). 이때, 왼쪽 넓적다리의 뒷부분이 왼쪽 어깨의 뒷부분에 닿을 것이다. 머리가 제대로 받쳐주지 않으면 다리가 목에서 미끄러진다. 오른쪽 다리는 마루에 똑바로 뻗는다. 다리 뒷부분 전체를 마루에 닿게 하고, 발가락은 앞으로 향한다.
5. 깊은 호흡을 하면서 이 자세로 15~60초간 있는다.

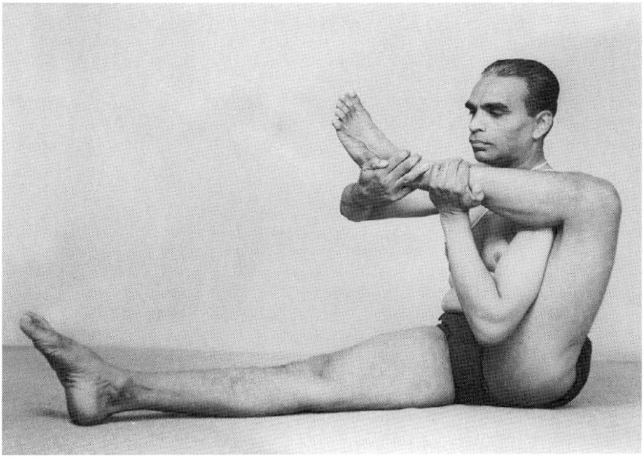

369

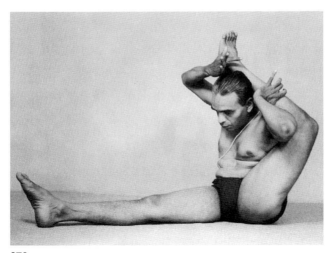

370

6. 손바닥을 떼고, 왼쪽 발목을 두 손으로 잡고, 왼쪽 다리를 마루에 내려서 곧게 뻗는다.
7. 오른쪽에서도 이와 같이 하여, 오른쪽 다리를 목 뒤로 놓는다. 왼쪽 다리는 곧게 편 상태이다. 같은 시간 동안 양쪽에서 이 자세를 취한다.

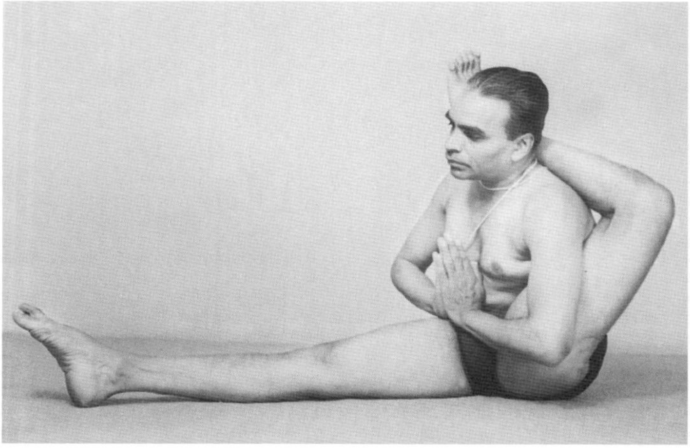

371

효과

이 자세를 수행함으로써, 넓적다리와 슬와근(오금)이 완전히 펴지고, 목과 등은 더 강하게 된다. 복부 근육은 수축되고, 소화력은 증강된다. 우리가 이 자세를 행하고 나서야 비로소 목에 놓여진 다리의 무게와 압력을 느낄 것이다.

에카 파다 시르사아사나 사이클 Eka Pāda Śīrṣāsana Cycle

다음에 제시된 아사나는 한 번에 연속해서 번갈아 가며 할 수 있는 에카 파다 시르사아사나(사진 371)의 일련 동작이다. 이 일련의 자세들은 따로 분리해서 행할 필요가 없다. 우선, 한 다리를 목의 뒤쪽에 놓는 에카 파다 시르사아사나를 행한다. 그리고 1~2분 쉬고, 다른 쪽 다리를 목 뒤에 놓는 과정을 되풀이한다. 이 자세들은 많은 노력과 오랜 수행으로만 완전히 체득된다.

136. 스칸다아사나 Skandāsana 16*(사진 372)

스칸다Skanda는 전쟁의 신인 카르티케야Kārtikeya의 이름이고, 그의 탄생은 칼리다사Kālidāsa가 쓴 서사시, '쿠마라 삼바바Kumāra-saṁbhava'의 주제가 되었다. 그 옛날, 신들이 악마 타라카Tāraka에 의해 아주 어려운 처지에 놓이게 되었고, 시바와 파르바티(Pārvatī, 히말라야산의 아름다운 딸)의 아들만이 그를 없앨 수 있다고 했다.

그러나 시바가 아들을 얻게 되리라는 예언은 다른 신들에게 그다지 신빙성을 주지 못했다. 왜냐하면 그는 그의 아내 사티Satī의 죽음으로 계속 명상에 잠겨 있었기 때문이다. 그래서 사티의 환생인 파르바티는 신들에 의해 시바를 시중들도록 보내졌다. 하지만 그의 관심을 끌어 보려는 그녀의 노력에도 불구하고, 그는 전혀 그녀에게 눈길을 주지 않았다.

봄의 신, 바산타Vasanta와 사랑의 신 카마Kāma는 파르바티가 그의 사랑을 얻는 데 최선의 노력을 기울여 도왔다. 카마는 그에게 욕망의 화살을 쏘아 그의 명상을 방해했다. 시바는 제3의 눈을 열어 거기에서 불길을 뿜어서 그를 불태워 재로 만들어 버렸다. 파르바티는 전생의 남편을 얻기 위해서 시바를 따라 고행의 길을 걷기로 결심했다. 그녀는 장신구를 버리고, 근처의 산꼭대기에서 수행자가 되었다.

한편, 이미 카마의 화살을 맞은 시바는 수행자의 모습을 한 파르바티를 보자 그만 사랑에 빠지게 되었다. 시바와 파르바티는 성대한 결혼식을 가지고 여기에는 많은 신들이 참석했다. 곧 파르바티는 전쟁의 신인 스칸다를 낳았고, 그는 후에 성인이 되어 악마 타라카를 물리쳤다.

방법

1. 에카 파다 시르사아사나를 행한다(사진 371).
2. 숨을 내쉬며, 몸통을 앞으로 구부리고, 파스치모타나아사나(사진 160)처럼 양손으로 쭉 뻗쳐진 오른쪽 다리를 잡는다. 그리고 오른쪽 무릎

위에 턱을 놓는다.
3. 다리가 미끄러지지 않도록 턱을 내민다.
4. 깊은 호흡을 하면서 약 20초간 이 자세로 있는다.

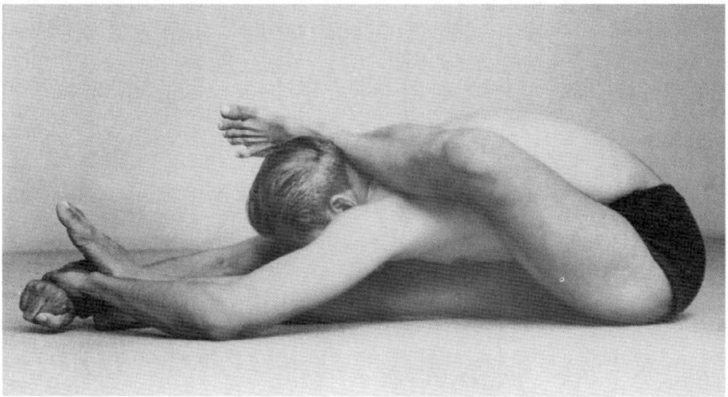

372

137. 붇다아사나 Buddhāsana 22*(사진 373)

붇다Buddha는 깨달은 이를 뜻한다. 이 아사나는 스칸다아사나(사진 372)의 연속이다.

방법

1. 목 뒤에 왼쪽 다리를 놓은 스칸다아사나(사진 372)에서, 숨을 들이쉬며 머리와 몸통을 위로 올린다.
2. 왼손으로 왼쪽 발목을 잡고, 왼쪽 다리를 밑으로 내린다.
3. 어깨에서부터 오른쪽 팔을 올리고 옆으로 돌려, 오른쪽 팔뚝이 왼쪽 발목 위를 지나도록 뒤로 돌린다(사진 373).
4. 깊은 호흡을 하면서 이 자세로 약 15초간 있는다. 숨을 들이쉬며, 머리와 몸통을 위로 올린다.

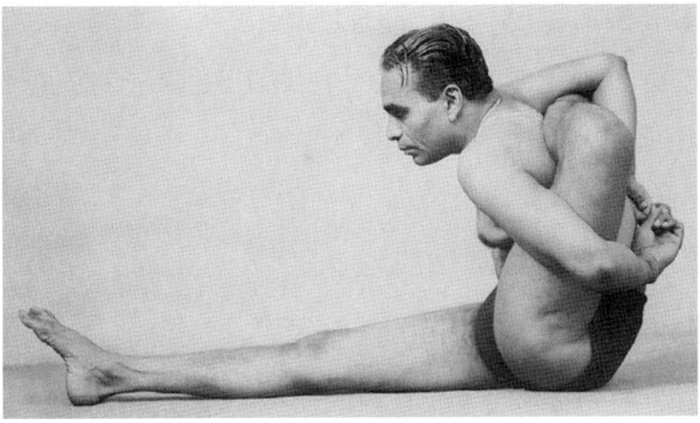

373

138. 카필라아사나 Kapilāsana 22*(사진 374)

카필라Kapils는 위대한 현인으로, 상키야Sankhya 철학의 창시자라고 알려져 있다. 이 아사나는 붇다아사나(사진 373)의 연속이다.

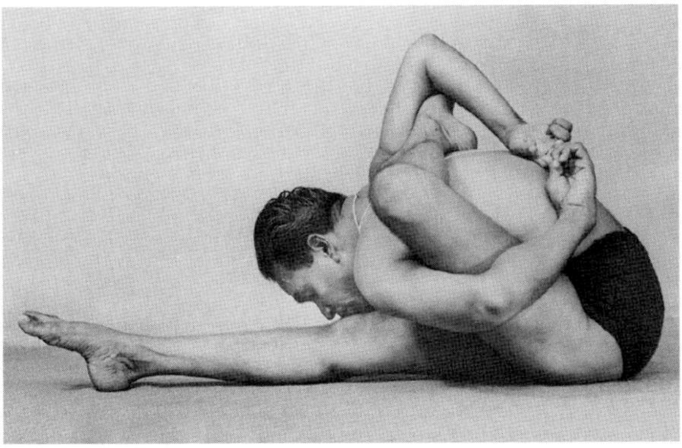

374

방법

1. 왼쪽 다리를 목 뒤에 두고서 붇다아사나에서처럼, 손을 꽉 쥐고, 숨을 내쉬며, 몸통을 앞으로 구부리고, 파스치모타나아사나(사진 160)처럼

쭉 뻗은 오른쪽 무릎 위에 턱을 놓는다.

2. 깊은 호흡을 하면서 이 자세로 10~15초간 있는다. 숨을 들이쉬며 머리와 몸통을 올리고 손을 푼다.

139. 바이라바아사나 Bhairavāsana 16*(사진 375)

바이라바Bhairava는 무서운, 지독한의 의미를 가지고 있다. 이는 시바신의 여덟 가지 특징 중의 하나다.

방법

1. 카필라아사나(사진 374) 상태에서 잡은 손을 놓은 후에, 숨을 내쉬며 뒤쪽으로 몸을 눕힌다.
2. 가슴에서 두 손을 합장하고, 오른쪽 다리를 마루에서 쭉 뻗는다(사진 375).
3. 깊은 호흡을 하면서, 약 20초간 이 자세를 유지한다.

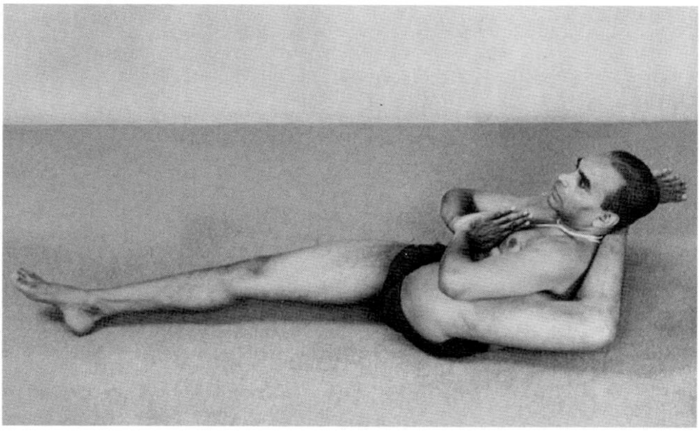

375

140. 칼라 바이라바아사나 Kāla Bhairavāsana 19*(사진 378)

칼라 바이라바Kāla Bhairava는 파괴의 화신으로 우주를 파괴하는 무서운 면面의 시바신이다.

방법

1. 바이라바아사나(사진 375)를 완성한 후에, 가슴에서 합장한 손을 떼고, 마루 쪽으로 손바닥을 누르고, 에카 파다 시르사아사나로 다시 돌아온다. 손바닥은 엉덩이 옆에 놓여져야 한다.
2. 오른쪽 다리를 오른쪽 옆으로 돌린다.
3. 숨을 내쉬며, 몸을 마루에서 들어 올려서(사진 376) 숨을 두 번 쉰다.
4. 숨을 내쉬며, 오른쪽 팔을 마루에서 떼고 몸통을 오른쪽으로 돌려, 오른쪽 팔을 오른쪽 넓적다리에 나란히 붙인다(사진 377). 숨을 두 번 쉰다.
5. 이제, 오른쪽 팔을 수직으로 위로 쭉 뻗는다(사진 378).
6. 몸 전체는 왼쪽 손바닥과 오른발의 바깥 부분으로 경사 평형을 이루고, 이때, 오른쪽 다리는 마루와 약 30도의 각을 형성하고 있다.
7. 깊은 호흡을 하면서 이 자세로 약 20초간 있는다.

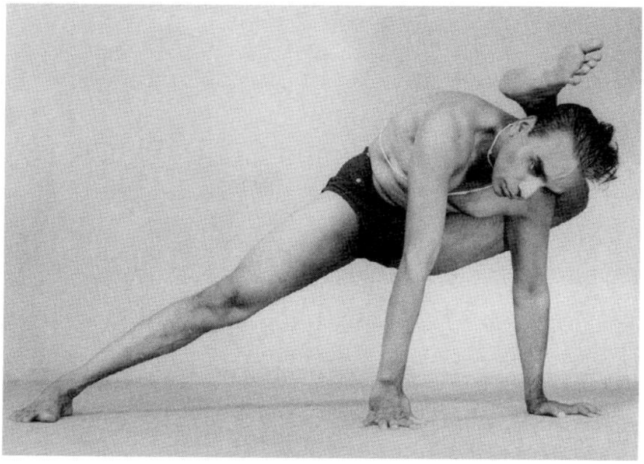

376

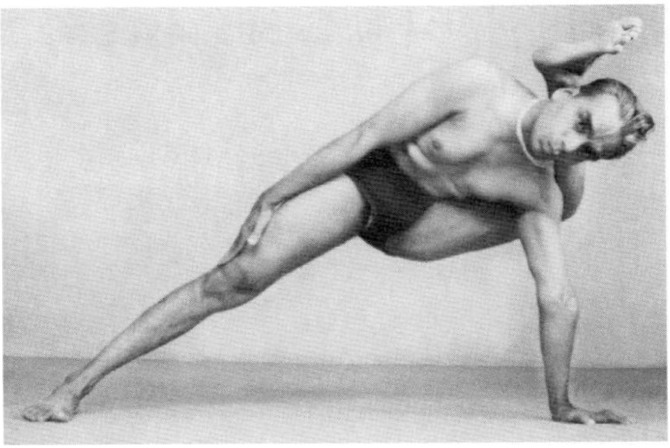
377

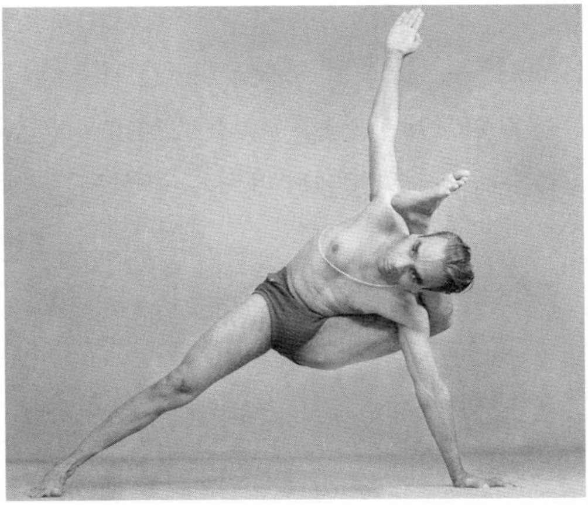
378

141. 차코라아사나 Chakorāsana 20*(사진 379, 380)

차코라Chakora는 자고류와 같은 새로, 달빛을 먹고 산다고 한다.

방법

1. 칼라 바이라바아사나(사진 375)에서, 오른쪽 손바닥을 마루에 놓고, 오른쪽 무릎을 구부리면서 왼쪽 다리를 목 뒤에 둔 상태로 마루에 앉는

다. 그렇게 해서 에카 파다 시르사아사나(사진 371)로 돌아간다.
2. 엉덩이 옆에 손바닥을 대고 누른다.
3. 엉덩이를 마루에서 들어 올리고, 손바닥으로 균형을 잡는다. 밖으로 곧게 뻗은 오른쪽 다리가 약 60~75도를 이룰 때까지 들어 올린다(사진 379, 380). 정상 호흡을 하면서 능력껏 이 자세로 있는다.

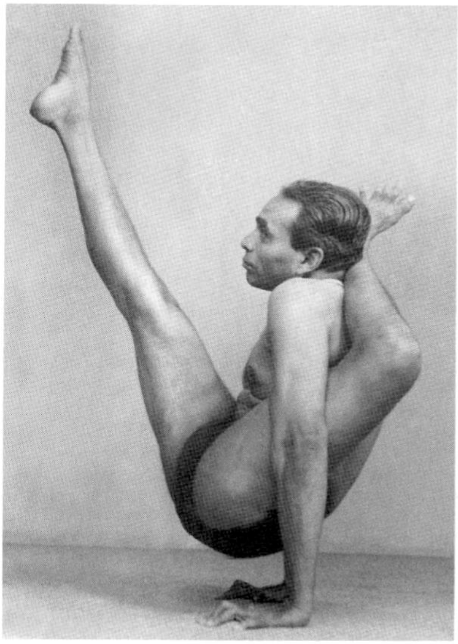

379

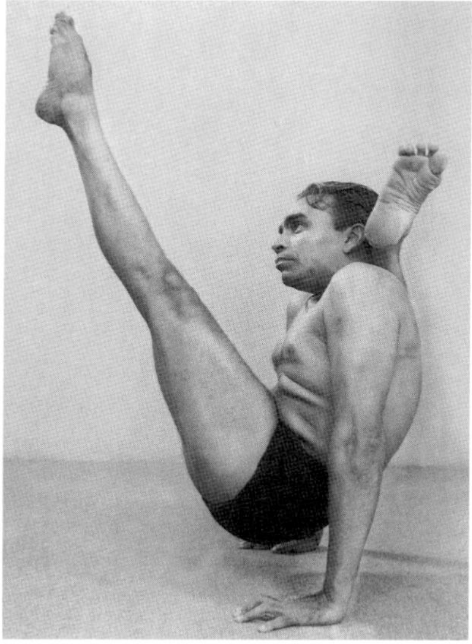

380

142. 두르바사아사나 Dūrvāsāsana 21*(사진 383)

두르바사Dūrvāsa는 성 잘 내기로 유명한 성미가 급한 어떤 현인의 이름이다.

방법

1. 차코라아사나(사진 379)에서 밖으로 쭉 뻗어 있는 오른쪽 다리를 마루

에 놓는다. 오른쪽 무릎을 구부리고, 손바닥을 마루에 놓고 웅크린다(사진 381).

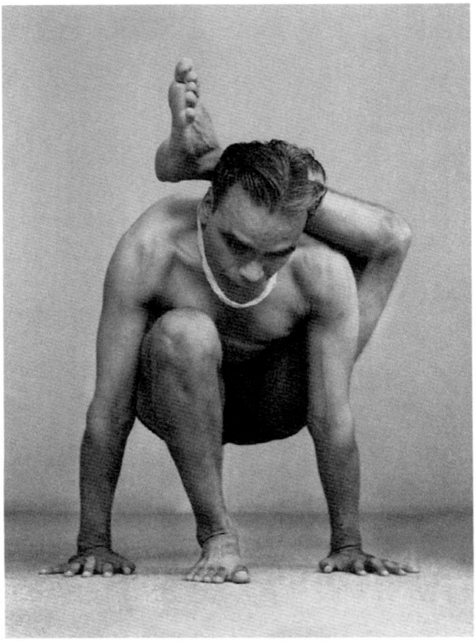

381

2. 그러고 나서, 손바닥을 오른쪽 넓적다리 위에 올려놓는다. 숨을 내쉬며, 손바닥으로 오른쪽 넓적다리를 누르며, 몸통을 위로 세우고 천천히 오른쪽 다리로 일어선다. 그러면서 근육에 힘을 주어서 곧바른 자세가 되도록 유지한다(사진 382).
3. 허리와 가슴을 위로 펴서 손을 가슴 앞에서 합장하고, 오른쪽 다리로 균형을 유지한다(사진 383). 이때 왼쪽 다리는 목의 뒷부분을 가로질러 놓여 있다. 정상 호흡을 하도록 노력한다.
4. 가능한 한 오래도록 이 자세를 유지한다. 이 자세는 균형 잡기가 어려우므로, 처음에는 벽을 이용하거나 친구의 도움을 얻도록 해야 한다.

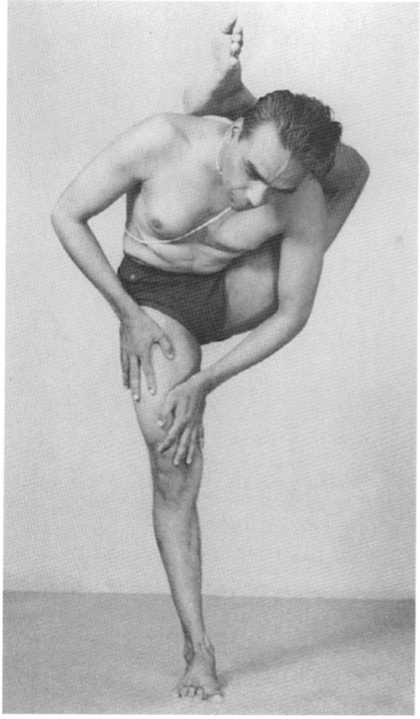

382

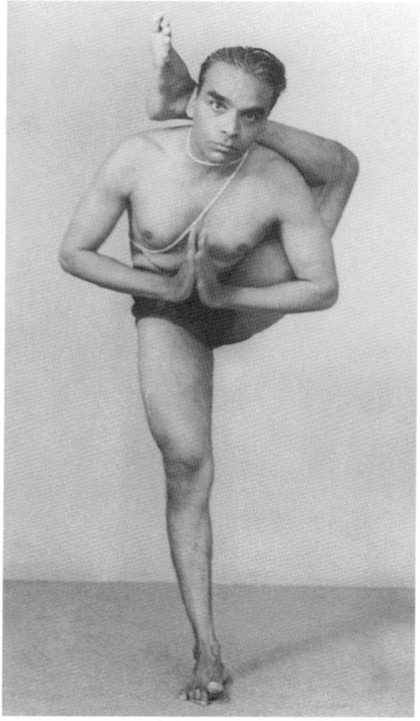

383

143. 루치카아사나 Ruchikāsana 18*(사진 384, 385)

루치카Ruchika는 현인의 이름으로, 비슈누의 여섯 번째 화신인 바가반 파라수라마Bhagavān Paraśurāma의 할아버지이다.

방법

1. 두르바사아사나(사진 383)를 완성한 후에, 숨을 내쉬며, 몸통을 앞으로 구부리고, 오른발 양 옆에 손바닥을 댄다(사진 384, 385).
2. 왼쪽 다리가 머리의 뒷부분에서 미끄러지지 않도록 하고, 오른쪽 무릎 위에 머리를 놓는다. 그러고 나서, 운타나아사나(사진 48)처럼 턱이 오

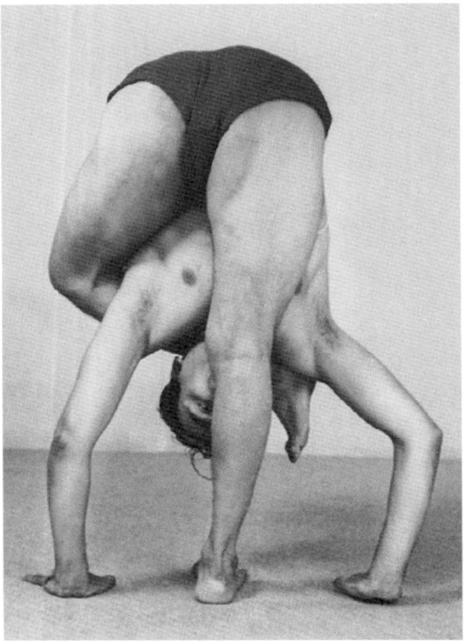

384

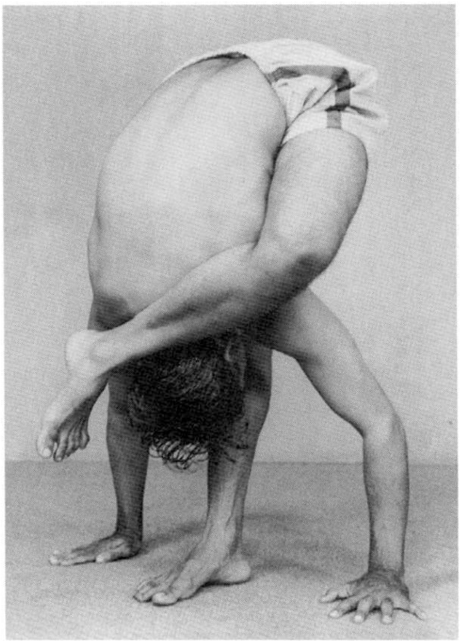

385

른쪽 무릎에 닿도록 목을 서서히 뻗는다.

3. 정상 호흡을 하면서, 약 15초간 이 자세를 유지한다.
4. 오른쪽 다리를 구부려 마루에 앉아서 목 뒤의 왼쪽 다리를 풀고 긴장을 푼다.
5. 그러고 나서, 오른쪽 다리를 목 뒤에 놓고, 위의 아사나들 사이클을 되풀이한다. 이때, '왼쪽'이란 말을 '오른쪽'으로, '오른쪽'을 왼쪽으로 바꿔 행한다.

에카 파다 시르사아사나 사이클에서의 아사나들의 효과

이 아사나들 사이클의 다양한 동작은 전 신체의 근육, 신경, 순환계통을 강하게 해 준다. 척추는 혈액을 많이 공급받게 되고, 이는 신체의 속도 조절 바퀴 역할을 하는 차크라들(chakras, 척추에 있는 다양한 신경총들)에 신경 에너지를 증대시켜 준다. 이 자세들은 가슴을 발달시켜 주고, 호흡을 완전하게 해 주며, 몸을 튼튼하게 해 준다. 이는 신경의 불안을 멈추게 하여 이로 인해 생기는 질병을 예방해 준다. 또 몸의 각 부분에 깨끗한 피를 공급하고, 정체된 피의 정화를 위해 심장과 폐로 다시 가져감으로써 독소의 제거에 상당한 도움을 주게 된다.

이 아사나의 수행은 혈액 속의 헤모글로빈 양을 늘리고, 심신을 생기 있게 함으로써 일의 능률을 증대시킨다.

144. 비란차아사나 I Viranchyāsana I 19*(사진 386, 387)

비란차Virancha 또는 비란치Viranchi는 세계 창조의 일을 맡고 있는 힌두의 세 신 가운데 첫 번째로 최고신인 브라마Brahmā의 이름 중 하나다.

방법

1. 마루에 앉아 다리를 정면으로 쭉 뻗는다(사진 77).
2. 오른쪽 무릎을 구부리고, 반 파드마아사나처럼 왼쪽 넓적다리의 안쪽 부분에 오른발을 놓는다.
3. 왼쪽 무릎을 구부리고, 발을 몸통 근처에 갖다 대고, 양손으로 왼쪽 발목을 잡는다. 숨을 내쉬며, 왼쪽 넓적다리를 위로 들어 뒤로 넘기고, 몸통을 약간 앞으로 구부리고, 왼쪽 다리를 목 뒷부분에 갖다 댄다. 발목 바로 위의 왼쪽 다리 바깥쪽이 목의 뒷부분에 닿을 것이다.
4. 머리와 목을 위로 올리고, 등을 바로 세워서 왼쪽 발목을 놓는다.
5. 이제, 왼쪽 팔을 수직으로 올려 팔꿈치를 구부려 목 뒤로 가져가서 왼쪽 다리 위에 놓는다. 오른쪽 팔을 낮추고, 팔꿈치를 구부려 오른쪽 팔뚝을 등 뒤로 돌려 오른손이 어깨뼈 사이에 오도록 한다. 어깨 사이의 등 뒤에서 손을 맞잡는다(사진 386, 387).
6. 정상 호흡으로 약 10~20초간 이 자세로 있는다. 손을 풀고, 왼쪽 다리를 내리고, 오른쪽 다리를 쭉 펴서 1번 자세로 돌아간다.

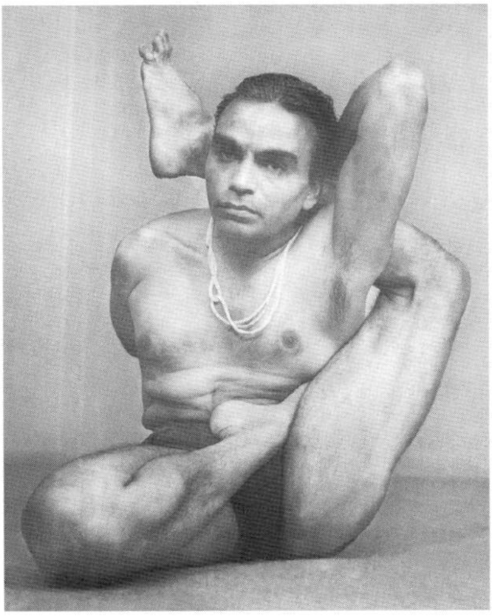

386

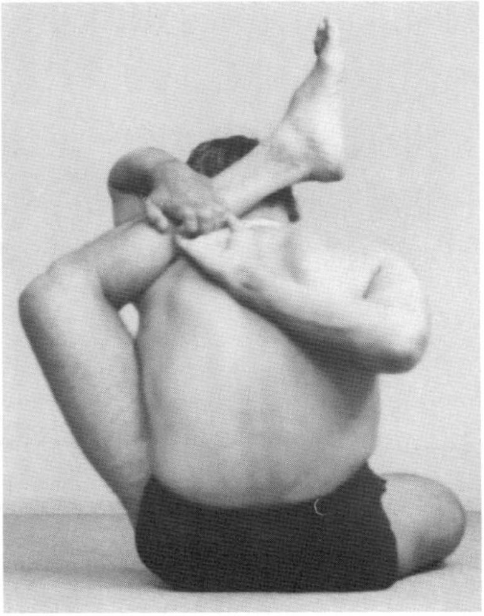

387

7. 이 자세를 나머지 쪽에서도 같은 시간 되풀이하는데, 왼쪽을 오른쪽으로, 오른쪽은 왼쪽으로 바꿔서 행한다.

145. 비란챠아사나 II Viranchyāsana II 10*(사진 388)

방법

1. 마루에 앉아 정면으로 다리를 쭉 편다(사진 77).
2. 왼쪽 다리의 무릎을 구부려 뒤로 보낸다. 왼발을 엉덩이 관절 옆에 놓고, 발가락은 뒤쪽으로 향하게 하고 마루에 발가락을 붙인다. 이제 왼쪽 다리는 비라아사나(사진 89)가 될 것이다.
3. 그러고 나서 비란챠아사나 I(사진 386)에서 설명한 방법을 따른다.

효과

이 두 자세는 등과 목을 강화하고 어깨의 움직임을 더 자유롭게 해 준다.

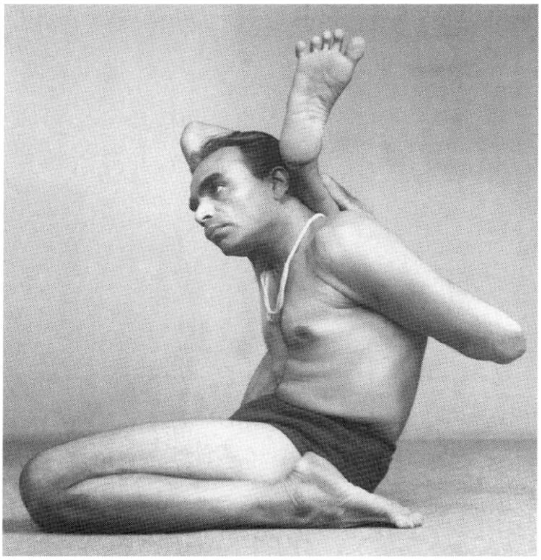

388

넓적다리와 슬와근은 완전히 신장되고, 복부 근육은 수축되고, 소화력은 강화된다.

146. 요가니드라아사나 Yoganidrāsana 18*(사진 391)

니드라Nidrā는 수면을 의미한다. 요가니드라Yoganidrā는 수면과 깨어 있음의 중간 상태이다. 이것 역시 유가Yuga 시대 말기에 비슈누의 잠에 붙여진 이름이다. 이 자세에서, 다리는 목의 뒷부분에서 교차되고, 손은 마루에 놓인 등 뒤에서 맞잡는다. 다리는 요기의 베개이고, 등은 침상이 된다. 이 자세의 수행은 몸을 아주 빨리 따뜻하게 해 준다. 그러므로 이것은 높은 곳에 사는 요기들이 몸을 따뜻하게 하기 위해 사용되는 것이다.

방법

1. 마루에 등을 대고 평평하게 눕는다(사진 219).

2. 양 무릎을 구부리고, 다리를 머리 위로 가져간다.
3. 숨을 내쉬며, 양손으로 오른발을 잡고, 에카 파다 시르사아사나(사진 389)에서처럼 오른쪽 다리를 오른쪽 어깨 뒤로 옮겨서 목 뒷부분에 잘 놓는다.

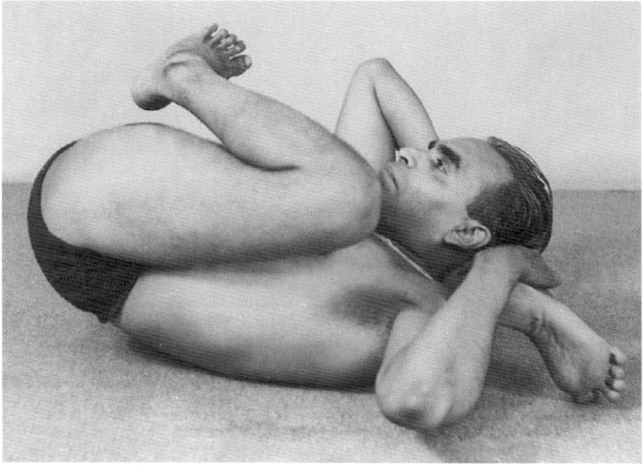

389

4. 숨을 몇 번 쉬면서, 오른쪽 다리의 위치를 유지한다.
5. 숨을 내쉬며, 왼쪽 손바닥으로 왼쪽 다리를 왼쪽 어깨 뒤로 옮기고, 오른쪽 다리 밑에 놓는다(사진 390). 발목에서 발을 교차시킨다.
6. 어깨를 잘 들어 올려서, 팔을 등 뒤로 옮기고, 손가락을 잡는다(사진 391). 팔 상부의 뒷면이 양 넓적다리의 뒷부분과 접해야 한다. 몇 번 숨을 쉰다.
7. 숨을 내쉬며, 가슴을 적당히 들어 올리고, 목을 뒤로 젖힌다. 이것이 최종 자세이다[이는 숩타 쿠르마아사나(사진 368)의 역자세이다.]. 정상 호흡을 하도록 하면서, 이 자세로 약 30~60초간 유지한다.
8. 숨을 내쉬며, 등 뒤에서 손을 풀고 목 뒤에서 다리를 푼다.
9. 마루 위에서 긴장을 풀고, 얼마 동안 다리는 계속 뻗은 상태로 둔다.

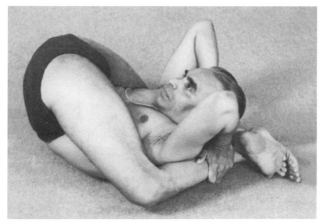

390

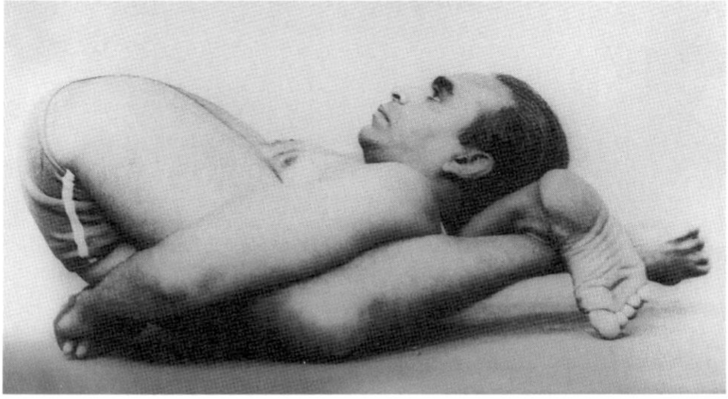

391

10. 그러고 나서 같은 시간 동안 이 자세를 되풀이하는데 먼저 왼쪽 다리를 목 뒷부분에 두고, 오른쪽 다리는 그 밑에 둔다.
11. 손과 다리를 풀고 마루 위에서 긴장을 푼다.
12. 두 다리를 먼저 교차시켜서 목 뒤로 가져가서는 안 된다. 그렇게 하면 이 아사나에서 느낄 수 있는 바른 느낌을 갖지 못한다. 한쪽 다리를 목 뒤에 놓고 나서 나머지 다리를 먼저 것 밑에 두는 것을 명심한다. 다리를 목 뒤에 놓기 전에, 목과 흉추 부분을 올리고, 어깨도 쭉 뻗는다. 그리하면 어깨가 가슴과 다리들 사이에 끼이게 되지 않는다.

이것은 이 자세가 옳은지를 확실하게 해 준다.

효과

이 자세로, 척추가 완벽하게 앞으로 펴질 수 있고, 등에서 아주 상쾌한 느낌을 가질 것이다. 이것은 가장 우수한 전굴 자세 중의 하나다. 심지어 파스치모타나아사나(사진 160)의 최대한의 뻗음도 요가니드라아사나의 올바른 수행만큼 정확한 운동과 편안함, 휴식감을 주지는 못한다. 등을 뒤로 휘는 자세는 폐와 복부 근육을 최고로 활짝 펴게 한다.

이 아사나에서는, 폐와 복부 근육은 완전히 수축된다. 이 자세의 수행은 단기간에 신장, 간장, 비장, 장, 쓸개, 전립선, 방광을 좋은 상태가 되게 한다. 복부 기관은 이 아사나의 지속적인 수행으로 질병이 없게 된다. 이것은 또한 생식선을 운동시켜 이 계통에 많은 에너지를 방출하고 활력을 붙게 한다. 신경은 안정되고, 에너지는 더 나은 사고와 작업을 위해 저장된다.

147. 드위 파다 시르사아사나 Dwi Pāda Śīrṣāsana 24* (사진 393)

드위 파다Dwi Pāda(Dwi는 양쪽, Pāda은 다리나 발)는 두 발을 의미한다. 에카 파다 시르사아사나(사진 371)에서는, 한쪽 다리가 목 뒤에 놓여진다. 이 아사나에서는, 두 다리가 목 뒤에 놓여지고, 양손은 가슴 앞에서 합장하고, 몸은 꼬리뼈 부분의 엉덩이로 균형을 잡아 준다. 이것은 꽤 어렵고 뒤로 넘어지기 쉽다. 이 자세는 요가니드라아사나(사진 391)와 매우 비슷하나 여기에서는, 몸은 수직인 반면에 요가니드라아사나에서는 등이 마루 위에 놓여진다.

방법

1. 마루에 앉아 다리를 정면으로 똑바로 뻗는다(사진 77).
2. 양 무릎을 구부리고, 몸통 가까이에 발을 가져온다.
3. 숨을 내쉬며, 양손으로 오른쪽 발목을 잡고, 오른쪽 넓적다리를 위로 들어 뒤로 넘기고, 몸통을 약간 앞으로 구부리고, 오른쪽 다리를 에카파다 시르사아사나에서처럼 목의 뒷부분에 갖다 놓는다. 오른쪽 넓적다리의 뒷부분은 오른쪽 어깨의 뒷면에 닿을 것이다. 손을 발목에서 떼고, 몇 번 숨을 쉰다.
4. 숨을 내쉬며, 왼손으로 왼쪽 발목을 잡고 왼쪽 넓적다리를 위로 들어 뒤로 넘기고 다리를 위에서 설명한 것과 같은 방법으로 오른쪽 다리 위에 놓는다. 손을 왼쪽 발목에서 뗀다. 그러나 두 발은 발목에서 교차된 상태여야 한다. 엉덩이 옆 마루에 손을 놓고, 꼬리뼈 근처의 엉덩이로 똑바로 균형을 잡는다(사진 392). 이렇게 하기까지는 많은 수행이 필요하다. 정상 호흡을 유지하도록 노력한다.
5. 손을 마루에서 떼고, 가슴 앞에서 합장하고, 수직의 자세로 몇 초 혹은 할 수 있는 한 10~30초 정도 균형을 유지한다(사진 393). 이것이 최

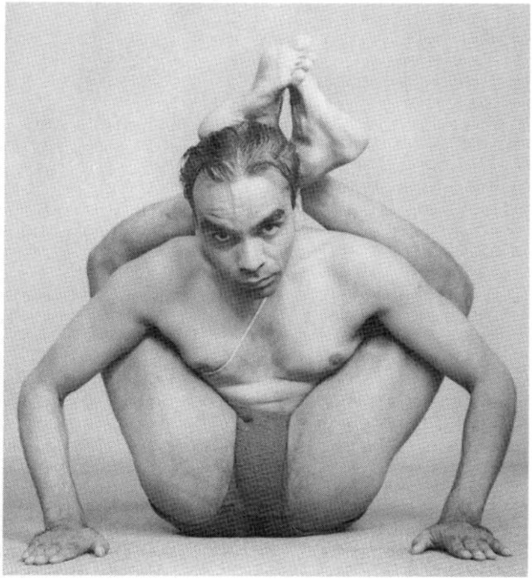
392

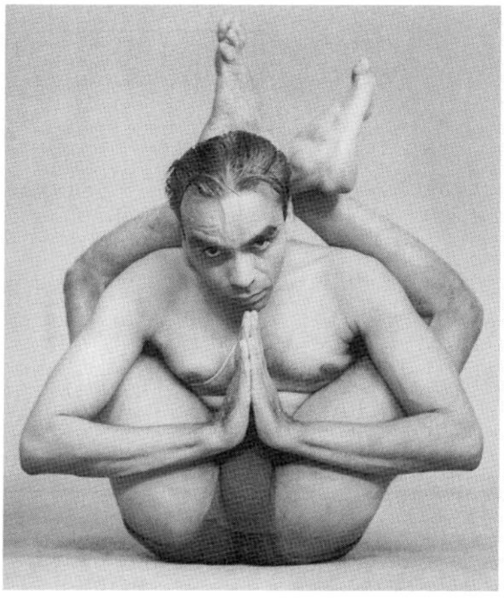
393

종 자세이다.

6. 이 자세를 취한 후에, 손바닥을 엉덩이 옆 마루 위에 놓고, 숨을 내쉬며, 팔을 똑바로 펴고 손으로 체중을 지탱하면서 몸통을 위로 들어 올린다. 발목 꼬임을 풀지 마라(사진 394). 능력껏 10~20초간 이 자세로 있는다.
7. 발목에서 발의 꼬임을 풀고, 다리를 수직으로 위로 뻗고, 손으로 균형을 잡는다. 이 자세를 티티바아사나Tittibhāsana라고 부른다.

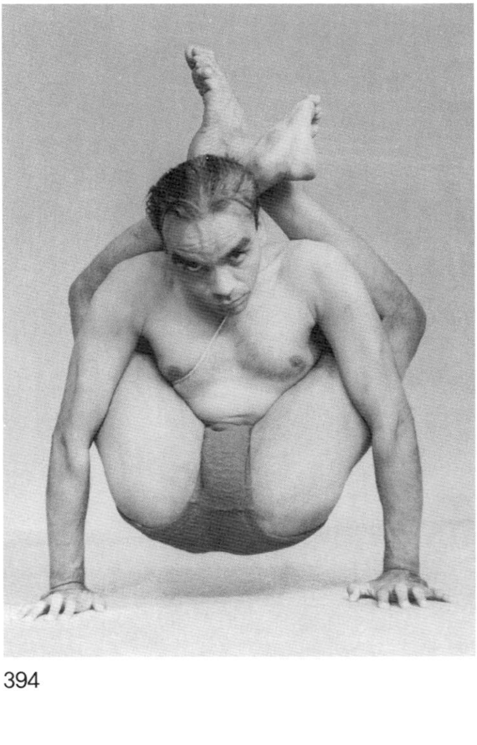

394

148. 티티바아사나 Tittibhāsana 22*(사진 395)

티티바Tittibha는 개똥벌레 같은 곤충이다.

몇 초 동안 이 자세를 유지한 후, 무릎에서 다리를 구부리고 몸통을 마루에 내리고, 팔에서 다리를 풀고, 그리고 다리를 정면으로 바로 펴고 몇 초 동안 긴장을 푼다.

8. 이번엔 왼쪽 다리를 먼저 목 뒤에 두고, 오른쪽 다리는 왼쪽 다리 위에 놓고 같은 시간 동안 이 동작을 되풀이한다. 마지막에는 마루 위에서 긴장을 푼다.

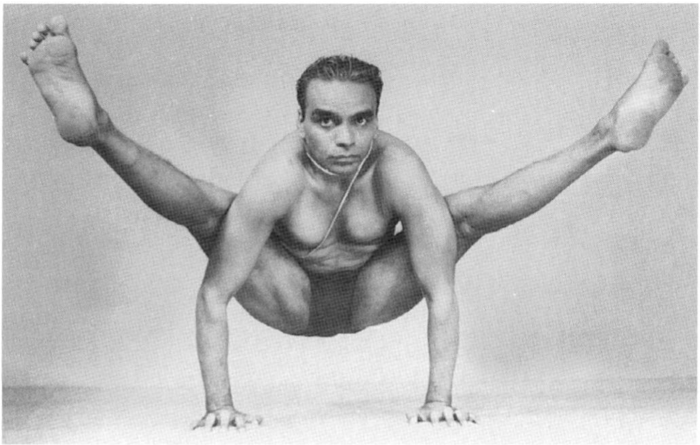

395

효과

이 아사나에서, 폐와 복부 근육이 아주 강하게 수축되어진다. 척추는 완전히 앞으로 뻗게 되고, 복부 기관은 이 운동으로 빠른 효과를 보게 된다. 효과는 요가니드라아사나(사진 391)와 거의 같다. 그러나 이 자세에서, 넓적다리는 더 뻗쳐짐으로써 목, 천골, 요추, 복부 부위에 더 큰 땅김을 느낄 것이다.

149. 바시스타아사나 Vasiṣṭhāsana 18*(사진 398)

바시스타Vasiṣṭha는 태양족 왕가의 제사장이며 여러 베다 송가 특히 리그 베다Ṛg Veda 일곱 번째 장Maṇḍala의 저자로서 유명한 현인이다. 그는 브라만의 위엄과 권력의 대변자이고, 큰곰자리의 별이 되었다고 하는 일곱 현인 중 한 분이다. 그와 왕족의 현인인 비스바미트라Viśvāmitra[크샤트리아(Kṣatriya, 무사 계급) 신분이었으나 신앙심과 금욕 생활을 통해 자신을 브라만의 신분으로 끌어올린]와의 경쟁은 많은 전설적인 이야기를 남겼다. 이 아사나는 현인 바시스타에게 바쳐진다.

방법

1. 타다아사나로 선다(사진 1). 앞으로 구부리고, 손바닥을 마루에 놓고, 마치 아도 무카 스바나아사나(사진 75)를 하는 것처럼, 다리를 120~150cm 정도 뒤로 옮긴다.
2. 몸 전체를 오른쪽 옆으로 돌리고, 오른손과 발로만 균형을 잡는다. 오른발의 바깥 부분을 마루에 확실히 붙여야 한다. 왼발을 오른발 위에 두고, 왼쪽 손바닥을 왼쪽 엉덩이 위에 두고, 균형을 잡는다. 이때 몸은 쭉 뻗친 상태이다(사진 396). 이 자세로 균형잡는 법을 배우기 위해서, 벽 가까이에서 오른발의 안쪽을 벽에 댄다.

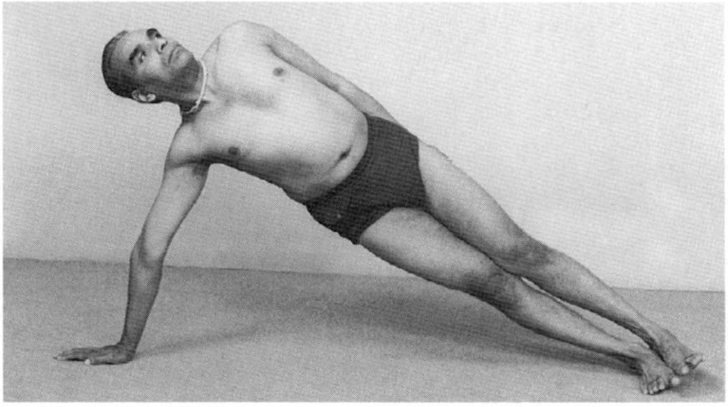
396

3. 숨을 내쉬며, 왼쪽 다리를 무릎에서 구부리고, 몸통을 약간 앞으로 움직이고, 왼손의 엄지, 둘째, 가운뎃손가락으로 왼쪽 엄지발가락을 잡는다(사진 397). 왼쪽 팔과 다리를 위로 당겨 수직으로 만든다(사진 398). 발가락을 잡는 것은 숩타 파당구쉬타아사나(사진 284)와 같다. 이 자세로 균형을 잡고, 깊은 호흡을 하면서, 팔과 다리를 단단히 해서 약 20~30초간 유지한다.

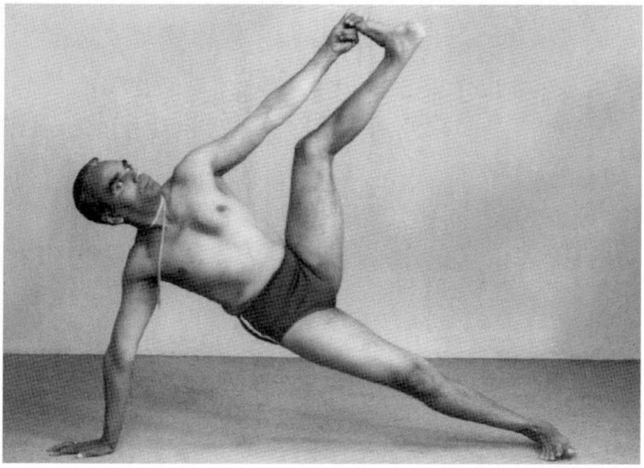
397

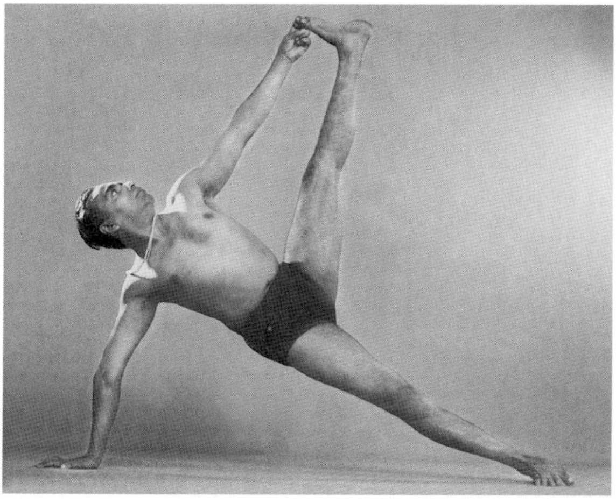
398

4. 발가락을 풀고, 왼쪽 다리를 다시 오른발 위에 놓고 다시 한번 왼손을 엉덩이에 놓는다.
5. 숨을 내쉬며, 몸이 왼손과 왼발로만 균형을 잡을 수 있도록 왼쪽으로 몸을 돌린다. 이 자세를 같은 시간 동안 이쪽에서도 행한다. 위에서 설명한 대로 하고 오른쪽은 왼쪽, 왼쪽은 오른쪽으로 바꿔서 행한다.

효과

이 자세는 손목을 강화시켜 주고, 다리를 운동시키고, 요추와 미저골 부분을 좋은 상태가 되게 한다.

150. 카샤파아사나 Kaśyapāsana 19*(사진 399, 400)

이 아사나는 현인 마리치(Marichi, 브라마의 아들)의 아들인 카샤파 Kaśyapa 현인에게 바쳐진다. 그는 창조의 작업에 있어서 중요한 역할을 했다. 카샤파는 닥사Dakṣa의 13명의 딸과 결혼했다. 그는 아디티Aditi와의 사이에서 12명의 아디티야스(Adityas, 신들), 디티Diti와의 사이에서 다이티야스(Daityas, 악마들)를 얻었다. 그리고 그의 다른 아내에게서, 뱀, 파충류, 새와 달의 요정과 같은 다양하고 수많은 후손을 가졌다. 그래서 그는 수리아(Sūrya, 태양신)와 모든 생물체의 아버지였으며, 종종 프라자파티Prajāpati 즉 창조자로 불린다.

방법

1. 타다아사나로 선다(사진 1). 몸을 앞으로 구부리고, 웃타나아사나(사진 47)처럼 두 손바닥을 마루에 놓고, 아도 무카 스바나아사나(사진 75)에서처럼 다리를 약 120~150cm 정도 뒤로 옮긴다.
2. 몸 전체를 오른쪽 옆으로 돌리고, 오른손과 발로 균형을 잡는다. 오른

발의 바깥 부분이 마루에 확실히 놓여져야 한다. 왼발을 오른발 위에 놓고, 왼쪽 엉덩이 위에 왼쪽 손바닥을 놓고, 몸을 바로 편 상태에서 균형을 잡는다(사진 396).

3. 숨을 내쉬며, 왼쪽 무릎을 구부리고, 왼발을 반 파드마아사나처럼 오른쪽 넓적다리의 안쪽 부분에 놓는다. 등 뒤로 왼쪽 팔을 어깨에서부터 돌려, 왼손으로 왼쪽 엄지발가락을 잡는다. 이것이 최종 자세이다(사진 399, 400). 깊은 호흡을 하면서 얼마 동안 이 상태로 균형을 잡는다. 가슴 전체와 쭉 뻗은 오른쪽 팔이 한 평면 안에 있어야 한다.

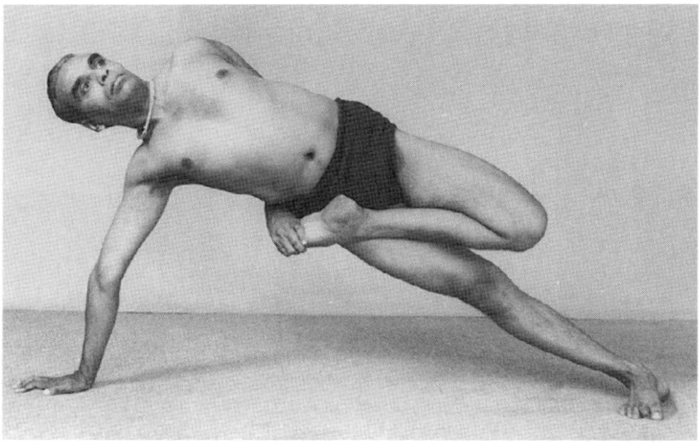

399

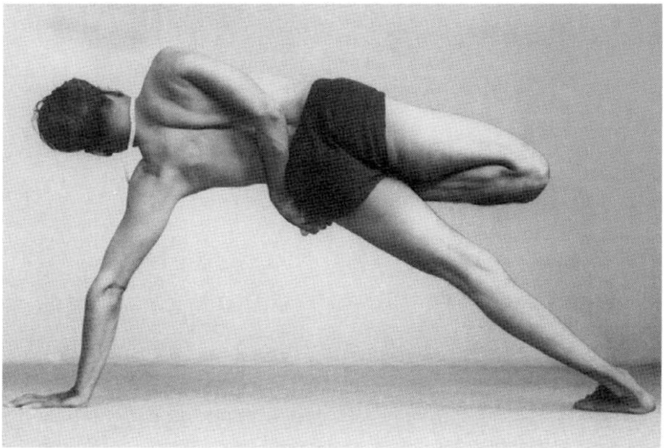

400

4. 숨을 내쉬며, 왼발을 풀고, 왼발을 오른발 위에 다시 두고, 왼손을 왼쪽 넓적다리 위에 둔다(사진 396). 깊은 호흡을 몇 번 한다.
5. 숨을 내쉬며, 몸을 왼쪽으로 돌려 왼손과 왼발로 균형을 잡는다. 반파드마아사나처럼 오른발을 왼쪽 넓적다리 안쪽 부분에 놓고, 오른손을 등 뒤로 돌려 오른쪽 엄지발가락을 잡는다. 양쪽 다 같은 시간 동안 균형을 잡는다.
6. 숨을 내쉬며, 오른발을 풀고, 오른발을 다시 왼발 위에 놓고 오른손은 오른쪽 넓적다리 위에 놓는다.
7. 마루에 오른쪽 손바닥을 대고, 운타나아사나(사진 47)로 돌아간다. 숨을 몇 번 쉬고 숨을 내쉬며 타다아사나(사진 1)로 돌아간다.

효과

이 아사나는 손의 힘을 길러 주고, 척추의 천골 부위의 통증과 뻣뻣함을 없애 준다.

151. 비스바미트라아사나 Viśvāmitrāsana 20*(사진 403)

비스바미트라Viśvāmitra는 유명한 현인의 이름이다. 원래 그는 크샤트리아(무사 계급)로 카냐쿱자Kanyākubja의 왕이었다. 어느 날 사냥을 하면서, 그는 바시스타Vasiṣṭha 현인의 암자에 갔다가 거기에서 카마데누(Kāmadhenu, 소원을 들어준다는 하늘 암소)를 보고, 그 현인에게 그 소를 주는 대가로 말로 다 표현할 수 없는 보물을 주겠다는 제안을 했다. 하지만 거절당하자, 왕은 그 소를 강제로 가지려고 했다.

오랜 실랑이 끝에, 왕이 패배했다. 굉장히 화가 났지만, 그는 브라만이 갖고 있는 엄청난 힘에 크게 감명받았다. 왕이 엄격한 절제 생활을 함으로써 라자르시(Rājarṣi, 왕실 현인, 출가한 왕족), 리시(Riṣi, 현인 혹은 예언자), 마하르시(Maharṣi, 위대한 현인, 인류의 아버지) 그리고 마지막의 브라마르시(Brahmarṣi, 브라만 현인)의 신분과 지위를 연달아 달성했으나 바시스타 본인이 그를 브라마르시라고 불러 줄 때까지는 마음이 차지 않았다. 그의 고행 기간에, 천상의 요정 메나카가 그를 유혹했고 칼리다사Kalidasa의 유명한 희곡의 여주인공 사쿤탈라Sakuntala를 임신했다. 이 아사나는 비스바미트라에게 바쳐진다.

방법

1. 타다아사나로 선다(사진 1). 앞쪽으로 구부리고, 양 손바닥을 마루에 놓고, 아도 무카 스바나아사나(사진 75)처럼, 다리를 뒤로 약 120~150cm 정도 옮긴다.
2. 숨을 내쉬며, 오른쪽 다리를 오른손 위로 넘겨 오른쪽 넓적다리의 뒷부분을 오른쪽 팔 상부의 뒷부분에 놓는다(사진 401).

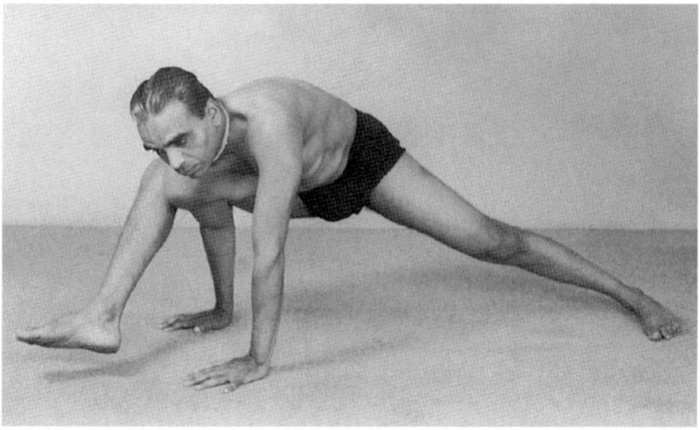

401

3. 즉시 몸을 왼쪽으로 돌리고, 왼쪽 팔을 왼쪽 넓적다리와 나란히 놓고 균형을 잡는다(사진 402).
4. 왼발을 옆으로 돌리고, 마루에 발바닥과 발뒤꿈치를 누른다.
5. 오른쪽 다리를 쭉 뻗고 두 번 숨을 쉰다.

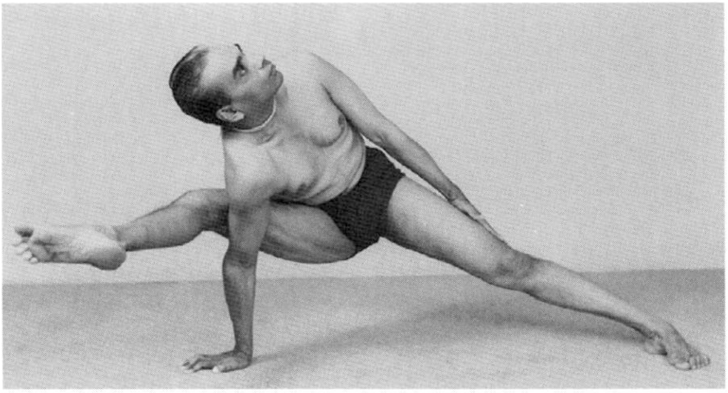

402

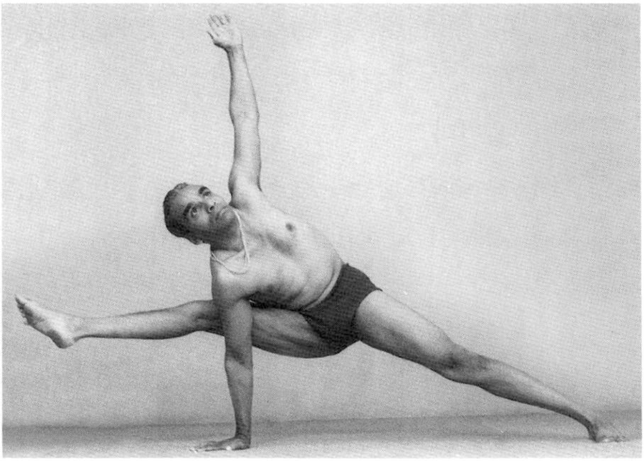

403

6. 숨을 내쉬며, 왼쪽 팔을 어깨에서부터 수직으로 뻗어 올리고, 시선은 뻗은 왼손을 응시한다(사진 403).
7. 깊은 호흡을 하면서 20~30초간 이 자세로 있는다.
8. 숨을 내쉬며, 오른쪽 다리를 내려놓고, 1번 자세로 돌아온다.
9. 나머지 한쪽에서도 이와 같은 방법으로 같은 시간 동안 이를 되풀이한다. 왼쪽을 오른쪽으로, 오른쪽을 왼쪽으로 바꿔 행한다.

효과

이 자세는 손과 복부 기관을 강화하고, 넓적다리 근육을 단련시킨다.

152. 바카아사나 Bakāsana 9*(사진 406, 410)

바카Baka는 두루미를 의미한다. 이 자세에서 몸은 물웅덩이를 건너는 두루미의 모습과 비슷하기에 이 이름이 붙여졌다. 여기에서 그 방법은 두 가지가 있는데, 하나는 초보자를 위한 것이고, 다른 하나는 수준 높은 사람을 위한 것이다.

초보자를 위한 방법

1. 발을 모아서 엉덩이를 대고 쪼그려 앉는다. 발바닥과 발뒤꿈치는 마루에 완전히 붙여야 한다. 마루에서 엉덩이를 떼고 균형을 잡는다(사진 317).
2. 무릎을 벌리고, 몸통을 앞으로 기울인다.
3. 숨을 내쉬며, 팔로 구부려진 다리 주위를 감싸고 마루에 손바닥을 놓는다(사진 318).
4. 팔꿈치를 구부리고, 마루에서 발뒤꿈치를 들어 올리고, 몸통을 더 앞으로 숙여, 정강이를 겨드랑이 근처 팔 윗부분의 뒤에 댄다(사진 404). 숨을 두세 번 쉰다.

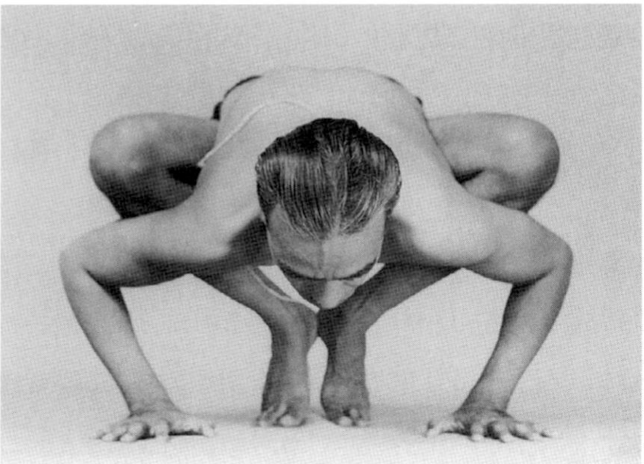

404

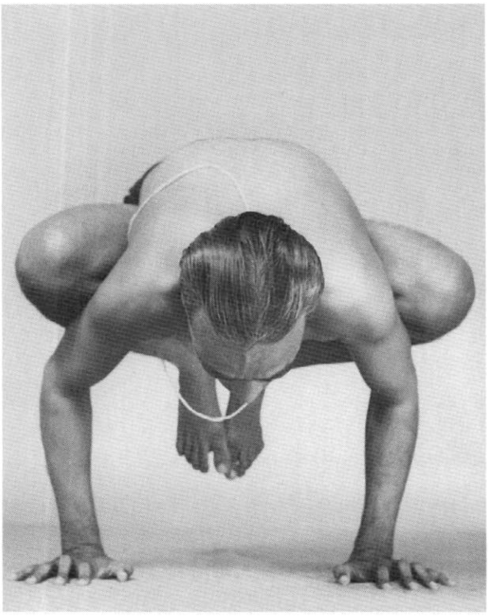
405

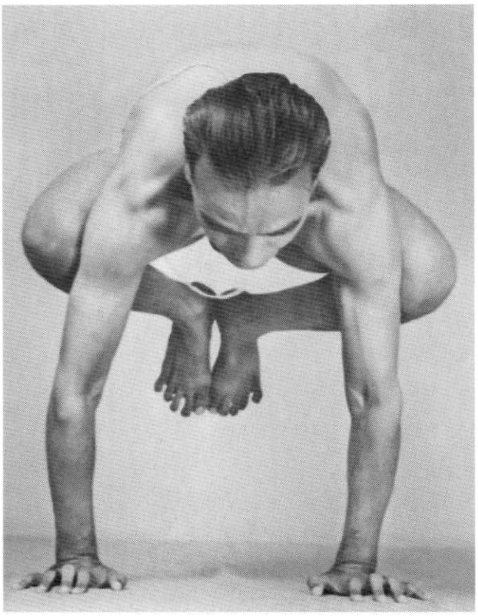
406

5. 숨을 내쉬며, 몸을 앞으로 굽히고, 마루에서 발가락을 뗀다(사진 405).
6. 팔을 곧게 펴고 손으로 전체 몸의 균형을 잡는다(사진 406).
7. 정상 호흡을 하면서, 20~30초간 이 자세로 있는다.
8. 숨을 내쉬며, 팔꿈치를 구부리고, 몸통을 내리고, 다리를 겨드랑이에서 떼어 마루 위에 쪼그리고 앉아 긴장을 푼다.

수준 높은 수련생을 위한 방법

1. 사람바 시르사아사나 II(사진 192) 자세를 취한다.
2. 숨을 내쉬며, 무릎을 구부리고 넓적다리가 배와 가슴에 닿도록 다리를 내린다.
3. 오른쪽 무릎을 가능한 한 겨드랑이에 가깝게 오른쪽 팔의 윗부분의 뒷면에 놓는다. 그러고 나서 왼쪽 무릎도 이와 같이 왼쪽 팔에 놓는다. 두 발을 같이 모은다(사진 407). 자세를 안정되게 하고 숨을 고르게 쉬면서 균형을 잡는다.
4. 숨을 내쉬며, 몸통을 위로 올리며 머리를 마루에서 뗀다(사진 408). 팔

을 뻗어서 바로 펴고 엉덩이를 들어 올린다(사진 409). 목을 뻗고 머리를 최대로 높이 든다(사진 410).

5. 횡격막 근처의 근육에 힘을 주어 몇 초 동안 손으로 균형을 잡으면서 이 자세를 유지한다. 정상 호흡을 하도록 노력한다.
6. 숨을 내쉬며, 마루에 머리를 대고 다시 사람바 시르사아사나 II로 돌

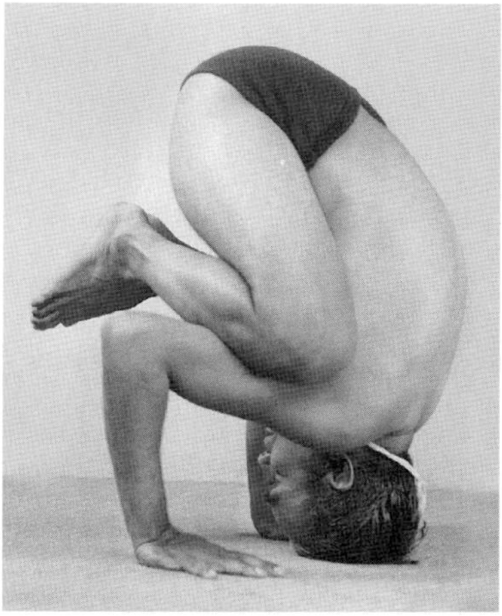
407

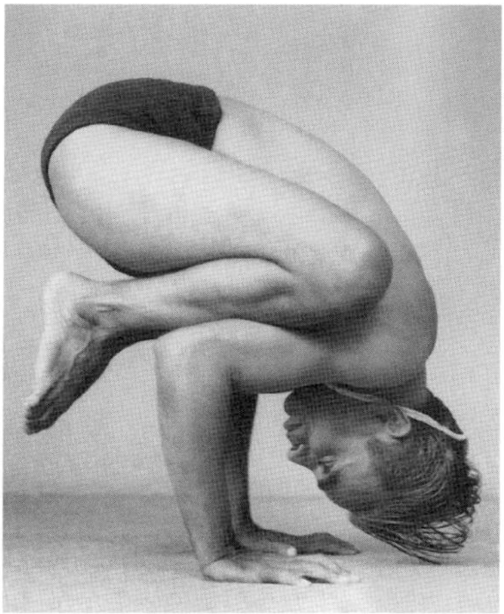
408

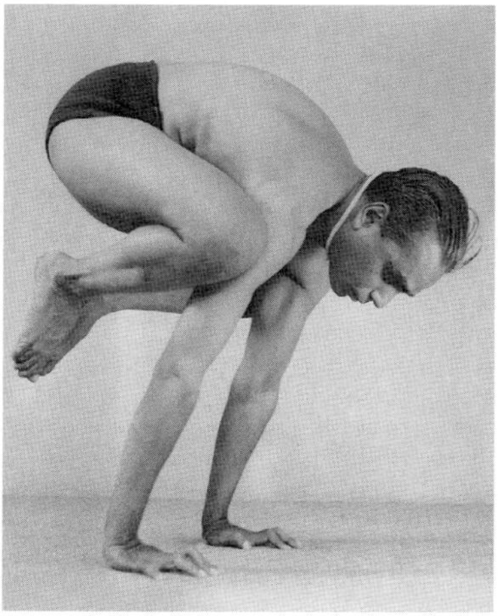
409

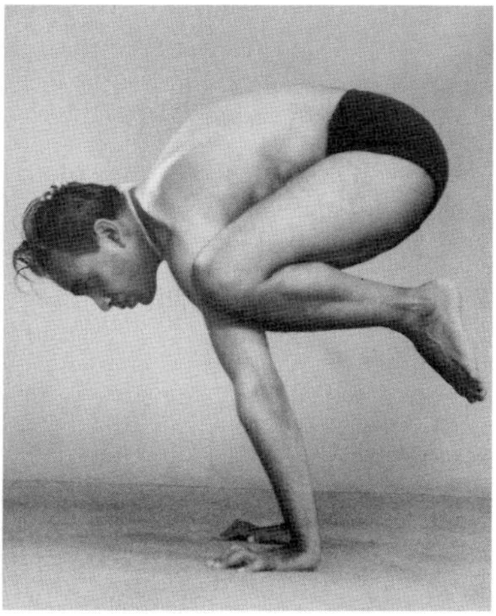
410

아간다. 그러고 나서 다리를 마루에 내리고 휴식을 취한다. 수준 높은 학생은 시르사아사나 II에서 바로 다리를 뒤로 내려 우르드바 다누라 아사나(사진 486)를 취하고, 그리고 타다아사나(사진 1)로 돌아갈 수 있다. 비파리타 차크라아사나(사진 488~499)를 완전히 체득한 사람은, 이 자세는 바카아사나와는 역逆의 자극을 주는 것이 되어 효과가 높아진다.

효과

이 아사나는 복부 기관이 수축되므로 팔과 복부 기관을 강화시켜 준다.

153. 파르스바 바카아사나 Pārśva Bakāsana 16*(사진 412)

파르스바Pārśva는 옆, 옆구리, 기울어짐을, 바카Baka는 두루미나 섭금류涉禽類의 새를 의미한다. 여기에서 두 다리는 측면에 있게 된다.

방법

1. 사람바 시르사아사나 II(사진 192)를 행한다.
2. 숨을 내쉬며, 넓적다리가 배와 가슴에 닿도록 무릎을 구부린다.
3. 양 넓적다리와 발을 모은다. 구부려진 다리와 몸통을 오른쪽으로 비스듬히 돌린다. 왼쪽 넓적다리를 가능한 한 겨드랑이 가까이의 오른쪽 팔 상부의 뒷면에 댄다(사진 411). 깊은 호흡을 몇 번 하고, 균형을 유지한다.
4. 그러고 나서 숨을 내쉬면서 마루에서 머리를 들어 올린다. 횡격막 근처의 근육에 힘을 주고, 팔을 쭉 뻗고, 손으로 균형을 잡는다(사진 412). 고르게 숨을 쉬면서, 몇 초 동안 이 자세를 유지한다. 분명히 다리를 대지 않은 팔 쪽이 더 긴장될 것이다.

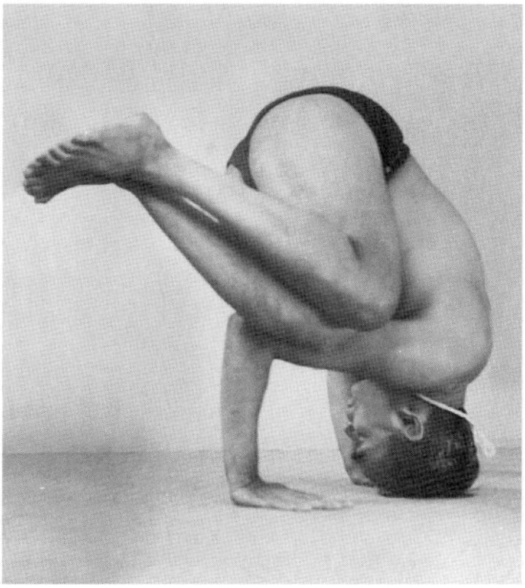

411

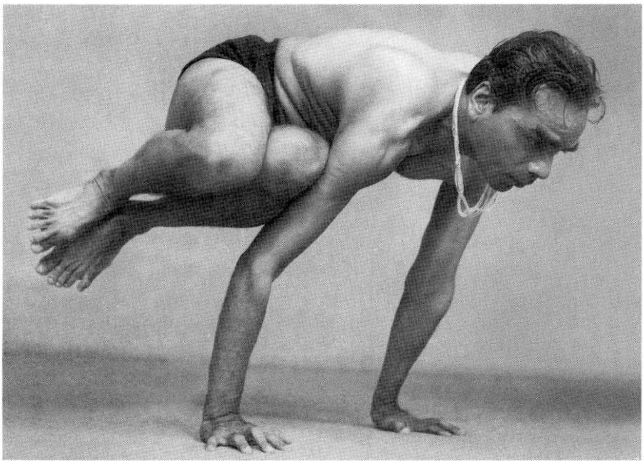

412

5. 팔꿈치를 구부리고, 마루에 머리를 댄다(사진 411). 그리고 다시 사람바 시르사아사나 II로 돌아간다.
6. 그러고 나서 무릎을 구부려, 구부려진 다리를 비스듬히 왼쪽으로 돌린다. 오른쪽 넓적다리를 가능한 한 겨드랑이 가까이의 왼쪽 팔 상부의 뒷면에 댄다. 숨을 내쉬며, 머리를 마루에서 떼고, 4번 자세에서처럼 균

형을 유지한다.

7. 머리를 마루 위에 놓고 나서, 다시 사람바 시르사아사나 II로 돌아간다. 그러고 나서 마루에 다리를 내리고 긴장을 풀든지, 우르드바 다누라아사나(사진 486)를 취한 뒤 타다아사나(사진 1)로 일어서든지 한다. 비파리타 차크라아사나(사진 488~499)를 완전히 체득한 사람은, 이 자세는 파르스바 바카아사나와는 역逆의 자극을 주게 되어 효과가 높아진다.

효과

이 자세는 팔을 강화시켜 준다. 이것을 계속 수행하면, 복부의 옆 근육이 발달되고, 장이 좋아진다.

154. 우르드바 쿡쿠타아사나 Ūrdhva Kukkuṭāsana 18*
(사진 417~419)

우르드바Ūrdhva는 윗방향을, 쿡쿠타Kukkuṭa는 수탉을 의미한다. 이 자세는 몸을 뽐내며 걷고 있는 수탉과 닮아서 이 이름이 붙었다.

방법

1. 사람바 시르사아사나 II(사진 192)를 행한다.
2. 안정된 자세를 취한 후에, 오른발을 왼쪽 넓적다리 안쪽 부근에, 왼발을 오른쪽 넓적다리 안쪽 부근에 놓고 파드마아사나를 취한다(사진 413). 그러고 나서 숨을 내쉬며, 다리를 구부리고, 다리를 가능한 한 겨드랑이 가까이 있는 팔 윗부분의 뒷면에 놓는다(사진 414). 이 자세를 안정되게 하고 고르게 호흡하면서 균형을 잡는다.
3. 숨을 내쉬며, 마루에 손바닥을 단단히 누르고, 몸통을 위로 올려 머리

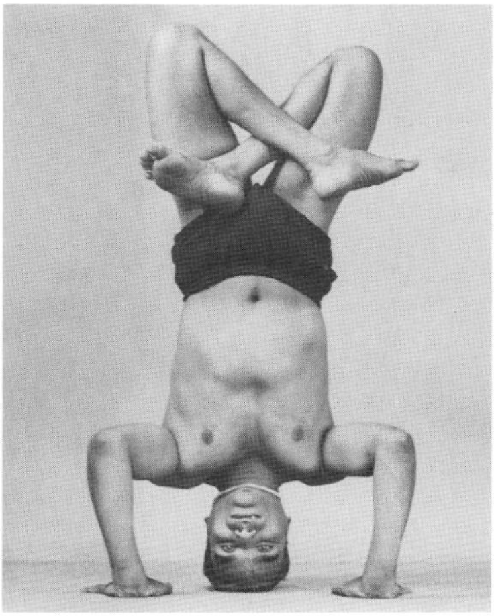

413

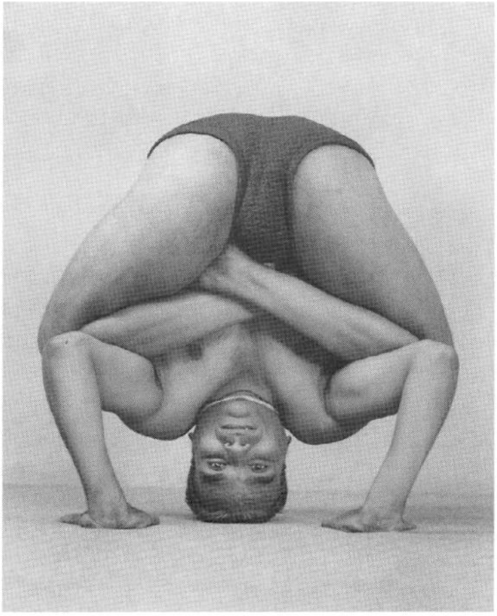

414

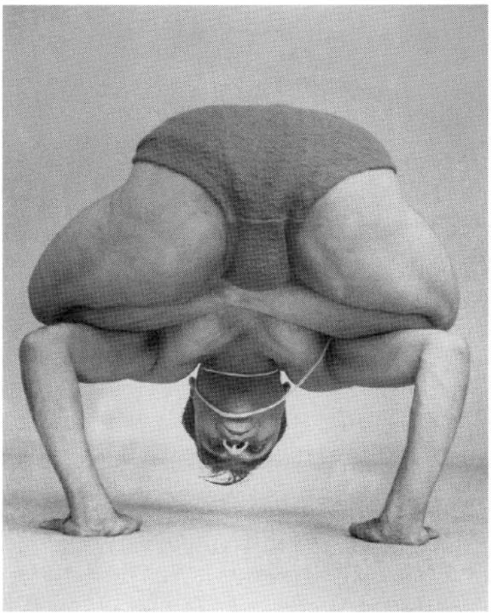

415

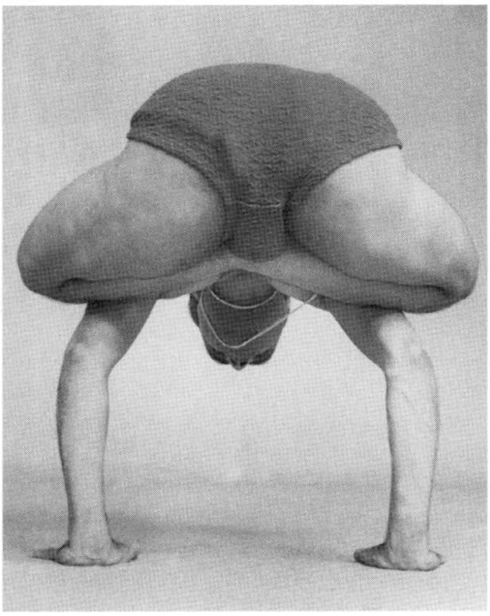

416

를 사진 415와 416의 단계대로 마루에서 떼어서 들어 올린다. 팔을 뻗어서 곧게 펴고 엉덩이를 들어 올린다. 목을 쭉 펴서 머리를 최대한 높이 든다(사진 417, 418, 419).

4. 횡격막 부위의 근육에 힘을 주어 몇 초 동안 손으로 균형을 잡는다. 정상 호흡을 하도록 노력한다.

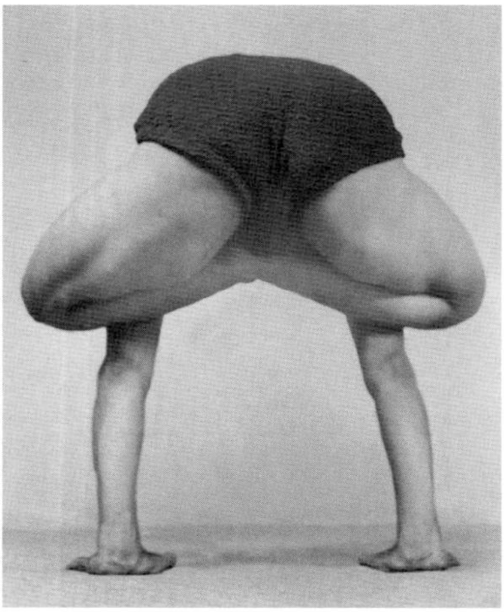
417

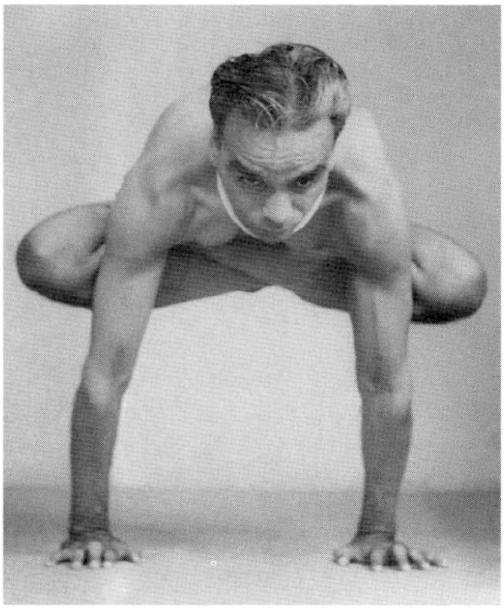
418

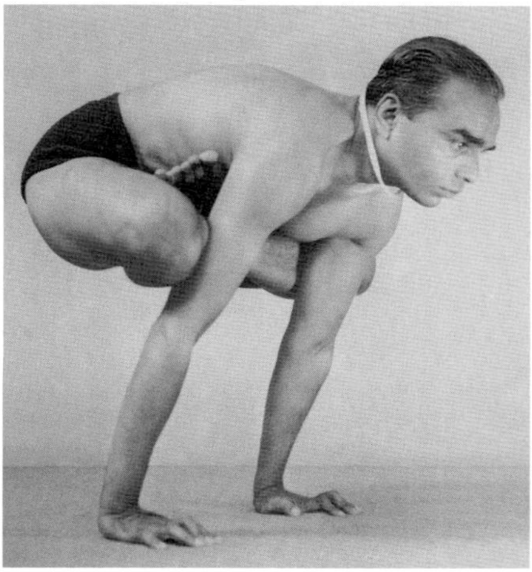
419

5. 숨을 내쉬며, 팔꿈치를 구부리고, 사진 414와 413 순으로 마루에 머리를 내리고, 파드마아사나의 발 꼬임을 풀고, 사람바 시르사아사나 II로 돌아간다.
6. 다시 파드마아사나를 행하고, 이번에는 왼발을 먼저 오른쪽 넓적다리 안쪽 부근에 놓고, 오른발을 왼쪽 넓적다리의 안쪽 부근에 놓는다. 그

러고 나서, 위에서 설명한 것처럼 이 아사나를 되풀이한다.

7. 양쪽에서 같은 시간을 머문 후에, 사람바 시르사아사나 II로 돌아가서, 다리를 마루에 내려 긴장을 푼다. 수준 높은 학생들은 다리를 등 뒤로 내리고, 팔을 뻗어서 우르드바 다누라아사나(사진 486)를 취한 뒤, 타다아사나(사진 1)로 돌아간다. 비파리타 차크라아사나(사진 488~499)를 완전히 체득한 사람은, 이 자세는 우르드바 쿡쿠타아사나와는 역逆의 자극을 주게 되어 효과가 높아진다.

효과

척추는 완전히 펴지고 파스치모타나아사나(사진 160)의 효과를 단시간 내에 경험할 수 있다. 팔과 복부 기관이 강하게 된다. 이 복잡하고 어려운 동작들은 단순한 것들에 비해서 훨씬 더 빨리 효과를 보게 될 것이다. 몸이 점점 유연해지면, 단순한 동작의 효과는 거의 나타나지 않을 것이다. 그러므로 현명한 이들은, 학자가 알파벳을 매일 반복하지 않는 것처럼 쉬운 자세는 생략하고 어렵고 복잡한 동작을 취하게 된다. 그러나 무용수가 꾸준히 기본 동작을 매일 연습하고 그것을 버리지 않는 것처럼, 요가를 배우는 이는 시르사아사나(사진 184~218)와 사르반가아사나(사진 234~271)와 그 변형 자세들을 매일 수행해야 한다.

155. 파르스바 쿡쿠타아사나 Pārśva Kukkuṭāsana 24*
(사진 424와 424a, 425와 425a)

파르스바Pārśva는 옆, 옆구리, 기울어짐을, 쿡쿠타Kukkuṭa는 수탉을 의미한다.

방법

1. 사람바 시르사아사나 II(사진 192)를 행한다.
2. 먼저 오른발을 왼쪽 넓적다리의 안쪽 부분에 놓고 나서 왼발을 오른쪽 넓적다리의 안쪽 부분에 올려 파드마아사나를 취한다(사진 413). 자세를 잘 잡은 후에, 숨을 내쉬며 몸통을 오른쪽으로 돌리고(사진 420), 다리를 낮추어 왼쪽 넓적다리를 오른쪽 팔 상부의 뒷면에 놓는다(사진 421). 이 자세로 중심을 잡고, 몸통이 옆으로 비틀어짐에 따라 호흡이 빨라지지만, 고르게 호흡하면서 균형을 유지한다.

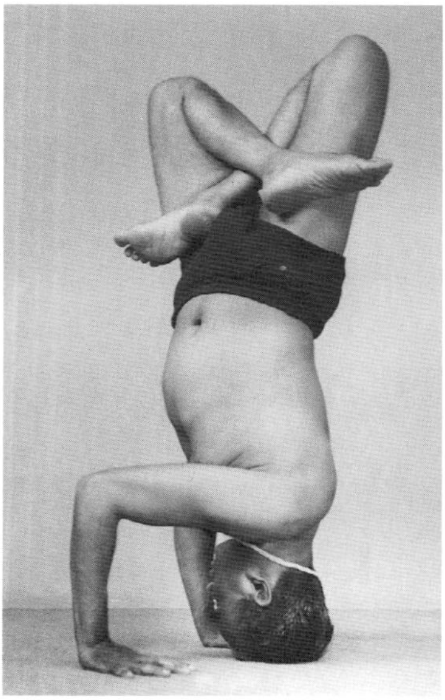

420

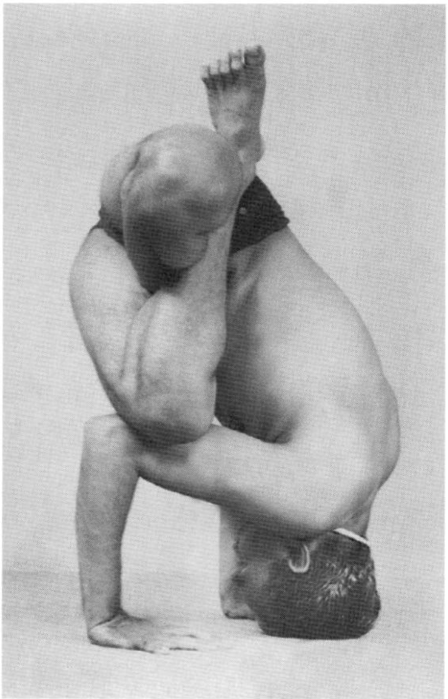

421

3. 이 포즈는 어려운 자세로 가장 힘든 부분은 반대쪽 손 위에 넓적다리를 놓는 것이다. 처음에는 넓적다리를 적절한 위치에 두고 중심을 잡는 것이 어렵고 종종 심한 충격과 함께 마루에 주저앉기도 한다.
4. 숨을 내쉬며, 손으로 마루를 확실히 누르고, 머리를 들어 올리고(사진 422), 몸통도 든다(사진 423). 팔을 뻗어서 펴고 엉덩이를 들어 올린다.

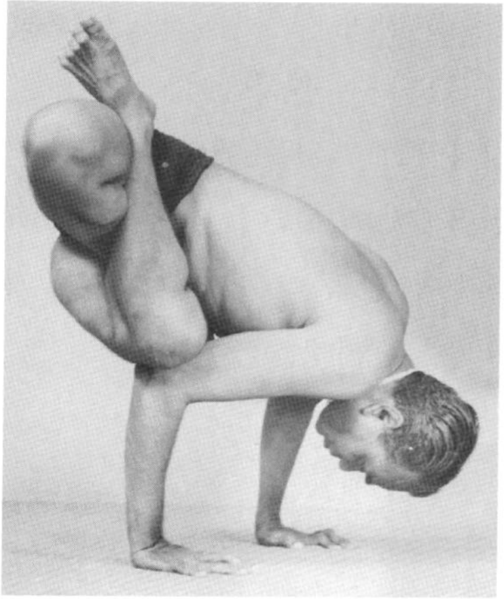

422

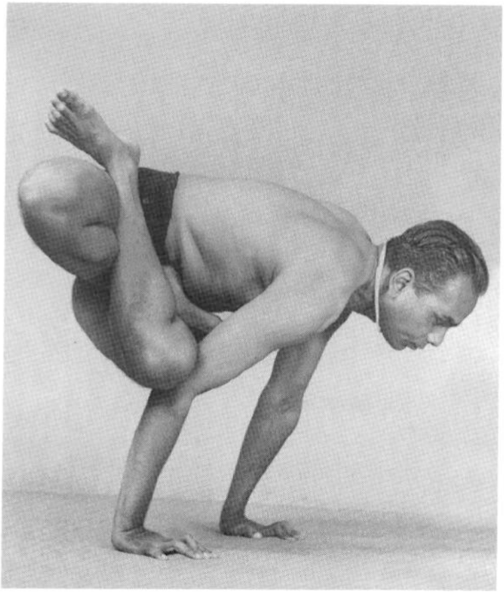

423

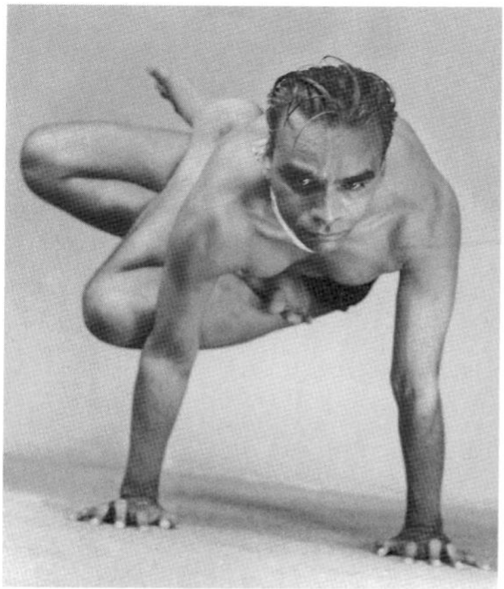

424

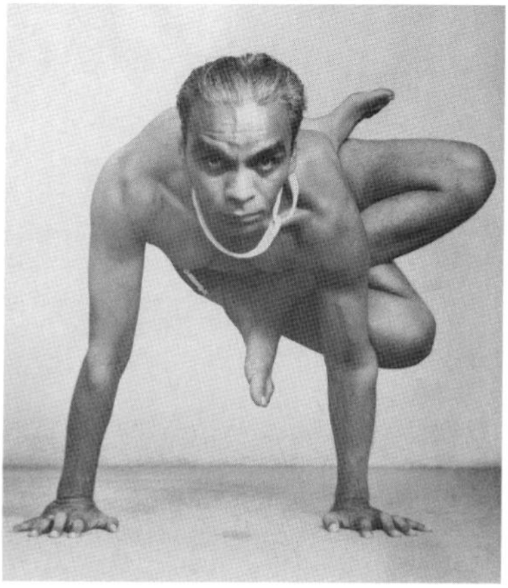

425

목을 앞으로 뻗어서 머리를 가능한 한 높이 든다(사진 424).

5. 이것이 최종 자세이다. 능력껏 몇 초 동안, 손으로 몸의 균형을 유지한다. 다리를 대지 않은 왼쪽 팔에 더 심한 긴장이 올 것이다.
6. 숨을 내쉬며, 팔꿈치를 구부리고, 머리를 마루에 대고, 시르사아사나 II로 다시 돌아간다. 그러고 나서 결가부좌(연꽃 자세)를 푼다.
7. 잠시 동안 시르사아사나로 휴식을 취한다. 다시 결가부좌를 하는데,

이번에는 먼저 왼발을 오른쪽 넓적다리 안쪽 부분에 두고, 오른발을 왼쪽 넓적다리 안쪽 부분에 둔다. 그러고 나서 왼쪽에서 이 자세를 되풀이한다(사진 425). 이때 오른쪽 넓적다리는 왼쪽 팔 상부의 뒷면에 놓여진다. 왼쪽에서 몸의 중심을 잡을 때 파드마아사나(연꽃 자세)의 다리 위치를 바꿔 주는 것은 필수적이다. 만약 바뀌지 않으면, 넓적다리를 반대쪽 팔 상부의 뒷면에 놓기가 매우 어려울 것이다.

8. 양쪽에서 같은 시간 동안 머무른다.
9. 4와 7번에서 설명한 대로 자세를 체득한 후에는 또 다른 시도를 할 수 있다. 6번의 결가부좌를 풀지 않고도, 몸을 왼쪽으로 돌리고, 왼쪽 팔 상부에 오른쪽 넓적다리를 놓고, 머리를 들어 올려 균형을 잡는다(사진 424a).
10. 시르사아사나 II로 돌아간다. 그러고 나서, 몸통을 오른쪽으로 돌림으로써 교차된 다리를 바꾸지 않고도 7번에서 자세를 마친 후, 왼쪽 넓적다리를 오른쪽 팔 상부에 닿도록 하고, 머리를 들어 올려 균형을 잡는다(사진 425a).
11. 모든 경우에서 항상 같은 시간 동안 자세를 취한다. 그러고 나서 시

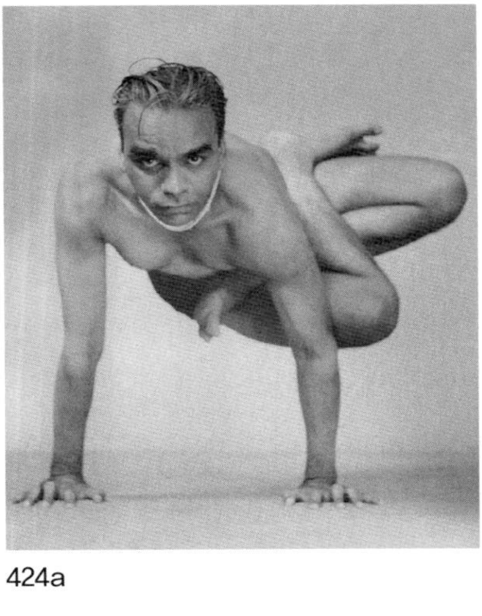

424a

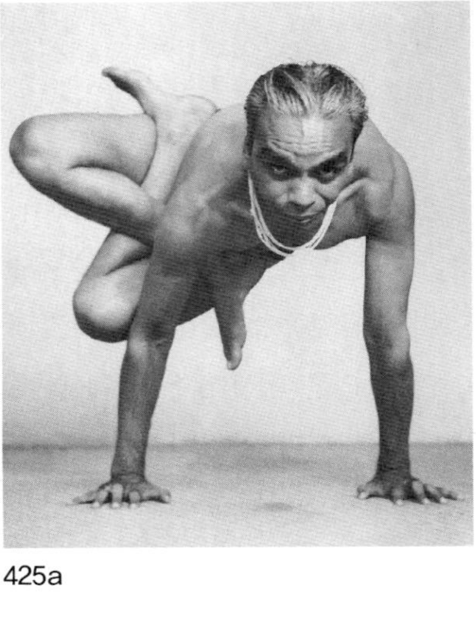

425a

르사아사나 II로 돌아가서 다리를 내리고 긴장을 푼다. 또는 우르드바 다누라아사나(사진 486)를 행하고, 타다아사나(사진 1)로 돌아간다. 비파리타 차크라아사나(사진 488~499)를 완전히 체득한 사람은, 이 자세는 파르스바 쿡쿠타아사나와는 역逆의 자극을 주게 되어 기분을 돋우어 주는 운동이다.

효과

우르드바 쿡쿠타아사나(사진 419)에서 얻는 이점 외에도, 이 자세에서 척추는 옆으로 비틀리게 되고, 좋은 상태가 된다. 가슴, 팔, 복부의 근육과 기관은 더 강해지고 활력이 증대된다.

156. 갈라바아사나 Gālavāsana 16*(사진 427, 428)

갈라바Gālava는 현인으로, 비스바미트라Viśvāmitra의 제자 중 한 사람이다. 이 아사나는 그에게 바쳐진 것이다.

방법

1. 사람바 시르사아사나 II(사진 192)를 행한다.
2. 그러고 나서 파드마아사나를 취한다. 이때 오른발을 왼쪽 넓적다리의 안쪽 부분에, 왼발은 오른쪽 넓적다리의 안쪽 부분에 놓는다(사진 413). 숨을 내쉬며, 몸통을 구부려 넓적다리가 배와 가슴에 닿도록 한다.
3. 숨을 몇 번 쉬고, 몸통을 오른쪽으로 돌리고, 숨을 내쉬면서 가능한 한 겨드랑이 가까이의 오른쪽 팔의 상부 뒷면에 교차된 정강이가 닿도록 다리를 낮춘다(사진 426). 자세를 안정시키고, 깊은 호흡을 몇 번 하여 균형을 잡는다.
4. 숨을 내쉬며, 마루에서 머리를 올려서 몸을 위로 올리고, 횡격막 주위

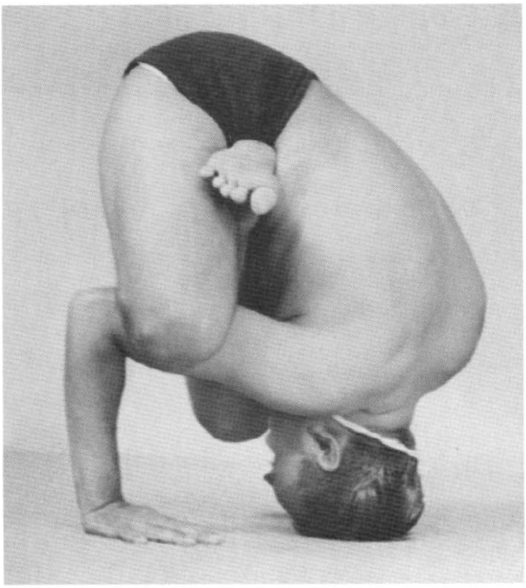

426

의 근육에 힘을 주고, 팔을 쭉 뻗고, 손으로 균형을 잡고(사진 427), 이 자세로 능력껏 몇 초간 머무른다. 이 자세에서 정강이를 대지 않은 팔과 어깨에 더 강한 긴장이 올 것이다.

5. 팔꿈치를 구부리고, 머리를 마루에 놓고, 결가부좌를 풀지 말고 다시 사람바 시르사아사나 II 자세를 취한다.
6. 숨을 내쉬며, 몸통을 구부리고, 다리를 왼쪽 팔 상부의 뒷면에 놓고, 오른쪽과 마찬가지로 균형을 잡는다(사진 428).
7. 팔꿈치를 구부리고, 머리를 마루에 놓고, 사람바 시르사아사나 II 자세로 가서 발의 꼬임을 푼다. 다시 파드마아사나(결가부좌)를 행하고, 이번에는 먼저 왼발을 오른쪽 넓적다리의 안쪽 부분에 놓고, 오른발을 왼쪽 넓적다리 안쪽 부분에 놓고서, 위의 아사나를 되풀이한다.
8. 머리를 마루에 놓고, 다시 사람바 시르사아사나 II를 행한다. 그러고 나서, 다리를 마루에 내려서 긴장을 풀거나 아니면, 우르드바 다누라 아사나(사진 486)를 행하고 타다아사나(사진 1)로 돌아가든지 한다. 비파리타 차크라아사나(사진 488~499)를 완전히 체득한 사람은, 이 자세는 갈라바 아사나와는 역逆의 자극을 주게 되어 효과가 높아진다.

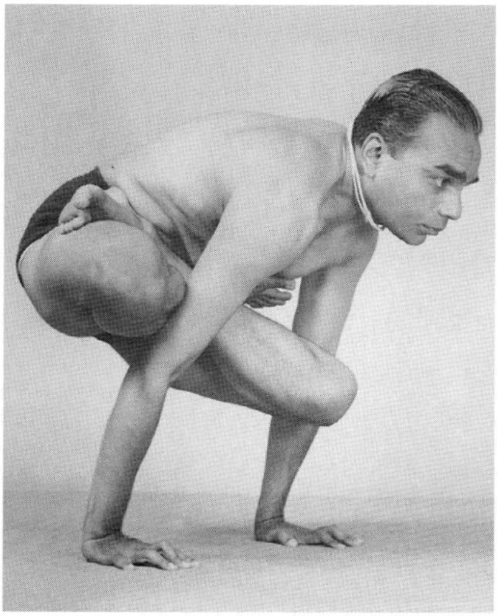

427

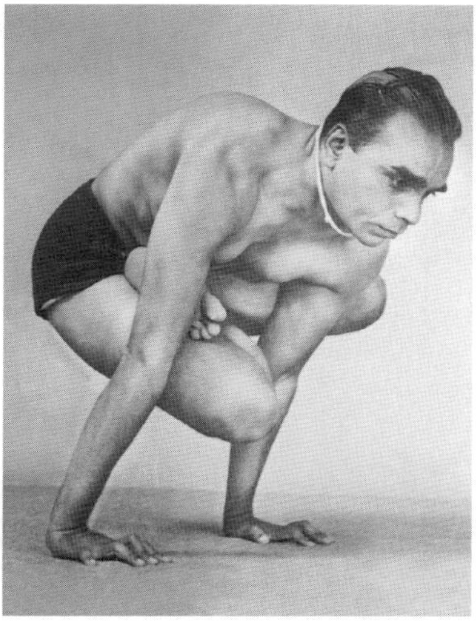

428

효과

이 자세를 계속 수행하면, 손목과 복부 기관이 강해지고, 복부의 측면 근육이 발달된다. 척추는 더 유연해지고 목과 어깨도 강해진다. 이 자세는 시르사아사나(사진 184), 파드마아사나(사진 104)와 파스치모타나아사나(사진 160)의 복합적 효과를 나타낸다.

157. 에카 파다 갈라바아사나 Eka Pāda Gālavāsana 21* (사진 431, 433)

에카Eka는 하나를, 파다Pāda는 다리를 의미한다. 갈라바Gālava는 현인의 이름이다.

방법

1. 사람바 시르사아사나 II(사진 192)를 행한다.

2. 숨을 내쉬며, 오른발을 왼쪽 넓적다리의 안쪽 부근에 놓고 반 파드마아사나를 취한다. 몸통을 구부려 다리가 마루와 수평이 되도록 한다.
3. 그러고 나서 왼쪽 다리의 무릎을 구부린다. 몇 번 깊은 호흡을 한다. 숨을 내쉬며, 오른발을 왼쪽 팔 상부의 뒷면에 댄다. 발을 놓으면서, 발가락이 손가락과 같은 방향으로 가리키도록 발을 돌린다. 오른쪽 팔 상부의 뒷면에 오른쪽 무릎을 놓는다(사진 429).

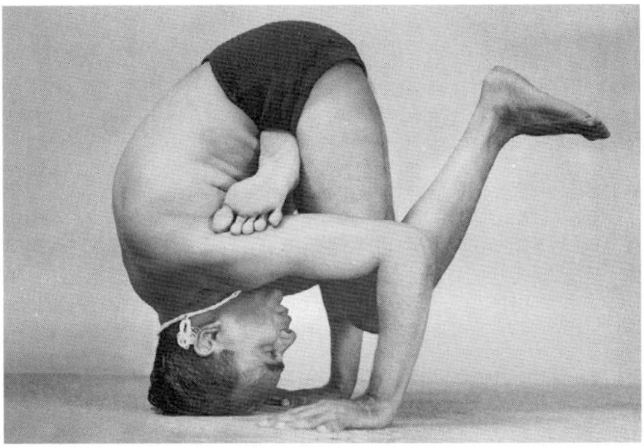

429

4. 오른쪽 다리의 위치를 확실히 하고 몇 번 깊은 호흡을 한다. 왼쪽 다리를 곧게 뻗어서 마루와 수평을 이루도록 한다(사진 430).
5. 숨을 내쉬며, 마루에서 머리를 떼고 몸통을 든다. 왼쪽 다리는 곧은 상태이고 마루와 수평이다. 팔꿈치는 구부려지고, 양팔의 상부는 마루와 평행이고, 손목에서 팔꿈치까지의 팔뚝은 마루와 수직이다(사진 431).
6. 목을 쭉 펴서 머리를 가능한 한 높게 한다. 이 자세로 몇 초 동안 있는다. 횡격막이 눌려지므로, 호흡이 빨라지고 힘들어진다.
7. 왼쪽 다리의 무릎을 구부리고, 머리를 마루 위에 대고 다시 사람바 시르사아사나 II 자세를 취한다.
8. 몇 번 깊은 호흡을 하고, 이 아사나를 되풀이한다. 이번에는 왼쪽 다리를 반 파드마아사나를 취하는데, 이때 왼발은 오른쪽 팔 상부의 뒷면

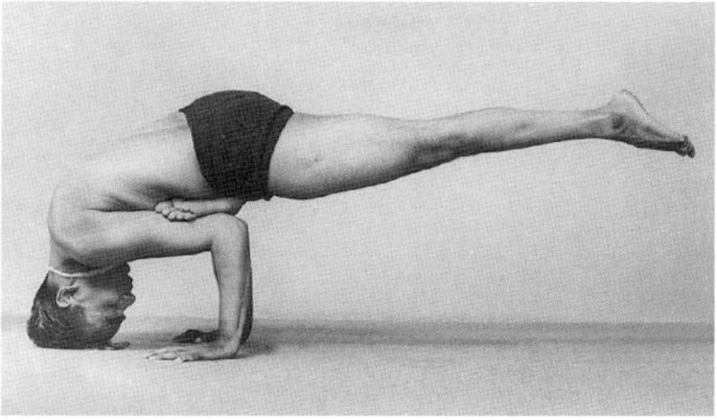

430

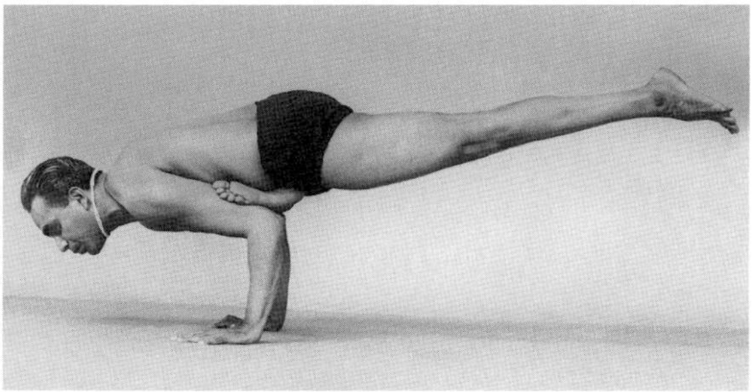

431

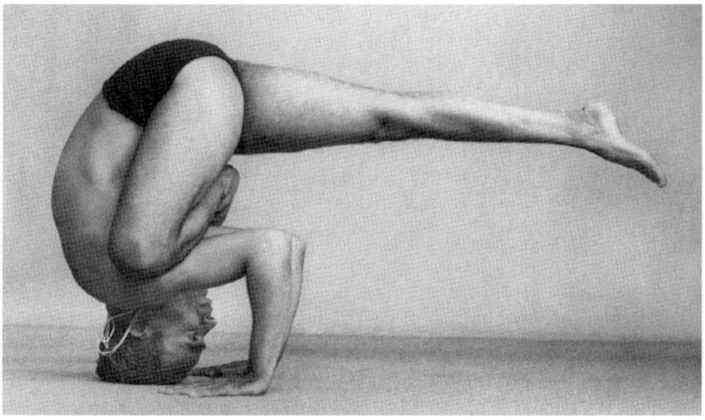

432

에, 왼쪽 무릎은 왼쪽 팔 상부의 뒷부분에 놓고, 머리를 마루에서 올린다(사진 432, 433). 양쪽에서 같은 시간 동안 머무른다. 시르사아사나로 다시 돌아온다.

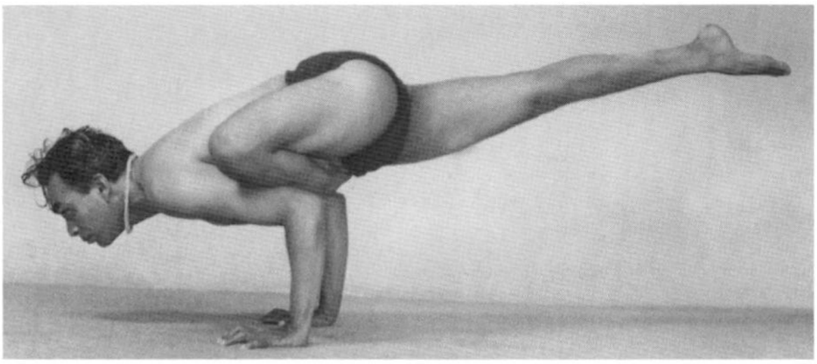

433

9. 다리를 마루에 내리거나 우르드바 다누라아사나(사진 486)를 행한 뒤, 타다아사나(사진 1)로 돌아오는 것으로 이 자세를 마무리할 수 있다. 비파리타 차크라아사나(사진 488~499)를 완전히 체득한 사람은, 이 자세는 에카 파다 갈라바아사나와는 역逆의 자극을 주게 되어 기분이 상쾌해진다.

효과

이 자세는 손목을 강화한다. 복부 기관은 복부를 누르는 발의 압력에 의해 마사지 된다.

158. 드위 파다 코운딘야아사나 Dwi Pāda Kouṇḍinyāsana 22*(사진 438)

드위 파다Dwi Pāda(Dwi=두 개, Pāda=다리나 발)는 두 발을 의미한다. 코운딘야Kouṇḍinya는 바시스타Vasiṣṭha족의 현인으로 코운딘야파Kouṇḍinya Gotra의 창시자이다. 이 아사나는 그에게 바쳐진 것이다.

방법

1. 사람바 시르사아사나 II(사진 192)를 행한다.

2. 숨을 내쉬며, 다리가 마루에 수평을 이룰 때까지 곧게 뻗어서 내린다(사진 434). 여기에서 잠시 멈추고 몇 번 숨을 쉰다.

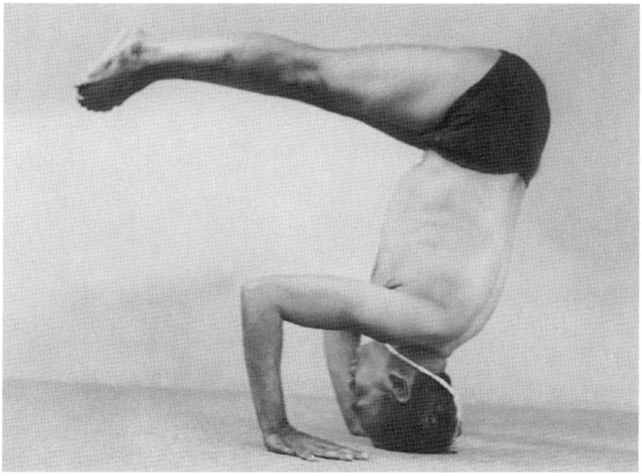

434

3. 숨을 내쉬며, 몸통을 오른쪽으로 약간 틀고 두 다리를 오른쪽으로 돌린다(사진 435). 두 다리를 오른쪽 팔 너머로 같이 내려서 왼쪽 무릎 위의 넓적다리 바깥 부분이 가능한 한 오른쪽 겨드랑이 근처의 오른쪽 팔 상부의 뒷면에 닿게 한다(사진 436).
4. 균형을 잡고, 몇 번 호흡을 한다. 그러고 나서 숨을 내쉬며 양손으로 마루를 단단히 누르고, 마루에서 머리를 들어 올린다(사진 437). 그러고 나서, 몸통을 들어 올리고, 목을 쭉 뻗는다(사진 438). 이것이 최종 자세로, 다리가 공중에서 거의 마루와 수평을 이루고 있을 것이다. 몸통이 수평으로 틀리기 때문에, 호흡이 빨라질 것이다. 가능한 한 오래도록 약 10~20초간은 균형을 잡는다. 다리를 대지 않은 왼쪽 팔과 왼쪽 어깨에 강한 긴장이 올 것이다.
5. 무릎을 구부리고, 머리를 마루에 대고 다시 사람바 시르사아사나 II로 돌아간다. 여기에서 잠시 쉬고, 위에서 설명한 대로 왼쪽에서 이 아사나를 되풀이한다. 왼쪽을 오른쪽으로, 오른쪽은 왼쪽으로 읽으면 된다.

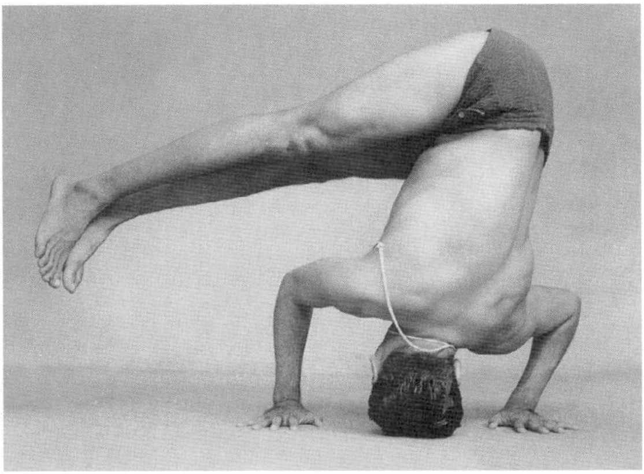

435

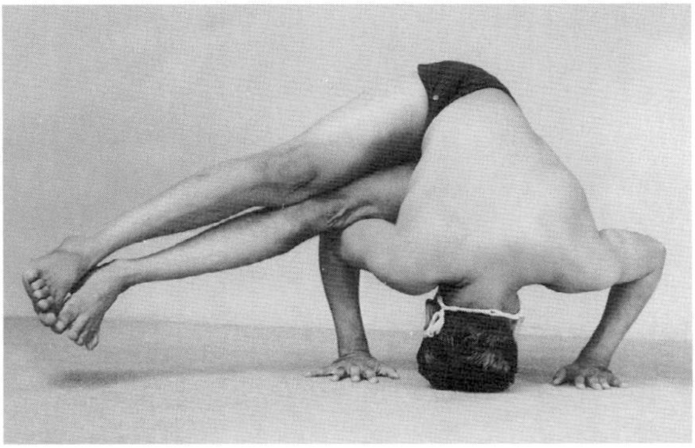

436

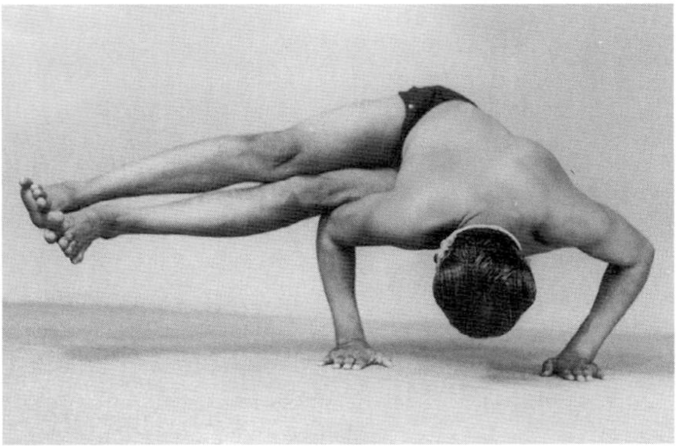

437

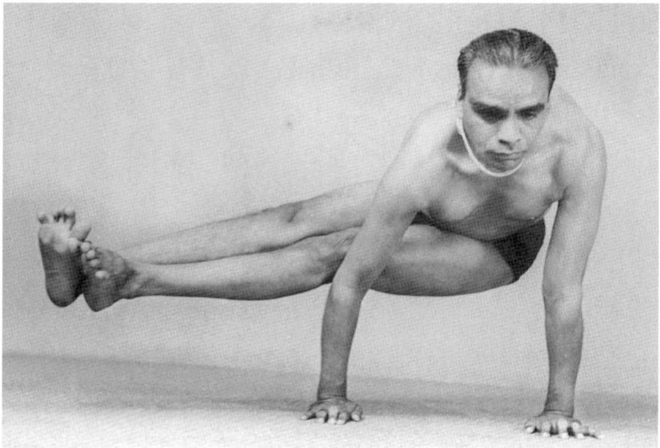

438

여기에서 오른쪽 넓적다리는 왼쪽 팔 상부의 뒷면에 놓일 것이다. 양쪽에서 같은 시간 동안 있는다. 다시 시르사아사나로 돌아간다.

6. 이 자세를 마무리하기 위해서, 다리를 아래로 내려 긴장을 풀든지, 아니면 우르드바 다누라아사나(사진 486)를 행하고 타다아사나(사진 1)로 돌아가든지 한다. 비파리타 차크라아사나(사진 488~499)를 완전히 체득한 사람은, 이 자세는 드위 파다 코운딘야아사나와는 역逆의 자극을 주게 되어 활기를 돋우는 운동이다.

효과

이 자세는 복부 기관을 좋은 상태가 되게 한다. 결장은 알맞은 운동을 하게 되므로 독소가 제거된다. 다리를 곧게 뻗어서 균형을 잡는 연습이 필요하다. 척추는 옆으로 틀려지기 때문에 더 탄력성이 생기고 목과 팔은 더 강하게 된다.

159. 에카 파다 코운딘야아사나 I

Eka Pāda Kouṇḍinyāsana I 23*(사진 441)

에카Eka는 하나를, 파다Pāda는 다리나 발을 의미한다. 코운딘야Kouṇḍinya는 현인의 이름이다.

방법

1. 사람바 시르사아사나 II(사진 192)를 행한다.
2. 숨을 내쉬며, 다리가 마루와 평행을 이룰 때까지 똑바로 내린다(사진 434). 여기에서 잠시 멈추고, 몇 번 숨을 쉰다.
3. 숨을 내쉬며, 다리를 구부리고, 왼쪽 다리를 오른쪽 옆으로 돌린다. 왼쪽 다리를 오른쪽 팔 상부의 뒷면 위에 둠으로, 무릎 위 왼쪽 넓적다리의 바깥 부분이 가능한 한 겨드랑이 가까이 닿도록 한다(사진 439). 호흡을 몇 번 하고, 균형을 잡는다.

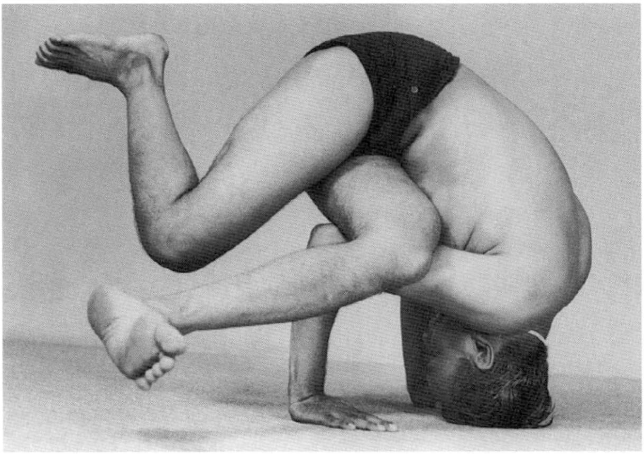

439

4. 왼쪽 다리를 곧게 옆으로 펴고 오른쪽 다리는 뒤로 똑바로 편다(사진 440). 숨을 두 번 쉰다.

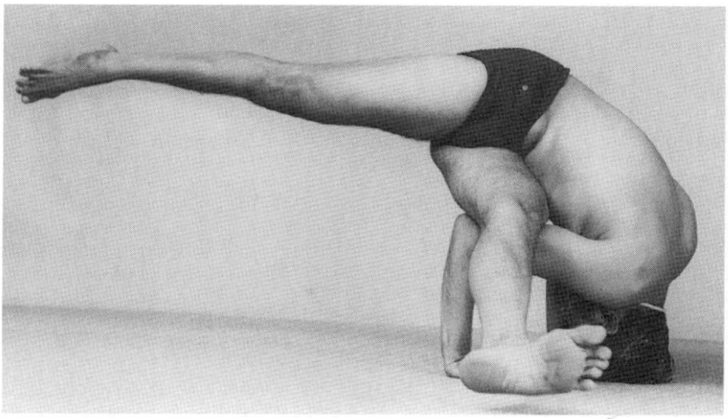

440

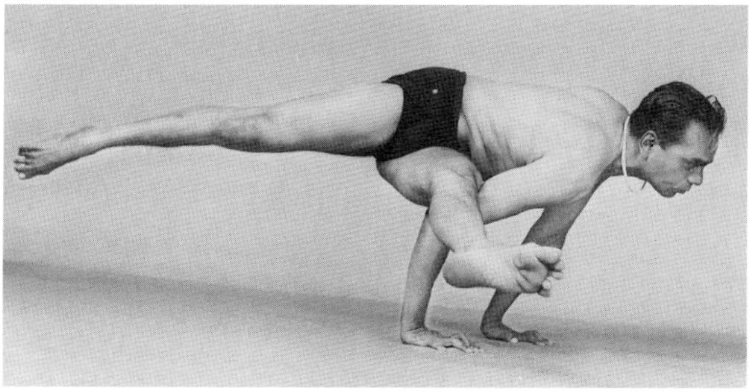

441

5. 숨을 내쉬며, 머리를 마루 위로 올리고, 팔을 뻗어서 손으로 균형을 잡는다. 두 다리를 곧게 펴고 무릎에 힘을 준다(사진 441). 이것이 최종 자세이다. 정상 호흡을 하면서 30초까지 최대한 이 자세로 있는다.
6. 양 무릎을 구부리고, 숨을 내쉬며 마루에 머리를 대고, 다시 시르사아사나로 돌아간다. 정상 호흡으로 얼마 동안 머무른다.
7. 위의 방법과 같이 같은 시간 동안 다른 쪽에서도 이 아사나를 되풀이한다. 이때, 오른쪽과 왼쪽을 서로 바꿔서 읽는다. 여기에서 오른쪽 넓적다리는 왼쪽 팔 상부의 뒷부분에 두고, 왼쪽 다리는 곧게 뒤로 뻗칠 것이다. 그러고 나서, 다시 6번에서 설명한 것과 같이 시르사아사나로 돌아간다.
8. 이 자세를 마무리하기 위해서는, 다리를 마루로 내리고 긴장을 풀거나,

아니면 우르드바 다누라아사나(사진 486)를 하고 타다아사나(사진 1)로 돌아가든지 한다. 비파리타 차크라아사나(사진 488~499)를 완전히 체득한 사람은, 이 자세는 에카 파다 코운딘야아사나와는 역逆의 자극을 주게 되어 기분을 돋우어 주는 운동이다.

효과

이 자세에서 다리가 복부를 압박하므로 복부 기관을 마사지한다. 척추의 비틀림은 척추에 활기를 주고 강화된다. 팔과 목은 강하게 된다.

160. 에카 파다 코운딘야아사나 II

Eka Pāda Kouṇḍinyāsana II **24*(사진 442, 443)**

방법

1. 오른쪽 팔 상부의 뒷면에 오른쪽 다리를 놓는 비스바미트라아사나(사진 403)를 행한다.
2. 숨을 내쉬며, 마루 위에 왼쪽 손바닥을 놓는다. 머리와 몸통을 마루 쪽으로 움직인다. 양 팔꿈치를 구부리고, 몸을 마루와 평행을 이루게 하고, 두 다리를 곧게 뻗고, 발가락을 마루에서 뗀 상태로 유지한다. 가능한 한 오래 손으로 몸의 균형을 잡는다. 왼쪽 다리는 뒤로 곧게 뻗고, 오른쪽 다리는 오른쪽으로 뻗는다. 오른쪽 넓적다리의 안쪽은 오른쪽 팔 상부의 뒷면에 닿을 것이다(사진 442, 443).
3. 이 자세는 매우 힘이 들고 완전히 체득하기까지는 꾸준한 노력이 필요하다. 호흡은 빠르고 힘이 든다. 목을 곧게 펴고 머리를 든다.
4. 왼쪽 다리를 마루로 내리고, 오른쪽 팔에서 오른쪽 다리를 내려서, 얼마 동안 긴장을 푼다.
5. 반대쪽에서도 이 자세를 되풀이하고, 이번에는 왼쪽 다리를 왼쪽 팔

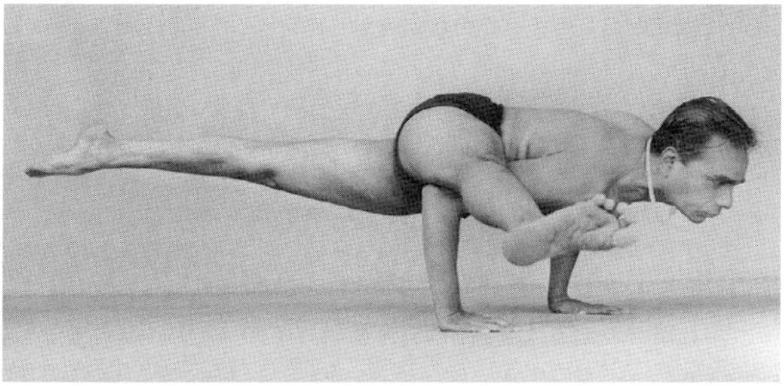

442

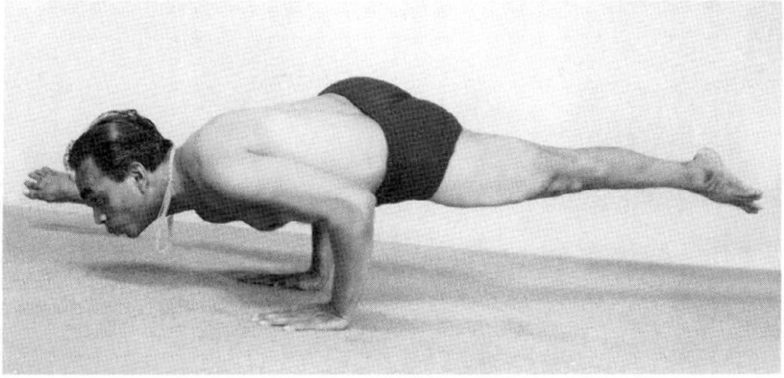

443

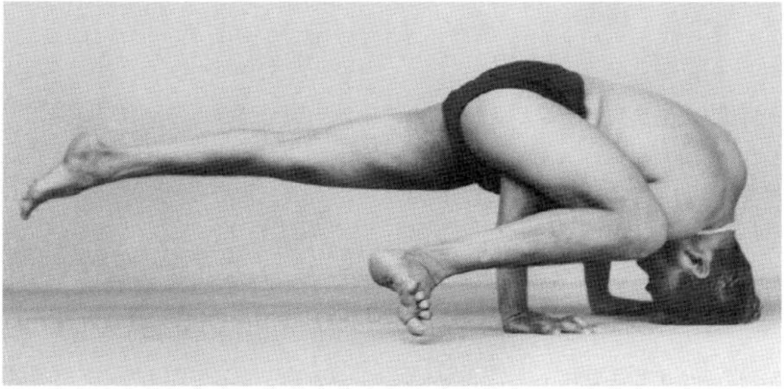

444

상부의 뒷면에 대고 오른쪽 다리를 뒤로 곧게 뻗는다. 양쪽 다 같은 시간 동안 이 자세를 행한다.

6. 수준 높은 학생은 에카 파다 코운딘야아사나 I(사진 441)의 방법을 따르면서, 사람바 시르사아사나 II(사진 192)에서 이 자세를 취할 수 있다. 그러나 사진 444에서처럼 한쪽 다리를 같은 쪽 팔의 상부 뒷면에 놓

고 머리를 마루에서 들어 올리고, 두 다리를 곧게 하고 마루와 평행을 유지해야 한다.

7. 반대쪽에서도 이 자세를 되풀이하고, 시르사아사나 II(사진 192)로 돌아가서, 우르드바 다누라아사나(사진 486)를 행하고 타다아사나(사진 1)로 돌아가거나 비파리타 차크라아사나(사진 488~499)를 행한다.

효과

이 자세는 팔과 복부 기관, 넓적다리 근육을 강하게 해 준다.

161. 에카 파다 바카아사나 I Eka Pāda Bakāsana I 26* (사진 446, 447)

에카Eka는 하나, 파다Pāda는 다리나 발, 바카Baka는 두루미를 의미한다.

방법

1. 사람바 시르사아사나 II(사진 192)를 행한다.
2. 숨을 내쉬며, 두 다리를 마루와 평행을 이룰 때까지 내린다(사진 434). 오른쪽 무릎을 구부리고 오른쪽 정강이를 가능한 한 겨드랑이에 가깝게 오른쪽 팔의 상부 뒷면에 놓는다. 왼쪽 다리를 공중에서 마루와 평행이 되도록 한다(사진 445). 이 자세를 확실히 하고 고른 호흡을 하면서 균형을 잡는다.
3. 숨을 내쉬며, 몸통을 위로 올리고, 머리를 마루에서 들어 목을 앞으로 뻗는다. 몸을 마루와 평행으로 하고, 몸의 어떤 부위도 왼쪽 팔꿈치 위에 놓아선 안 된다(사진 446, 447).
4. 척추와 쭉 뻗은 왼쪽 다리를 완전히 신장시키고 10~20초간 이 자세로 있는다. 정상 호흡을 한다. 이것은 균형 잡기가 아주 어려운 자세이다.

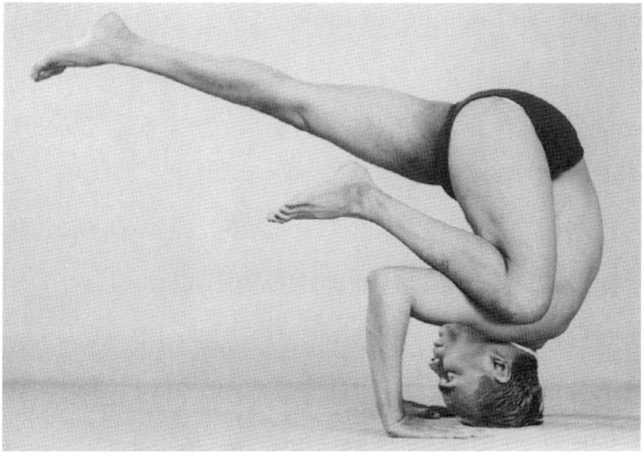

445

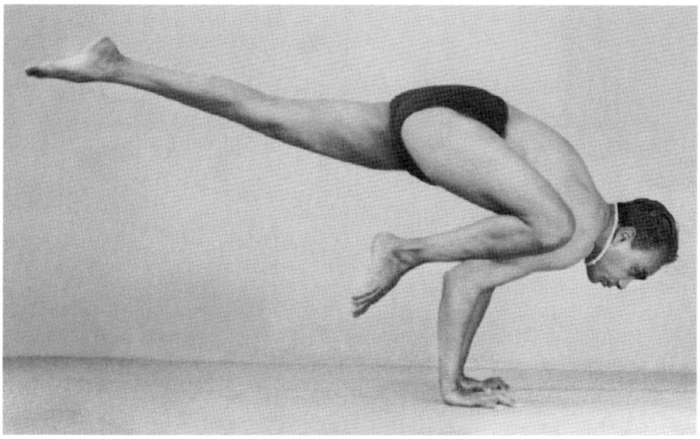

446

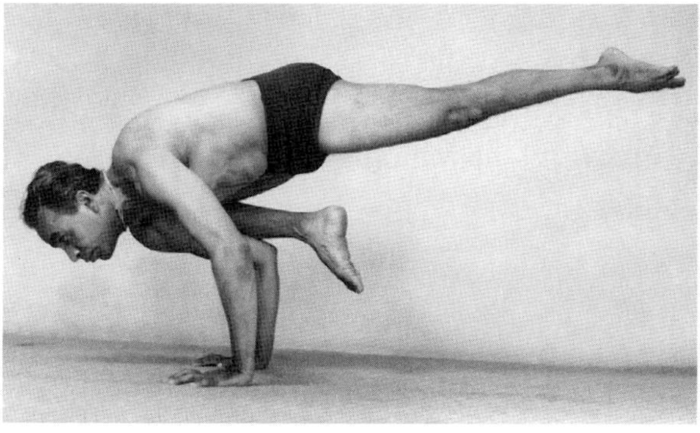

447

5. 왼쪽 다리를 구부리고, 마루에 머리를 댄다. 숨을 내쉬며, 사람바 시르사아사나 II로 돌아간다.
6. 왼쪽에도 같은 시간 동안 이 아사나를 되풀이하고, 오른쪽 다리를 공중에서 마루와 평행을 이루도록 곧게 뻗는다.
7. 사람바 시르사아사나 II로 돌아가서, 다리를 마루에 내리고, 긴장을 푼다. 수준 높은 학생은 우르드바 다누라아사나(사진 486)를 행하고 타다 아사나(사진 1)로 선 자세를 취할 수 있다. 비파리타 차크라아사나(사진 488~499)를 완전히 체득한 사람은, 이 자세는 에카 파다 바카아사나와는 역逆의 자극을 주게 되어 기분을 돋우어 주는 운동이다.

효과

이 자세에서, 내부 기관 또는 복부는 한쪽에서는 수축되고 반대쪽은 신장된다. 이 자세로 균형을 잡는 것은 팔보다 복부 근육과 내부 기관이 더 단련된다.

162. 에카 파다 바카아사나 II Eka Pāda Bakāsana II 25*
(사진 451, 452)

방법

1. 사람바 시르사아사나 II(사진 192)를 행한다.
2. 숨을 내쉬며, 다리가 마루와 평행이 될 때까지 아래로 내린다(사진 434). 왼쪽 무릎을 구부리고, 왼쪽 정강이를 바카아사나(사진 410)에서처럼 가능한 한 겨드랑이에 가깝게 왼쪽 팔 상부의 뒷면에 놓는다. 오른쪽 다리가 오른쪽 팔 너머까지 이르도록 오른쪽으로 이동시켜 넓적다리 안쪽이 오른쪽 팔 상부의 뒷면에 닿도록 한다(사진 448).
3. 숨을 내쉬며, 몸통을 들어 올리고, 머리를 마루에서 떼고, 목을 앞으

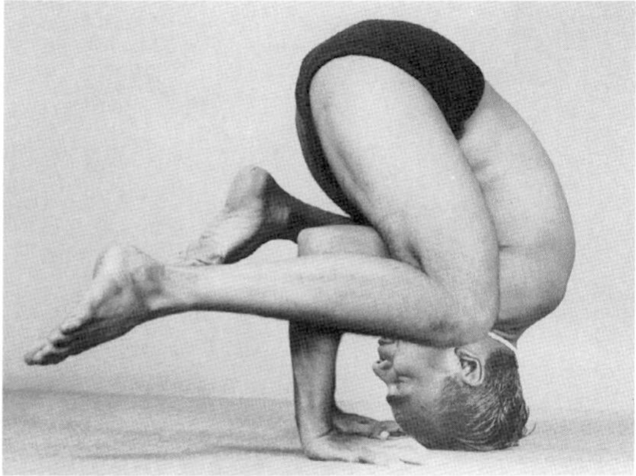

448

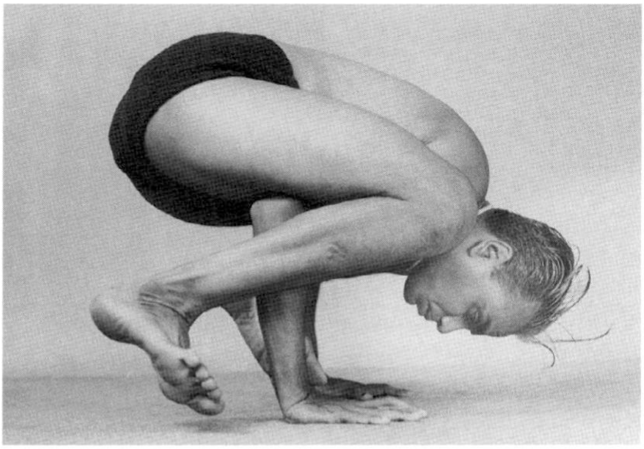

449

로 쭉 뻗는다(사진 449, 450). 오른쪽 다리를 앞으로 가져와서 마루에 닿지 않은 채 똑바로 뻗는다. 팔을 곧게 펴고 균형을 잡는다(사진 451).

4. 척추와 오른쪽 다리를 완전히 신장시킨 상태에서, 10~20초간 이 자세로 있는다. 정상 호흡을 하도록 노력한다.
5. 오른쪽 무릎을 구부리고, 머리를 마루 위에 놓고, 사람바 시르사아사나 II(사진 192)로 돌아간다.
6. 같은 시간 동안 다른 쪽에서 이 아사나를 되풀이한다. 왼쪽 다리는 정면으로 뻗친 상태이고, 구부린 오른쪽 다리는 오른쪽 팔 상부의 뒷면

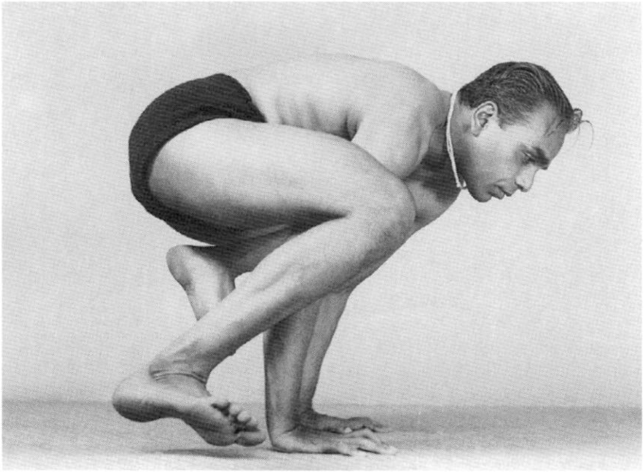

450

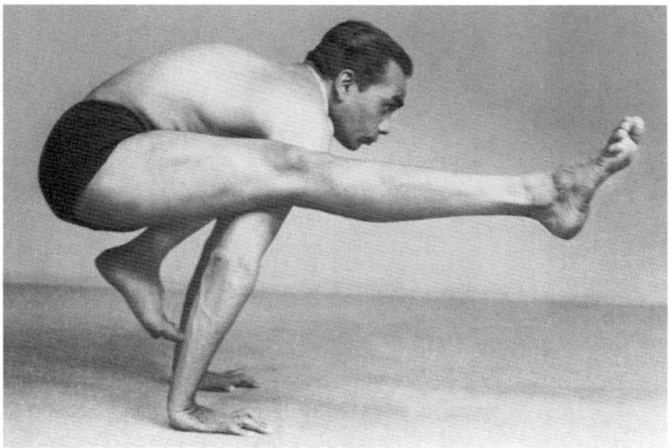

451

에 댄다(사진 452).

7. 이 자세를 마무리하는 데는 두 가지 방법이 있다. 첫 번째는 앞으로 쭉 뻗친 다리를 구부리고, 그러고 나서 시르사아사나로 돌아가서 다리를 낮출 수 있다. 일단 이 방법을 완전히 체득하면 다른 방법을 시도할 수 있다. 여기에서는 앞으로 똑바로 뻗은 다리를 그대로 유지한 채 팔꿈치를 구부리고, 구부린 다리를 뒤로 뻗어 곧게 편 상태에서 마루에 닿지 않고 평행을 이룬다. 몸 전체와 머리를 마루에서 뗀다. 이제 에카 파다 코운딘야아사나 II(사진 442, 443) 자세가 될 것이다. 그러고 나서 숨을

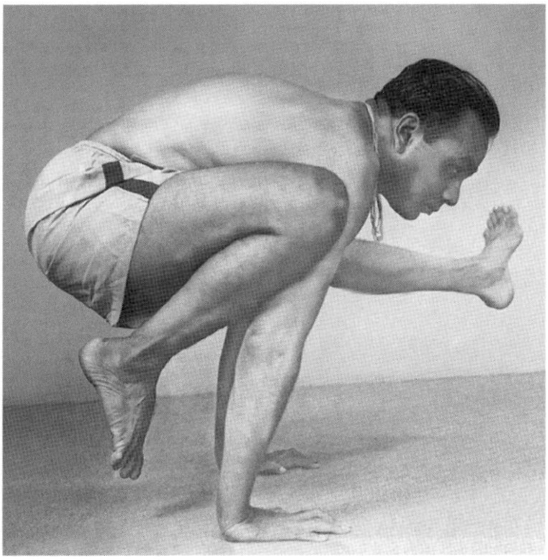

452

내쉬며, 마루에 머리를 놓고, 두 다리를 구부려 시르사아사나 II로 돌아간다. 그러고 나서 우르드바 다누라아사나(사진 486)를 하고, 뒤이어서 비파리타 차크라아사나(사진 488~499)를 행한다.

효과

손, 가슴, 등과 더불어 복부 기관과 근육이 강해진다. 여기에서, 우리의 몸은 중량을 들어 올리는 기구처럼 쓰이고 그러한 자세에서 방향을 달리해 줌으로 인해 신체의 각 부분이 힘을 받게 되고 또 강해진다.

163. 요가단다아사나 Yogadaṇḍāsana 19*(사진 456)

요가단다Yogadaṇḍa는 요기의 지팡이를 의미한다. 이 자세에서, 요기는 다리 하나를 겨드랑이 밑에 목발처럼 이용해서 앉기에 이 이름이 붙여졌다.

방법

1. 다리를 정면으로 쭉 뻗고 앉는다(사진 77).
2. 오른쪽 다리의 무릎을 구부리고, 오른발을 오른쪽 엉덩이 옆에 놓는다. 오른쪽 다리는 이제 비라아사나(사진 86) 자세가 된다.
3. 왼쪽 다리를 왼쪽으로 벌려서 양 넓적다리 사이의 간격을 넓히고, 왼쪽 무릎을 구부려 왼발을 오른쪽 무릎 가까이에 놓는다(사진 453).

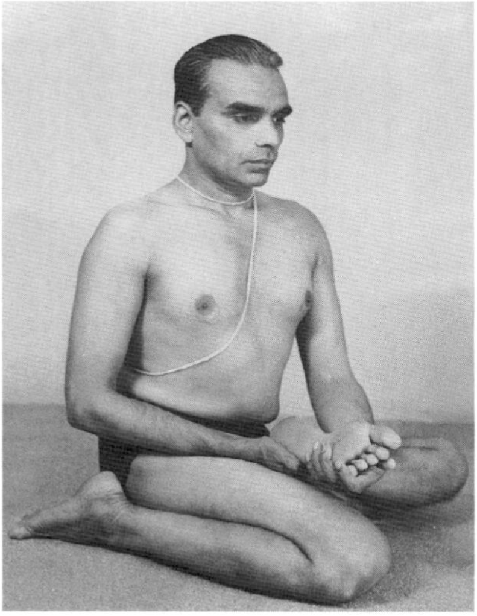

453

4. 오른손으로 왼발을 잡는다. 숨을 내쉬며 몸통을 오른쪽으로 돌리고, 왼쪽 무릎은 마루에 둔 채 왼발을 가슴 쪽으로 당긴다. 몇 번 호흡을 하고, 숨을 내쉬며 왼발을 왼쪽 겨드랑이 아래로 끌어당긴다. 왼발이 목발처럼 발바닥이 겨드랑이에 닿은 채 왼쪽 겨드랑이에 의지하게 된다(사진 454).
5. 몇 번 호흡을 하고 숨을 내쉬며, 왼쪽 팔을 어깨에서부터 움직여 왼발을 감싸 등 뒤로 돌린다(사진 455). 오른쪽 팔을 어깨에서부터 등 뒤로 돌려서 왼쪽 팔뚝을 잡는다. 그리고 머리를 왼쪽으로 돌리고, 턱을 올

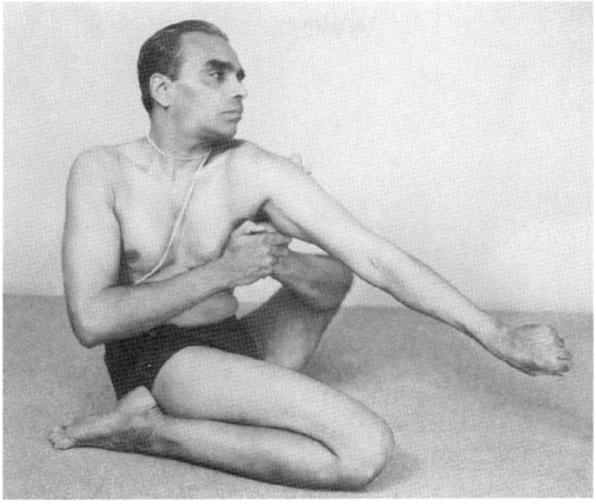

454

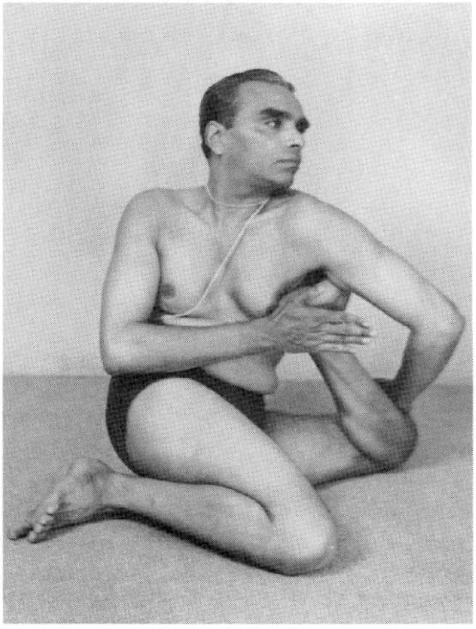

455

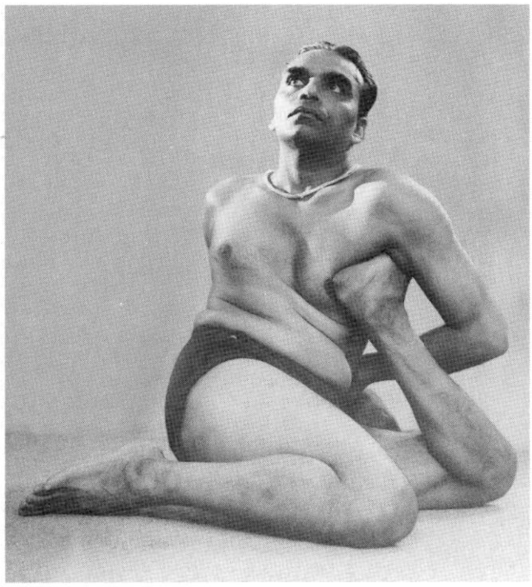

456

려서 위쪽을 응시한다(사진 456).

6. 깊은 호흡을 하면서 약 30초간 이 자세를 취한다.
7. 손을 풀고, 다리를 곧게 펴고 긴장을 푼다.
8. 같은 시간 동안 다른 한쪽에서도 이 자세를 되풀이한다. 이제, 왼쪽 다리를 굽혀서 왼발을 왼쪽 엉덩이 옆에 두고 오른발은 목발처럼 오른쪽 겨드랑이 밑에 두고 왼손으로 등 뒤에서 오른쪽 팔뚝을 잡는다.

9. 이 아사나가 편안해지려면 시간과 수행이 필요하지만, 일단 되면 편안하다.

효과

이 자세로, 척추는 쉬게 되고 몸은 편안해진다. 또한 무릎과 발목의 동작 시 탄력성을 더해 준다.

164. 숩타 베카아사나 Supta Bhekāsana 21*(사진 458)

숩타Supta는 누운, 베카Bheka는 개구리를 뜻한다. 이 자세는 베카아사나(사진 100)의 역동작이다.

방법

1. 비라아사나로 앉는다(사진 86).
2. 손바닥을 위로 향하게 하고 손을 각각의 발밑에 넣는다. 발을 마루에서 들어 올리고 몸을 뒤로 기울인다. 몇 번 숨을 쉰다.
3. 숨을 내쉬며, 마루에서 엉덩이를 들고(사진 457), 넓적다리를 위로 끌어

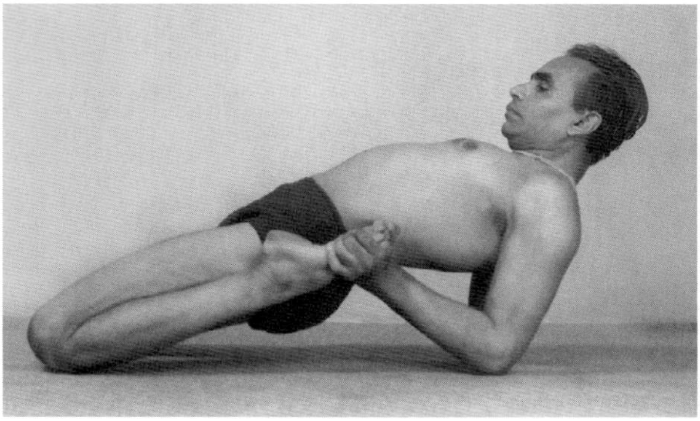

457

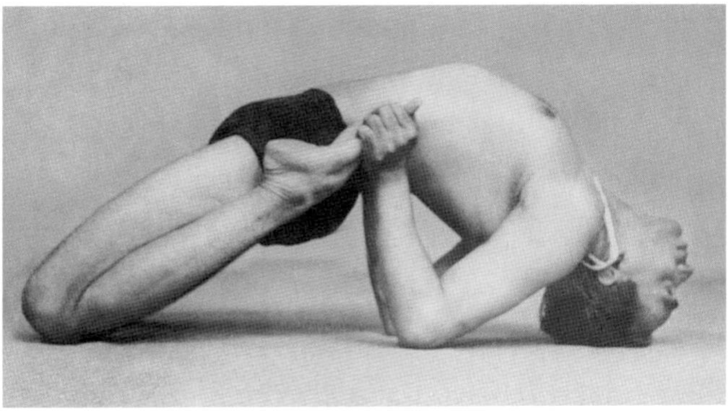

458

올려 몸통을 아치형으로 만든다. 이때, 마루 위에 정수리를 댄다(사진 458).

4. 이때 몸의 하중은 정수리, 팔꿈치, 무릎에 놓이게 된다. 팔뚝은 마루와 수직되게 하고, 손은 새끼발가락 가까이의 발의 바깥 부분을 잡는다. 발가락을 엉덩이 관절 높이까지 올리도록 한다.
5. 정상 호흡을 하면서, 20~30초간 이 자세로 있는다.
6. 머리를 마루에서 들고 양손은 발에서 떼어 숩타 비라아사나(사진 96)가 되도록 다리를 내린다.
7. 비라아사나로 바로 앉은 뒤, 다리를 곧바로 펴고 긴장을 푼다.

효과

이 아사나는 척추를 좋은 상태가 되게 한다. 무릎, 발목, 엉덩이, 목 주위의 혈행을 촉진시켜 주고, 등의 통증이 없어진다. 또한 무릎 관절의 내부 장애를 해소시켜 준다. 손으로 발을 누름으로써 발바닥의 장심을 강하게 해 주고 평발을 고쳐 준다. 이 자세의 꾸준한 수행은 다리 근육의 쇠퇴와 결함을 치료해 준다. 폐는 한껏 넓혀지고, 복부 기관의 기능을 촉진시켜 준다.

165. 물라반다아사나 Mūlabandhāsana 32*(사진 462, 463)

물라Mūla는 뿌리, 근원, 시초 또는 기초를, 반다Bandha는 족쇄, 구속, 자세를 뜻한다.

방법

1. 받다코나아사나로 앉는다(사진 101).
2. 손을 넓적다리와 종아리 사이에 넣고, 각각의 손으로 발을 잡는다.
3. 발바닥과 발뒤꿈치를 붙인다. 발뒤꿈치를 위로 치키고, 발가락을 마루에 닿게 하고, 발을 회음 근처까지 당긴다(사진 459).

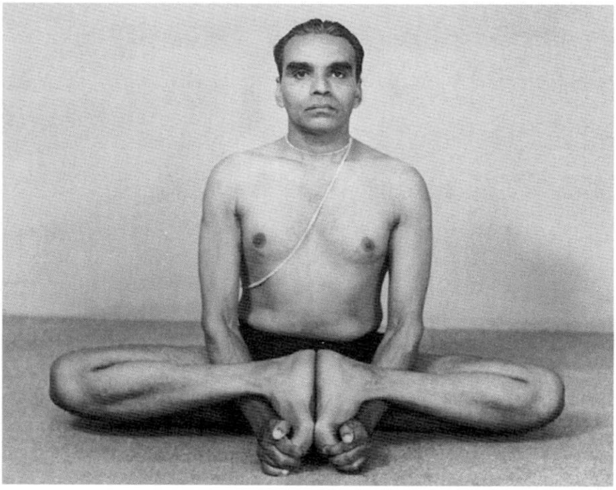
459

4. 이 자세를 유지하고 손을 뒤로 보내 손바닥을 엉덩이 뒤에 둔다(사진 460).
5. 손에 힘을 주면서 몸통을 약간 들어 올리며 엉덩이를 앞으로 내민다(사진 461). 동시에 몸은 움직이지 않고 발과 무릎을 돌려서 발뒤꿈치를 앞쪽으로 내민다(사진 462, 463).

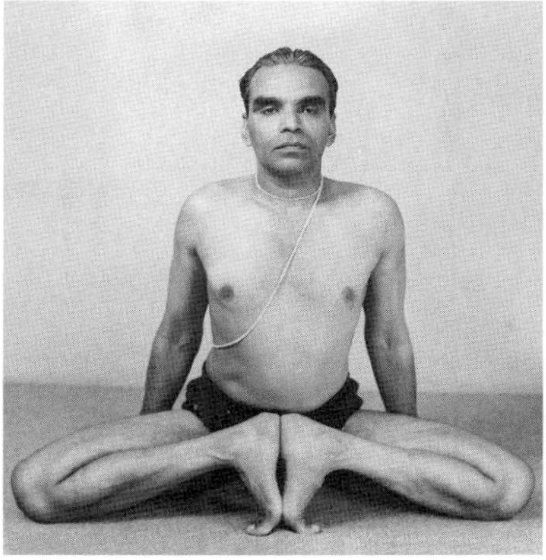

460

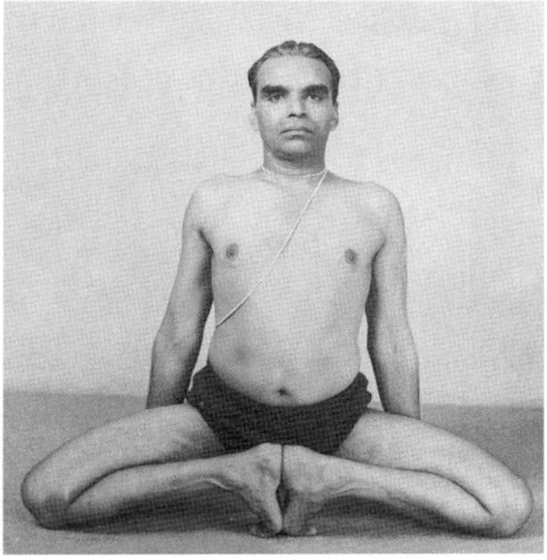

461

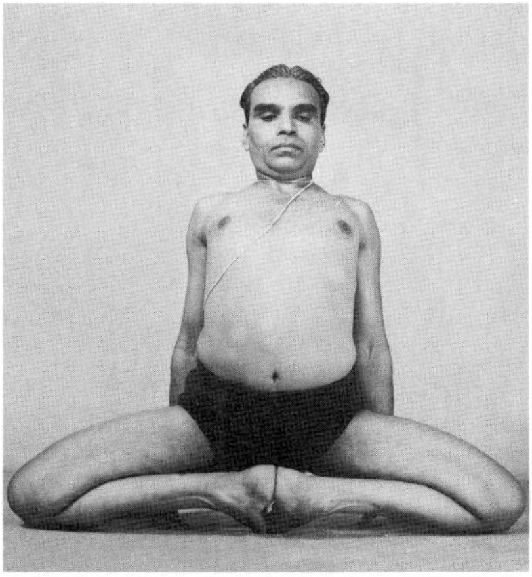

462

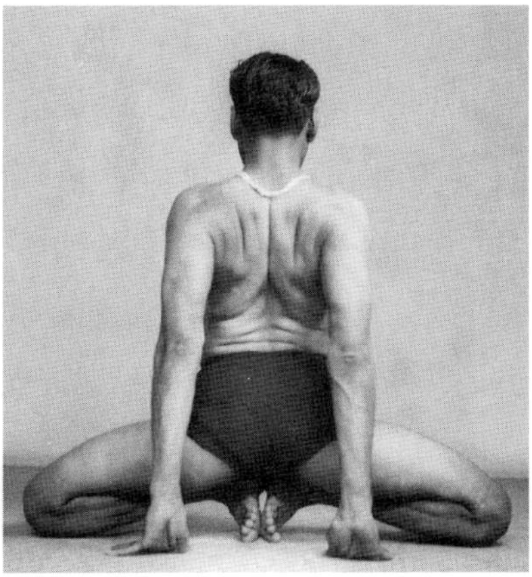

463

6. 몸을 발가락과 무릎으로 의지하고 깊은 호흡을 하면서 이 자세를 30~60초간 유지한다.
7. 이 자세를 풀 때는, 손을 앞으로 가져와서 체중을 손에다 싣는다. 몸통을 들고, 발뒤꿈치를 돌리고, 그러고 나서 다리를 곧게 편다. 이 자세를 푸는 동안 다리에 체중을 싣지 마라.

효과

이 아사나는 물라다라 차크라Mūlādhāra Chakra, 전립선, 생식선을 단련시켜 준다. 또한 지나친 성욕을 제어하는 데 상당한 효과가 있고 정력을 축적시켜 주므로 마음을 조절하고 가라앉혀 준다.

"마음은 인드리야스(Indriyas, 감각기관)의 지배자이고, 프라나Prāṇa는 마음의 지배자이고, 라야Laya 또는 전념(몰두)은 프라나의 지배자이다. 그리고 라야는 나다(Nāda, 내면의 소리)에 달려 있다. 마음이 전념(몰두)될 때를 목사(Mokṣa, 해탈)라고 부른다. 그러나 혹자는 이에 반대한다. 하지만 어쨌든 간에 이 프라나와 마나스(마음)가 전념될 때는, 말로 표현할 수 없는 환희를 느낀다(『하타 요가 프라디피카』 4장 29, 30절)."

받다코나아사나(사진 101)와 물라반다아사나는 성적 욕망이 지나친 사람들에게 상당히 도움이 된다. 이 욕망이 조절되면, 성 에너지가 승화되고, 인생의 진정한 기쁨은 끝없다.

166. 바마데바아사나 I Vāmadevāsana I 15*(사진 465)

바마데바Vāmadeva는 현인의 이름이며 또한 힌두 트리니티Hindu Trinity의 파괴의 임무를 떠맡은 세 번째 신인 시바Śiva 이름이다.

방법

1. 받다코나아사나로 앉는다(사진 101).
2. 오른손을 오른쪽 넓적다리와 종아리 사이에 넣는다. 마루에 오른쪽 발가락을 놓고, 발뒤꿈치를 올리고, 발을 회음 가까이로 당긴다. 손을 빼고, 발뒤꿈치를 마루 쪽 앞으로 밀고, 몸을 들어 올리고 오른쪽 엉덩이를 앞으로 밀어 마루에 오른쪽 무릎이 닿도록 한다. 이제 오른발은 물라반다 아사나(사진 464) 상태이다.

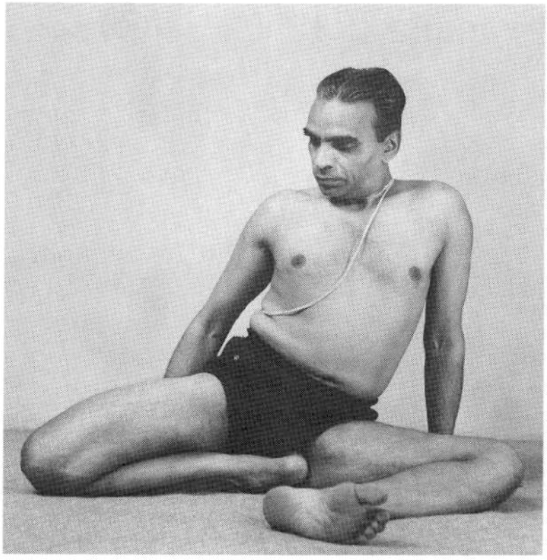

464

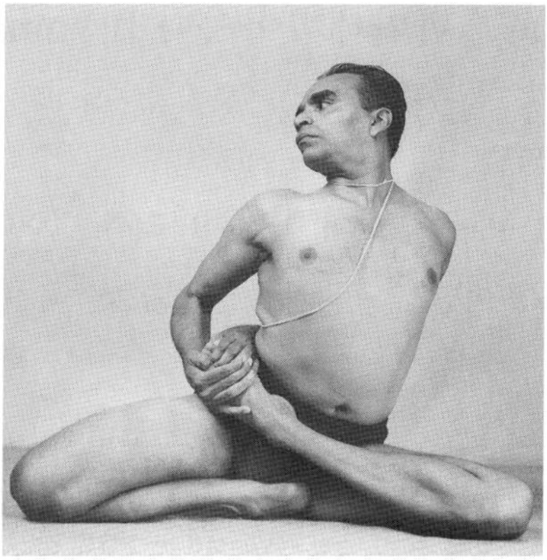

465

3. 이제, 파드마아사나(사진 104)에서처럼 왼발을 오른쪽 넓적다리 안쪽 부분에 둔다.
4. 왼쪽 팔을 등 뒤로 돌려 숨을 내쉬며 왼쪽 엄지발가락을 잡는다. 오른손으로 왼발의 앞면을 잡는다.
5. 목을 오른쪽으로 돌리고(사진 465), 깊은 호흡을 하면서 30초간 균형을 잡는다.
6. 자세를 풀고 받다코나아사나로 돌아와서, 다른 한편에서도 위의 방법대로 같은 시간 동안 이 아사나를 행한다. 위에 기술한 방법에서 왼쪽은 오른쪽으로, 오른쪽은 왼쪽으로 바꿔 행한다.

효과

이 자세는 다리의 경직을 다스려 주고 통증을 없애 준다. 그리고 생식기를 건강하게 지켜 준다. 척추를 좋은 상태가 되게 하고 소화력을 증진시킨다.

167. 바마데바아사나 II Vāmadevāsana II 15*(사진 466)

방법

1. 마루에 앉아서 넓적다리를 벌린다.
2. 왼쪽 종아리가 왼쪽 넓적다리의 뒷부분에 닿도록 왼쪽 무릎을 뒤로 구부린다.
3. 왼손으로 왼발을 들어 올려 왼쪽 발뒤꿈치가 엉덩이 관절에 닿도록 한다. 베카아사나(사진 100)처럼 왼손으로 왼발을 잡는다.
4. 오른손으로, 파드마아사나(사진 104)에서처럼 오른발을 왼쪽 넓적다리의 안쪽 부분에 놓는다.
5. 양손으로 두 발바닥이 서로 닿도록 누른다(사진 466).
6. 파드마아사나를 한 다리 쪽으로 몸통이 기울어질 것이다. 손을 꽉 잡아 균형을 잡고 깊은 호흡을 하면서 30초간 이 자세로 있는다.
7. 손과 다리를 풀고 반대쪽에서도 이 자세를 되풀이한다. 오른발은 베카

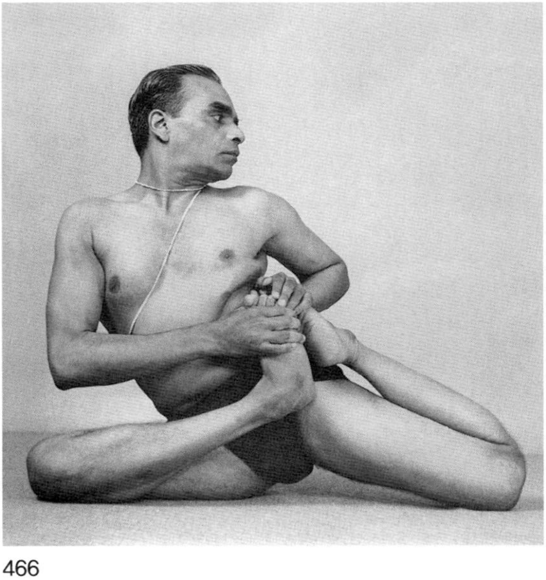

466

아사나 상태로, 왼발은 파드마아사나를 취한다. 양쪽에서 같은 시간 동안 이를 행해야 한다.

효과

이 아사나는 통증을 없애 주고, 다리의 경직을 다스려 주고, 생식기를 건강하게 유지시켜 준다. 척추 역시 좋은 상태가 되고 소화력을 증진시킨다.

168. 칸다아사나 Kandāsana 39*(사진 470, 471, 471a, 471b)

칸다Kanda는 구근, 결절을 의미한다. 『하타 요가 프라디피카』의 제3장 107, 113절에서 다음과 같이 칸다Kanda를 설명하고 있다.

107절 : 쿤달리니Kuṇḍalinī는 칸다[Kanda, 나디들(nāḍīs, 에너지가 흐르는 통로들)이 모이고 분리되는 배꼽 가까운 부위] 위에서 잠잔다. 이는 요기들에게는 묵티(Mukti, 해탈)를, 어리석은 사람들에게는 속박을 가져다 준다. 이를 아는 사람은 요가를 아는 사람이다.

113절 : 칸다Kanda는 항문 위 12인치 지점에 있고, 양방향으로 4인치 뻗어 있는데 둥근 모양으로, 마치 부드러운 한 조각의 흰 천으로 덮여져 있는 것 같다고 한다[(원문에는 '비타스티'라는 단위로 표현되었는데) 엄지손가락과 새끼손가락을 편 사이의 길이, 즉 12앙굴라스(angulas, 손가락 너비)와 같은 치수이다.].

방법

1. 앞쪽으로 다리를 쭉 뻗은 자세로 마루에 앉는다(사진 77). 무릎을 구부리고, 넓적다리를 벌리고, 두 발을 몸통 쪽으로 당겨서 발뒤꿈치가 회음부에 가깝게 하고 양 무릎이 마루에 닿게 한다. 이 자세는 받다코나아사나(사진 101)와 비슷하다.

2. 오른쪽 손바닥으로 오른발을 잡고 왼쪽 손바닥으로 왼발을 잡는다.
3. 손으로, 발을 몸통 쪽까지 끌어당기고, 발목을 뒤집는다(사진 467). 무릎과 넓적다리를 당겨서(사진 468) 배꼽과 가슴에 발뒤꿈치와 발의 바깥 부분이 닿도록 한다(사진 469). 처음에는 발이 미끄러지기 쉽다. 발을 가슴에서 꽉 잡은 채로, 몇 주 동안 이 자세를 연습한다.

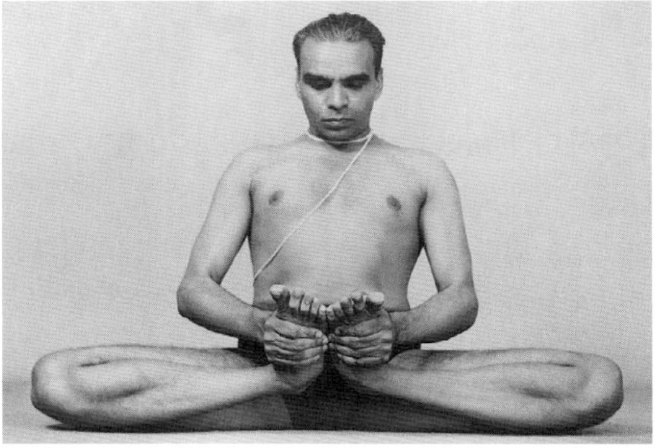
467

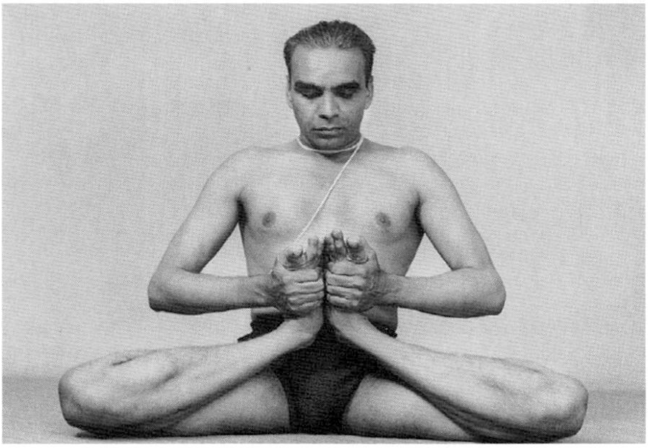
468

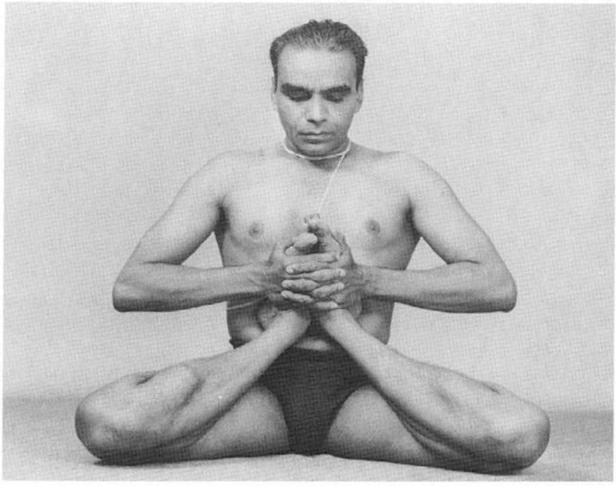

469

4. 손을 풀고, 팔을 바로 뻗어 손등을 무릎 위에 놓거나(사진 470), 가슴 앞에서 합장한다(사진 471). 등을 곧게 세우고, 깊은 호흡을 하면서 이 자세로 약 30초간 있는다.

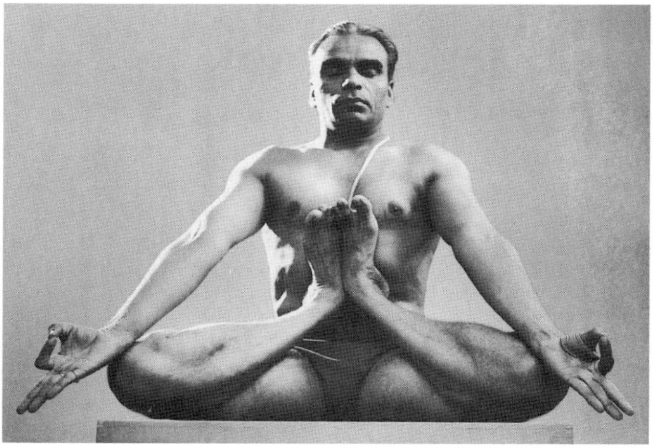

470

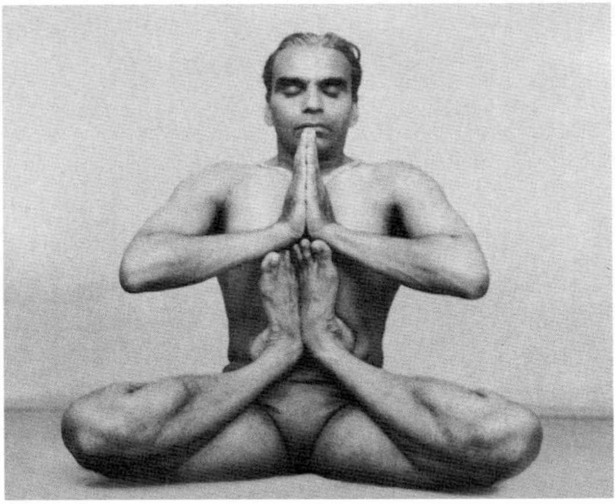

471

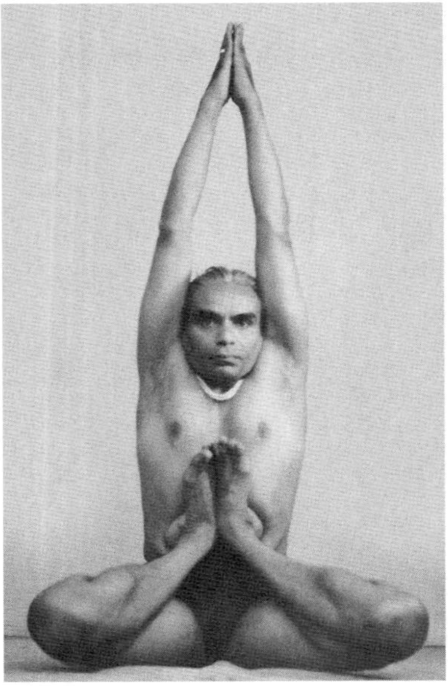

471a

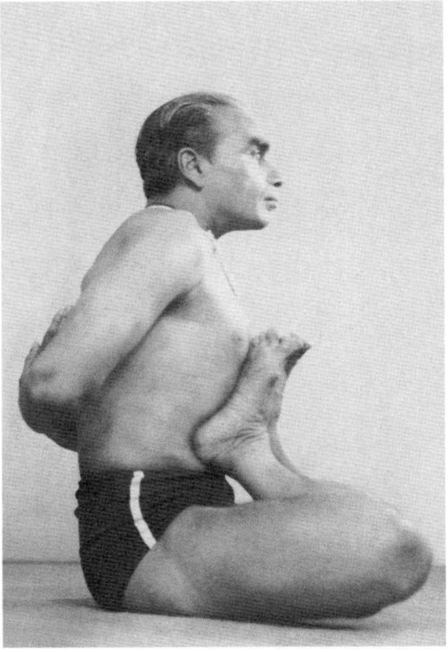

471b

5. 수준 높은 학생은 양손을 들어 올려서 머리 위에서 합장한다(사진 471a). 그러고 나서, 등 뒤에서 합장하고 균형을 잡는다(사진 471b). 이것은 이 아사나에서 가장 어려운 부분이다.

6. 손으로 발을 잡고, 마루로 내리고 긴장을 푼다.
7. 골반부와 다리의 다른 관절이 돌아가기 때문에, 이 자세를 완전히 체득하는 데는 오랜 시간이 걸린다.

효과

배꼽 아래의 모든 근육이 단련된다. 이 자세는 엉덩이, 무릎, 발목 관절의 경직을 다스려 준다. 그리고 성 에너지를 회복시키고 성적 욕망을 조절한다. 이 아사나 역시 스바디스타나 차크라(Svādhiṣṭhāna Chakra, 하복부신경총)와 마니푸라카 차크라(Maṇipūraka Chakra, 태양신경총)를 단련시킴으로써, 적절한 소화력을 지니게 한다.

169. 하누만아사나 Hanumānāsana 36*(사진 475, 476, 476a)

하누만Hanumān은 비상한 힘과 용기를 가진 힘센 원숭이 대장의 이름이다. 바람신 바유Vāyu와 안자나Anjāna의 아들로, 비슈누의 일곱 번째 화신인 라마Rāma의 하인으로 충성했다. 라마, 그의 아내 시타Sitā 그리고 동생 락스마나Lakṣmaṇa가 단다카Daṇḍaka 숲에서 수행자로 은신해 있을 때, 랑카(Laṅkā, 실론)의 사악한 왕 라바나Rāvaṇa가 고행자로 위장해서 그 은둔처로 가서 라마와 락스마나가 사냥하러 간 사이에 시타를 납치하여 랑카까지 데리고 갔다.

형제들은 여기저기 그녀를 찾아다니다, 원숭이의 왕 수그리바Sugriva와 그의 장군 하누만의 도움을 청했다. 하누만은 시타를 찾아 나섰고, 해협을 뛰어 바다를 건너, 라바나의 궁에서 그녀를 발견하여 그 사실을 라마에게로 전했다. 용감한 원숭이와 곰의 군대의 도움으로, 라마는 바다 건너 랑카까지 이르는 돌길을 만들어, 격렬한 전투 끝에 라바나와 그의 측근들을 죽이고 시타를 구출했다. 그 전투에서, 락스마나는 화살에 맞아 의식을 잃은 상태였는데 히말라야에서 자라는 약초의 즙이 유일한 구제책이었다.

하누만은 괴력적인 힘으로 단걸음에 바다를 건너 히말라야에 이르러 구명초救命草가 자라고 있는 산의 정상부頂上部를 떼어 갖고 와 락스마나의 생명을 구해 주었다 한다. 이 아사나는 하누만에 대한 봉헌奉獻이며 그의 신비한 초능력적인 뜀걸음을 기념한다. 이 자세는 양손을 가슴에 모으고 다리를 앞뒤로 벌려 마루에 닿게 하는 것으로, 서양 발레의 스프리트splits와 유사한 동작이다.

방법

1. 마루에 무릎을 꿇는다(사진 40).
2. 손바닥을 몸의 양쪽에 30cm 정도 떨어져 놓는다.
3. 무릎을 들어 올린다. 오른쪽 다리를 앞으로 뻗고 왼쪽 다리는 뒤로 보낸다(사진 472). 숨을 내쉬면서 두 다리를 바로 곧게 뻗고 엉덩이는 들고 있는다(사진 473). 그러고 나서, 다리와 엉덩이를 마루 쪽으로 누른다. 그리고 손에 체중을 싣는다(사진 474).
4. 이 자세를 완전 체득하는 데는 상당한 시간이 요하고, 매일 여러 번 엉덩이를 마루에 대고, 마루 위에서 다리를 곧게 펴는 시도를 해야 한다. 앞다리의 뒷부분과 뒷다리의 앞부분은 마루에 닿아야 한다.

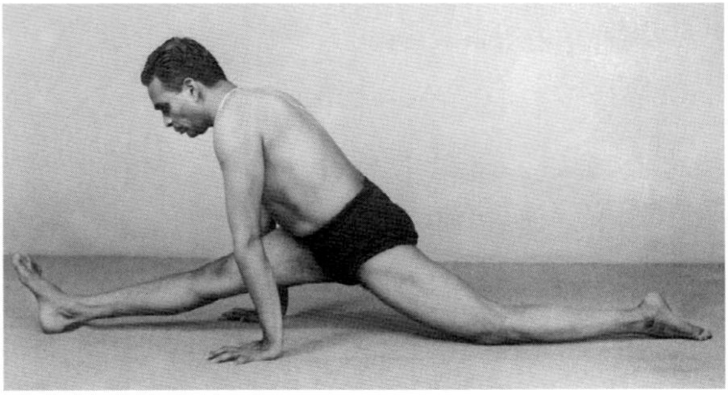

472

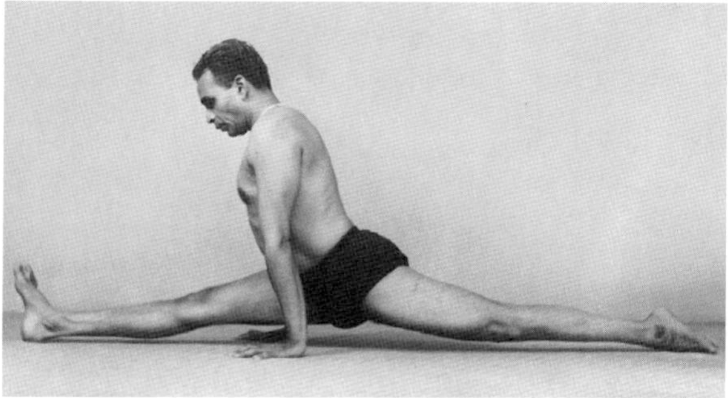

473

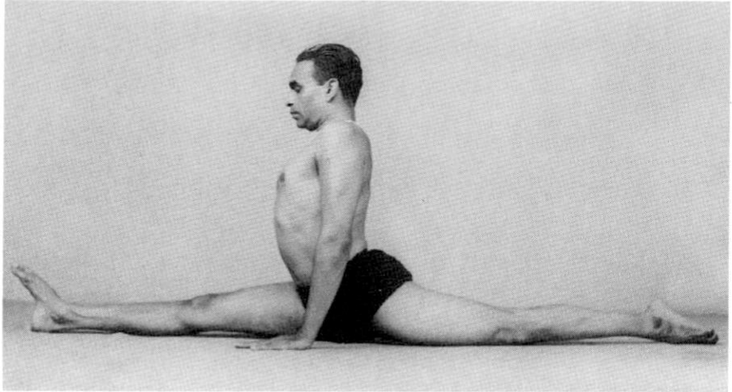

474

5. 일단 곧게 편 다리들의 위치가 확실해지면, 마루에 앉아서, 손을 올려 가슴 앞에서 합장하고 균형을 잡는다(사진 475). 이 자세로 정상 호흡을 하면서 10~30초간 유지한다.

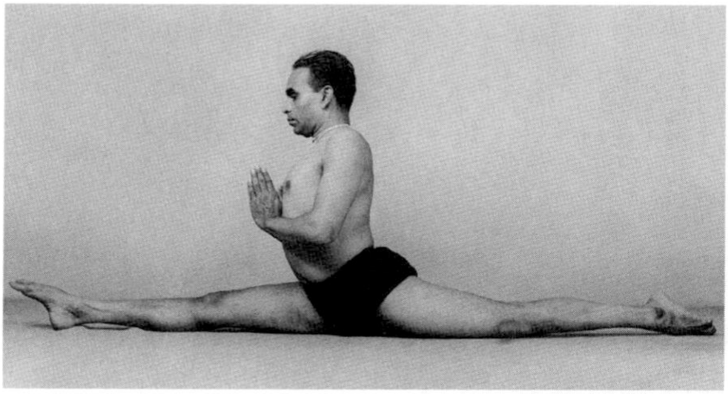

475

6. 그러고 나서, 손으로 바닥을 누르는 힘으로 엉덩이를 들어 올리고, 왼쪽 다리를 앞으로 오른쪽 다리를 뒤로 한 채 같은 시간 동안 이 자세를 되풀이한다(사진 476).

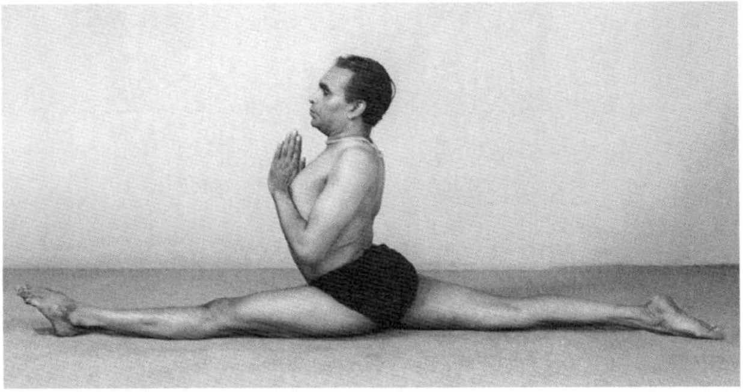

476

7. 앞다리의 무릎 관절 뒷부분과 뒷다리의 무릎이 마루에 닿아야 한다.
8. 수준 높은 학생은 머리 위로 손을 올리고, 위로 뻗어서 손을 합장하고 균형을 유지한다(사진 476a). 이것은 두 다리를 더 뻗을 수 있게 하고 등의 긴장을 없애 준다.

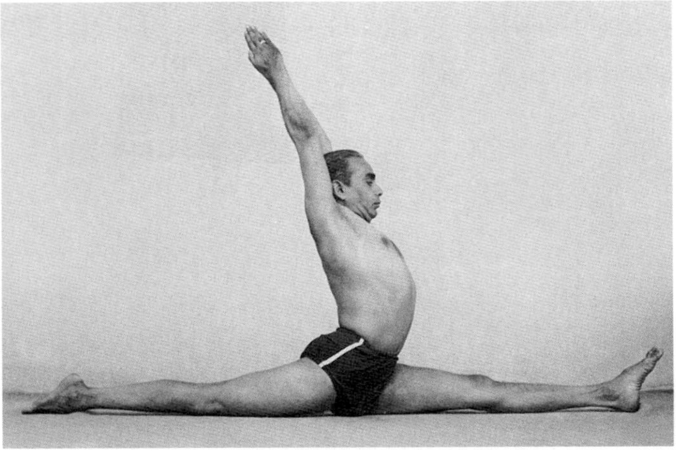

476a

효과

이 아름다운 동작은 좌골 신경통과 다리의 다른 결함들을 치료해 준다. 이 자세는 다리 근육을 고르게 하고, 건강하게 유지해 주며, 장거리 단거리 주자들에게 규칙적으로 수행하기를 권한다. 이것은 넓적다리의 외전근을 풀어 주고 강화시켜 준다.

170. 사마코나아사나 Samakoṇāsana 38*(사진 477)

사마Sama는 같은, 유사한, 고른, 곧은, 코나Koṇa는 각도, 나침반의 끝을 뜻한다. 이 아사나의 곡예 자세split는 두 다리를 옆으로 벌리고, 손은 가슴 앞에서 합장한다. 하누만아사나(사진 475)보다 행하기가 더 어렵다. 두 다리와 골반 부위가 일직선상에 있게 된다.

방법

1. 타다아사나(사진 1)로 선 상태에서, 손을 엉덩이 위에 두고 능력껏 다리를 양옆으로 벌린다(사진 29).
2. 손바닥을 마루에 대고(사진 30) 숨을 내쉬며, 다리를 점점 더 많이 뻗어서 두 다리가 일직선이 되도록 하고 마루에 앉는다. 다리의 뒷부분 전체, 특히 무릎의 뒷부분은 마루에 닿아야 한다.

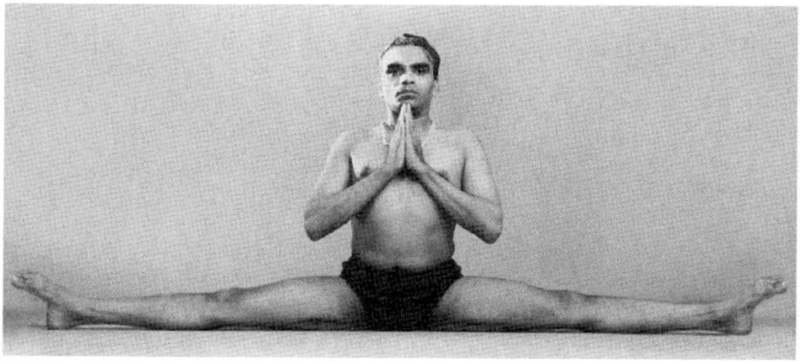

477

3. 손바닥을 가슴 앞에서 합장한다(사진 477). 그리고 이 자세로 몇 초간 유지한다.
4. 손바닥을 마루에 대고, 엉덩이를 올리고, 두 다리를 점점 더 가까이해서 다시 운타나아사나(사진 47) 자세를 취한다. 그러고 나서, 타다아사나(사진 1)로 서서 긴장을 푼다.

효과

이 자세로 엉덩이 관절은 단련되고 다리는 자유로이 모든 방향으로 움직일 수 있게 된다. 척추가 뻗쳐지고, 척추 하부의 결함을 치료해 준다. 하누만아사나(사진 475)처럼 이 자세는 다리 근육을 고르게 해 주고, 다리의 모양을 좋게 해 준다. 이 자세는 탈장의 진행을 막아 주고 좌골의 통증을 없애 준다. 또 골반 부위와 생식기에 피가 잘 순환되어 그 기관들을 건강하게 한다.

171. 숩타 트리비크라마아사나 Supta Trivikramāsana 39* (사진 478)

숩타Supta는 기대는 것을 뜻하고, 트리비크라마Trivikrama(tri는 3, vikrama는 한 걸음을 의미)는 비슈누의 이름이다. 이 아사나는 비슈누의 난쟁이 화신, 바마나아바타르Vāmanāvatār에게 바쳐진 것이다. 프랄라다Prahlāda의 손자 발리Bali는 악마들의 왕으로, 세계를 지배할 수 있는 힘을 얻었다. 게다가 발리의 수행자적 고행으로 그 힘이 더욱 강해지자 위협을 느낀 신들은 비슈누에게 도움을 청했다. 그리하여 비슈누는 브라만 현인 카샤파Kaśyapa와 그의 아내 아디티Aditi의 난쟁이 아들로 태어났다.

어느 날 발리가 특별 종교 의식을 행하는데 난쟁이Vāmana로 화化한 비슈누는 발리 앞에 나타나서 그의 세 걸음만큼의 땅을 달라고 요구했다. 너그러움으로 유명한 발리는 흔쾌히 그의 부탁을 수락했다. 그러자 난쟁이는 거인으로 변하여 세 걸음을 걸었다. 첫걸음으로는 지구를, 두 번째 걸음으로는 하늘을, 세 번째 걸음은 걸을 곳이 없었다. 그때 발리는 비슈누의 발 앞에 자신의 머리를 바쳤다. 그리하여 비슈누는 발리와 그의 군사들을 하계下界, 파탈라Pātāla로 보내 그곳을 통치하게 했다. 그래서 우주는 신들에게 다시 돌아오게 된 것이다. 이 아사나는 하누만아사나(사진 475)보다 더 어렵다. 이 자세는 마루에 등을 대고 누워서 행하는데, 다리를 일직선으로 벌려, 한쪽 발뒤꿈치는 머리 근처에 두고, 나머지 발뒤꿈치는 마루에 놓아야 한다.

방법

1. 마루에 등을 대고 평평하게 눕는다. 두 다리는 곧게 편 상태이다(사진 219).
2. 오른쪽 다리를 올린다. 손가락을 깍지 껴서 팔을 뻗어서 오른쪽 발뒤꿈치를 잡는다.
3. 숨을 내쉬며, 오른쪽 다리를 머리 위로 곧게 뻗어 내리고 왼쪽 발뒤꿈치를 떼지 말고 오른발의 엄지를 마루에 놓는다(사진 478). 오른쪽 종아리의 안쪽은 오른쪽 귀에 닿을 것이고 팔꿈치는 약간 벌어진다. 왼쪽 다리는 처음부터 끝까지 마루에 곧은 상태로 놓여 있다.

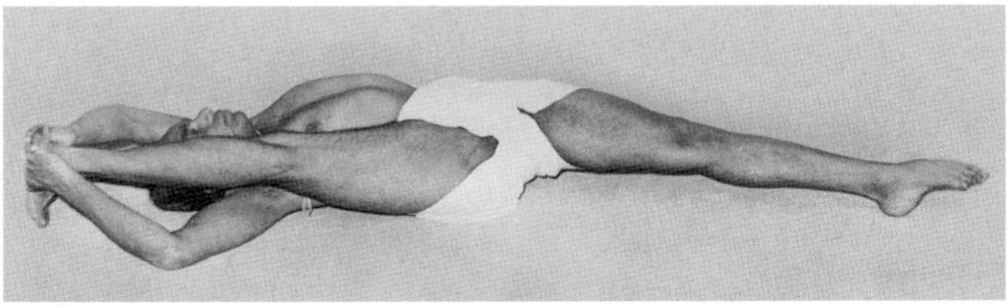

478

4. 정상 호흡을 하면서, 가능한 한 오래 할 수 있는 만큼 이 자세를 취한다.
5. 오른쪽 발뒤꿈치에서 손을 떼고 오른쪽 다리를 왼발 옆에 내린다.

6. 이제 왼쪽 발뒤꿈치를 잡고 오른쪽 다리를 마루에 놓고서 이 자세를 같은 시간 동안 되풀이한다.
7. 이 힘든 자세를 끝내고 나선, 잠시 휴식을 취하고 긴장을 푼다.

효과

이 자세에서, 다리는 완전히 뻗게 된다. 이 자세는 탈장을 예방하고 치료해 준다. 또한 성적 욕망을 줄여 주므로 마음의 안정을 가져다준다.

172. 우르드바 다누라아사나 I Ūrdhva Dhanurāsana I 7* (사진 482)

우르드바Ūrdhva는 윗방향을 가리킨다. 다누Dhanu는 활을 뜻한다. 이 자세에서 몸은 뒤로 아치형을 만들고, 손바닥과 발바닥으로 몸의 균형을 잡는다.

방법(초보자를 위한)

1. 마루에 등을 대고 평평하게 눕는다(사진 219).
2. 머리 위로 팔꿈치를 구부려 올리고, 손바닥을 어깨 아래에 둔다. 두 손바닥 간의 거리는 어깨너비보다 넓지 않도록 하고, 손가락은 발가락 방향으로 향하게 한다.
3. 무릎을 구부려 세우고, 발이 엉덩이에 닿을 때까지 더 가까이 가져온다(사진 479).
4. 숨을 내쉬며, 몸통을 들어 올리고 정수리를 마루에 댄다(사진 480). 숨을 두 번 쉰다.
5. 이제 숨을 내쉬며, 몸통과 머리를 들어 올리고 등을 아치형으로 만들어 체중을 손바닥과 발바닥에 싣는다(사진 481).

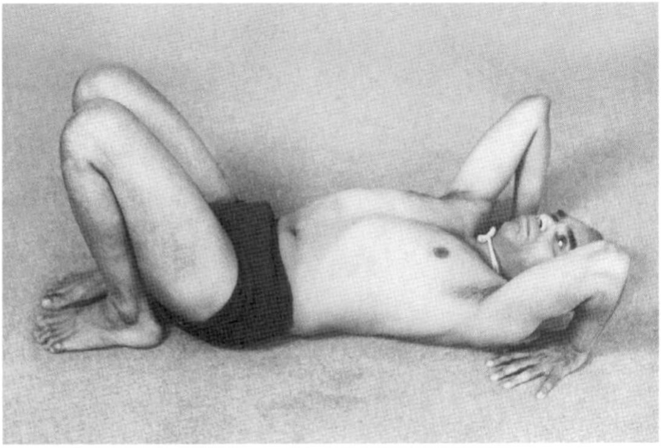

479

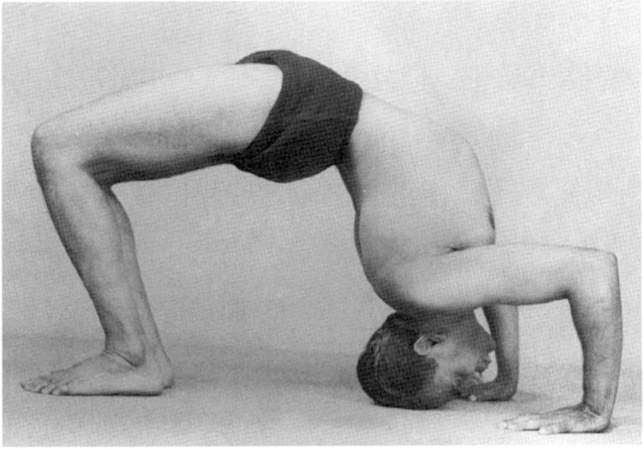

480

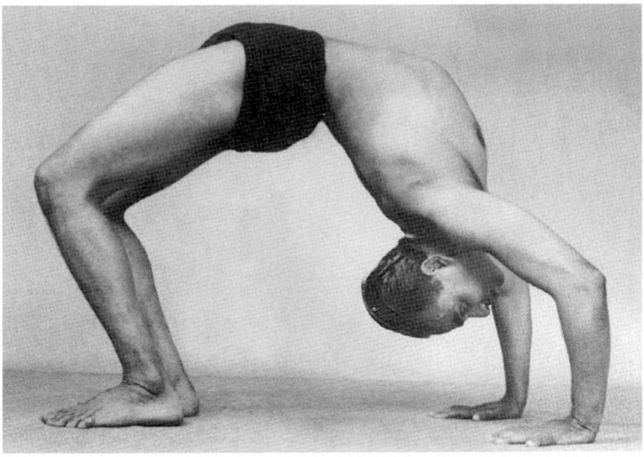

481

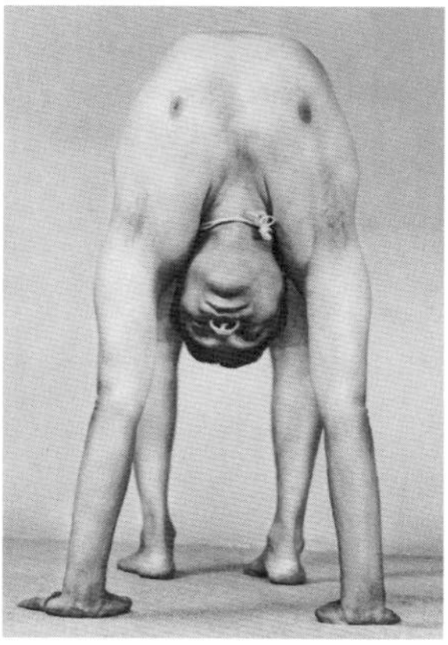

482

6. 팔꿈치가 똑바로 펴지도록 어깨에서부터 팔을 뻗음과 동시에 넓적다리 근육을 위로 당긴다(사진 482).
7. 더 많이 뻗기 위해서, 숨을 내쉬며 마루에서 발뒤꿈치를 들어서 넓적다리 근육을 더 높이 당긴다. 가슴을 완전히 신장시키고, 복부가 북처럼 팽팽해지도록 천골 부분을 위로 쭉 뻗는다. 그러고 나서, 척추의 뻗음을 유지한 채 발뒤꿈치를 마루에 내린다.
8. 정상 호흡을 하면서, 30초~1분간 이 상태로 있는다.
9. 숨을 내쉬며, 무릎과 팔꿈치를 구부려서 몸을 마루로 내린다.

172a. 우르드바 다누라아사나 II Ūrdhva Dhanurāsana II 15*(사진 486)

방법(중급자를 위한)

1. 발을 30cm 정도 벌리고, 손바닥을 엉덩이에 대고 바로 선다.
2. 골반 부위를 약간 앞으로 밀고(사진 483), 숨을 내쉬며 몸통을 뒤로 구부려서, 체중이 넓적다리와 발가락으로 가도록 한다(사진 484).

3. 팔을 머리 위로 올려, 손을 뒤 마루 쪽으로 늘어뜨린다(사진 485). 곧바로, 팔꿈치를 곧게 펴고 손바닥을 마루에 댄다(사진 486). 이때, 손바닥을 마루에 댐과 동시에 팔꿈치를 즉시 뻗지 않으면, 머리를 부딪치기 쉽다.

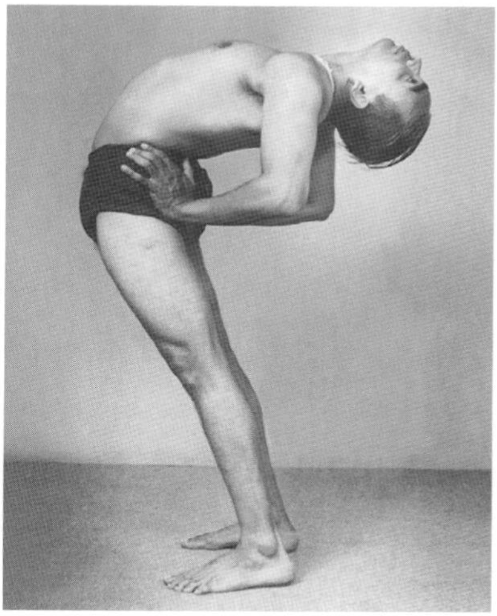
483

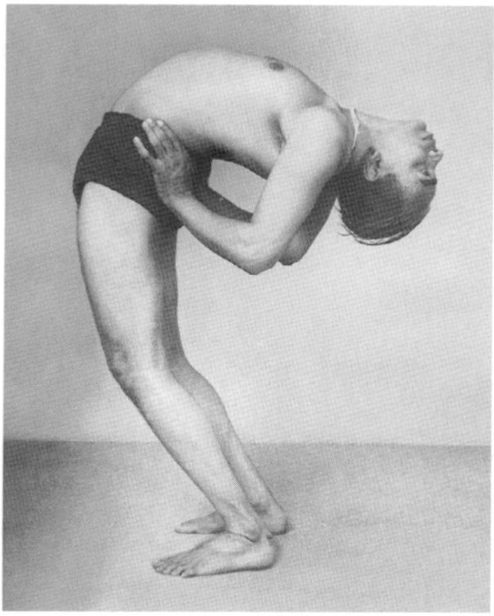
484

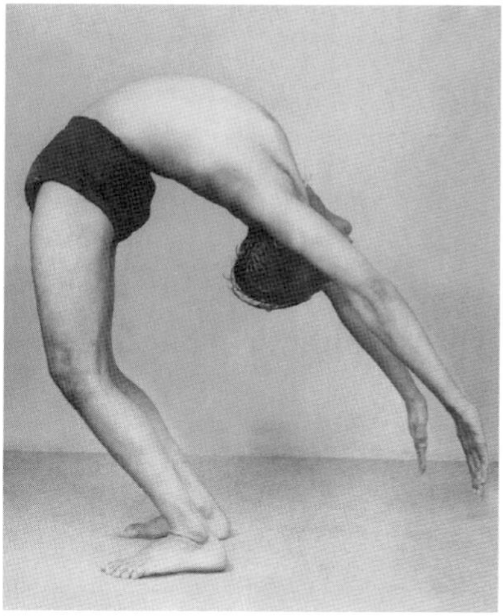
485

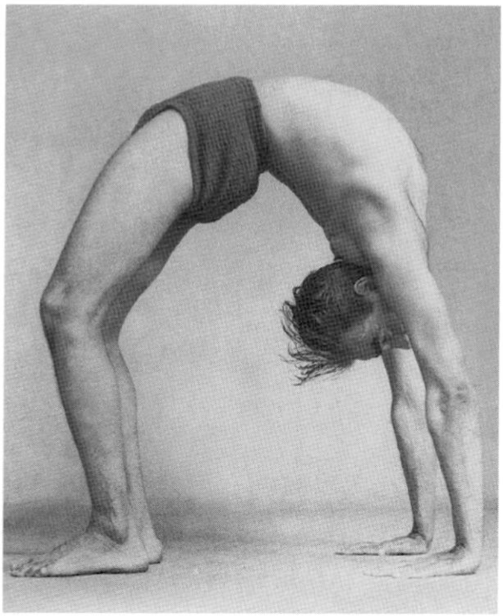
486

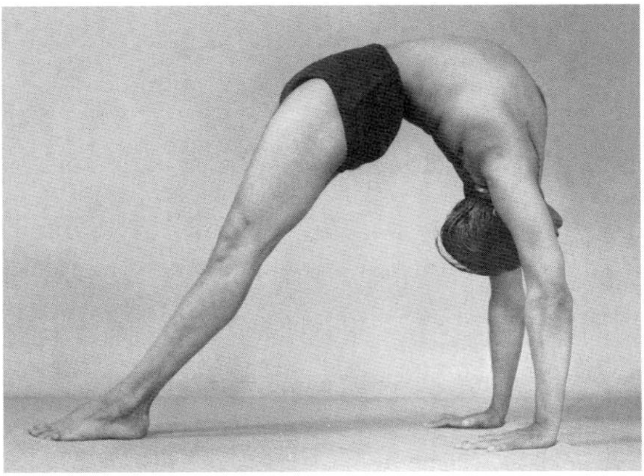

487

4. 위 자세로 중심을 잡고서, 다리와 팔을 곧게 뻗는다(사진 487).
5. 이 자세를 익히는 데는 친구 또는 벽을 이용하는 것도 좋다. 벽을 등지고 약 90cm 정도 떨어져 선다. 등을 뒤로 휘게 하여 머리를 벽 쪽으로 움직인다. 머리 위로 손을 올리고 벽에 손바닥을 댄다. 체중이 넓적다리에 느껴질 때까지 골반을 앞으로 밀고, 손바닥은 벽을 타고 내려 마루에 댄다. 올라올 때도 이와 같은 방법으로 벽을 이용한다. 이것이 숙달되면, 반 정도 올라올 때까지만 벽에 의지한다. 그러고는 방 중앙에서 행한다.

173. 우르드바 다누라아사나에서 비파리타 차크라아사나

Viparīta Chakrāsana in Ūrdhva Dhanurāsna 26*

(사진 488~499)

방법(수준 높은 사람을 위한)

1. 똑바로 선다. 앞으로 몸을 구부려서 손바닥을 마루에 댄다. 숨을 내쉬며 물구나무서기하듯 두 다리를 위로 휙 들어 올린다(사진 359). 무

릎을 구부리고, 등을 뒤로 휘게 하고 다리를 머리 너머로 내린다(사진 486).

2. 다리를 머리 너머 뒤로 내리면서, 엉덩이를 수축시키고 등을 위로 뻗어 늘리고, 갈비뼈와 복부를 쭉 뻗고 팔꿈치를 똑바로 편다. 만약 그렇지 않으면, 마루에 엉덩방아를 찧을 것이다.

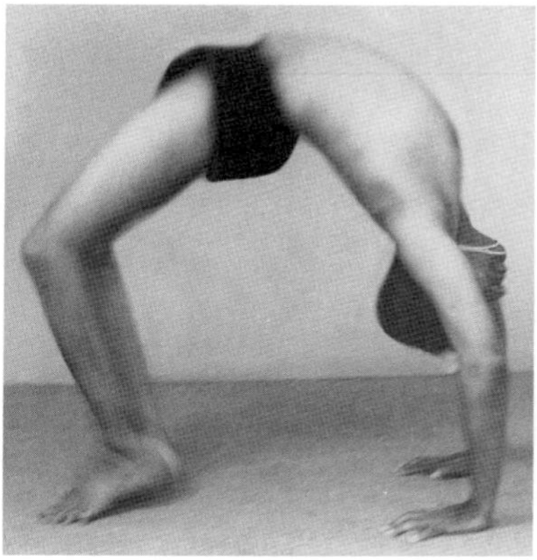
488

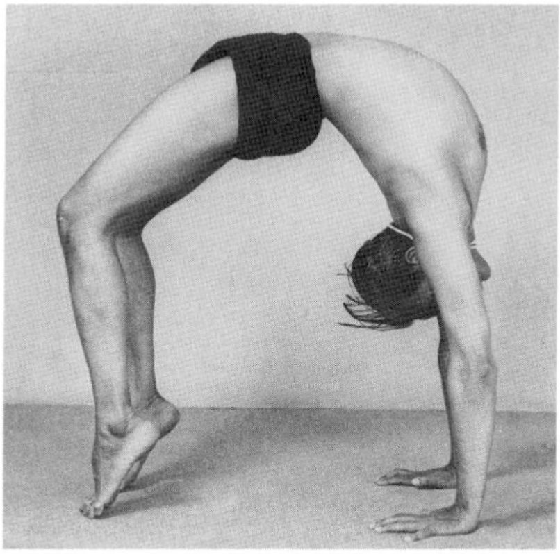
489

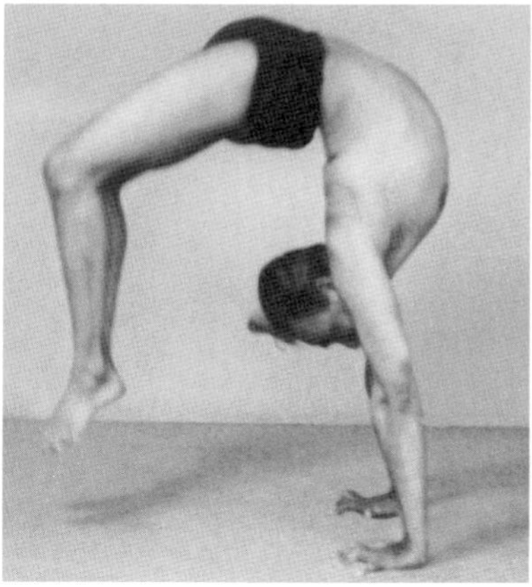
490

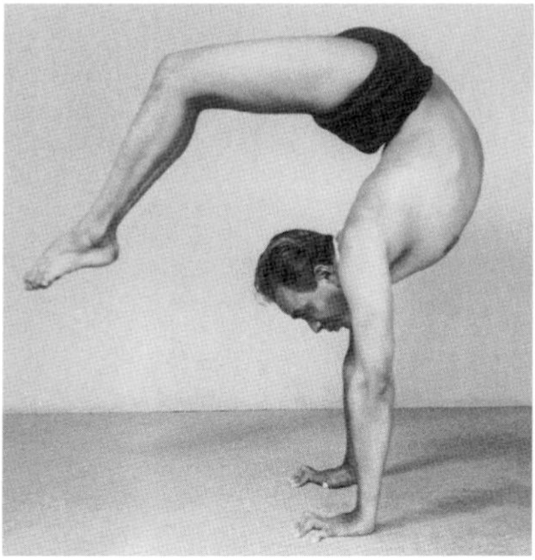
491

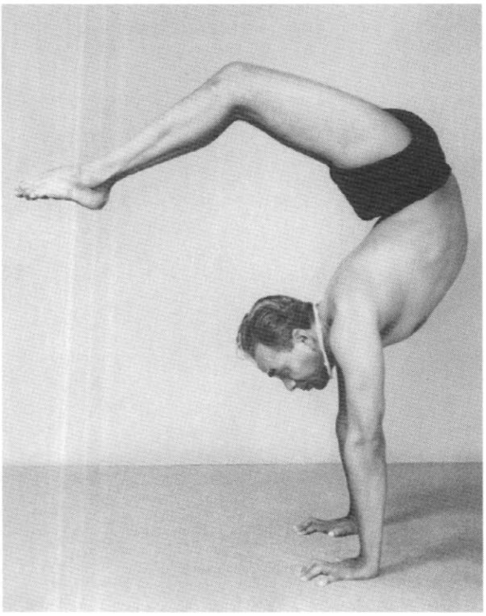

492

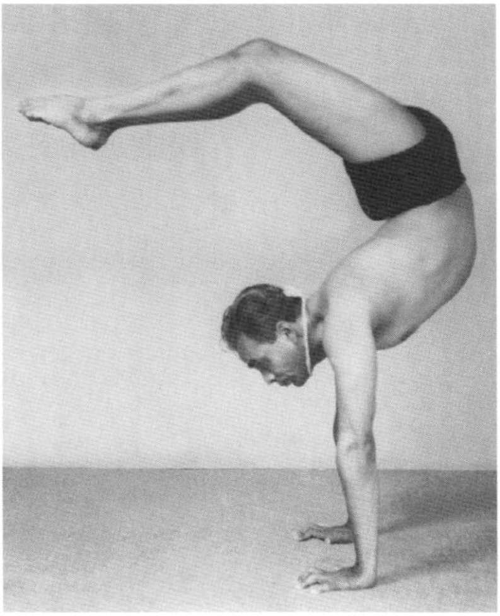

493

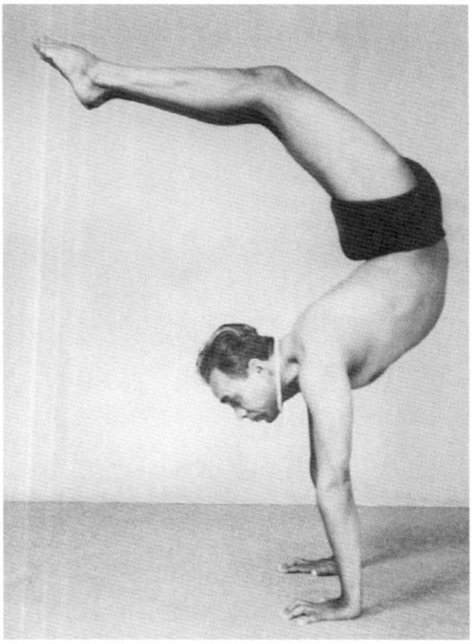

494

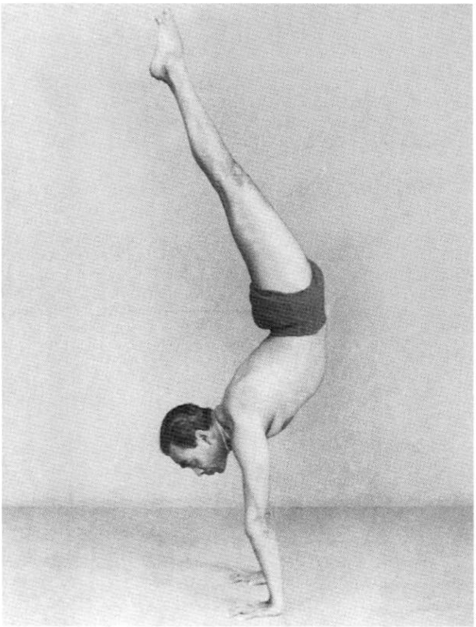

495

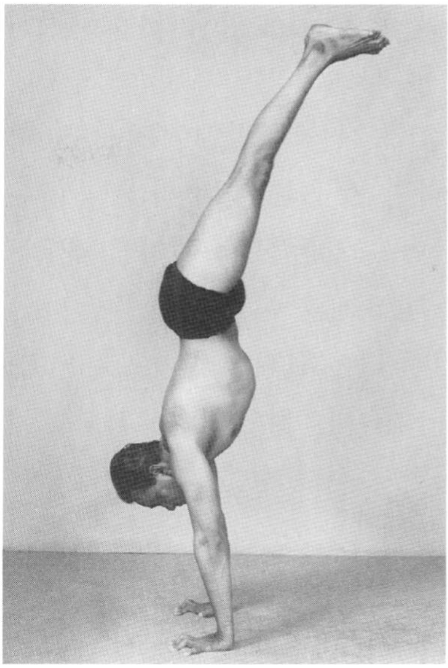
496

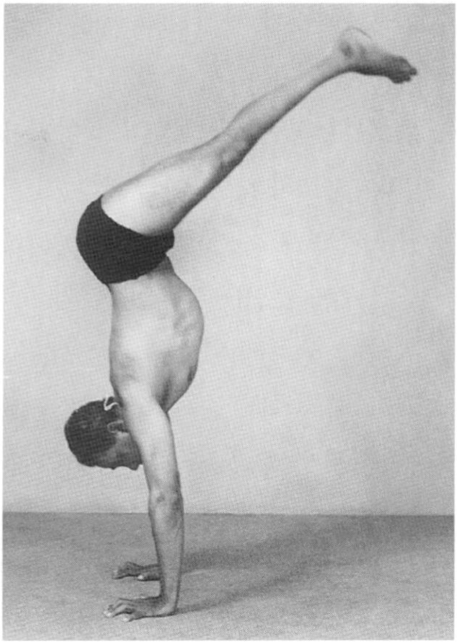
497

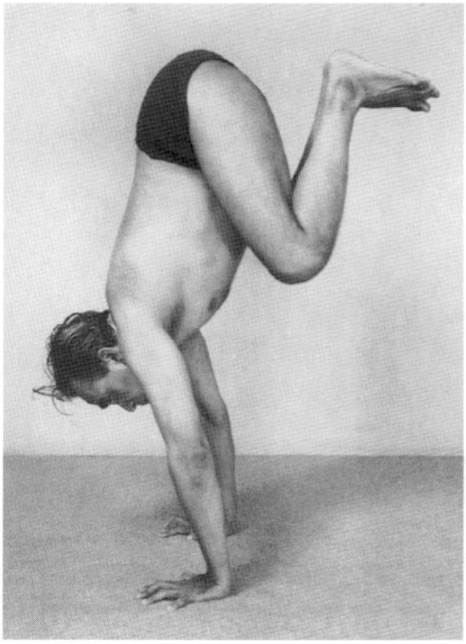
498

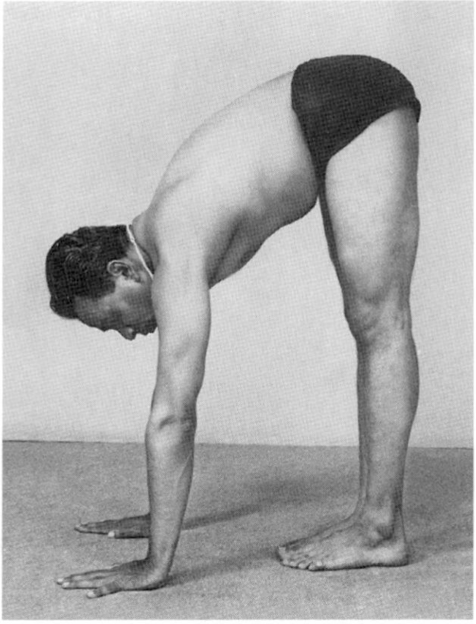
499

3. 이 모든 것이 완전 체득되면, 사진 488~499에서 보여 주는 것과 같이 다리를 역으로 들어 올리는 동작을 배워서, 다리를 역회전 공중제비를 한다. 앞으로 구부려지는 자세가 되는 이 역회전 공중제비를 비파리타 차크라아사나, 즉 역회전 수레바퀴 자세라고 부른다(Viparīta는 거꾸로, 반대로, 역전의 의미이고, Chakra는 수레바퀴이다.). 하지만, 대부분의 사람들은 유능한 선생님의 도움을 받아 배울 수 있다.
4. 그러나 구루가 없으나 자신감이 있다면 다음과 같은 방법으로 이 역회전 공중제비 동작을 행할 수 있다. 벽을 마주하고 30cm 정도 떨어진 자리에서 우르드바 다누라아사나를 행한다. 숨을 내쉬며 몸통을 어깨 쪽으로 움직여서, 체중이 손목과 어깨에 가도록 한다. 그러고 나서 한쪽 다리를 마루에서 들어 올려, 약 60cm 높이의 벽에 그 발을 놓는다. 그 발로 벽을 누르고, 숨을 내쉬며 나머지 다리를 들어 올려서 역회전 공중제비를 하면서 머리 위로 다리를 넘긴다. 계속 되풀이하다 보면, 자신감이 생긴다. 몸을 앞으로 뒤로 흔들 수 있게 되고, 역공중제비에서 다리를 뒤쪽으로 움직이면서 몸통을 어깨 쪽으로 회전시키는 것을 배우게 될 것이다. 다리를 마루에서 떼는 동작에 자신이 생기면, 방 중앙에서 시도한다. 이런 식으로 비파리타 차크라아사나의 역회전 공중제비를 배운다.

효과

이 아사나는 상급 과정의 초기 동작이고 어려운 후굴 자세이다. 척추를 완전히 뻗음으로써 이를 좋은 상태가 되게 하고 몸을 기민하고 유연하게 해 준다. 등이 강해지고 활력이 넘침을 느낄 것이다. 팔과 손목을 강화하고 두뇌를 매우 편안하게 하는 효과가 있다. 일단 비파리타 차크라아사나가 완전하게 체득되면, 하루에 여러 번 되풀이할 수 있다. 이는 상당한 활력과 에너지 그리고 경쾌한 느낌을 갖게 한다.

174. 에카 파다 우르드바 다누라아사나
Eka Pāda Ūrdhva Dhanurāsana 12*(사진 501, 502)

에카Eka는 하나, 파다Pāda는 다리를 의미한다. 우르드바Ūrdhva는 위를, 다누dhanu는 활을 의미한다.

방법

1. 우르드바 다누라아사나(사진 486)를 행한 후에, 숨을 내쉬며 오른쪽 다리를 마루에서 위로 올린다.
2. 오른쪽 다리를 곧게 뻗고, 마루와 약 45도 각도를 유지한다(사진 500).

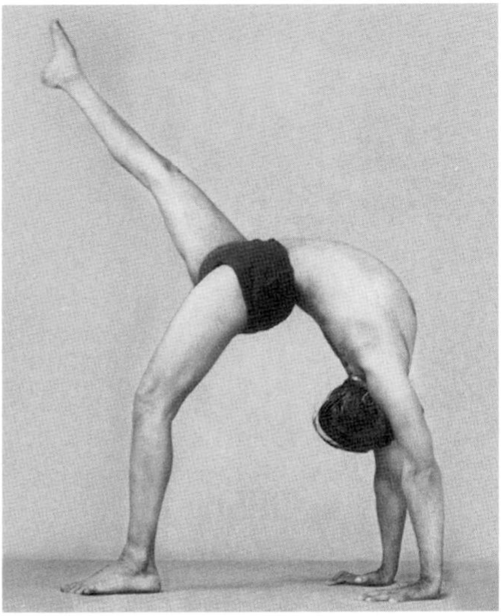

500

3. 그러고 나서 마루에서 오른손을 떼어, 오른쪽 넓적다리에 올려놓는다(사진 501). 몸은 왼손과 왼발로 균형을 잡는다. 정상 호흡을 하면서 10~15초간 이 자세를 유지한다.
4. 숨을 내쉬며, 손과 올려진 다리를 내리고 우르드바 다누라아사나로

돌아간다.

5. 왼쪽 다리를 들어 올리고 왼손을 왼쪽 넓적다리에 놓고서, 이 자세를 되풀이한다. 이때 몸의 균형은 오른손과 오른쪽 다리로 잡는다(사진 502). 같은 시간 동안 이 자세를 취한다.

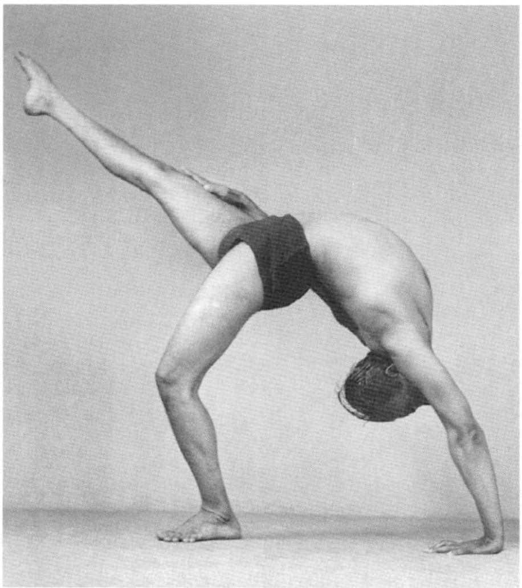

501

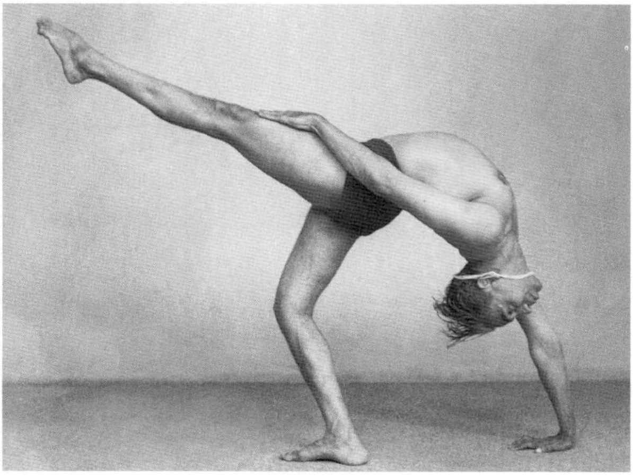

502

효과

우르드바 다누라아사나(사진 486)에서의 효과 외에도, 이 아름다운 아사나는 균형 감각을 길러 주고, 우아함과 안정감을 갖게 한다.

175. 카포타아사나 Kapotāsana 21*(사진 507, 512)

카포타Kapota는 비둘기를 의미한다. 이 자세는 마치 비둘기가 가슴을 펴 모이주머니를 부풀리는 자세를 닮아 이런 이름이 붙었다.

방법(초보자를 위한)

1. 접힌 담요 위에 비라아사나(사진 90)로 앉는다.
2. 담요에 등을 대고 숩타 비라아사나(사진 95)를 행한다. 팔을 머리 위로 뻗어 팔꿈치를 구부려서 귀 옆에 손바닥을 놓고, 손가락은 어깨 쪽으로 향하게 한다(사진 503).
3. 손바닥에 체중을 싣고 숨을 내쉰다. 팔을 뻗고 넓적다리를 뻗음으로 무릎에서부터 몸 전체를 들어 올리고 나서 무릎을 붙인다(사진 504).
4. 엉덩이를 수축시키고, 척추 전체를 뻗고, 팔꿈치를 구부리고 발가락을

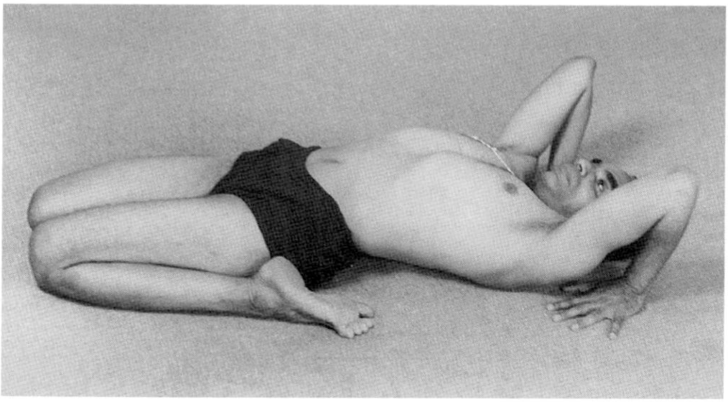

503

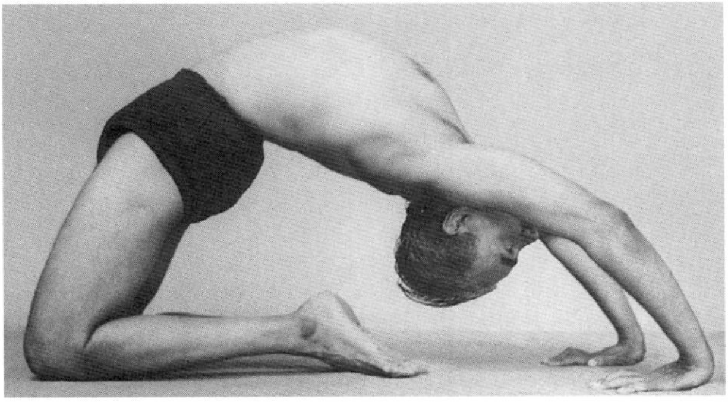

504

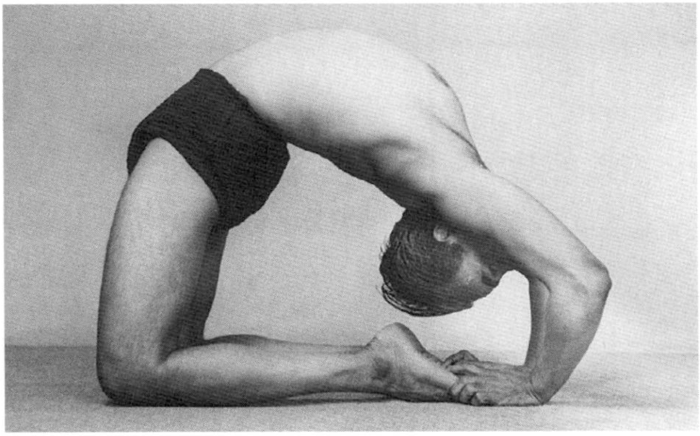

505

잡는다(사진 505). 그러고 나서, 마루에 팔꿈치를 댄다(사진 506). 횡격막이 완전히 수축되므로 호흡이 매우 빨라지고 힘이 들 것이다.

5. 숨을 빨리 몇 번 쉬고, 다시 숨을 내쉬며, 넓적다리 근육에 힘을 주어 골반 부위를 올린다. 차츰차츰 발뒤꿈치 가까이로 손을 가져오고 머리를 발 쪽으로 당겨 발뒤꿈치를 잡는다. 이제 정수리를 발바닥에 놓는다(사진 507).
6. 몇 초 동안 이 상태로 있는다. 차츰차츰 능력에 따라 최대한 1분까지 시간을 늘린다.
7. 숨을 내쉬며, 발에서 손을 떼고, 머리와 몸을 낮추어 다시 숩타 비라

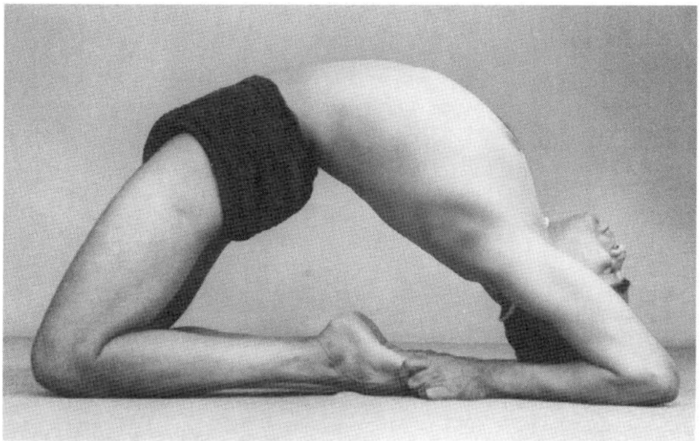

506

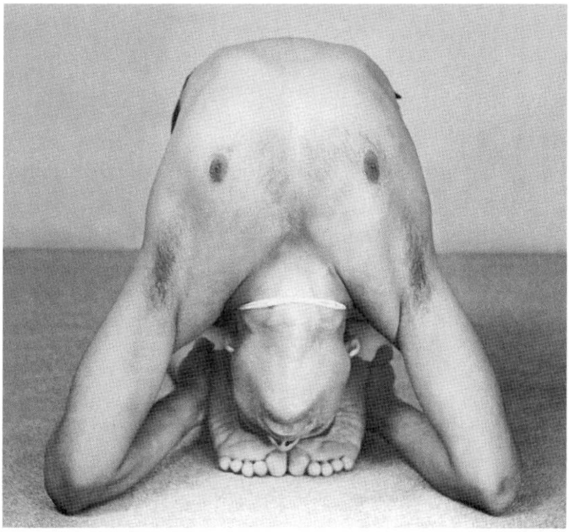

507

아사나(사진 95)로 돌아간다. 다리를 하나씩 펴고 마루에 누워 긴장을 푼다.

방법(수준 높은 사람을 위한)

1. 발과 무릎을 같이 모아서 담요 위에 무릎을 꿇는다. 엉덩이 위에 손을 놓고, 넓적다리를 뻗고 마루와 수직이 되게 한다(사진 40).

2. 숨을 내쉬며, 척추 전체를 뻗고 사진 508과 509처럼 뒤로 젖힌다. 머리 위로 팔을 넘겨 발 쪽으로 팔을 가져와서 손바닥으로 발뒤꿈치를 잡는다(사진 510). 호흡이 빨라지고 힘들어질 것이다. 빠른 호흡을 몇 번 한다.

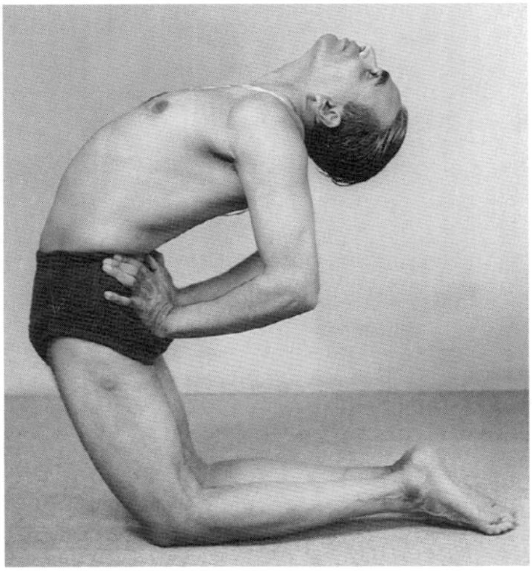

508

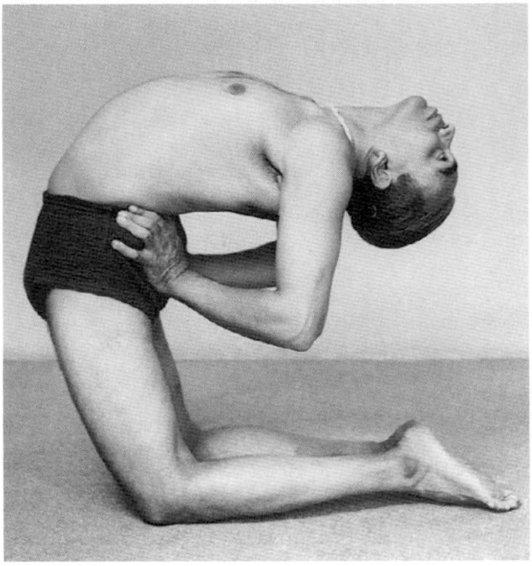

509

3. 숨을 내쉬며, 척추를 훨씬 더 뒤로 뻗고, 팔꿈치를 구부려서 마루에 놓는다(사진 511).
4. 목을 뒤로 뻗고 정수리를 발바닥 위에 댄다. 엉덩이를 수축하고 골반 부위를 들어 올려서, 넓적다리를 뻗고 발목을 잡는다(사진 512).
5. 리드미컬하게 호흡하면서, 약 60초 정도 최대한 오래 이 상태를 유지한다.

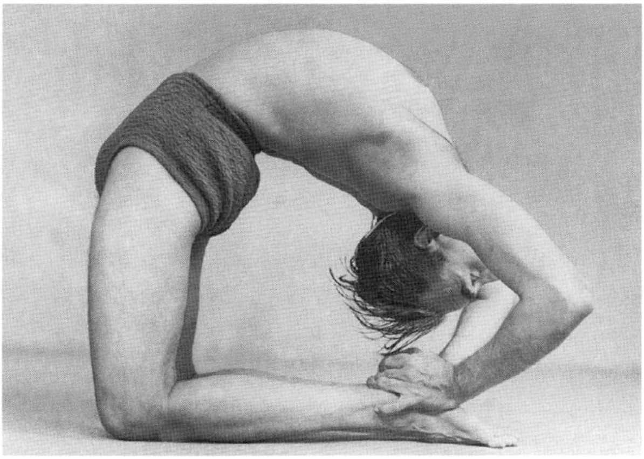

510

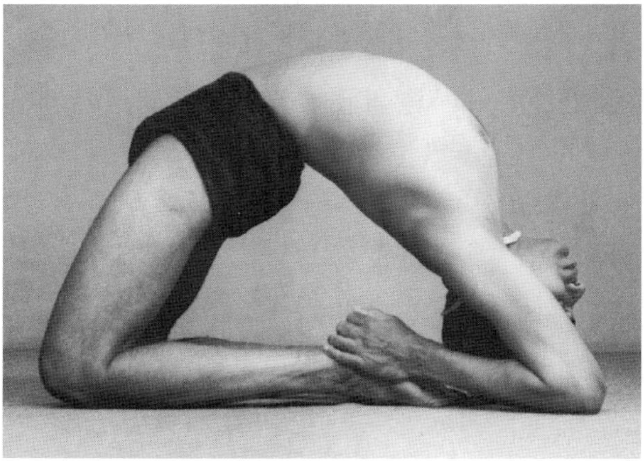

511

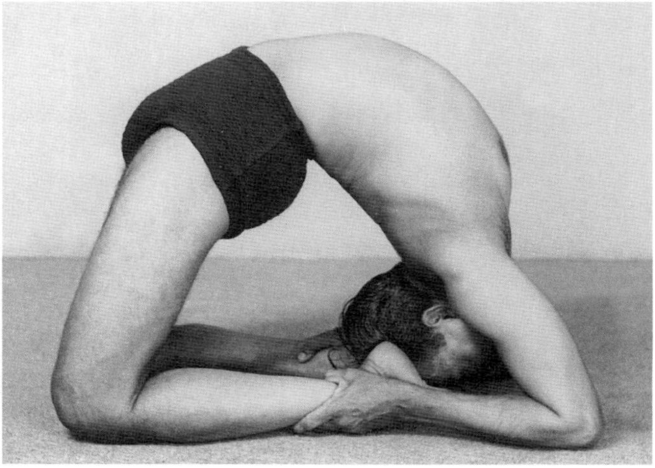
512

6. 발에서 손을 뗀다. 팔을 쭉 펴고, 몸을 앞으로 일으켜 다시 무릎을 꿇는다. 그러고 나서, 마루에 누워 긴장을 푼다.

효과

이 자세로 피는 척추 주위를 잘 돌아 척추 전체가 강하게 된다. 또한 골반이 뻗어지기 때문에 생식기는 건강한 상태를 유지한다. 횡격막이 위로 올라가게 되므로 이로 인해 심장을 부드럽게 마사지하고 강화시킨다. 가슴은 활짝 펴진다. 보다 고난도의 후굴 자세를 수행하기 전에 카포타아사나를 완전히 체득하는 것이 필수적이다. 왜냐하면, 이 고난도의 후굴 자세는 카포타아사나와 비파리타단다아사나(사진 516)에서 만달라아사나(사진 525~535)를 완벽하게 해내지 않고는 할 수 없는 자세이기 때문이다.

176. 라구 바즈라아사나 Laghu Vajrāsana 23*(사진 513)

라구Laghu는 사랑스럽고 아름다울 뿐 아니라 작고 귀엽고 안락한, 바즈라Vajra는 신들의 왕 인드라Indra의 무기인 번개를 의미한다.

방법

1. 무릎과 발을 모으고 무릎을 꿇는다. 손바닥을 허리 옆에 둔다(사진 40).
2. 숨을 내쉬며, 척추를 뒤로 아치형을 만듦과 동시에 넓적다리의 근육에 힘을 준다(사진 508, 509).
3. 엉덩이를 앞쪽으로 밀고, 정수리가 발에 닿을 때까지 척추를 뒤로 구부린다. 요구하는 만큼의 척추의 탄력성을 가지려면 엄청난 수행이 필요하다. 체중은 무릎에만 싣는다.
4. 위의 자세가 되면, 손을 허리에서 떼고, 팔을 어깨에서 곧게 뻗어서 양 무릎을 손으로 각각 잡는다(사진 513).

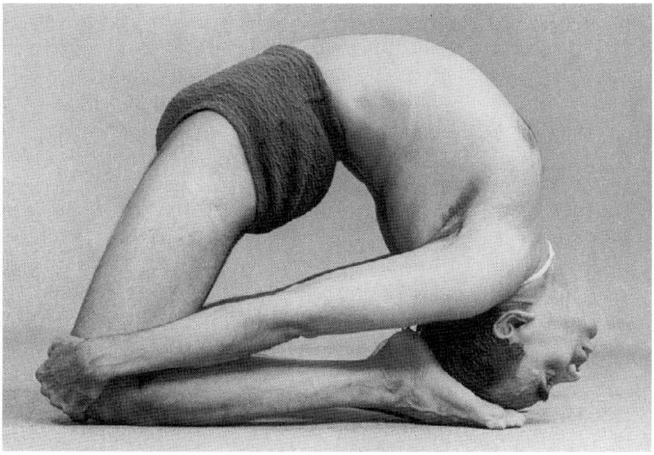

513

5. 척추가 뻗쳐지고 복부에 가해지는 압력으로, 호흡은 빨라지고 힘들 것이다. 정상 호흡을 하면서, 10~15초간 이 자세를 유지한다.
6. 숨을 내쉬며, 무릎에 힘을 주고, 다시 무릎 꿇는 자세가 될 때까지 머리와 몸통을 들어 올린다. 그러고 나서, 마루에 앉아 휴식을 취한다.

효과

이 아사나는 척추 신경을 좋은 상태가 되게 하고, 미저골(Coccyx, 등뼈 끝의 삼각뼈)을 단련시킨다. 이 자세를 규칙적으로 행하면 요추의 통증과 디스크 전위를 없애 준다. 아치형으로 휘기 때문에, 복부 근육과 가슴은 완전히 늘어난다.

177. 드위 파다 비파리타 단다아사나

Dwi Pāda Viparīta Daṇḍāsana 24*(사진 516)

드위 파다Dwi Pāda는 두 발을, 비파리타Viparīta는 역 또는 반전됨을, 단다Daṇḍa는 막대기, 상징, 권위, 체벌, 몸 및 그 부복 자세를 의미한다. 힌두교도들은 마룻바닥에 납작 엎드려 얼굴을 아래로 향하고 두 손을 밖으로 뻗친 자세로 그들의 신神 앞에 부복한다. 그 반면 요기는 아래에서 설명되는 것처럼 우아한 역아치로 부복한다.

방법(초보자를 위한)

1. 등을 대고 평평하게 눕는다(사진 219).
2. 팔을 머리 위로 쭉 뻗어서, 팔꿈치를 구부리고, 손바닥을 어깨 밑으로 넣고, 손가락은 발 쪽을 향하게 한다. 역시 무릎을 구부려 세우고, 발을 엉덩이 가까이로 가져와서 마루에 놓는다(사진 479).
3. 숨을 내쉬며, 동시에 머리와 몸통을 들어 올리고, 정수리를 마루에 놓

는다(사진 480). 몇 번 숨을 쉰다.

4. 숨을 내쉬며, 다리를 쭉 뻗고, 손, 머리, 목에 차례로 체중을 실으면서 다리를 하나씩 곧바로 편다(사진 514).
5. 왼손을 마루에서 떼어 머리 뒤에 놓고, 팔꿈치를 마루에 놓는다(사진 515). 두 번 숨을 쉰다.

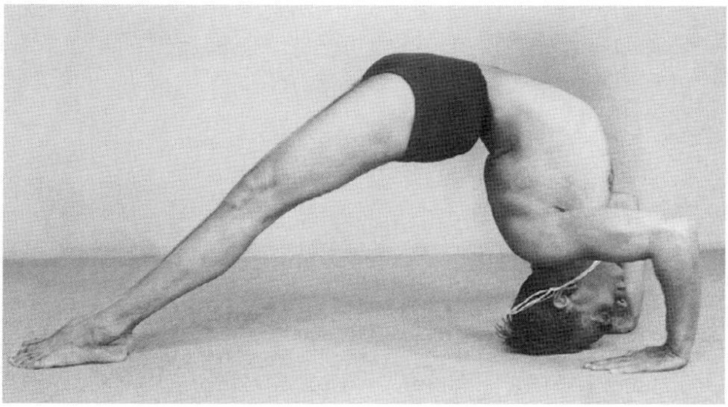
514

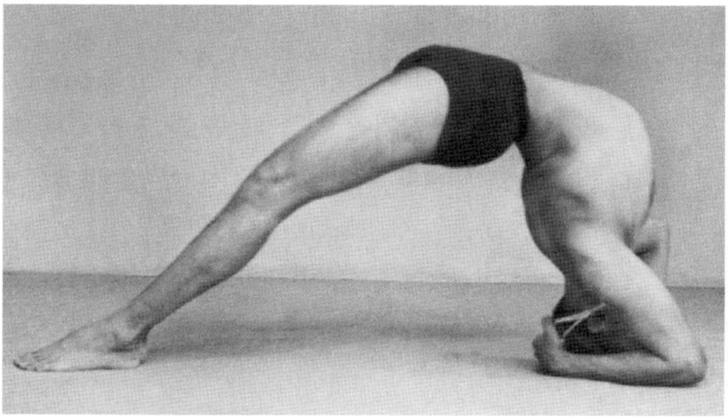
515

6. 이제 오른손을 떼어 머리 뒤로 가져가서, 팔꿈치를 마루 위에 놓고, 손가락을 깍지 끼고 머리 뒷부분을 감싼다. 이것이 최종 자세이다(사진 516). 이 자세에서, 머리와 손은 사람바 시르사아사나 I(사진 190)에서와 같은 위치에 있게 될 것이다.

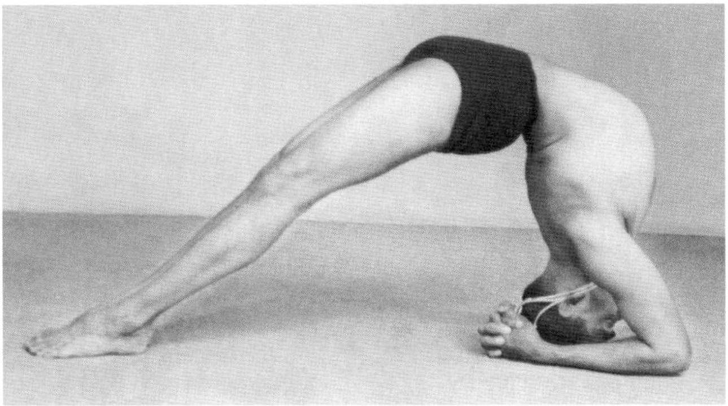
516

7. 횡격막이 수축되어 있기 때문에, 호흡은 빨라지고 짧아진다. 호흡을 몇 번 하고, 숨을 내쉬며 가능한 한 어깨를 높이 올린다. 가슴, 몸통, 엉덩이, 넓적다리, 종아리 역시 높이 올린다. 다리는 골반에서 발목까지 곧게 뻗는다. 발뒤꿈치로 마루를 찍어 누르고, 이 자세로 능력껏 1~2분 정도 머무른다.
8. 발을 머리 쪽으로 옮기고, 무릎을 구부리고, 손가락 깍지를 풀고, 마루에서 머리를 들고, 몸통을 내리고 긴장을 푼다.
9. 목, 가슴, 어깨는 충분히 신장되어야 하고, 골반부는 가능한 한 마루에서 높이 올린다. 처음에는, 목이 마루와 수직을 이루지 못해서 머리와 팔뚝이 미끄러지기 쉽다. 그러므로 발을 벽에 맞대어 놓고 발과 머리와의 간격을 알맞게 조정하는 동안 친구에게 팔꿈치를 눌러 달라고 부탁한다. 그러면서 척추와 다리를 완전히 신장시킨다.

방법(수준 높은 사람을 위한)

1. 사람바 시르사아사나 I(사진 190)을 행한 후, 무릎을 구부리고, 다리를 등 뒤 마루에 떨어뜨린다. 이때, 동작은 사진 517, 518, 519를 따른다.
2. 이 동작은 팔꿈치를 마루에서 떼지 않고, 머리의 위치 역시 흐트러지지 않게 해야 한다.

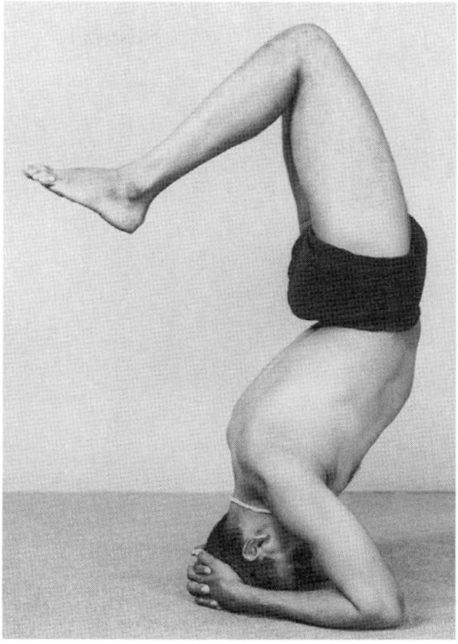

517

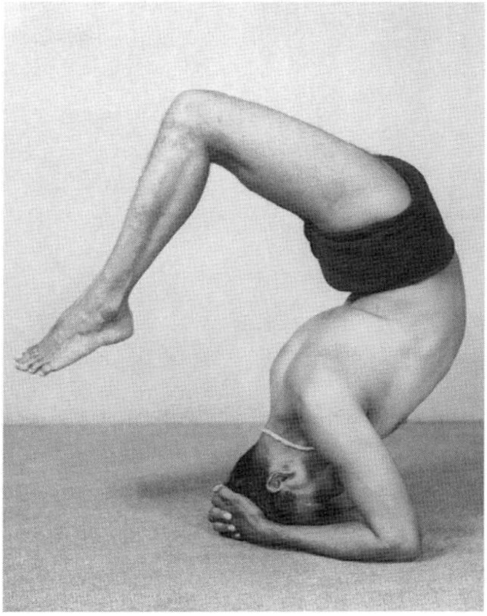

518

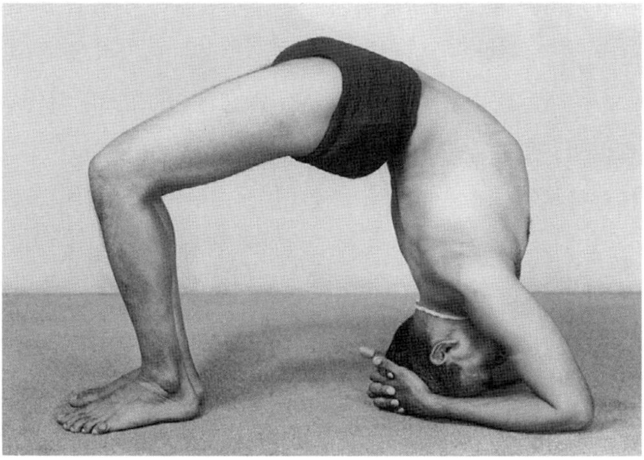

519

3. 이제, 다리를 하나씩 뻗음과(사진 520, 516) 동시에 흉추와 요추를 올려 뻗는다. 발뒤꿈치를 마루에 단단히 누른다.
4. 엉덩이를 수축시키고, 골반 부위를 위로 올리고 무릎, 넓적다리, 종아리에 힘을 준다.

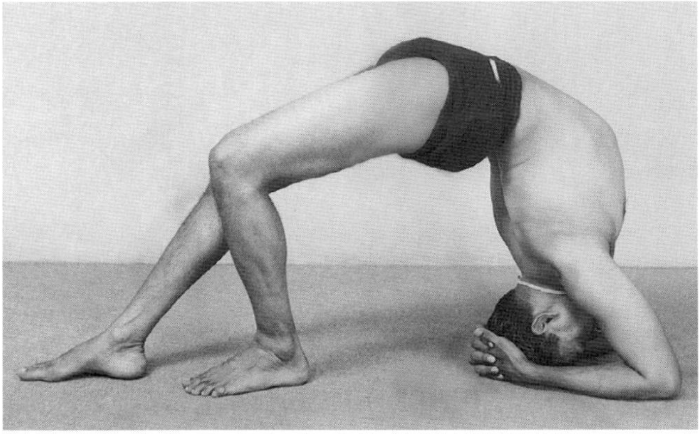

520

5. 이 자세로 정상 호흡을 하면서 1~2분간 머물도록 한다.
6. 그러고 나서, 무릎을 구부리고 숨을 내쉬면서 다리를 휙 치켜올려 다시 사람바 시르사아사나 I로 돌아간다. 그 상태에서 깊은 호흡을 하고 몇 초간 안정을 취한 뒤 다리를 마루에 내린다. 손가락을 풀고, 머리를 마루에서 든 뒤 긴장을 풀거나 그렇지 않으면, 우르드바 다누라아사나(사진 486)를 행한 다음, 타다아사나(사진 1)로 돌아가든지 비파리타 차크라아사나(사진 488~499)를 행한다.

효과

이 활력을 돋우는 자세는 척추를 튼튼하고 건강하게 해 주는 반면 가슴은 최대로 넓혀 준다. 이와 더불어 시르사아사나의 효과도 느낄 수 있다. 이는 미저골에서의 통증을 없애는 데 권장되는 자세이다. 이 자세는 마음을 평안하게 하므로 정서적으로 불안정한 사람들에게 상당한 효과가 있다.

178. 에카 파다 비파리타 단다아사나 I
Eka Pāda Viparīta Daṇḍāsana I 26*(사진 521)

에카Eka는 하나, 파다Pāda는 다리나 발, 비파리타Viparīta는 역이나 반전됨을 의미한다. 단다Daṇḍa는 막대기 혹은 권위와 처벌을 상징한다. 역시 그것은 몸을 의미하기도 한다. 이 자세는 드위 파다 비파리타 단다아사나(사진 516)의 발전된 동작이다.

방법

1. 드위 파다 비파리타 단다아사나(사진 516)를 행한다.
2. 숨을 내쉬며, 왼쪽 다리를 수직으로 올리고 오른쪽 다리는 비파리타 단다아사나에서처럼 마루에 둔다(사진 521).
3. 정상 호흡을 하면서 10초간 이 자세를 유지한다.
4. 왼쪽 다리를 내리고 비파리타 단다아사나로 돌아온다. 그러고 나서,

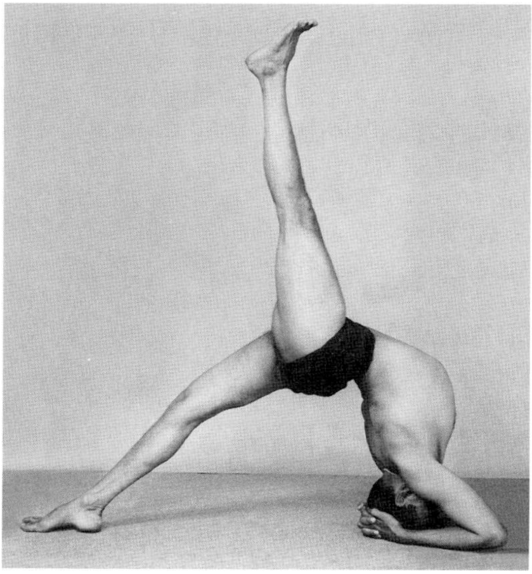

521

숨을 내쉬며 오른쪽 다리를 수직으로 치켜든 상태로 같은 시간 동안 이 자세를 되풀이한다.

5. 비파리타 단다아사나로 돌아가서 마루에 누워 긴장을 푼다.
6. 수준 높은 학생은 숨을 내쉬며 두 다리를 휙 치켜올려 사람바 시르사아사나 I(사진 190)을 행한 후, 그러고 나서 마루로 내리고 긴장을 풀거나, 우르드바 다누라아사나(사진 486)를 행하고 타다아사나(사진 1)로 돌아가거나 비파리타 차크라아사나(사진 488~499)를 행한다.

효과

이 자세는 척추를 좋은 상태가 되게 하고 가슴을 최대로 넓혀 준다. 이것과 짝을 이루는 것이 시르사아사나(사진 190)의 효과이다. 이 활력을 돋우는 자세는 마음을 안정시켜 준다.

179. 에카 파다 비파리타 단다아사나 II
Eka Pāda Viparīta Daṇḍāsana II 29*(사진 523)

이것은 앞의 아사나보다 더 힘이 드는 변형 자세이다.

방법

1. 드위 파다 비파리타 단다아사나를 행한다(사진 516).
2. 두 발을 머리 쪽으로 이동한다.
3. 손가락을 풀고, 손목을 벌리고 손바닥을 마루에 놓는다.
4. 숨을 내쉬며, 머리를 마루에서 들어 올리고, 목을 다리 쪽으로 쭉 뻗고, 오른쪽 다리를 손 가까이 가져온다.
5. 양손으로 오른쪽 발목을 잡고 전체를 마루에 밀착시킨다(사진 522).
6. 발목을 확실히 잡고, 숨을 내쉬며 어깨를 위로 뻗고 척추를 신장시킴

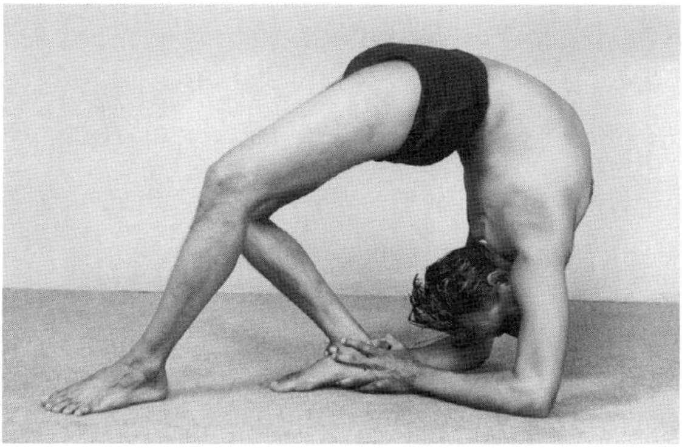

522

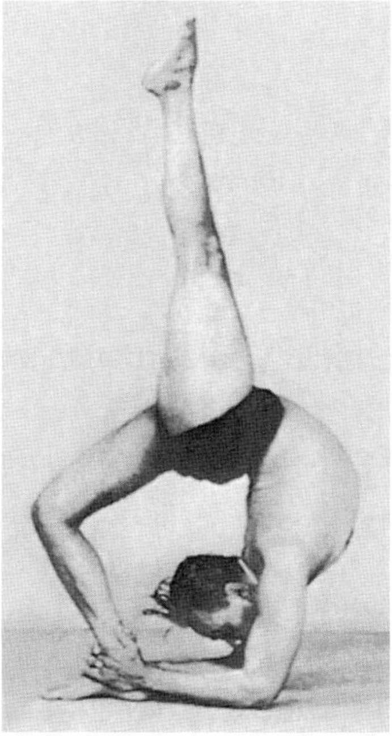

523

으로써 왼쪽 다리가 수직이 되게 들어 올린다(사진 523).

7. 이 자세를 10~15초간 유지한다. 복부 근육의 수축으로 인해, 호흡이 빨라지고 힘이 들 것이다.

8. 왼쪽 다리를 마루로 내린다.

9. 오른쪽 발목을 풀고 왼쪽 발목을 잡는다. 위에서 기술한 대로 자세를 되풀이하는데, 이제는 오른쪽 다리를 수직으로 들어 올린다. 반대쪽에서도 같은 시간 동안 이 자세를 되풀이한다. 그러고 나서 올려진 다리를 내린다.

10. 발목을 풀고 숨을 내쉬면서 두 다리를 휙 치켜올려 시르사아사나 I(사진 190)을 행한 후, 그러고 나서 두 다리를 마루에 내려 쉬거나, 우르드바 다누라아사나(사진 486)를 행하고 타다아사나(사진 1)로 돌아가든지 비파리타 차크라아사나(사진 488~499)를 행한다.

효과

이 아사나에서, 복부 근육은 단련되고 척추는 좋은 상태가 된다. 구부림이 아주 강함에 효과 또한 더 크다.

180. 차크라 반다아사나 Chakra Bandhāsana 31*(사진 524)

차크라Chakra는 인체 내의 신경중심(망, 총)을 의미하고, 그것은 기계에서 속도조절바퀴와 같다. 반다Bandha는 구속이나 족쇄를 의미한다. 차크라는 에너지 통로인 나디스nāḍīs가 서로 교차하는 척추 안에 위치한 부분이다. 인체에는 일곱 개의 차크라가 있다. (1) 물라다라 차크라(Mūlādhāra Chakra, 골반신경총) (2) 스바디스타나 차크라(Svādhiṣṭhāna Chakra, 하복부신경총) (3) 마니푸라카 차크라(Maṇipūraka Chakra, 태양신경총) (4) 아나하타 차크라(Anāhata Chakra, 심장신경총) (5) 비수다 차크라(Viśuddha Chakra, 인두신경총) (6) 아즈나 차크라(Ājñā Chakra, 미간의 명령신경총) (7) 사하스라라 차크라(Sahasrāra Chakra, 천 개의 꽃잎이 있는 연꽃, 상부대뇌신경총) 등이다. 차크라들은 포착하기 힘들고 식별하기가 쉽지 않다.

여기에서 여러 개의 신경총(망)으로 비유를 하였지만 이 신경총(망)들만을 차크라라고 생각해서는 안 된다.

방법

1. 드위 파다 비파리타 단다아사나(사진 516)를 행한다.
2. 숨을 내쉬며, 두 발을 머리 쪽으로 가져간다.
3. 손가락을 풀고, 손목을 벌리고, 팔뚝을 마루에 놓고, 손가락은 발 쪽을 향한다. 두 번 숨을 쉰다.
4. 숨을 내쉬며, 머리를 들어 올리고, 목을 다리 쪽으로 쭉 뻗으면서, 두 발을 손 쪽으로 더 가깝게 이동한다.
5. 그러고 나서, 오른손으로 오른쪽 발목을 잡고 왼손으로 왼쪽 발목을 잡고 두 발을 마루에 밀착시킨다. 두 번 숨을 쉰다.
6. 발목을 단단히 잡고 숨을 내쉬며, 발과 팔꿈치로 마루를 누르고 어깨와 넓적다리를 뻗고, 몸통을 아치형으로 만든다(사진 524).

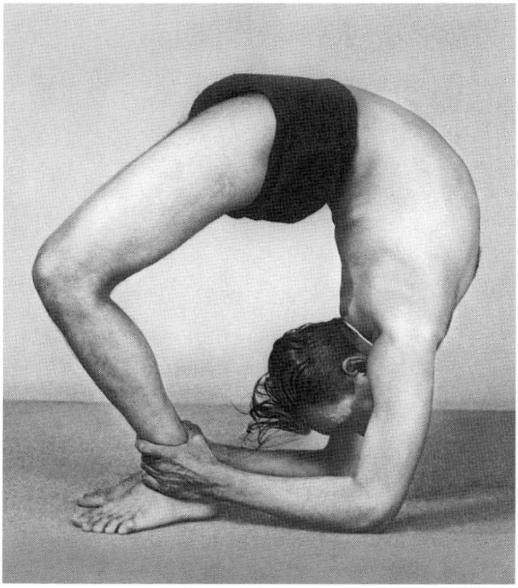

524

7. 이 자세로 10~15초간 있는다. 호흡이 빨라질 것이다.
8. 발목에서 손을 떼고, 정수리를 마루에 대고 손가락을 머리 뒤에서 깍지 낀다. 이제, 숨을 내쉬며 다리를 휙 치켜올려 사람바 시르사아사나 I(사진 190)을 행한다. 그러고 나서 마루로 내려 휴식을 취하거나, 우르드바 다누라아사나(사진 486)를 행한 다음 비파리타 차크라아사나(사진 488~499)를 행하든지 타다아사나로 돌아간다.

효과

모든 차크라(신경망, 신경총, 신경절)는 자극을 받는다. 이 아사나는 부신의 기능을 강화시켜 준다. 직장, 신장, 목과 눈 근육이 단련된다.

181. 만다라 아사나 Maṇḍalāsana 27*(사진 525~535)

만다라Maṇḍala는 바퀴, 고리, 원, 궤도 등을 의미한다. 머리와 손을 사람바 시르사아사나 I(사진 190) 상태로 유지하고, 머리를 중심으로 시계 방향으로 그리고 나서 시계 반대 방향으로 돌린다. 발의 움직임은 고정시킨 머리 주위에서 원, 궤도를 형성할 것이다.

방법

1. 드위 파다 비파리타 단다아사나를 행한다(사진 525).
2. 머리 위치를 흩트리지 않고서, 어깨와 가슴을 최대한 높이 올린다.
3. 다리를 차례로 시계 방향으로 옆으로 움직여 머리를 중심으로 원을 그린다. 다리가 3시와 9시 위치일 때, 반대쪽 어깨를 약간 올리고, 이때 가슴도 위로 들어 앞으로 밀고 사진(사진 525~535)에서처럼 몸통을 회전시킨다. 척추는 360도 완전한 회전을 하게 된다.
4. 시계 방향으로 완전히 회전시킨 후에, 잠시 쉬고 깊은 호흡을 몇 번 한

다. 그러고 나서, 역순으로 사진대로 시계 반대 방향으로의 운동을 되풀이한다.

5. 동작이 요하는 충분한 유연성을 얻기 위해, 우르드바 다누라아사나(사진 486)에서의 비파리타 차크라아사나(사진 488~499)를 수행함으로써 척추를 유연하게 하는 것이 최우선의 필수조건이다. 처음에는, 목과 어

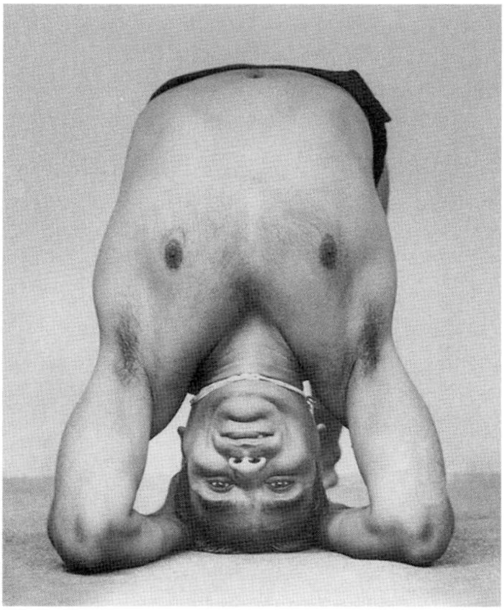

525

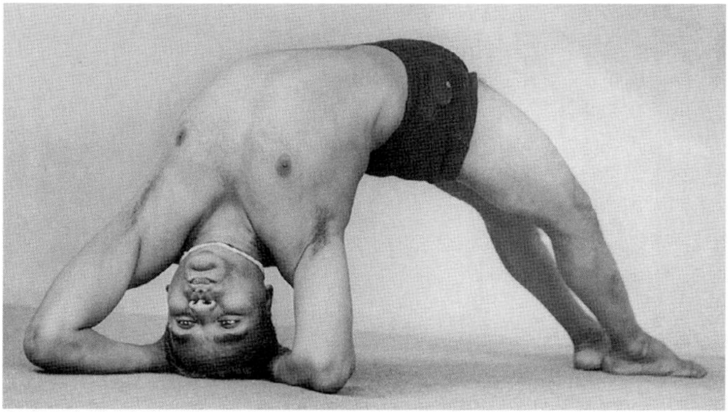

526

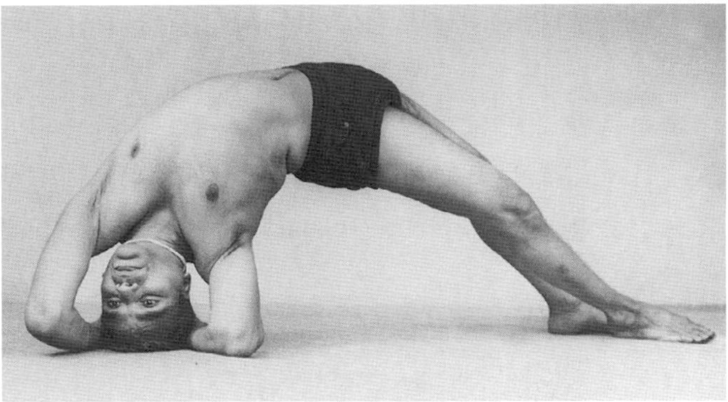
527

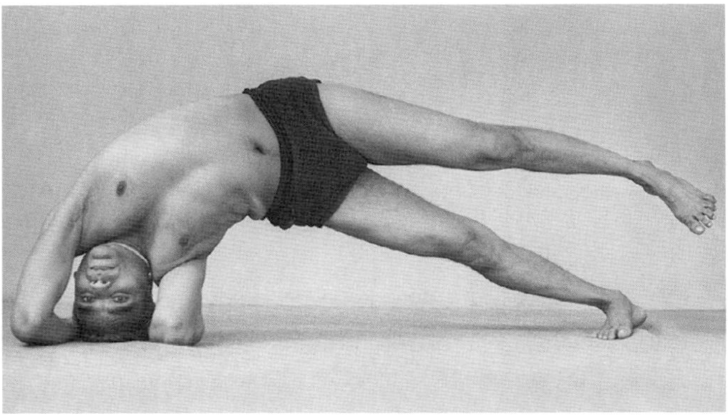
528

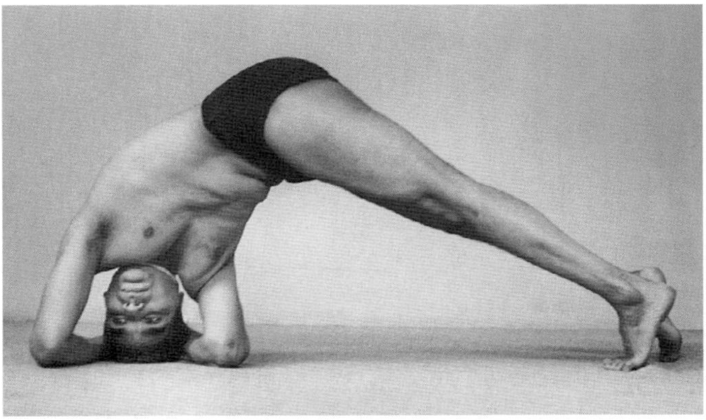
529

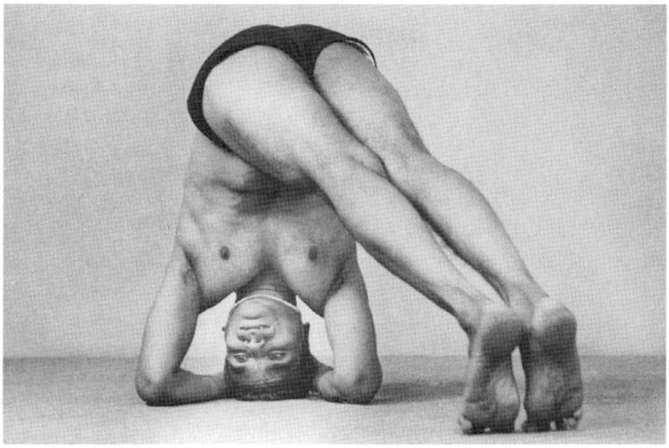

530

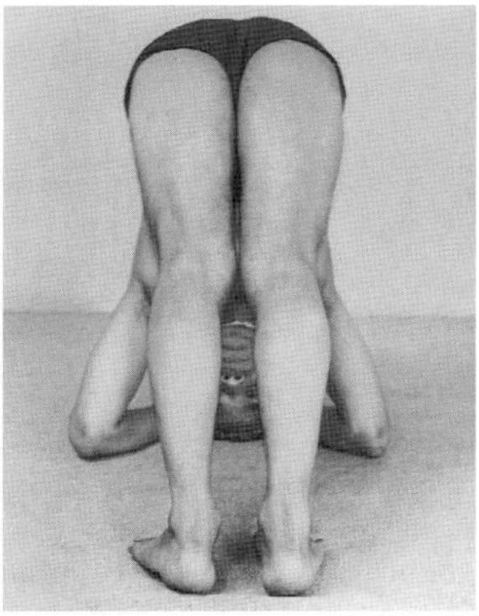

531

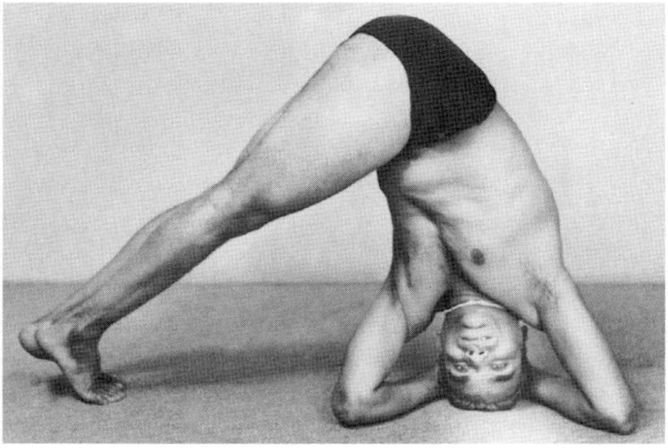

532

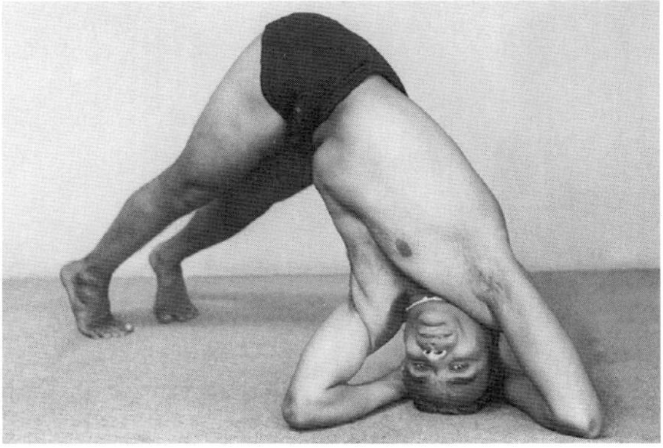
533

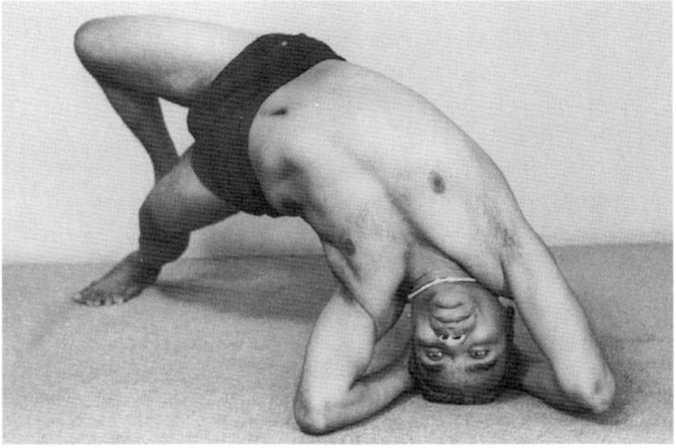
534

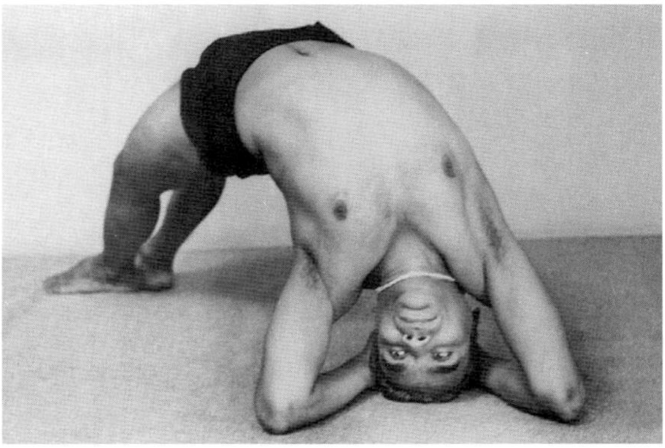
535

깨가 마루 쪽으로 처질 수도 있다. 하지만 충분한 힘과 등의 탄력성이 생기면, 이 아사나를 수행하는 것은 더 쉬워질 것이다.

182. 브르스치카아사나 I Vṛśchikāsana I 32*(사진 536, 537)

브르스치카Vṛśchika는 전갈을 의미한다. 먹이를 찌르기 위해 전갈은 등 위로 꼬리를 아치형으로 만들고 머리 너머로 공격한다. 이 자세는 공격하는 전갈의 모습을 닮았다 하여 이런 이름이 붙여진 것이다.

방법

1. 마루에 무릎을 꿇고, 앞쪽으로 몸을 구부리고, 팔꿈치, 팔뚝, 손바닥을 서로 평행하게 마루에 놓는다. 팔뚝 사이의 간격은 어깨너비보다 넓어선 안 된다.
2. 목을 쭉 뻗고 머리를 가능한 한 높이 들어 올린다.
3. 숨을 내쉬며 다리와 몸통을 휙 치켜올리고 머리 뒤로 다리가 떨어지지 않도록 주의를 기울여 중심을 잡도록 한다. 가슴 부분을 수직으로 뻗는데, 이때 팔꿈치에서 어깨까지의 팔은 마루와 수직을 이루어야 한다. 다리를 수직으로 위로 뻗고 균형을 잡는다. 이것이 핀차 마유라아사나이다(사진 357).
4. 팔뚝으로 균형을 잡고서, 숨을 내쉬며 무릎을 구부리고 목과 머리를 최대한 높이 들어 올리고 어깨에서부터 척추를 뻗고 발뒤꿈치가 정수리에 닿을 때까지 발을 내린다(앞모습 : 사진 536). 이 방법을 배운 후, 무릎과 발목을 가지런히 붙이고 발가락은 뾰족하게 한다(옆모습 : 사진 537). 발뒤꿈치에서 무릎까지 다리는 머리와 수직을 이루어야 한다. 정강이와 상완은 서로 평행 상태여야 한다.
5. 이 자세로, 목, 어깨, 가슴, 척추와 복부가 완전히 신장되므로, 호흡은

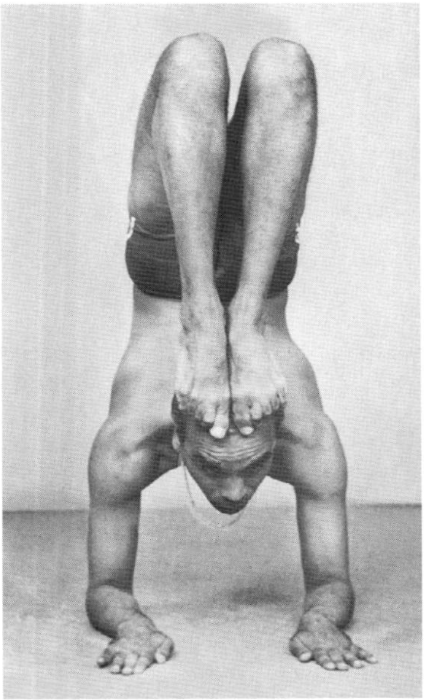

536

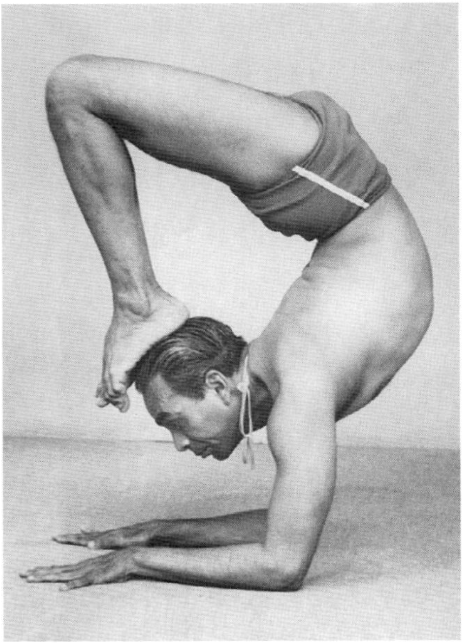

537

빨라지고 힘겨워진다. 정상 호흡을 하도록 노력하고, 가능한 한 오래 약 30초 동안 이 자세로 머무른다.

6. 능력껏 이 자세를 취한 후에, 다리를 머리 뒤로 내리고, 마루에서 팔꿈치를 들어 올려서, 우르드바 다누라아사나(사진 486)를 수행한다.
7. 그러고 나서, 타다아사나(사진 1)로 서거나, 비파리타 차크라아사나(사진 488~499)를 행하든지 한다.
8. 브르스치카아사나로 야기된 등의 통증을 해소하기 위해, 운타나아사나(사진 48)처럼 몸을 앞으로 구부리고 무릎을 구부리지 말고 마루에 손바닥을 댄다.

183. 브르스치카아사나 II Vṛśchikāsana II 33*(사진 538)

이 자세는 완전히 손만으로 몸을 지지하여 거꾸로 서는 아도 무카 브륵샤아사나(사진 359)에서 행하는 것으로, 브르스치카아사나 I의 더 어려운 변형 자세이다.

방법

1. 타다아사나로 선다(사진 1). 앞으로 구부려 손바닥을 마루에 놓는다. 그 간격은 어깨너비와 같아야 한다. 두 팔은 완전히 뻗어야 한다.
2. 다리를 들고 무릎을 구부린다. 숨을 내쉬며, 몸통과 다리를 수직으로 홱 치켜올리고 손으로 균형을 잡는다. 목과 머리를 가능한 한 높이 든다. 이것이 아도 무카 브륵샤아사나(사진 359)이다.
3. 균형을 확실히 잡고서, 숨을 내쉬며 무릎을 구부리고, 척추와 가슴을 뻗고, 발뒤꿈치가 정수리에 닿을 때까지 발을 내린다. 발가락을 뾰족하게 한다. 균형을 잡으면서, 무릎과 발목을 서로 붙인다. 정강이는 머리와 수직되게, 팔은 마루와 수직되게 한다. 정강이와 팔은 서로 평행이 되어야 한다(사진 538).
4. 이 자세로 균형을 잡는 것은 사실 매우 어렵고, 이것은 앞에 설명한 핀차 마유라아사나(사진 537)에서 균형을 잡는 것보다 훨씬 더 어렵다.
5. 이는 엄청난 손목 힘을 요구하고, 이 아사나를 완전히 체득하기까지는 의지와 노력이 있어야 한다. 호흡은 빨라지고 힘들어지는데, 이는 목, 어깨, 가슴, 정강이가 완전히 신장되고, 복부는 수축되기 때문이다. 정상 호흡을 유지하면서 10~15초 정도 능력껏 오래 있도록 한다.
6. 그러고 나서, 다리를 머리 뒤로 내리는 우르드바 다누라아사나(사진 486)를 하고, 타다아사나(사진 1)로 서거나 비파리타 차크라아사나(사진 488~499)를 행하든지 한다.
7. 브르스치카아사나에 의한 등의 긴장을 없애기 위해, 운타나아사나(사

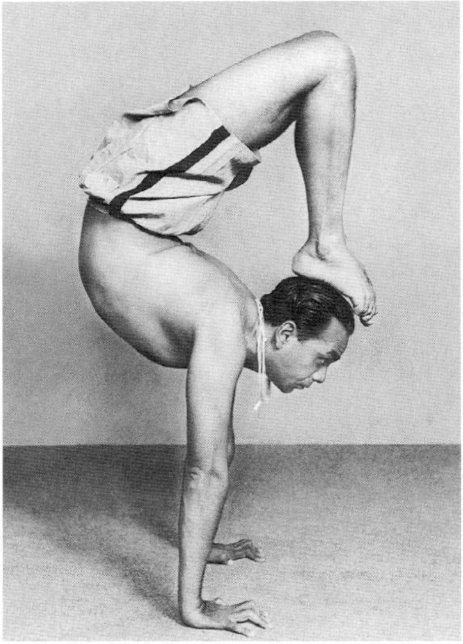

538

진 48)처럼 몸을 앞으로 구부리고 무릎을 구부리지 말고 손바닥을 마루에 댄다.

효과

폐는 복부 근육이 뻗쳐지면서 활짝 열리게 된다. 전 척추가 왕성하게 조율되고 건강한 상태가 된다. 이 아사나는 심리적으로도 상당한 의미를 갖고 있다. 지식과 힘의 원천인 머리는 자만심, 분노, 증오, 질투, 편협과 악의의 집이기도 하다. 이 감정들은 전갈이 그 침에 갖고 있는 독보다 더 치명적인 것이다. 이 자세에서 요기는 발로 그의 머리를 누르면서 자신을 파멸로 이끄는 감정과 욕망들을 근절시키려고 한다. 자신의 머리를 발로 참으로써 겸손, 침착, 관용 등을 계발하게 되고 그러므로 에고에서 벗어나게 된다. 에고의 정복은 조화와 행복을 가져다 준다.

184. 에카 파다 라자카포타아사나 I
Eka Pāda Rājakapotāsana I 28*(사진 542)

에카Eka는 하나, 파다Pāda는 다리나 발을 의미한다. 그리고 카포타kapota는 비둘기를 의미한다. 라자카포타Rājakapota는 비둘기의 왕을 의미한다. 이 아사나는 가슴이 마치 모이주머니를 쭉 내미는 비둘기와 같다 해서 이 이름이 붙여졌다.

방법

1. 마루에 앉아 정면으로 다리를 곧게 뻗는다(사진 77).
2. 오른쪽 무릎을 구부리고 오른발을 마루에 대고 오른쪽 발뒤꿈치가 왼쪽 샅에 닿도록 한다. 오른쪽 무릎을 마루에 붙인다.
3. 왼쪽 다리를 뒤로 빼고, 그 전체를 곧게 뻗어 마루에 놓는다. 왼쪽 넓적다리의 앞면, 무릎, 정강이, 왼쪽 발가락의 윗부분이 마루에 닿아야 한다.
4. 허리에 손바닥을 대고, 가슴을 앞으로 밀고, 목을 뻗고, 머리를 가능한 한 뒤로 젖힌다. 이 아사나의 준비 동작인 이 자세로 얼마 동안 균형을 잡는다(사진 539).
5. 이제 손을 마루 앞에 놓고, 왼쪽 무릎을 구부리고, 왼발을 머리 가까이 들어 올린다. 무릎에서 발목까지 왼쪽 다리는 마루와 수직을 이루어야 하는데 이렇게 하기 위해서 왼쪽 넓적다리의 근육을 단단히 한다.
6. 숨을 내쉬며, 오른쪽 팔을 머리 위로 넘겨 왼발을 잡는다(사진 540). 몇 번 숨을 쉰다. 그리고 나서 다시 숨을 내쉬며 왼손으로 왼발을 잡는다. 머리를 왼발 위에 댄다(사진 541).
7. 가슴을 앞으로 내밀고, 손을 더 아래로 이동하여 발목을 잡고 윗입술이 왼쪽 발뒤꿈치에 닿도록 머리를 내린다(사진 542). 약 10초 동안 이

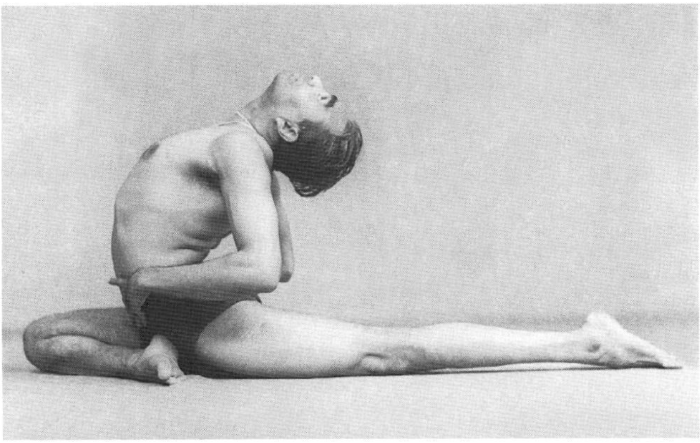

539

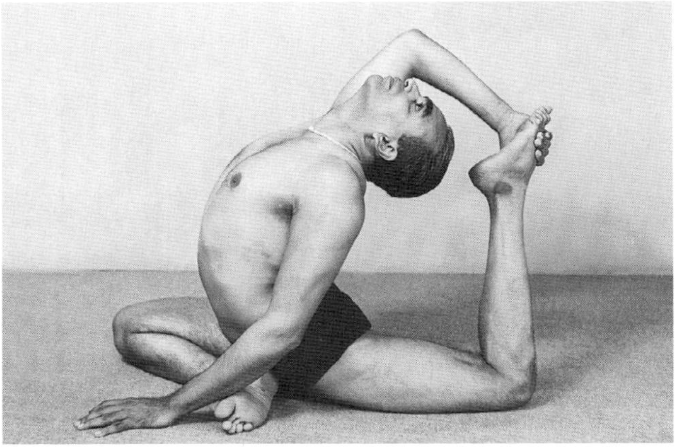

540

자세를 유지한다. 가슴이 완전히 활짝 펴지는 반면에 복부는 수축되므로 호흡은 빨라질 것이다. 정상 호흡을 하도록 한다.

8. 왼쪽 발목에서 손을 차례로 떼고 손바닥을 마루에 댄다. 왼쪽 다리를 펴고 앞으로 가져온 뒤 오른쪽 다리도 편다.

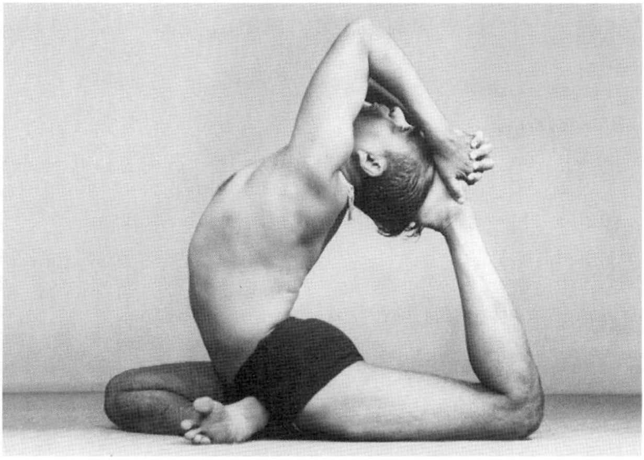

541

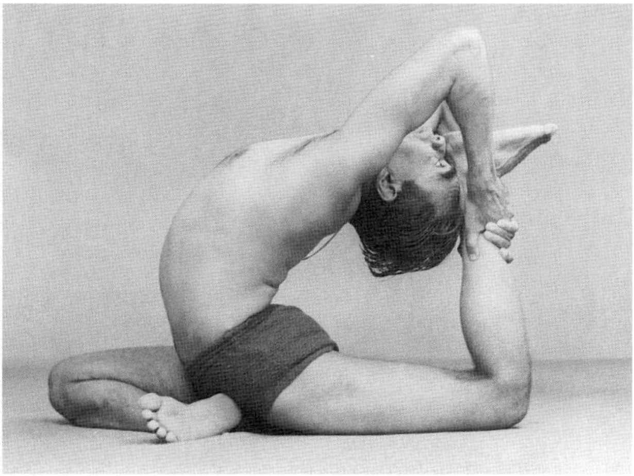

542

9. 같은 시간 동안 반대쪽에서도 이를 행한다. 이때, 왼발을 오른쪽 샅에 대고 오른쪽 다리는 뒤로 뻗쳐지고 양팔을 머리 뒤로 쭉 뻗어서 오른발을 잡을 것이다.

185. 발라킬야아사나 Vālakhilyāsana 45*(사진 544)

발라킬야Vālakhilya는 엄지손가락만 한 요정들로, 조물주의 몸에서 생겨났다고 한다. 이들은 태양의 전차를 앞선다고 하며 그 수는 6만에 달했다고 한다. 이들에 관한 이야기는 칼리다사의 서사시 라구밤사 Raghuvaṁśa에도 나온다. 이 어려운 아사나는 에카 파다 라자카포타아사나 I(사진 542)의 연속이다. 에카 파다 라자카포타아사나 I을 완전히 체득해야만 이 자세를 편안하고 우아하게 수행할 수 있다.

방법

1. 에카 파다 라자카포타아사나 I(사진 542)을 행한다. 왼쪽 발목을 양손으로 단단히 잡고 엉덩이를 수축하고 미저골을 위로 올린다. 발목을 놓지 않은 채, 왼쪽 다리를 뒤로 뻗는다(사진 543). 그리고 몇 번 숨을 쉰다.

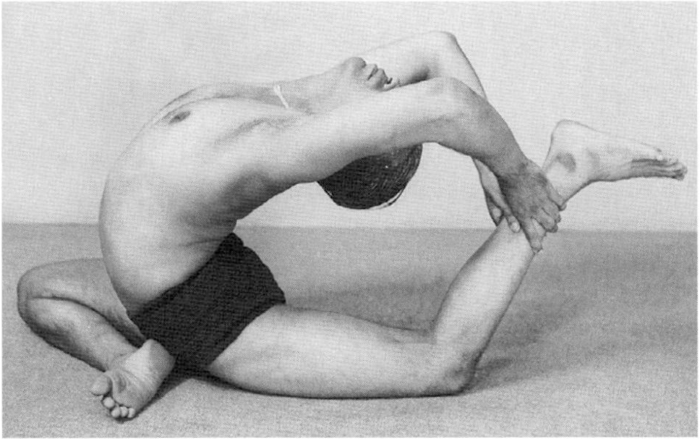

543

2. 숨을 내쉬며 팔을 더 멀리 쭉 뻗고 다리를 아래로 내려 마루에 평평하게 놓는다. 넓적다리에서 발가락까지의 왼쪽 다리 앞면 전체가 마루에 닿아야 한다(사진 544).

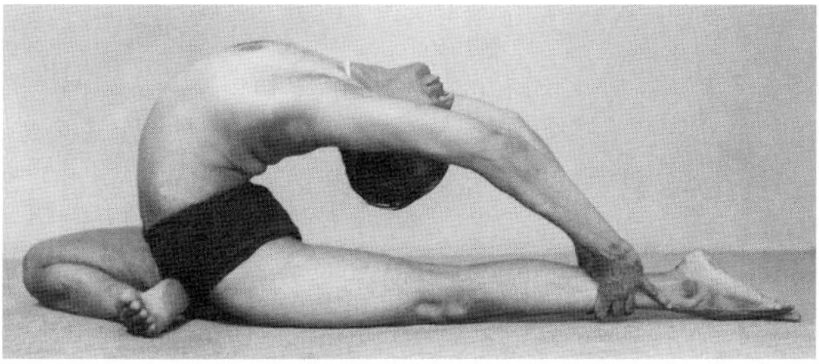

544

3. 몇 초 동안 이 자세로 있는다. 복부 기관은 수축되는 반면 가슴은 한껏 신장되므로 호흡은 빨라지고 힘들어질 것이다.
4. 발목을 풀고, 등을 곧게 펴서 잠시 동안 쉰다.
5. 같은 시간 동안 반대쪽에서도 이 자세를 되풀이한다.

효과

이 자세는 자누 시르사아사나(사진 127)의 역동작으로, 척추 하부에 활력을 준다. 이 자세로 치골 부근에 혈액이 원활히 순환하고, 이를 건강한 상태로 유지시켜 준다. 이 자세와 라자카포타아사나의 연속 동작을 수행함으로써, 비뇨기 계통의 결함을 고쳐 준다. 목과 어깨 근육은 완전히 단련된다. 갑상선, 부갑상선, 부신과 생식선은 풍부한 피를 공급받고 이는 활력을 증강시킨다. 이 자세와 라자카포타아사나의 여러 연속 동작들은 성적 욕망을 조절하는 데 추천된다.

186. 에카 파다 라자카포타아사나 II

Eka Pāda Rājakapotāsana II 29*(사진 545)

방법

1. 마루에 앉아 정면으로 다리를 쭉 뻗는다(사진 77).

2. 오른쪽 무릎을 구부리고 오른쪽 발바닥과 뒤꿈치를 마루에 평평하게 놓는다. 오른쪽 다리의 정강이는 거의 마루와 수직을 이루고 종아리는 넓적다리의 뒷면에 닿는다. 회음 가까이에 오른쪽 발뒤꿈치를 놓는다. 이제 오른쪽 다리는 마리챠아사나 I(사진 144) 상태가 될 것이다.
3. 왼쪽 다리를 뒤쪽으로 뻗고 다리 전체를 마루에 놓는다.
4. 왼쪽 무릎을 구부리고 그 정강이가 마루에 수직이 되도록 한다. 오른발과 왼쪽 무릎으로 신체의 균형을 잡는다. 균형을 잡기 위해 오른쪽 무릎을 앞으로 밀어 오른쪽 넓적다리가 마루와 평행이 되게 하고 정강이는 마루와 40도 정도 되게 한다.
5. 숨을 내쉬며, 오른쪽 팔을 머리 뒤로 넘겨 왼발을 오른손으로 단단히 잡는다. 몇 번 숨을 쉬고 숨을 내쉬며 다시 왼쪽 팔을 머리 뒤로 넘겨 왼손으로도 왼발을 잡는다. 머리를 발 위에 놓는다(사진 545).
6. 가슴을 앞으로 내밀고 약 15초 동안 이 자세를 유지한다.

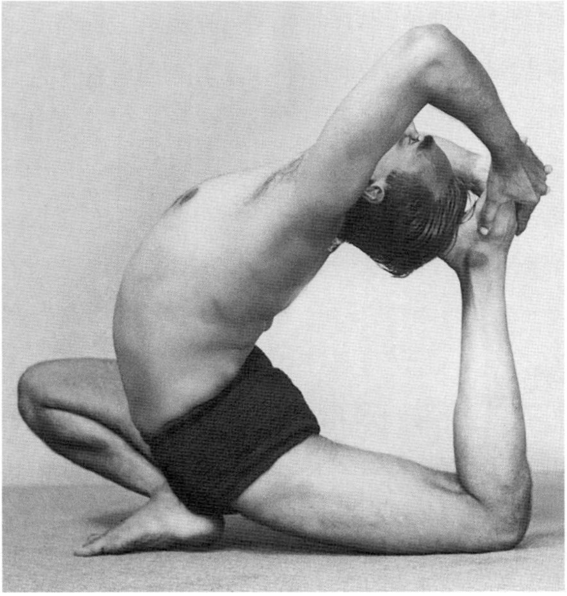

545

7. 가슴의 신장과 복부의 수축으로 인해 호흡이 빨라질 것이다. 정상 호흡을 하도록 한다.
8. 발목에서 손을 풀고 다리를 곧게 편다.
9. 반대쪽에서도 이 자세를 되풀이한다. 이때 왼쪽 다리는 마리차아사나 I 상태이다. 오른발을 양손으로 잡고 머리가 발 위에 놓이면서 균형을 이루게 된다. 양쪽에서 같은 시간 동안 이 자세를 행한다.
10. 일단 이 아사나로 균형 잡는 어려움을 극복하고 나면 앞의 아사나보다 더 쉽다.

187. 에카 파다 라자카포타아사나 III

Eka Pāda Rājakapotāsana III 30*(사진 546)

방법

1. 마루에 앉아 두 다리를 정면으로 똑바로 뻗는다(사진 77).
2. 왼쪽 무릎을 구부려서 발가락이 뒤로 향하게 하고 왼쪽 엉덩이 옆의 마루에 놓는다. 왼쪽 정강이의 안쪽이 왼쪽 넓적다리의 바깥쪽에 닿게 하고, 왼쪽 무릎은 마루 위에 놓여 있어야 한다. 왼쪽 다리는 비라아사나(사진 89) 자세가 될 것이다.
3. 오른쪽 다리를 뒤로 뻗고 다리 전체를 마루에 곧게 놓는다.
4. 손바닥을 마루에 놓는다. 숨을 내쉬며, 오른쪽 무릎을 구부려 오른발을 머리 가까이까지 올린다. 무릎에서 발목까지의 오른쪽 정강이는 마루와 수직을 이루어야 하는데, 이를 위해서 오른쪽 다리의 근육을 팽팽히 한다. 몇 번 숨을 쉰다.
5. 숨을 내쉬며, 척추와 목을 뻗고 목을 뒤로 젖히고 팔을 차례로 머리 뒤로 넘겨서 오른발을 잡고 머리를 그 위에 놓는다(사진 546). 약 15초 동안 균형을 잡고, 정상 호흡을 하도록 한다.

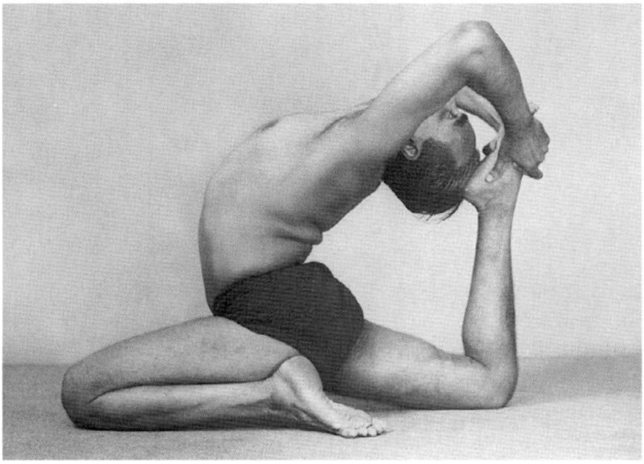
546

6. 오른쪽 발목에서 손을 떼고 다리를 곧게 편다.
7. 반대쪽에서도 이를 같은 시간 동안 행한다. 이제 오른쪽 다리는 비라아사나 상태이고, 머리는 머리 너머에서 양손으로 잡고 있는 왼발 위에 놓이게 된다.

188. 에카 파다 라자카포타아사나 IV
Eka Pāda Rājakapotāsana IV 40*(사진 547)

방법

1. 마루에 꿇어앉고 손바닥을 몸의 양옆에 각각 놓는다. 무릎을 들어, 오른쪽 다리를 앞으로, 왼쪽 다리는 뒤로 하고 두 다리를 숨을 내쉬면서 곧게 편다. 앞다리의 뒷부분과 뒷다리의 앞부분이 마루에 닿게 한다. 다리는 이제 하누만아사나(사진 475) 상태로 서양 발레의 스프리트(두 다리를 일직선으로 벌리고 앉는 곡예 연기)와 닮았다.
2. 가슴을 앞으로 밀고, 목을 쭉 뻗고 머리를 가능한 한 뒤로 젖힌다. 왼쪽 무릎을 구부려 왼발을 머리 가까이까지 올린다. 무릎에서 발목까

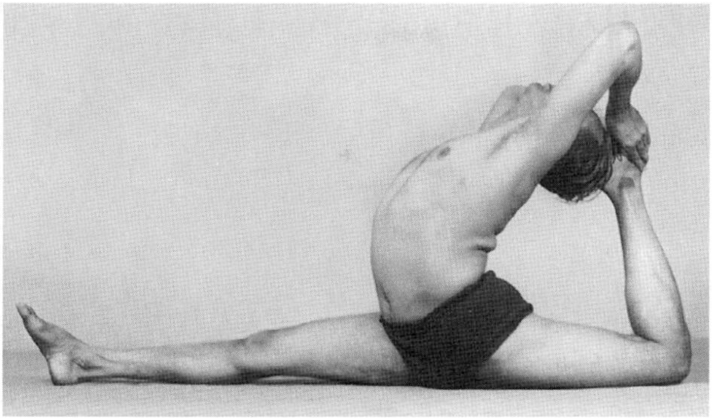

547

지의 왼쪽 정강이는 마루와 수직을 이룬다.

3. 숨을 내쉬며, 왼쪽 팔을 머리 너머로 가져가서 왼손으로 왼발을 잡는다. 숨을 몇 번 쉰 후에, 다시 숨을 내쉬며 오른쪽 팔을 머리 너머로 가져가서 오른손으로도 왼발을 잡는다. 머리를 왼발에 댄다(사진 547).
4. 이 자세로 약 10초간 있는다. 왼발을 풀고 하누만아사나(사진 475)로 돌아간다. 마루에 손바닥을 대고 엉덩이를 들어 올린다.
5. 이제 다시 하누만아사나로 돌아가는데, 이번엔 왼쪽 다리가 정면으로 곧게 뻗쳐진 상태이다. 오른쪽 무릎을 구부리고 오른발을 머리 가까이로 가져온다.
6. 오른발을 잡고 발 위에 머리를 놓아서 이 자세를 되풀이한다. 이쪽에서도 같은 시간 동안 머문다.

에카 파다 라자카포타아사나 사이클의 효과

이 자세들은 요추와 흉추에 활기를 준다. 목과 어깨 근육은 충분히 단련되고 다리의 여러 자세에 의해 넓적다리와 발목을 강화시켜 준다. 갑상선, 부갑상선, 부신, 생식선은 충분한 혈액을 공급받아서 그 기능이 원활하게 되고, 활력을 증강시킨다. 이 아사나는 비뇨기 계통의 질병과 성적 욕구를 조절하는 데 추천된다.

189. 부장가아사나 II Bhujaṅgāsana II 37*(사진 550)

부장가Bhujaṅga는 뱀을 뜻한다. 이 자세는 라자카포타아사나(사진 551)의 선행 동작으로, 뱀의 공격 자세와 닮았다.

방법

1. 배를 마루에 대고 엎드린다. 팔꿈치를 구부리고 손바닥을 허리 옆의 마루에 놓는다.
2. 숨을 내쉬며, 팔을 완전히 뻗으면서 머리와 몸통을 위로 들어 뒤로 젖힌다. 이때 치골 부분과 다리의 위치는 흔들림이 없어야 한다.
3. 정상 호흡을 하면서 몇 초 동안 이 자세로 있는다.
4. 숨을 내쉬며, 무릎을 구부리고 발을 위로 든다. 체중은 골반, 넓적다리와 손에 둔다. 몇 번 숨을 쉰다.
5. 오른손에 더 압박을 가하고, 왼손을 마루에서 떼고, 숨을 깊게 내쉬며, 왼쪽 팔을 뒤로 휙 뻗어 왼쪽 무릎의 종지뼈를 잡는다(사진 548). 몇 번 숨을 쉰 후에, 다시 빠르고 깊은 숨을 내쉬며, 어깨에서 오른쪽 팔을 뒤로 휙 뻗어 오른손으로 오른쪽 종지뼈를 잡는다(사진 549).

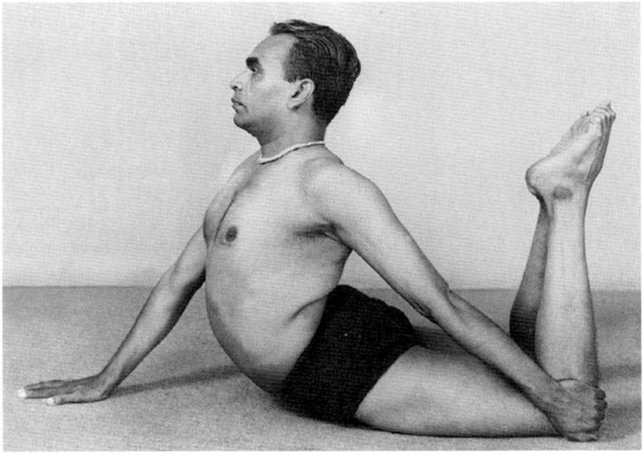

548

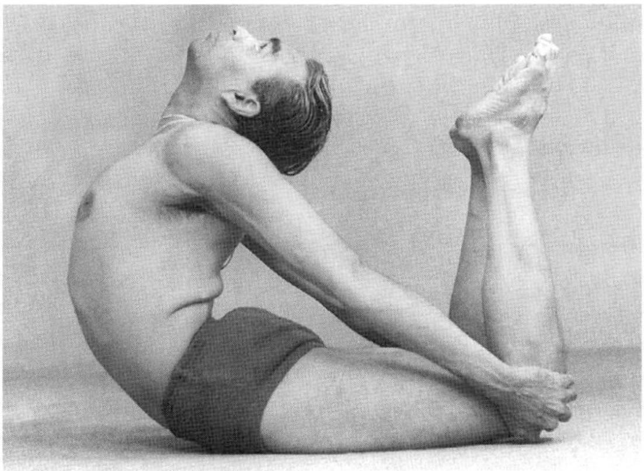

549

6. 무릎 잡은 손을 느슨하게 하지 않은 채 다리를 다시 마루에 곧게 뻗는다. 목을 뻗고 머리를 최대한 뒤로 젖힌다(사진 550). 점차 무릎을 서로 가까이 밀착시킨다.

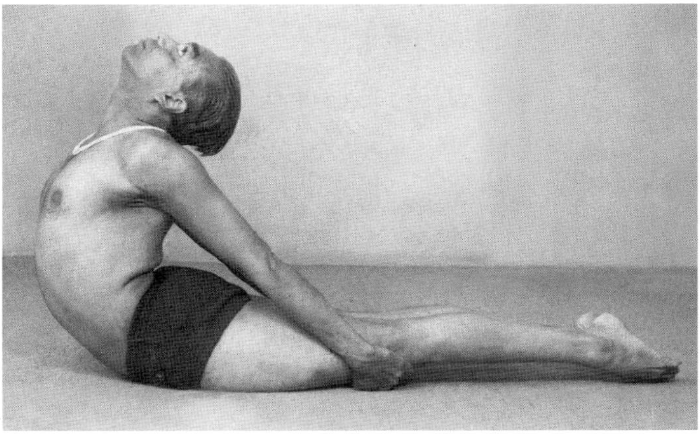

550

7. 항문을 수축하고, 넓적다리에 힘을 주고 약 10~20초 동안 이 자세로 있는다. 척추, 가슴, 어깨가 한껏 신장되고 복부가 수축됨으로 호흡은 빠르고 힘들어진다.

8. 무릎을 구부리고, 손을 종지뼈에서 차례로 떼고 누워 휴식을 취한다.

효과

이 자세는 부장가아사나 I(사진 73)의 강화 변형된 자세로서 그 효과는 더 크다. 목, 어깨 근육이 완전히 뻗쳐지고 선추, 요추, 흉추에 좋은 효과가 있다. 이 자세에서 풍부한 혈액이 치골 부위를 순환하므로 건강하게 유지시킨다. 갑상선, 부갑상선, 부신, 생식선은 피를 많이 공급받고, 이는 상당한 활력을 가져다준다. 가슴 역시 활짝 펴진다.

190. 라자카포타아사나 Rājakapotāsana 38*(사진 551)

라자카포타Rājakapota는 비둘기의 왕이다. 이것은 매우 아름다우나 어려운 자세이다. 이 자세는 마치 비둘기가 가슴을 활짝 내밀고 뽐내며 걸어가는 자세와 닮아 이름이 붙여졌다.

방법

1. 배를 대고 마루에 길게 엎드린다. 그리고 팔꿈치를 구부리고 허리의 양 옆 마루 위에 손바닥을 놓는다.
2. 숨을 내쉬며, 팔을 완전히 뻗으면서 머리와 몸통을 위로 들어 뒤로 젖힌다. 이때 치골 부분과 다리는 흐트러짐이 없어야 한다. 정상 호흡을 하면서 몇 초간 이 자세를 유지한다.
3. 숨을 내쉬며, 무릎을 구부리고 발을 위로 든다. 체중은 골반과 넓적다리에 실린다. 몇 번 숨을 쉰다.
4. 오른손에 힘을 가하고, 왼손을 떼어 빠르고 깊은 숨을 내쉬며 어깨에서부터 왼쪽 팔을 뒤로 획 뻗어서 왼손으로 왼쪽 종지뼈를 잡는다(사진 549). 몇 번 숨을 쉬고 다시 빠르고 깊은 숨을 내쉬며 어깨에서부터

오른쪽 팔을 뒤로 휙 뻗어 오른손으로 오른쪽 종지뼈를 잡는다(사진 549).

5. 가슴을 올리고, 잡은 무릎을 지레처럼 사용해서 머리가 발바닥과 발뒤꿈치에 놓일 때까지 척추와 목을 훨씬 더 뒤로 젖힌다. 발을 모아서 무릎을 최대한 서로 가깝게 둔다(사진 551).

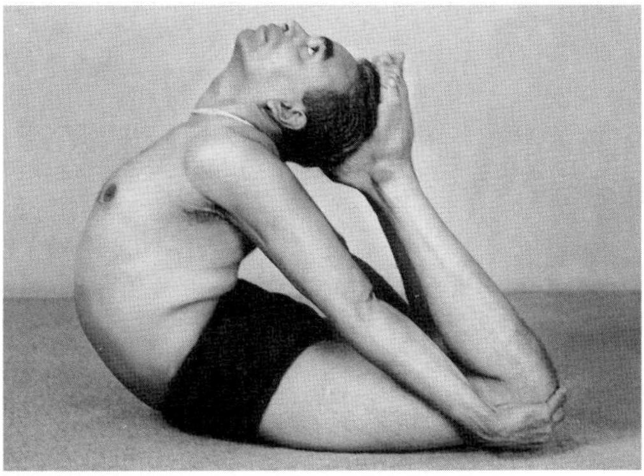

551

6. 약 15초 동안 최대한 오래 이 자세를 유지한다. 척추와 가슴이 완전히 신장되고 복부가 마루에 의해 눌려지므로, 호흡이 빠르고 가빠지고, 약 15초간의 자세를 유지하는 순간이 매우 길게 느껴질 것이다. 이 자세는 라구 바즈라아사나(사진 513)와 비슷하나, 차이점은 몸이 무릎에서 발가락까지의 다리 위가 아니라 넓적다리와 골반 부위에 놓인다는 것이다.
7. 다시 다리를 곧게 뻗는다. 무릎을 잡은 손을 놓고 손바닥을 차례로 마루 앞에 놓는다. 양손을 동시에 떼면, 팽팽하게 있던 척추의 반동으로 얼굴이 마룻바닥에 부딪혀 다치기 쉽다. 손바닥을 차례로 앞에 놓고서 가슴을 마루에 대고 긴장을 푼다.
8. 이 자세가 힘들면, 손바닥을 마루 위에 놓은 채 머리를 발 위에 댄다(사진 552).

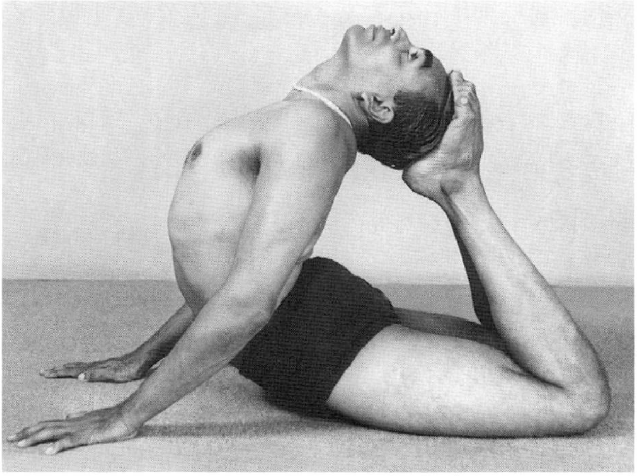

552

효과

카포타아사나(사진 512)에서는 요추 부분에 뻗음을 느끼게 되나 라자카포타아사나에서는 요추와 흉추 둘 다 이룹다. 목과 어깨 근육은 완전히 뻗쳐지고 단련된다. 체중이 치골 부분에 집중되기 때문에 더 많은 혈액이 그 부분을 순환하므로 건강하게 된다. 복부 기관이 마루와 맞닿아 눌려지므로 마사지된다. 갑상선, 부갑상선, 부신, 생식선은 많은 혈액을 공급받고 이는 활력을 증강시킨다. 이 아사나는 비뇨기 계통의 질병에 권한다. 또한 칸다아사나(사진 471)와 숩타 트리비크라마아사나(사진 478)와 함께 라자카포타아사나는 성욕의 조절에 권한다.

191. 파당구쉬타 다누라아사나 Pādāṅguṣṭha Dhanurāsana 43*(사진 555)

파다Pāda는 발이고, 앙구쉬타Aṅguṣṭha는 엄지발가락을, 다누Dhanu는 활을 뜻한다. 이것은 다누라아사나(사진 163)의 더 강화된 자세이다. 이 자세는 어깨에서 무릎까지는 팽팽한 활 같고, 무릎에서 발가락까지의 다리와 머리 위로 쭉 뻗쳐진 팔은 팽팽히 당겨진 활시위를 닮았다. 이 자세는 다음의 세 가지 동작으로 나뉘어진다.

방법

1. 얼굴을 아래로 향하고, 배를 마루에 대고 납작하게 엎드린다.
2. 손바닥을 가슴 양옆의 마루 위에 놓는다. 손바닥을 누르고 팔을 똑바로 펴서 부장가아사나 I(사진 73)에서처럼 머리와 몸통을 위로 치켜든다. 무릎을 구부리고, 발을 위로 든다. 숨을 내쉬며, 발과 머리를 서로 가까이하여 닿게 한다(사진 552).
3. 한 발을 다른 발 위에 놓고, 한쪽 손에 더 많은 체중을 실으면서, 다른 손을 마루에서 뗀다. 빠르고 깊게 숨을 내쉬며 뗀 팔을 어깨에서부터 머리 너머로 뻗어 넘겨 발가락을 잡는다(사진 553). 이제 숨을 내쉬며 다른 손을 마루에서 떼어 발가락을 잡는다. 오른손으로 오른쪽 엄지발가락을 단단히 잡고, 왼손으로 왼쪽 엄지발가락을 잡는다(사진 554). 몇 번 숨을 쉰다.
4. 발을 단단히 잡는다. 그렇지 않으면 손에서 발이 빠질 것이다. 숨을 내

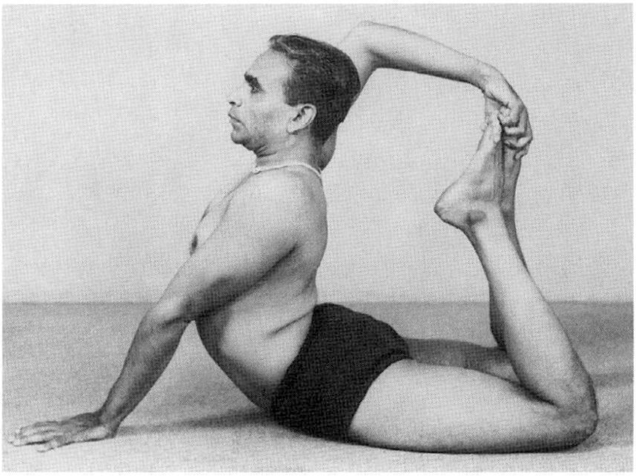

553

쉬며, 팔과 다리를 머리 위로 최대한 높이 뻗는다. 팔꿈치에서 팔을 똑바로 편다. 이것이 첫 번째 동작이다(사진 555). 이 자세로 약 15초간 있는다.

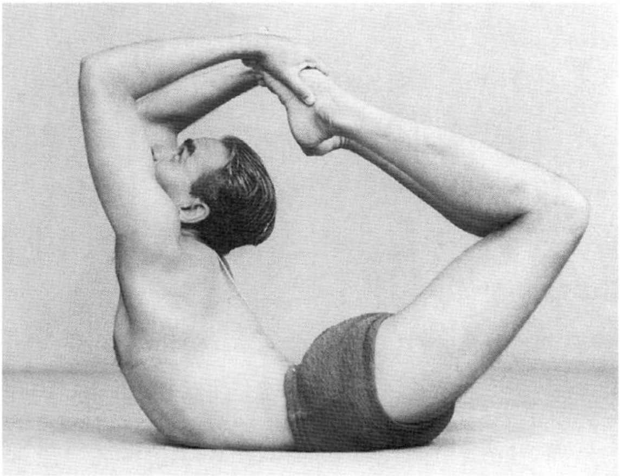

554

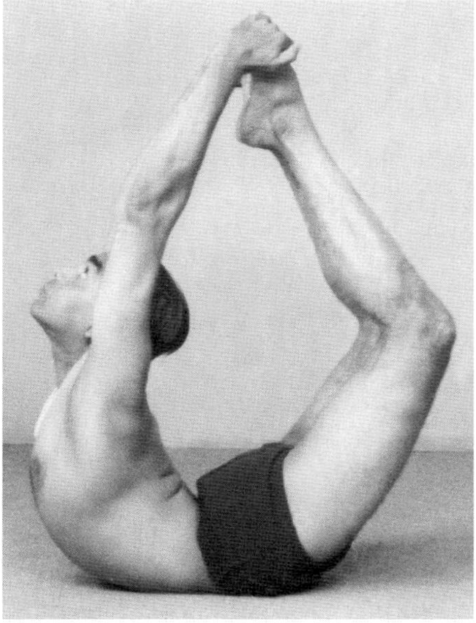

555

5. 발가락을 단단히 잡은 채 이제 팔꿈치를 구부리고, 발뒤꿈치가 머리에 닿을 때까지 발을 아래로 당긴다. 점점 당기는 힘을 증대시켜서 발뒤꿈치가 먼저 이마에 그리고 눈에, 최종적으로 입술에 닿도록 한다(사진 556). 이것이 두 번째 동작이다. 이 자세로 몇 초간 있는다.
6. 발가락을 계속 꽉 잡고서, 발이 어깨 옆면에 닿도록 아래로 내린다(사진 557). 이것이 세 번째 동작이다. 몇 초 동안 이 자세로 있는다.
7. 이 세 번째 동작을 마친 후에, 숨을 내쉬며 다리와 팔을 위로 뻗는다.

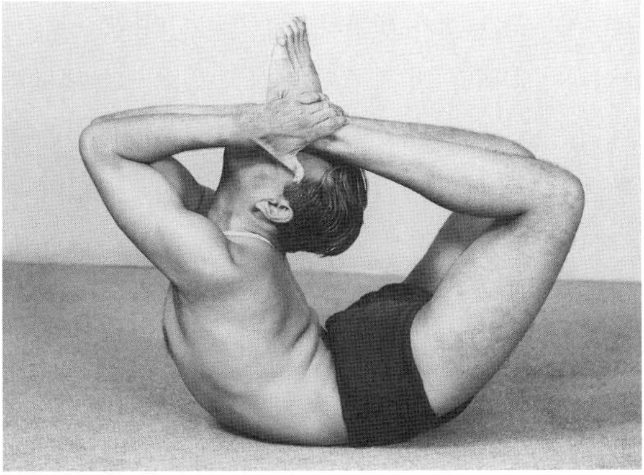

556

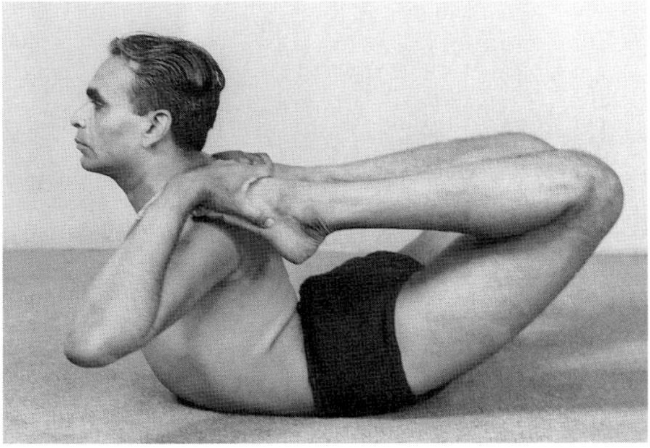

557

다리를 하나씩 풀고, 손을 마루 위로 즉시 내린다. 그렇지 않으면, 척추의 반동으로 얼굴을 부딪치기 쉽다. 그러고 나서 마루에 누워서 긴장을 푼다.

8. 마루에 닿은 복부의 압박 외에도 목, 어깨, 가슴, 척추가 뻗쳐짐으로 인해 호흡이 빨라지고 힘들어진다. 이 세 단계 동작 내내 정상 호흡을 하도록 한다.

효과

이 아사나에서, 척추골 전체가 뻗쳐지므로 좋아진다. 몸 전체는 당김을 견뎌내어 더 탄력적이게 된다. 전 체중이 배꼽 주변의 복부에 의해 지탱되고 복부 대동맥에 압력을 가하므로 혈액은 복부 기관을 잘 순환한다. 그로 인해 복부 기관들을 건강하게 지켜 주고 소화력을 증진시킨다. 이 자세에서 어깨뼈는 잘 펴져서 어깨의 경직을 해소한다. 하지만 가장 눈에 띄는 효과는 이 힘든 동작을 하는 동안에 마음은 동요가 없이 고요하게 된다는 것이다. 이 아사나는 육체를 체계 있고 젊게, 정신을 맑고 빈틈없게 해 준다.

192. 게란다아사나 I Gheraṇḍāsana I 44*(사진 561, 562)

게란다Gheraṇḍa는 게란다 상히타의 저자인 현인의 이름으로, 이 아사나는 그에게 바쳐진다. 이 자세는 베카아사나(사진 100)와 파당구쉬타 다누라아사나(사진 555)의 결합된 형태로 한쪽의 팔과 다리는 베카아사나(사진 100) 상태인 반면에 다른 쪽의 팔과 다리는 파당구쉬타 다누라아사나 상태로 있는다. 팔과 다리는 후자 상태이다.

방법

1. 배를 마루에 대고 엎드려 얼굴은 아래로 향한다.

2. 숨을 내쉬며, 왼쪽 무릎을 구부리고, 왼발을 왼쪽 엉덩이 방향으로 이동한다.
3. 왼손으로 왼쪽 발바닥을 잡는다. 몇 번 숨을 쉰다. 이제 왼손을 틀어 손바닥을 왼발 윗부분에 대고, 발가락과 손가락이 머리를 향하도록 한다.
4. 숨을 내쉬며, 발바닥과 발뒤꿈치가 마루에 닿도록 왼손으로 왼발을 누른다. 머리와 가슴을 치켜든다. 왼쪽 팔과 왼쪽 다리는 이제 베카아사나(사진 100) 상태이다. 몇 번 숨을 쉰다.
5. 오른쪽 무릎을 구부려 오른손으로 오른쪽 엄지발가락을 잡는다(사진 558). 오른쪽 팔꿈치와 어깨를 돌리고(사진 559) 오른쪽 팔과 다리를 위로 뻗는다(사진 560). 몇 번 숨을 쉰다.

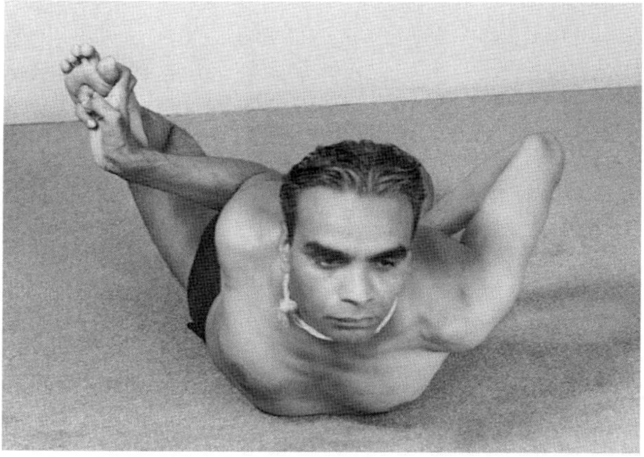

558

6. 숨을 내쉬며 오른쪽 발가락을 꽉 잡고 오른쪽 팔과 다리를 수직으로 올린다(사진 561, 562). 오른쪽 팔과 다리는 이제 파당구쉬타 다누라아사나(사진 555) 상태이다.
7. 15~20초간 이 자세로 있는다. 호흡은 복부가 마루 위에 눌려져서 빨라질 것이다.

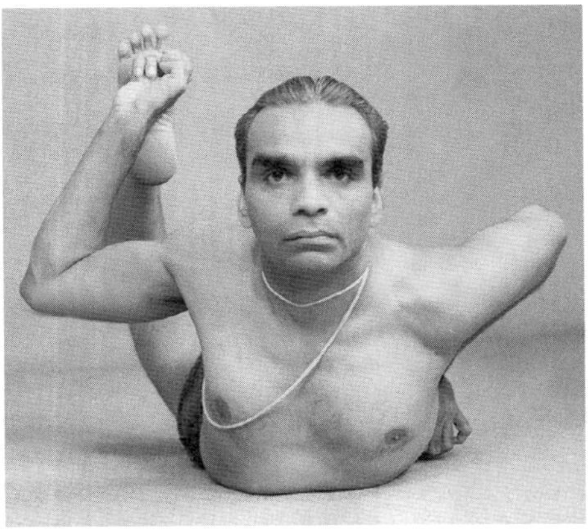
559

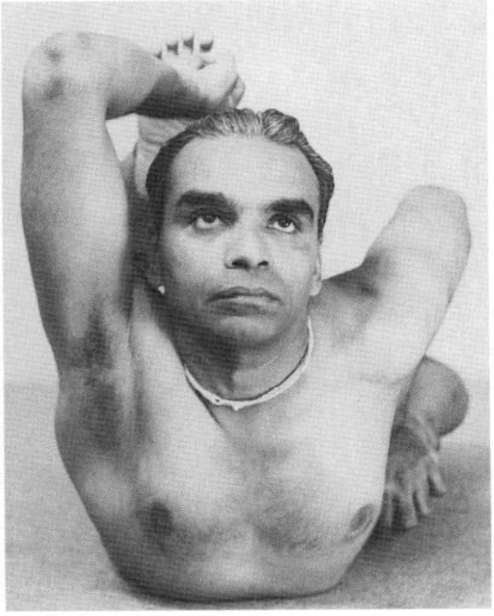
560

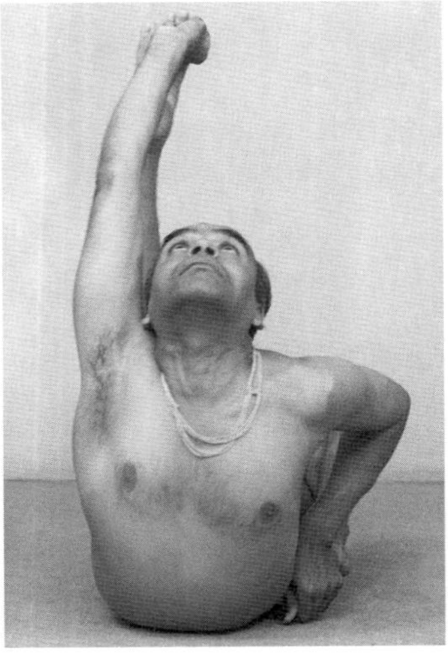
561

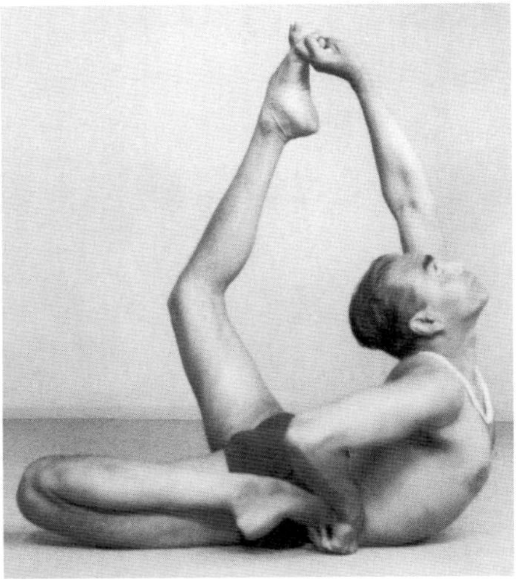
562

8. 그러고 나서, 숨을 내쉬며 목을 뻗고, 머리를 뒤로 젖힌다. 오른쪽 팔꿈치를 구부리고, 오른쪽 다리를 아래로 당겨서 그 발이 왼쪽 어깨에 닿도록 한다(사진 563).

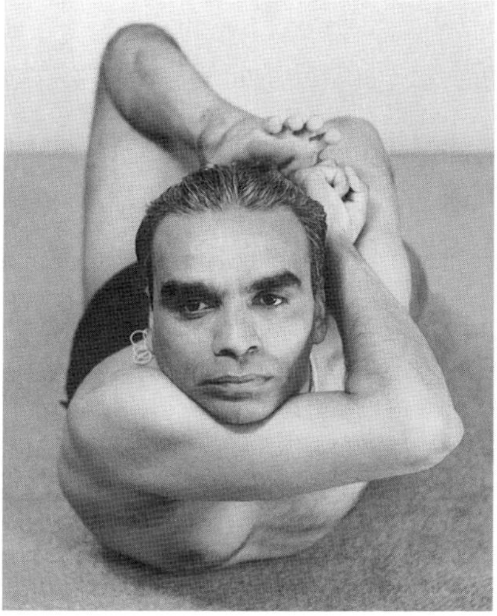

563

9. 이 자세로 몇 초간 있는다.
10. 숨을 내쉬며, 6번 자세로 돌아간다(사진 561).
11. 이제 발을 풀고, 다리를 마루 위에 뻗고, 머리와 가슴을 내리고 잠시 쉰다.
12. 이 자세를 되풀이하는데, 이번엔 오른쪽 팔과 오른쪽 다리는 베카아사나 상태이고, 왼쪽 팔과 왼쪽 다리는 파당구쉬타 다누라아사나 상태이다. 이 자세로 역시 같은 시간 동안 머무른다. 왼쪽은 오른쪽으로, 오른쪽은 왼쪽으로 바꿔 읽으면서 위의 방법을 따른다.

193. 게란다아사나 II Gheraṇḍāsana II 46*(사진 564, 565)

이 아사나에서, 한쪽의 팔과 다리는 받다 파드마아사나(사진 118) 상태인 반면, 다른 한쪽의 팔다리는 파당구쉬타 다누라아사나(사진 555) 상태이다.

방법

1. 마루에 앉아 정면으로 다리를 곧게 뻗는다(사진 77). 오른발을 왼쪽 넓적다리의 안쪽 부근에 두고, 등을 대고 평평하게 눕는다.
2. 이제 오른발의 위치는 그대로 두고 배를 대고 엎드린다. 숨을 내쉬며 오른쪽 팔을 어깨에서부터 등 뒤로 돌려 오른손으로 오른발의 엄지를 잡는다. 오른쪽 팔과 다리는 이제 받다 파드마아사나(사진 118) 상태이다. 몇 번 숨을 쉬고, 머리와 가슴을 들어 올린다.
3. 숨을 내쉬며, 왼쪽 무릎을 구부려서 왼손으로 왼쪽 엄지발가락을 잡는다. 발가락을 꽉 잡은 채 왼쪽 팔과 어깨를 돌린다. 왼쪽 팔과 왼쪽 다리가 파당구쉬타 다누라아사나(사진 564, 565) 상태가 되도록 위로 들어 올린다.

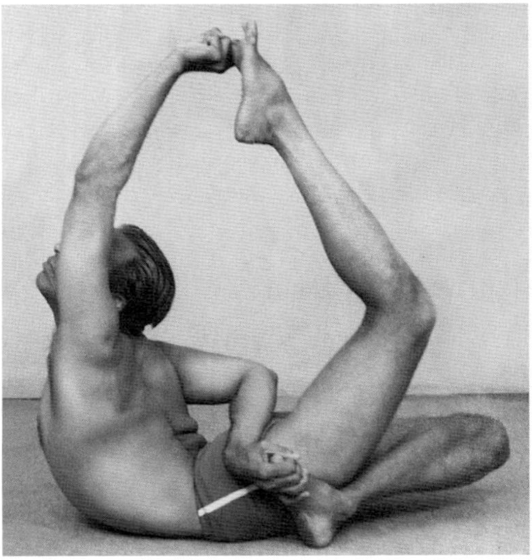

564

4. 15초 동안 이 자세로 있는다. 마루에 복부가 눌려지므로 호흡이 빨라지고 힘들어질 것이다.
5. 그러고 나서, 숨을 내쉬며, 목을 뻗고 머리를 뒤로 젖히고, 왼쪽 팔꿈치

와 무릎을 구부리고 왼발이 오른쪽 어깨에 닿을 때까지 왼쪽 다리를 아래로 당긴다(사진 566).

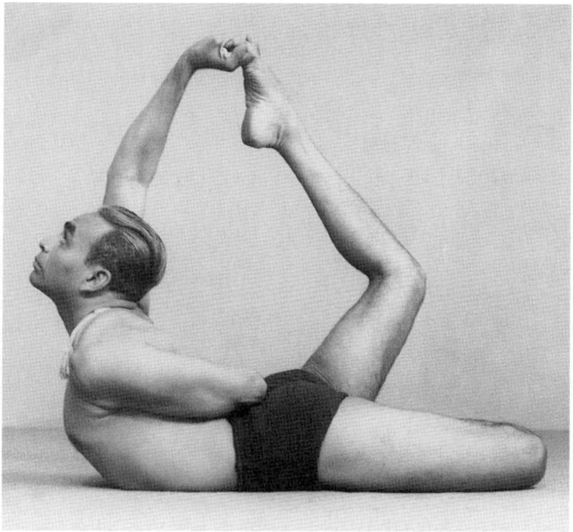

565

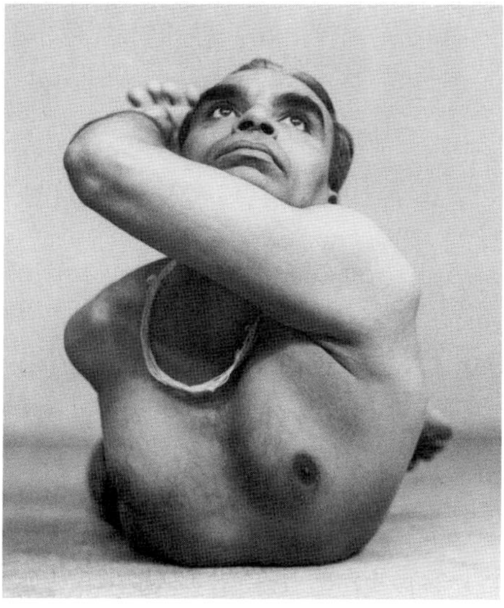

566

6. 이 자세로 몇 초 동안 있는다. 복부의 압박과 수축으로 호흡이 힘들 것이다.
7. 숨을 내쉬며, 3번 자세로 돌아간다(사진 564).
8. 발을 풀고, 다리를 똑바로 펴고 가슴, 머리를 함께 마루에 내려서 잠시 쉰다.
9. 반대쪽에서도 같은 시간 동안 이 자세를 되풀이한다. 왼쪽 팔과 왼쪽 다리는 이제 받다 파드마아사나 상태가 된다. 반면에, 오른쪽 팔과 오른쪽 다리는 파당구쉬타 다누라아사나 상태이다. 왼쪽은 오른쪽으로, 오른쪽은 왼쪽으로 바꿔 읽으며 위의 방법을 따른다.

효과

강한 뻗음으로 척추골 전체가 좋아지고 몸은 유연해진다. 배꼽 주변의 복부 부위가 체중을 지탱하고, 복부 대동맥의 압박으로 이 부위의 혈액순환이 원활하고 그 기관이 건강한 상태가 된다. 이것은 소화력을 증진시킨다. 어깨뼈가 한껏 신장되므로 어깨 관절의 경직을 없애 준다. 이 자세는 무릎을 단단히 하고, 류머티즘이나 통풍으로 생기는 통증을 없애 준다. 발을 손으로 누름으로 발바닥의 궁형弓形을 교정하고, 평발의 치료에 도움이 된다. 이 자세는 발목 관절을 강하게 하고, 발뒤꿈치에서의 통증을 없애 주고, 발굽골의 돌기로 고통받는 사람들에게 도움이 된다.

194. 카핀잘라아사나 Kapiñjalāsana 43*(사진 567)

카핀잘라Kapiñjala는 자고류의 일종이다. 차타카Chātaka 새로, 빗물과 이슬만을 먹고 산다고 전해진다. 이 자세는 바시스타아사나(사진 398)와 파당구쉬타 다누라아사나(사진 555)의 결합 형태로 완전 체득하기는 매우 어렵다.

방법

1. 타다아사나로 선다(사진 1). 앞으로 구부리고, 손바닥을 마루에 놓고 마치 아도 무카 스바나아사나(사진 75)를 행하듯이 두 다리를 약 120~150cm 정도 뒤로 뻗다.
2. 몸 전체를 오른쪽 옆으로 돌리고, 오른쪽 손바닥과 발로 균형을 잡는다. 오른발의 바깥쪽은 바닥에 확실히 놓여야 한다.
3. 왼발을 오른발 위에 놓고, 왼쪽 손바닥을 왼쪽 엉덩이 위에 놓고 균형을 잡는다. 이때 몸은 움직이지 않는다(사진 396). 몸의 오른쪽은 바시스타아사나 상태이다.
4. 숨을 내쉬며, 왼쪽 다리의 무릎을 구부리고, 왼쪽 엄지발가락을 왼손의 엄지, 둘째, 가운뎃손가락으로 확실히 잡는다.
5. 왼쪽 팔꿈치와 어깨를 돌리고, 왼쪽 팔과 다리를 뻗어 등 뒤에서 활 모양을 만든다. 이때, 잡은 왼쪽 엄지발가락을 놓아선 안 된다(사진 567). 왼쪽 팔과 왼쪽 다리는 이제 파당구쉬타 다누라아사나 상태이다.

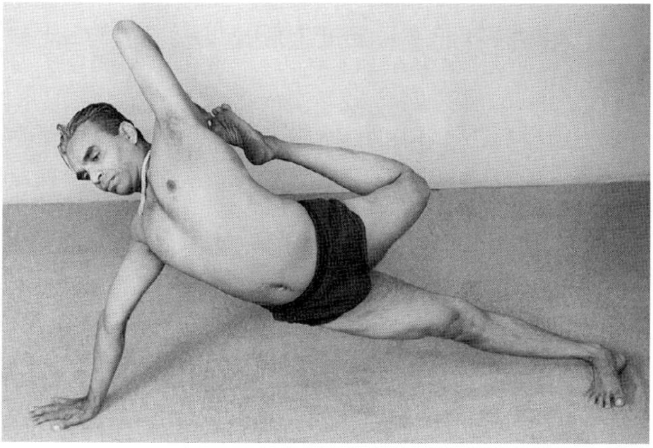

567

6. 오른쪽 팔과 다리에 힘을 주고, 계속 왼손으로 왼쪽 엄지발가락을 잡은 채 몇 초간 균형을 유지한다. 척추, 가슴, 목과 어깨가 완전히 뻗게

되고 복부가 수축되므로, 호흡은 힘들어진다.

7. 왼쪽 엄지발가락을 풀고, 왼쪽 다리를 곧게 펴서 왼발을 오른발 위에 놓고 왼쪽 엉덩이 위에 왼손을 놓는다. 양 손바닥과 발을 위의 1번과 같이 마루에 놓는다. 그러고 나서, 반대쪽에서도 같은 시간 동안 이 자세를 되풀이한다. 이제 몸의 왼쪽은 바시스타아사나(사진 398) 상태이다. 반면에 오른쪽은 파당구쉬타 다누라아사나(사진 555) 상태이다. 왼쪽을 오른쪽으로, 오른쪽을 왼쪽으로 읽으며 위의 방법을 따른다.

효과

이 자세에서, 손목이 강화되고 어깨뼈가 완전히 단련되어 어깨 관절의 경직을 없애 준다. 다리는 좋은 상태가 되고 척추골 전체가 이롭다. 가슴은 활짝 펴지고, 복부 근육 역시 강하게 된다. 이 아사나는 몸 전체가 좋은 상태가 되도록 한다.

195. 시르사 파다아사나 Śīrṣa Pādāsana 52*(사진 570)

시르사Śīrṣa는 머리이고, 파다Pāda는 발이다. 등을 뒤로 굽히는 모든 자세 중에서 가장 어려운 자세로, 시르사아사나(사진 190)에서 머리로 중심을 잡는 동안에 행해진다. 여기에서 머리로 선 뒤 등은 뒤로 아치형을 만들고 발뒤꿈치가 목 뒤에 닿을 때까지 내린다. 그리고 손으로 엄지발가락을 잡고서 머리의 뒷부분에 댄다.

방법

1. 마루에 담요를 펴고, 그 위에 무릎을 꿇고, 사람바 시르사아사나 I(사진 190)을 행한다.
2. 무릎을 구부리고, 다리를 등 뒤로 내린다(사진 517, 518). 숨을 내쉬며,

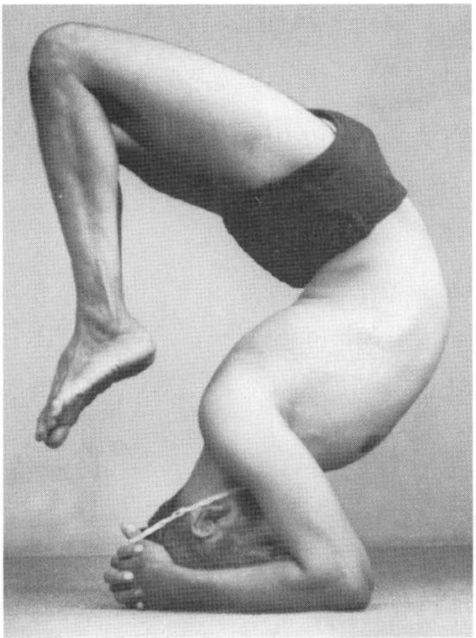

568

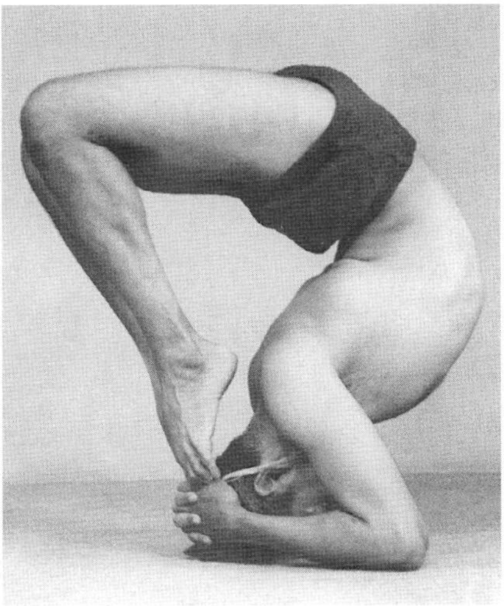

569

척추를 뻗고, 엉덩이를 수축시키고 넓적다리를 뒤로 당겨 내린다(사진 568). 그리고 발가락이 머리의 뒷부분에 닿을 때까지 발을 내린다(사진 569). 팔꿈치를 움직이지 말고, 손목을 살짝 들고 손가락을 깍지 낀 채 손으로 엄지발가락을 잡는다(사진 570). 가슴을 앞으로 내밀고 몇 초 동안 최대한 오래 이 상태로 있는다.

3. 등을 뒤로 구부리는 다른 자세에서는 척추를 펴기 위해 다른 도움을 받을 수도 있으나 이 동작에서 척추는 필요한 만곡을 위해 독립적으로 움직여야 한다.
4. 척추, 가슴, 어깨와 목이 완전히 뻗쳐지고, 복부가 수축되므로, 정상 호흡이 어렵다. 시르사아사나 I(사진 190)로 돌아가서, 다리를 마루에 살짝 내려 쉬거나, 우르드바 다누라아사나(사진 486)를 행하고 타다아사나(사진 1)로 서든지 아니면 비파리타 차크라아사나(사진 488~499)를 행한다.

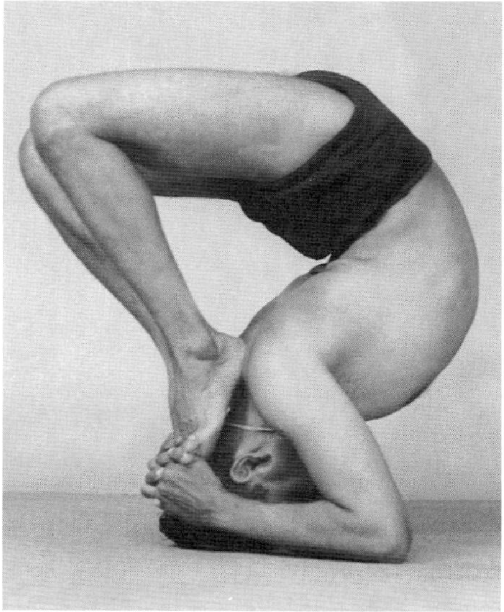

570

효과

시르사아사나 I(사진 190)의 효과 외에도, 이 아사나는 전 척추골을 단련시킨다. 척추의 혈액 순환이 원활하기 때문에 신경은 쇠약해지지 않는다. 복부 기관 역시 뻗침에 의해 좋은 상태가 된다.

196. 간다 베룬다아사나 Gaṇḍa Bheruṇḍāsana 56*
(사진 580, 581)

간다Gaṇḍa는 뺨이고, 관자놀이를 포함한 얼굴 한쪽 전체 면을 뜻한다. 베룬다Bheruṇḍa는 끔찍하고 무시무시함을 의미하며 또한 이것은 일종의 새의 이름이기도 하다. 이 어려운 후굴 자세는 아래의 두 단계로 이루어진다.

방법

1. 마루에 담요를 접어 놓고, 배를 대고 손을 뒤로 뻗고, 얼굴을 아래로 향하고 엎드린다. 목을 뻗고 턱을 담요 위에 단단히 고정시킨다. 그렇지 않으면, 마루 위에서 미끄러져 손상을 입을 것이다.
2. 팔꿈치를 구부리고, 가슴 옆에 손을 놓는데, 손가락을 머리 쪽을 향하게 한다. 무릎을 구부리고, 발을 가슴 쪽으로 이동하여 가슴을 마루 위에서 약간 들리게 한다(사진 571).
3. 숨을 내쉬며 손바닥을 누르고, 다리를 박차올려서 곧게 뻗는다(사진 572). 턱, 목, 팔과 상부 갈빗대만이 마루 위의 담요에 닿아야 한다.
4. 목과 턱에 체중을 싣고, 무릎을 구부린다(사진 573). 그리고 발이 머리에 닿을 때까지 내린다(사진 574). 몇 번 숨을 쉰다.
5. 숨을 내쉬며, 다리를 훨씬 더 멀리 내리고, 머리 앞으로 발을 가져온다(사진 575).
6. 손바닥을 마루에서 떼고, 어깨에서부터 팔을 벌려 머리 앞으로 하나씩 가져와서, 발을 손으로 잡는다(사진 576, 577). 두 번 숨을 쉰다.
7. 숨을 내쉬며, 얼굴 양옆의 관자놀이와 뺨 가까이로 발을 당긴다(사진 578). 발뒤꿈치는 어깨에 닿아야 한다. 이제, 손목과 팔뚝으로 발가락을 누른다(사진 579).

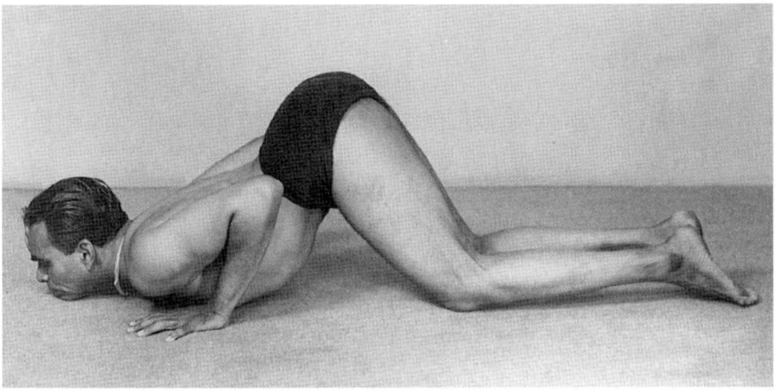

571

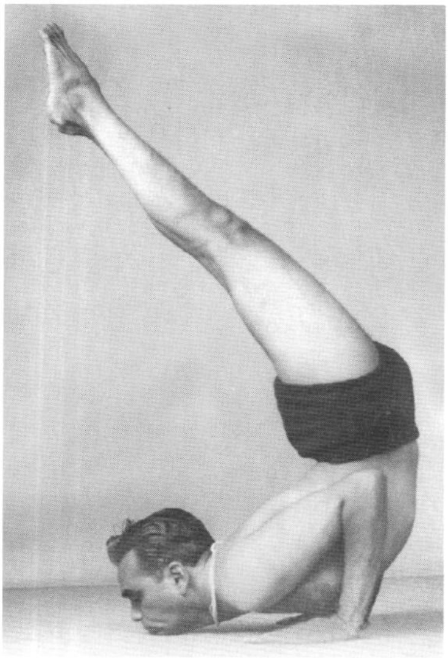

572

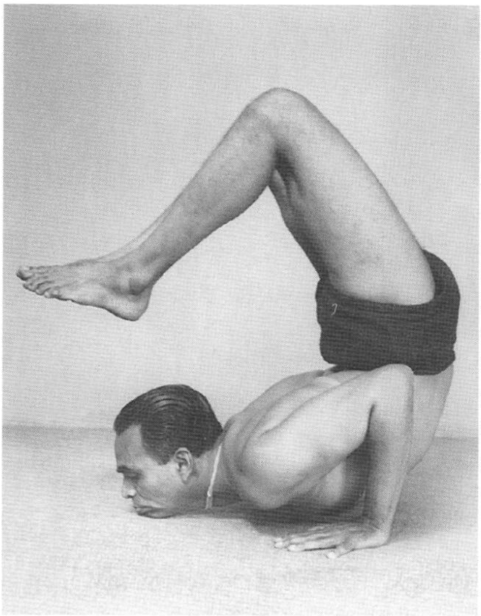

573

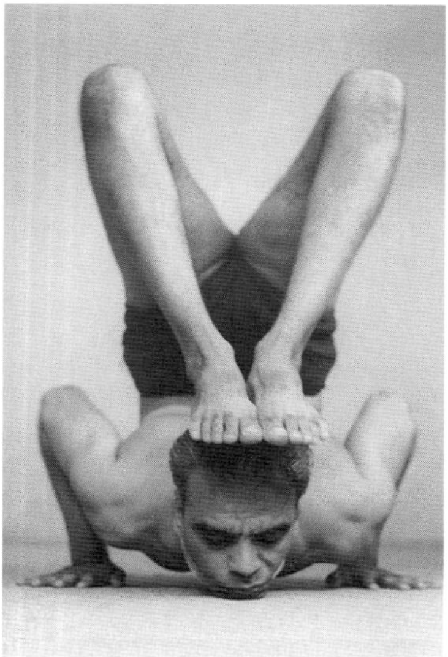

574

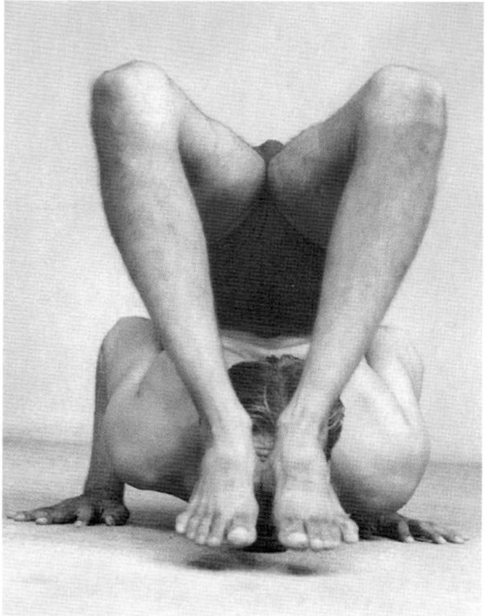

575

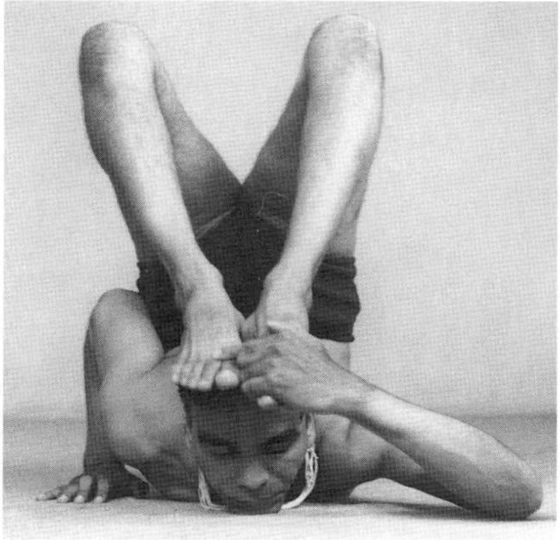

576

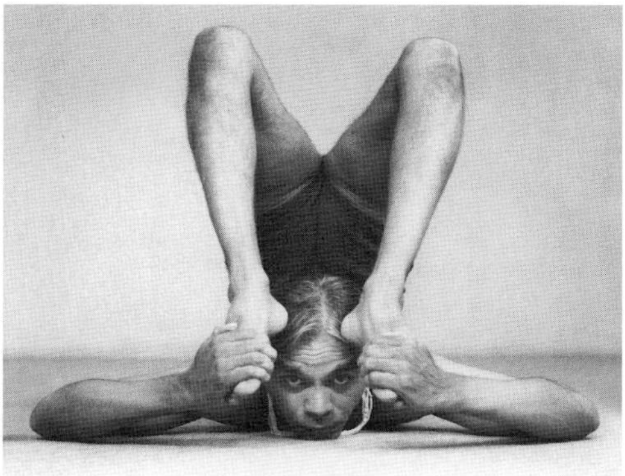

577

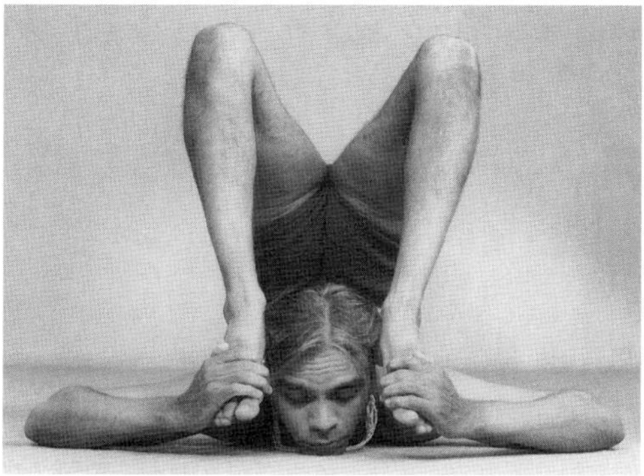

578

8. 손가락을 깍지 끼고, 손목으로 발의 윗부분을 누르고 손바닥을 마루 위에 놓는다(사진 580). 이것이 첫 번째 단계이다.

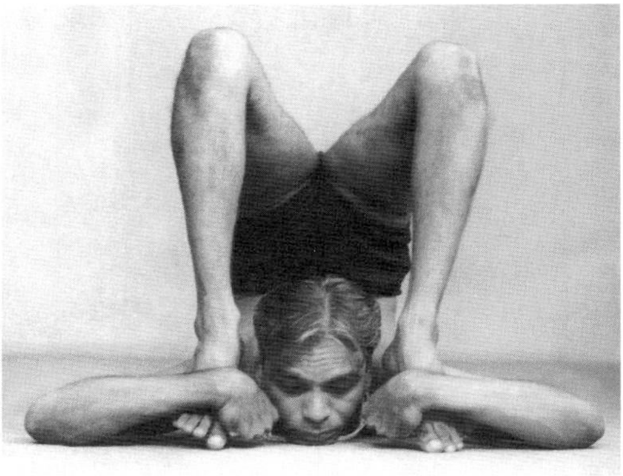

579

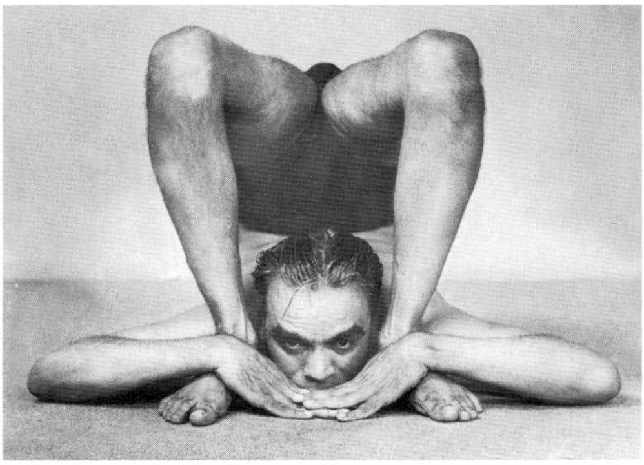

580

9. 이 자세로 몇 초 동안 있는다. 척추의 강한 뻗침과 복부의 수축으로 인해, 호흡은 빠르고 힘들어질 것이다. 숨을 멈추지 마라.
10. 팔을 새의 비행하는 날개처럼 옆으로 직선으로 쭉 뻗고 몇 초간 균형을 잡는다(사진 581). 이것이 첫 번째 자세보다 더 어려운 두 번째 단계이다.
11. 손바닥을 마루 위에 대고, 몸을 턱 위로 넘긴다(사진 582, 583). 그리

고 우르드바 다누라아사나(사진 486)를 행하고 타다아사나(사진 1)로 서서 휴식을 취하거나 아니면 비파리타 차크라아사나(사진 488~499)를 행한다.

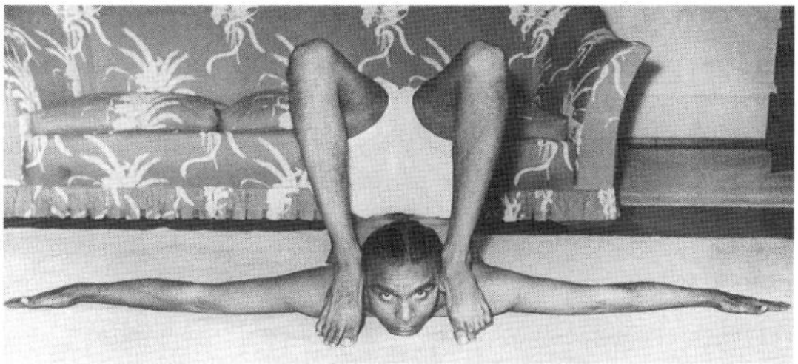

581

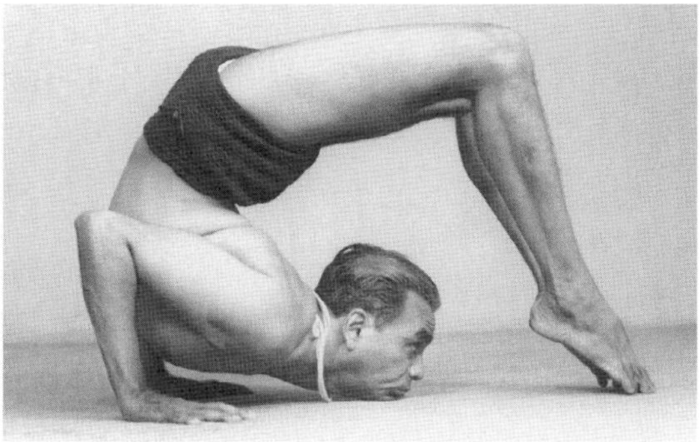

582

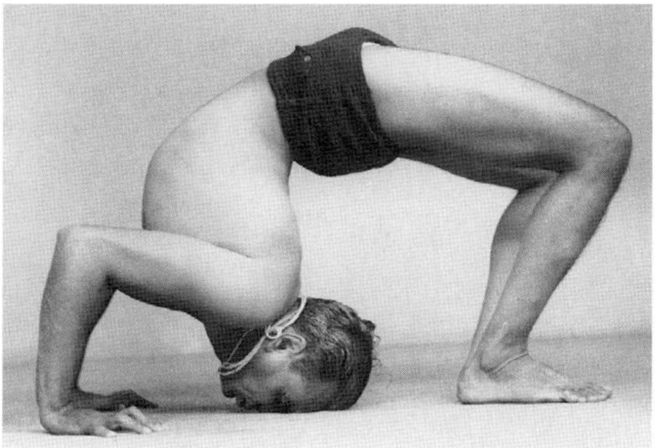

583

효과

척추 전체와 복부 기관을 좋은 상태가 되게 하는 것 외에도, 이 아사나는 물라다라 차크라(골반신경총)와 스바디스타나 차크라(하복부신경총)와 비수다 차크라(인두신경총)의 신경 중추와 그곳에 있는 분비선을 자극한다. 풍부한 혈액이 이 분비선에 공급되므로, 그 기능이 개선되고 활력을 증가시킨다.

197. 비파리타 사라바아사나 Viparīta Śalabhāsana 58* (사진 584)

비파리타Viparīta는 역, 반대, 거꾸로를 의미한다. 사라바Śalabha는 메뚜기이다. 이 자세에서의 뻗침은 간다 베룬다아사나(사진 580, 581)보다 훨씬 그 강도가 강하고, 할라아사나(사진 241)의 역동작으로 이루어진다.

방법

1. 마루에 담요를 접어 놓고 그 위에 배를 대고, 얼굴을 아래로 향하게 하고 완전히 엎드린다. 목을 뻗고 턱을 담요에 확실히 고정시킨다. 그렇지 않으면 상처를 입을 수도 있다.
2. 팔꿈치를 구부리고 손바닥을 가슴 옆에 두는데, 손가락은 머리 쪽으로 향하게 한다.
3. 숨을 내쉬며, 무릎을 구부리고 들어 올려 발을 가슴 쪽으로 이동한다. 이때 마루에서 가슴이 약간 들려질 것이다(사진 571).
4. 숨을 몇 번 쉬고 내쉬며, 다리를 공중으로 박차올려 몸을 위로 뻗고 균형을 잡는다(사진 572). 체중을 턱, 목, 어깨, 팔꿈치와 손목에 둔다. 정상 호흡을 하려고 노력한다.
5. 숨을 내쉬며, 무릎을 구부려(사진 573) 다리를 내리고, 발을 머리 너머

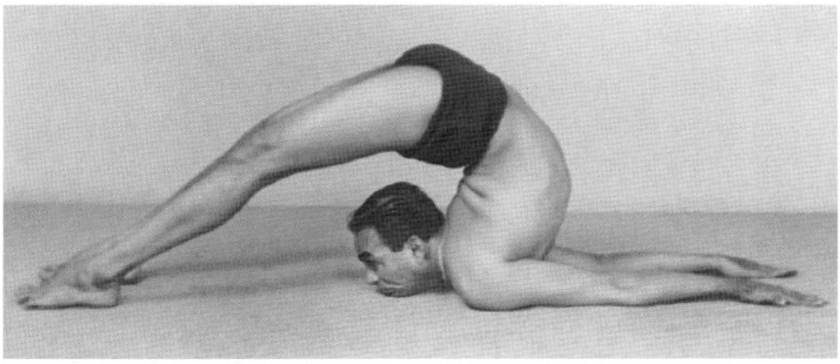

584

로 움직여 머리 뒤에서 발가락이 마루에 닿도록 한다(사진 582). 발을 가능한 한 머리에서 멀리 떨어지도록 하고, 다리도 가능한 한 곧게 펴도록 한다. 팔을 뒤로 뻗고 손바닥을 아래로 한다(사진 584).

6. 이제 할라아사나(사진 241)의 역자세가 된 이 아사나로 몇 초간 머문다. 척추의 강한 뻗침과 복부의 압력으로 호흡이 빠르고 힘들 것이나, 멈추지 마라.
7. 팔꿈치를 구부리고, 팔을 벌린다. 손을 어깨 가까이로 가져와서 손바닥을 마루에 놓는다. 무릎을 구부리고, 발을 머리 가까이로 가져온다(사진 582). 몸을 턱 위로 굴려(사진 583) 우르드바 다누라아사나(사진 486)를 행한다. 그리고 타다아사나(사진 1)로 서거나 아니면 숨을 내쉬면서 비파리타 차크라아사나(사진 488~499)를 행하고 긴장을 푼다.

효과

이 아사나의 효과는 간다 베룬다아사나(사진 580, 581)와 같다. 이 두 아사나의 목적은, 척추 맨 밑의 최하부 신경총에서 똬리를 틀고 잠을 자고 있는 뱀으로 상징되는 우리 몸속의 신성한 우주 에너지, 쿤달리니를 일깨우기 위함이다. 요기는 의식적인 노력으로 이 잠재된 에너지를 일깨워 그 에너지를 척추로 통해서 두뇌(사하스라라 차크라 혹은 뇌 상부의 수천 개의 연꽃으로 표현되는 신경총)에 전달한다. 그리고 모든 속박으로부터 자유로워지기 위해 그의 모든 에너지를 신성Divine Source에 집중시킴으로 그의 에고를 잠재운다. 강이 바다로 흘러가듯 명성과 형상은 사라져 버린다.

현자 역시 명성과 형상으로부터 자유로워짐으로 최상의 존재, 깨친 자, 조물주의 무한성에 이르게 된다.

198. 티리앙 무코타나아사나 Tiriang Mukhottānāsana 60* (사진 586)

티리앙Tiriang은 비스듬한, 가로의, 수평의, 역의, 거꾸로의 의미이다. 무카Mukha는 얼굴, 우두머리, 주된, 뛰어남을, 우타나Uttāna는 신중한 혹은 강한 뻗음을 의미한다. 이 뒤로 구부리는 자세에서 팔, 다리, 몸통은 강하게 뻗어지고 머리는 거꾸로 놓인다.

방법

1. 타다아사나로 선다(사진 1). 다리를 30cm 정도 벌리고, 손바닥을 엉덩이 위에 놓는다.
2. 골반 부위를 위로 약간 앞으로 밀고(사진 483), 숨을 내쉬며, 몸통을 뒤로 젖혀서 체중을 넓적다리와 발에 싣는다(사진 484).
3. 팔을 머리 뒤로 넘기고, 손을 마루로 내린다(사진 485). 즉시 팔을 팔꿈치에서 펴고 손바닥을 마루에 댄다. 이제 이 자세는 우르드바 다누라 아사나(사진 486)이다.
4. 발뒤꿈치를 움직이지 않고, 발가락 사이를 벌린다. 그래서 발이 평행을 이루는 대신에 각을 이루도록 한다.
5. 숨을 내쉬며, 몸통을 최대한 위로 높이 뻗고, 손을 점점 발 쪽으로 가까이 가져온다. 머리와 목을 가능한 한 뒤로 멀리 뻗고 손을 발에 댄다(사진 585). 복부, 가슴, 등의 강한 뻗침으로 호흡이 빠르고 힘들지만 숨을 몇 번 쉰다.

6. 깊게 숨을 내쉬며, 손을 하나씩 차례로 마루에서 떼어 발목 바로 위의 정강이를 잡는다(사진 586). 발가락을 안으로 움직여 균형을 잡는다. 이것이 최종 자세이다. 이렇게 몇 초 동안 능력껏 잡은 뒤, 손을 하나씩 차례대로 마루에 놓고 우르드바 다누라아사나로 돌아간다(사진 486). 그러고 나서, 타다아사나로 선다(사진 1). 이 방법을 완전히 체득하고 나면, 우르드바 다누라아사나를 거치지 않고 바로 손을 떼고 타다아사나로 설 수 있다.

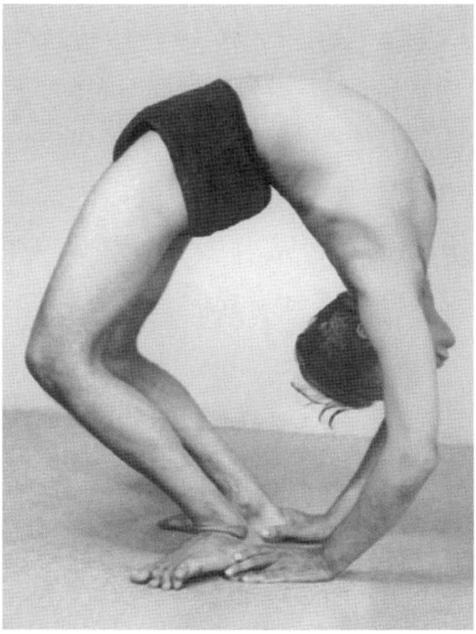

585

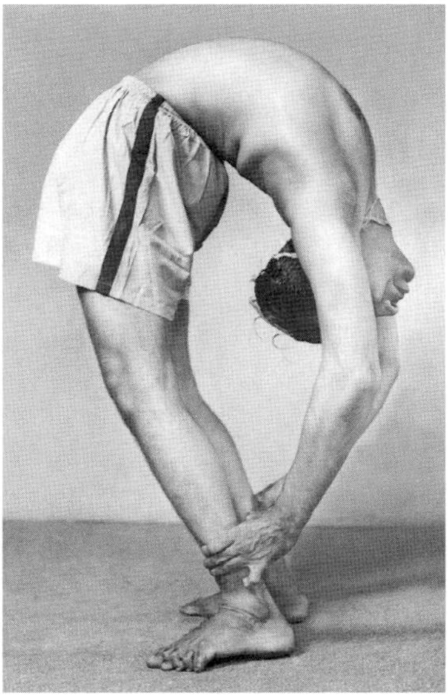

586

효과

이 어려운 동작은 다리를 강화시켜 주고, 척추와 복부를 좋은 상태로 만들고 활력을 불어넣는다. 가슴과 어깨 관절이 완전히 뻗쳐지므로, 골반 부위는 혈액을 충분히 공급받아 건강한 상태가 된다.

199. 나타라자아사나 Naṭarājāsana 58*(사진 590, 591, 591a)

나타라자Naṭarāja(Naṭa는 무용수, Rāja는 영주, 왕)는 춤의 신인 시바의 이름이다. 시바Śiva는 신비스러운 고요, 죽음, 파멸의 신일 뿐 아니라 춤의 신이기도 하다. 그의 카일라사 산의 히말라야 거처에서, 남단의 거처인 치담바람Chidambaram의 사원에서 시바는 춤을 춘다. 신은 백여 가지도 넘는 춤을 만들었는데, 어떤 것들은 부드럽고 고요하며, 어떤 것들은 무시무시하고 격렬하다. 이 무시무시한 춤들 가운데서 가장 유명한 것이 탄다바Tāṇḍava인데 이 춤은 파괴의 춤으로, 그의 사랑스러운 배우자 사티Satī를 죽게 한 장인 닥사Dakṣa에 대한 분노로 가득 차서, 시중(Gaṇas, 반신반인의 무리)들에 둘러싸여 거칠고 광포한 리듬으로 춤을 추며 닥사를 파괴하고 세상을 놀라게 했다. 춤의 신으로 시바는 아름다운 인도 조각들과 남인도 청동상에 많은 영향을 주었다. 이 활기 있고 아름다운 자세는 요가의 원천이자 근원인 춤의 신 시바에게 바쳐진다.

방법

1. 타다아사나로 선다(사진 1). 왼쪽 팔을 마루와 평행하게 앞쪽으로 쭉 뻗는다.
2. 오른쪽 무릎을 구부리고 오른발을 든다. 오른쪽 엄지발가락을 오른손 엄지, 집게, 중지로 잡는다. 그 다리를 위로 올리면서 뒤로 당긴다(사진 587).
3. 오른쪽 엄지발가락 둘레로 오른손의 손가락과 엄지를 돌린다. 동시에 오른쪽 팔꿈치와 어깨를 돌려서 오른쪽 팔을 머리 뒤 위로 뻗는다. 이때, 엄지발가락을 꼭 잡고 있어야 한다(사진 588). 다시 오른쪽 팔과 다리를 위로 당겨서 등 뒤에서 활 모양이 되게 한다(사진 589). 오른쪽 넓적다리는 마루와 평행을 이루고 오른쪽 정강이는 마루와 수직 상태이다(사진 590, 591).

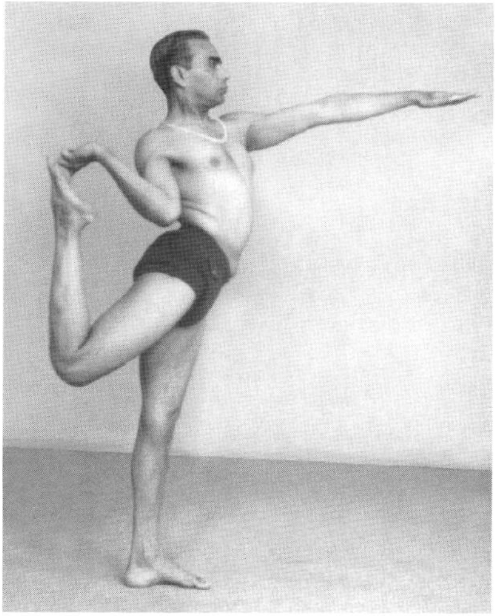

587

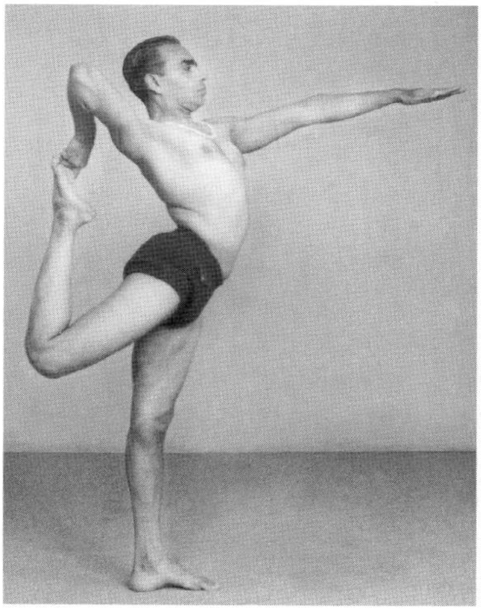

588

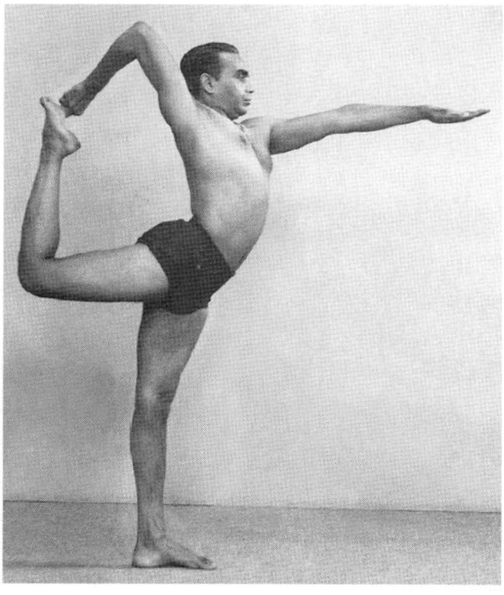

589

4. 손가락은 앞을 향하고 왼쪽 팔을 정면으로 어깨와 수평으로 곧게 뻗는다.
5. 무릎의 종지뼈를 위로 당기고 왼쪽 다리를 꼿꼿하게 해서 마루와 수직을 이루도록 한다.

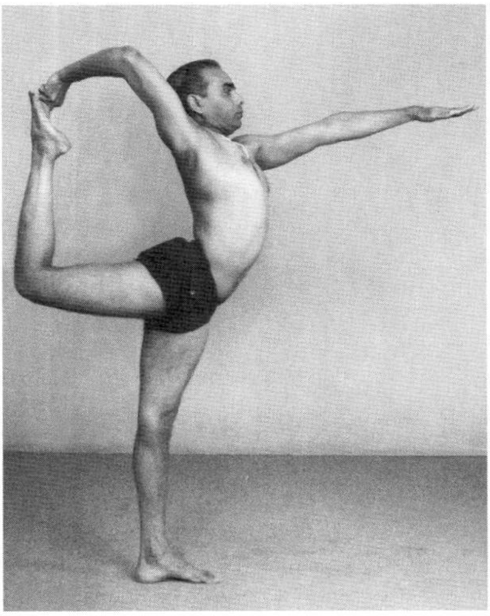
590

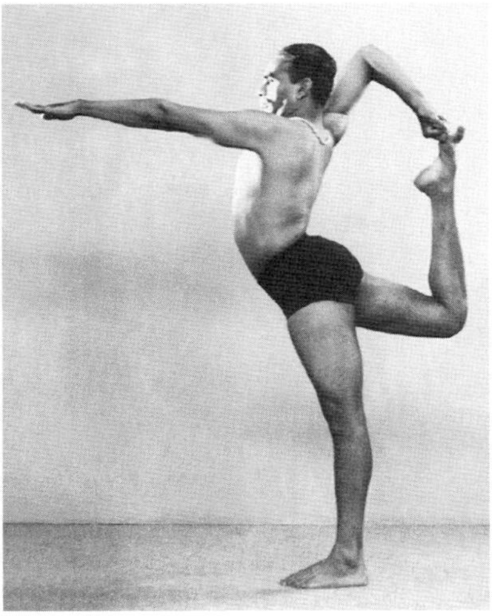
591

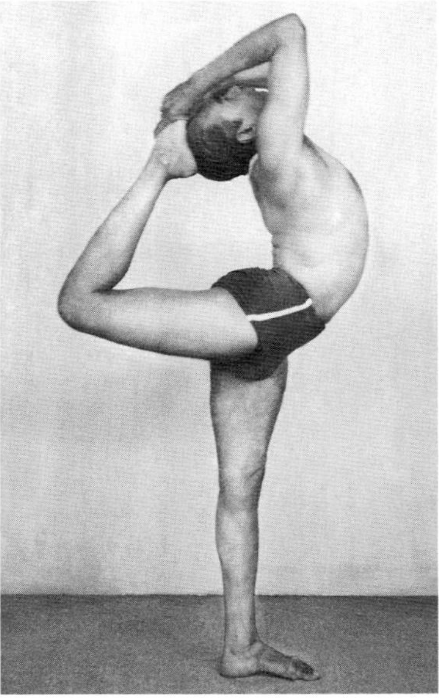
591a

6. 깊고 고른 호흡으로 10~15초 정도 이 자세로 균형을 잡는다.

7. 오른발에서 손을 떼고, 양팔을 내려 다시 타다아사나로 돌아간다(사진

1). 반대쪽에서도 이와 같은 시간 동안 이를 행한다. 이번에는, 오른쪽 다리로 균형을 잡고, 등 뒤에서 왼손으로 왼쪽 엄지발가락을 잡고, 오른쪽 팔을 정면으로 뻗는다.

8. 수준 높은 학생은 양손으로 발을 잡아서 머리에 대고 균형을 잡는다 (사진 591a).

효과

이 고난도의 균형 아사나는 신체의 균형감을 발달시키고 몸가짐을 우아하게 한다. 이는 다리 근육을 고르게 하고 강화시킨다. 어깨뼈가 완전한 운동을 하고, 가슴은 활짝 펼쳐진다. 이 운동으로 모든 척추골에 상당한 효과가 있다.

200. 사바아사나 Śavāsana(혹은 Mṛtāsana라고도 한다.) (사진 592)

사바Śava나 므르타Mṛta는 시체이다. 이 아사나의 목적은 주검처럼 되는 것이다. 일단 생명이 떠나면, 육신은 고요하고 움직임이 없어진다. 완전한 의식 속에서, 얼마 동안 움직이지 않고 마음을 고요하게 함으로써 우리는 휴식을 취하는 법을 배우게 된다. 이 의식적인 휴식은 심신에 활력을 주고 생기를 되찾아 준다. 그러나 몸보다 마음을 안정시키는 것이 훨씬 어렵다. 그러므로 외형적으로 쉽게 보이는 이 자세는 체득하기에는 가장 어려운 동작이다.

방법

1. 주검처럼 등을 대고 길게 눕는다. 손은 넓적다리에서 약간 떨어진 곳에 놓고 손바닥은 위로 향하게 한다.

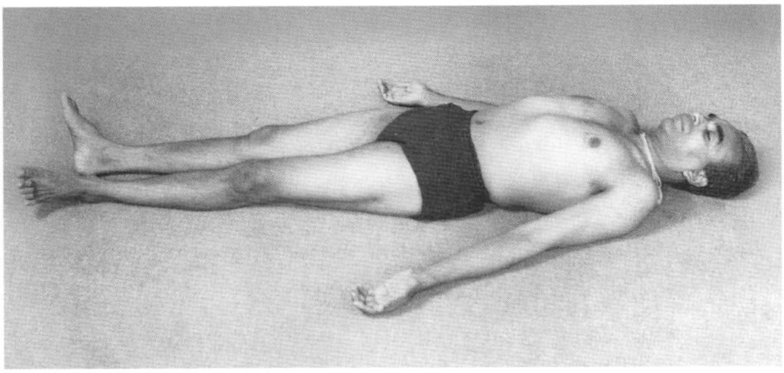

592

2. 눈을 감는다. 가능하다면 눈을 네 번 접은 검은 천으로 덮는다. 발뒤꿈치는 모으고 발가락은 벌린다.
3. 깊은 호흡으로 시작하고 나중에는 가늘고 천천히 숨을 쉰다. 숨결은 아주 미세해서 어떤 움직임으로도 척추와 몸을 방해하지 않아야 한다.
4. 콧구멍이 호흡의 열기를 느끼지 못할 정도로 깊고 섬세한 날숨에 주의를 기울인다.
5. 아래턱을 느슨하게 하고 이를 악물지 않는다. 혀가 편안해야 하고, 눈동자조차 전혀 움직이지 않아야 한다.
6. 완전히 긴장을 풀고, 천천히 숨을 내쉰다.
7. 마음이 혼란스럽다면, 천천히 매번 숨을 내쉰 후에 긴장하지 말고 잠시 멈춘다.
8. 이 자세로 15~20분간 있는다.
9. 처음에는 잠에 빠지기 쉬우나 점차 신경이 고요해지면, 완전한 휴식과 상쾌함을 맛본다. 이 같은 좋은 이완으로, 머리 뒤에서부터 발뒤꿈치로 에너지가 흐르는 것을 느낄 것이다. 이로써 마치 몸이 늘어나는 것처럼 느껴질 것이다.

효과

『하타 요가 프라디피카』의 1장 32절에서 이르기를, "시체처럼 등을 대고 길게 누워 있는 것을 사바아사나라고 한다. 이것은 다른 아사나의 수행으로 생긴 피로를 풀어 주고 마음을 고요하게 한다."

『게란다 상히타』의 2장 11절에서 마르타아사나는 다음과 같이 설명된다. "시체처럼 등을 대고 눕는 것을 마르타아사나Mṛtāsana라고 한다. 이 자세는 피로를 없애 주고, 마음의 동요를 잠재운다."

"마음은 인드리야(Indriyas, 감각 기관)들의 지배자다. 프라나(Prāṇa, 절대 생명의 호흡)는 마음의 지배자다. 마음이 집중되어 있을 때를 목사(Mokṣa, 해탈, 혼의 해방)라 한다. 프라나와 마나스(Manas, 마음)가 몰두되면, 말로 표현할 수 없는 환희가 용솟음친다"(『Haṭha Yoga Pradīpika』, 4장 29~30절).

프라나를 길들이는 것은 신경 상태에 좌우된다. 몸의 어떤 움직임도 없이 안정되고, 부드럽고, 가늘고, 깊은 호흡은 신경을 진정시키고 마음을 고요하게 한다. 현대 문명의 스트레스는 신경의 긴장으로 오며, 사바아사나는 가장 좋은 해독제이다.

반다와 크리야
(Bandha and Kriyā)

201. 욷디야나 반다 Uḍḍīyāna Bandha 12*(사진 593, 594)

욷디야나Uḍḍīyana는 위로 날다란 뜻이다. 엄격히 말하면 이것은 아사나가 아니라 반다(Bandha, 묶다)로, 억제하는 것이다. 축전기, 퓨즈, 스위치가 전기의 흐름을 조절하는 것과 같이 반다는 프라나(Prāṇa, 에너지)를 조절한다. 이 반다로 프라나 혹은 에너지는 하복부에서 머리로 흐른다. 반다와 프라나의 상세한 설명은 제3부 프라나야마Prāṇāyama를 참조한다.

방법

1. 타다아사나로 선다(사진 1).
2. 다리를 30cm 정도 벌린다.
3. 약간 앞으로 기울여서, 무릎을 약간 굽히고, 손가락을 편 채로 손을 넓적다리의 중간쯤에 놓는다.
4. 손을 아래로 낮춰서, 턱을 흉골 제일 위쪽 쇄골의 팬(V자) 부분에 댄다.
5. 숨을 깊이 들이쉬고, 재빨리 내쉬어서 모든 공기가 폐에서 순식간에 나오도록 한다.
6. 호흡을 멈춘다. (숨을 들이쉬지 말고) 전체 복부를 척추 쪽으로 뒤로 당긴다. 손으로 넓적다리를 누르면서 복부 부위를 수축하고, 흉골 쪽으로 위로 들어 올린다(사진 593).

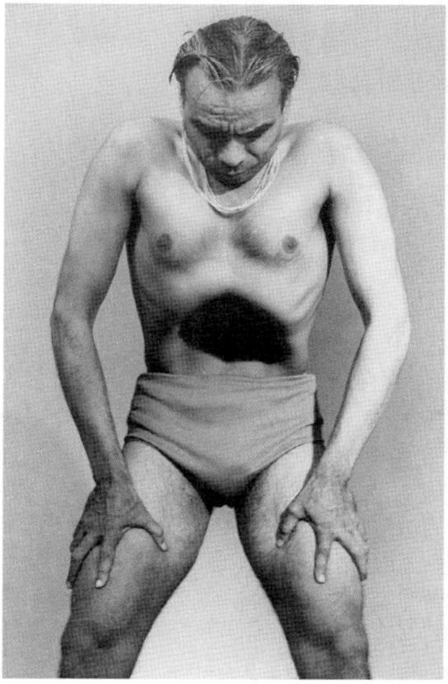

593

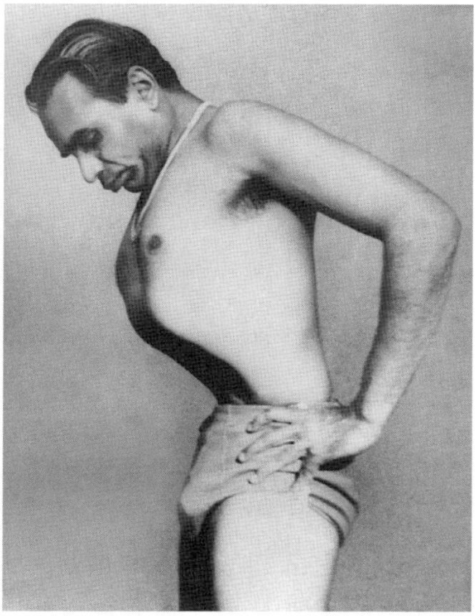

594

7. 복부를 수축시킨 상태에서, 넓적다리에서 손을 떼어 엉덩이 위에 놓는다.
8. 복부 수축을 늦추거나, 흉골에서 턱을 들지 않고 두 다리와 등을 곧게 편다(사진 594).
9. 턱과 머리는 움직이지 않은 채 복부 근육을 이완시킨다. 만약 턱과 머리가 움직인다면 심장 부분에 갑작스런 긴장을 느낄 것이다.
10. 숨을 천천히 그리고 깊게 들이마신다.
11. 6~9번까지 동작을 행하는 동안 숨을 들이마시면 안 된다. 이 자세를 능력에 따라 하되 5~10초 이상 유지해서는 안 된다.
12. 숨을 몇 번 쉬고, 앞의 1~10번까지의 사이클을 되풀이한다. 하지만, 24시간 동안 한 번 수행에 6~8번 이상 반복하지 않는다. 단, 숙련된 구루의 지도하에서만 이 자세의 시간과 반복 횟수를 늘린다.
13. 이 사이클은 하루에 한 번만 행해져야 한다.
14. 장과 방광을 비우고 공복 상태에서 이 자세를 행한다.

15. 우선 선 자세에서 우디야나 반다를 먼저 배우고 다음에 프라나야마 수행을 위해 준비 단계로서 앉은 자세에서 행한다.
16. 이 자세는 제3부에서 설명되는 여러 종류의 프라나야마를 하는 과정에서 숨을 내쉬고Rechaka 숨을 멈추는Kumbhaka 동안 행한다.

효과

이는 복부 기관을 좋은 상태가 되게 하고, 소화액의 움직임을 촉진시켜 소화기계에 괴어 있는 독소를 배설시킨다.

202. 나울리 Nauli 16*(사진 595, 596)

나울리Nauli라는 단어는 표준 사전에서는 찾아볼 수가 없다. 큰 파도 혹은 격동을 의미하는 울로라Ullola는 나울리 행법의 어떤 개념을 전달한다. 나울리에서 복부 근육과 기관은 옆으로, 위로, 아래로 크게 움직이게 된다. 나우Nau는 배를, 리li는 붙어 있는, 달려 있는, 숨은, 덮은 등을 의미한다. 폭풍치는 바다에서 흔들리는 배는 나울리 행법의 개념을 전한다. 나울리는 크리야(Kriyā, 정화 과정)이지 아사나는 아니다. 주의를 기울여 수행해야 한다. 그렇지 않으면 많은 병을 야기시킬 것이다. 그러므로 이것은 보통 수련자에게는 추천할 만한 것이 못 된다. 나울리를 시도하기 전에 먼저 우디야나 반다를 완전히 체득한다. 나울리는 『게란다 상히타』에서는 라울리키Lauliki라고 기술된다.

방법

1. 타다아사나로 선다(사진 1).
2. 다리를 30cm 정도 벌리고, 무릎을 약간 구부려서 몸통을 앞쪽으로 약간 구부린다.

3. 손가락을 펴서 손을 무릎 약간 위의 넓적다리 위에 놓는다.

4. 머리를 낮춰 턱이 흉골 맨 위 쇄골의 팬(V자) 부분에 오도록 한다.

5. 깊게 숨을 들이쉬고, 재빨리 숨을 내쉬어서 모든 공기가 폐에서 순식간에 나오도록 한다.

6. 호흡을 멈추고(들이쉬지 말고) 복부 기관 전체를 척추 쪽으로 당긴다.

7. 골반 테두리와 복부 양쪽의 유리 늑골 사이는 공간을 만들기 위하여 움직이지 않는다. 동시에 복부 직근을 앞으로 내민다(앞모습 : 사진 595, 옆모습 : 사진 596).

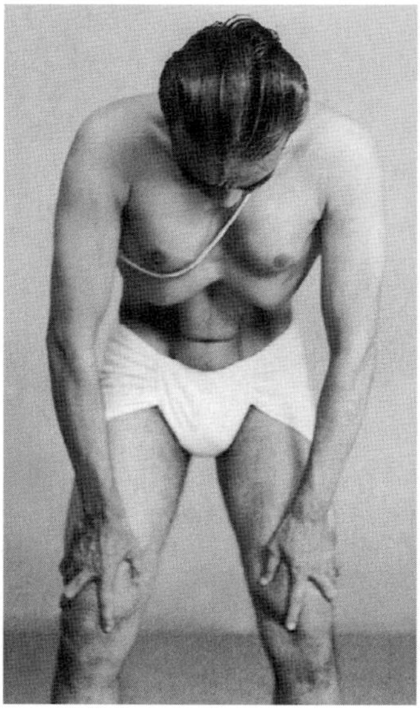

595

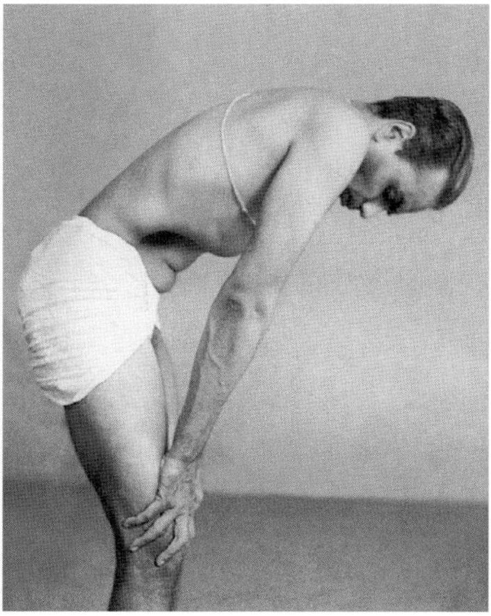

596

8. 이 자세를 능력껏 5~10초 정도 유지한다.

9. 복부 직근을 풀어 위에서 언급한 6번 자세로 돌아간다.

10. 복부 근육을 풀고, 천천히 숨을 들이쉰다.

11. 깊은 호흡을 몇 번 하고, 1~10번까지의 동작을 되풀이한다. 24시간 동안 한 번만 수행하고, 한 번 수행에 6~8번 반복한다.

12. 방광과 장을 비우고 공복시에 나울리를 수행한다.

효과

복부 직근이 강화되며, 그 외는 욷디야나 반다의 효과와 같다.

3

프라나야마
(Prāṇāyāma, 호흡법)

When I demonstrate, I am an artist.

도움말과 주의 사항

다음에 설명되는 프라나야마(prāṇāyāma, 호흡법, 조식법) 방법을 시도하기 전에 아래의 도움말과 주의 사항을 철저하게 읽고 소화하시오.

자격 요건

1. 마치 대학원생의 학습이 그가 대학 전공과정에서 얻은 능력과 자기 훈련에 의존되듯이 프라나야마의 수행에는 아사나의 체득과 그로부터 얻은 힘과 자기 단련이 요구된다.
2. 프라나야마 수행을 하려는 사람의 자격 요건과 수행의 진보 또는 향상은 경험 있는 구루Guru나 스승에 의해 평가되어야 하고 개인적인 지도가 필수적이다.
3. 착암기가 단단한 바위를 뚫을 수 있듯이 프라나야마에서 요가 수행자는 착암기처럼 그의 폐를 이용한다. 만약 도구들이 적절하게 사용되지 못한다면 도구와 도구를 사용하는 사람 모두가 상하게 되듯, 프라나야마의 경우도 마찬가지다.

청결과 음식

4. 누구도 더러운 몸과 마음으로 사원에 들어가지 않는다. 요가 수행자는 '몸'이라고 하는 사원에 들어가기 전에 청결의 규칙을 지켜야 한다.
5. 프라나야마 수행을 시작하기 전에 장과 방광은 비워져야 한다. 그러면 반다bandhas 상태를 편안하게 한다.
6. 프라나야마는 공복에 수행하는 것이 더욱 좋다. 만약 이것이 어려우면 우유, 차, 커피 또는 코코아 한 잔 정도는 괜찮다. 식사 후 적어도 6시

간이 경과해야 프라나야마를 수행할 수 있다.

7. 프라나야마 수행이 끝난 후 30분 뒤에 가벼운 음식을 먹을 수 있다.

시간과 장소

8. 수행을 위한 가장 좋은 시간은 이른 아침(일출 전이 더 좋다.)과 일몰 후이다. 『Haṭḥa Yoga Pradīpikā』에 의하면 프라나야마는 하루 네 차례, 즉 이른 아침, 정오, 저녁 그리고 한밤중에 각각 80회의 호흡을 해야 한다(제2장 11절). 이것은 바쁜 현대인에게는 불가능하다. 그러므로 하루에 적어도 15분간 수행하기를 권하나, 80회의 주기는 전문적으로 몰두하는 수련생에게 적용되며, 일반인은 아니다.
9. 수행을 시작하기에 가장 좋은 계절은 기후의 변화가 적은 봄과 가을이다.
10. 프라나야마는 공기가 잘 통하고 벌레가 없는 깨끗한 장소에서 행해져야 한다. 소음은 불안정을 초래하므로 조용한 시간에 수행한다.
11. 프라나야마는 단호한 심기心氣로 항상 정해진 시간, 정해진 장소에서 똑같은 자세로 규칙적으로 행해야 한다. 그러나 프라나야마의 유형만은 변화를 주어도 된다. 다시 말해서, 하루는 수리야 베다나 프라나야마를, 다음 날은 시탈리를, 그다음 날은 바스트리카를, 또 그다음 날은 시탈리를 행하고, 그다음 날은 바스트리카를 행하는 것은 괜찮다. 하지만 나디 소다나 프라나야마는 매일 수행해야 한다.

자세

12. 프라나야마 수행에서 호흡은 시탈리Śitalī와 시타카리Śitakāri를 제외하고는 단지 코를 통해서만 행해진다.
13. 프라나야마는 마루에 접은 담요를 깔고 앉아 하는 것이 가장 좋다. 적당한 자세는 싣다아사나, 비라아사나, 파드마아사나와 받다코나아사나이다. 등을 척추 끝에서 목까지 완전히 곧추세우고 마루와 직각을 이룬다면 어떤 다른 앉은 자세도 괜찮다. 하지만 몇몇 유형은 이

후에 자세하게 설명되는 것처럼 누운 자세에서 행해지기도 한다.

14. 수행하는 동안 안면 근육이나 눈, 귀 또는 목 근육, 어깨, 팔, 넓적다리, 발에서 어떠한 긴장도 느껴져서는 안 된다. 넓적다리와 팔은 프라나야마 동안 무의식적으로 긴장되기 때문에 의식적으로 긴장을 풀어주어야 한다.
15. 혀를 움직이지 않는다. 그렇지 않으면 입속에 침이 괸다. 만약 침이 괴면, 숨을 내쉬기(rechaka) 전에 침을 삼키고 숨을 멈추고 있는 동안(kumbhaka)에는 삼키지 않는다.
16. 들숨과 지식(숨 멈춤) 동안 흉곽은 앞과 양옆으로 활짝 열려야 한다. 그러나 어깨뼈와 겨드랑이 아랫부분은 앞으로만 넓어져야 한다.
17. 처음에는 땀이 나고 몸이 떨리는 경우도 있겠지만 시간이 지나면서 사라지게 될 것이다.
18. 앉은 자세에서 하는 모든 프라나야마 수행에서 목은 목덜미에서부터 늘어뜨려야 하고 턱은 흉골 맨 위의 쇄골 사이에 있는 V자 부분에 놓여 있어야 한다. 이 턱 고정 또는 잘란다라 반다Jālandhara Banda는 여기 이후에 나오는 방법에서 특별히 지시하는 경우를 제외하고는 행해져야 한다.
19. 수행 동안 줄곧 눈을 감는다. 그렇지 않으면 마음은 외부 대상에 이끌려 흐트러질 것이다. 만약 눈을 뜨고 있으면 감각이 흥분되고 자극에 민감함을 느낄 것이다.
20. 프라나야마 수행 동안 귓속에 아무런 압박감도 느껴지지 않아야 한다.
21. 왼쪽 손목의 뒤쪽을 왼쪽 무릎 위에 두고 왼쪽 팔은 쭉 편다. 집게손가락을 엄지손가락 쪽으로 구부려 그 끝을 엄지의 끝에 붙인다. 이 수인手印을 즈나나 무드라Jñāna Mudrā라 하는데 뒤에서 설명한다.
22. 호흡의 양을 균등히 조절해 주며 또한 이같은 호흡의 예민한 감지를 위해 오른쪽 팔굽을 굽혀 손을 코에 댄다. 이것은 왼쪽 콧구멍을 조절하는 약지와 새끼손가락을 통해 그리고 오른쪽 콧구멍을 조절하는

엄지손가락의 끝을 통해 느껴진다. 오른손의 위치에 관한 자세한 사항은 방법편에서 설명된다. 프라나야마의 몇몇 방법에서는 양손이 모두 즈나나 무드라Jñāna mudrā로 무릎 위에 놓인다.

23. 아이가 혼자 걸음마를 배울 때 어머니는 몸은 움직이지 않지만 정신적으로 경계하고 있다. 아이가 넘어지려는 위급한 순간에 어머니의 몸은 아이가 넘어지는 것을 막기 위해 튀어 오른다. 마찬가지로 프라나야마의 수행에서도 뇌는 움직이지 않지만 방심하지 않는다. 신체 조직이 제대로 움직이지 않을 때 주의 깊은 뇌는 경고의 메시지를 보낸다. 즉, 귀는 적절한 호흡 소리를 듣도록 요구되어지며(아래에 설명되어 있다.), 손과 코는 코 통로를 통해 흐르는 호흡의 감도를 살필 것이 요구된다.

24. 만약 뇌가 감각 기관에 경고를 보낼 것이 요구된다면 어떻게 사람이 프라나야마에 집중할 수 있느냐고 물을 수도 있다. 그의 작품에 몰두한 화가는 여러 가지 세세한 부분, 즉 원근, 구성, 색조와 음영, 전경, 배경 그리고 붓의 강도 등을 모두 동시에 관찰한다. 가락을 연주하는 음악가는 그의 손가락의 움직임과 소리 유형, 악기의 조율과 고저를 살핀다. 이렇게 화가와 음악가는 세부 사항을 관찰하고 바로잡으면서도 그들의 작품에 집중한다. 마찬가지로 요가 수행자도 시간, 자세, 고른 호흡, 리듬까지도 그 상세한 것을 잘 지켜야 하며 그 자신 속에 흐르는 프라나의 흐름에 방심하지 않고 예민하게 반응해야 한다.

25. 주의 깊은 어머니는 아이가 자유롭게 걷는 것을 가르치는 것처럼 요가 수행자의 주의 깊은 마음은 감각이 자유롭도록 가르친다. 프라나야마의 지속적인 수행으로 감각 기능은 한때 열망했던 것들에 대한 망상으로부터 자유로워진다.

26. 프라나야마를 행하는 동안 수행자는 자신의 신체적 용량을 측정해야 하고 그것을 넘지 않아야 한다. 이는 다음과 같이 측정되어진다. 어떤 사람이 편안하게 10초의 리드믹한 사이클(순환)로 주어진 시간(예를 들어 5분이라고 하자.) 동안 숨을 들이마시고 내뿜는다고 가정하자. 만약

숨을 들이마시고 내뿜는 동안에 리듬의 변화가 있으면 순환 시간을 7초 혹은 8초로 줄인다. 이것이 그 사람의 능력이다. 이 점을 초과하는 것은 과도하게 폐를 긴장시키고 그 결과로 호흡기 질환을 가져온다.

27. 잘못된 수행은 폐와 횡격막에 지나친 긴장을 준다. 호흡계는 고통받고 신경계는 나쁜 영향을 받는다. 건강한 몸과 건전한 정신의 근본이 잘못된 프라나야마 수행으로 흔들린다. 바스트리카 프라나야마를 제외하고, 힘이 들고 긴장된 들숨과 날숨은 잘못된 것이다.
28. 고른 호흡은 신경을 건강하게 하고, 마음을 침착하게 하고, 기질을 순화시킨다.
29. 아사나는 절대로 프라나야마 후 곧바로 행해져서는 안 된다. 만약 프라나야마를 먼저 행했다면 한 시간이 경과한 후에 아사나를 행한다. 왜냐하면 프라나야마로 진정된 신경이 자칫하면 아사나의 신체적 움직임으로 헝클어질 수도 있다.
30. 하지만 프라나야마는 아사나의 가벼운 수행 후 15분 뒤에 행해질 수 있다.
31. 격렬한 아사나는 피로를 일으킨다. 지쳤을 때는 어떠한 앉은 자세에서도 프라나야마를 수행하지 마라. 등을 똑바로 곧추세울 수 없기 때문에 몸은 떨리고 마음은 흐트러진다. 누운 자세에서 행해지는 웃자이Ujjāyī의 깊은 호흡은 피로를 덜어 준다.
32. 깊고 안정적이고 긴 호흡을 리드미컬하게 지속할 수 없을 때는 그만두어라. 더 이상 진전하지 않는다. 그 리듬은 호흡을 들이마실 때(마치 자전거 튜브가 새는 소리같이 싸아-아)와 내쉴 때(후우-움 소리가 남) 나는 소리로 알 수 있다. 만약 소리의 음량이 줄어들면 멈춘다.
33. 들숨puraka과 날숨rechaka을 고른 비율로 호흡한다. 예를 들어, 주어진 연속적인 사이클 동안 들숨이 5초였다면 날숨 역시 5초여야 한다.
34. 웃자이Ujjāyī와 나디 소다나Nāḍī Śodhana 호흡은 임산부가 수행하기에 가장 유익하고 받다코나아사나로 앉아서 행하면 더욱 좋다. 하지만

임신 기간에 호흡은 숙련된 교사의 지도 없이는 결코 해서는 안 된다.

35. 어떤 프라나야마 수행이라도 마친 후에는 항상 적어도 5~10분 정도 조용히 사바아사나(사진 592)로 주검처럼 등을 대고 눕는다. 마음은 완전하게 무념의 상태이고, 모든 수족과 감각 기관 또한 마치 죽은 것 같이 움직이지 않는다. 프라나야마 수행 후의 사바아사나는 몸과 마음 모두를 상쾌하게 한다.

쿰바카(Kumbhakas, 止息, 호흡의 보유 혹은 억제)

36. 세 개의 반다, 즉 잘란다라 반다, 웃디야나 반다, 물라반다는 뒤에서 설명된 것처럼 쿰바카(kumbhaka, 완전히 들이쉰 후에 호흡을 보유하거나 완전히 내뱉고 난 후 호흡을 억제하는 것) 상태에서 관찰되어져야 한다. 반다bandhas는 쿰바카를 행하는 동안 닫혀 있어야 하는 안전밸브와 같다.

37. 들숨puraka과 날숨rechaka의 수행은 안타라 쿰바카(antarakumbhaka, 숨을 들이마시고 난 뒤의 호흡의 보유)를 배우기 전에 반드시 완전히 체득해야 한다.

38. 바야 쿰바카(Bāhya kumbhaka, 숨을 내쉰 뒤의 억제)는 안타라 쿰바카가 자연스러워질 때까지 시도해서는 안 된다.

39. 쿰바카 수행 동안 호흡 보유 기간을 늘리기 위해서 횡격막과 복부 조직을 죄었다 늦추었다 할 뿐만 아니라 공기를 빨아들이는 경향도 있다. 이것은 무의식적이며 무의도적이다. 이런 경향을 피하기 위해 주의를 기울여야 한다.

40. 각 들숨과 날숨 후에 호흡을 보유kumbhaka하기가 힘들면 몇 사이클(순환)의 심호흡을 하고 나서 쿰바카를 한다. 예를 들면, 세 번 심호흡을 하고 한 번 쿰바카를 한다. 그리고 다시 세 번 심호흡을 하고 두 번째 쿰바카를 한다. 등등…….

41. 만약 들숨 또는 날숨의 리듬이 쿰바카(지식)로 흐트러진다면 쿰바카

의 지속 기간을 줄인다.

42. 눈과 귀의 병(녹내장이나 귀의 고름 같은)으로 고통받는 사람은 지식을 시도해서는 안 된다.
43. 때때로 변비가 쿰바카 수행의 초기 현상으로 나타난다. 이것은 일시적인 것으로 시간이 지남에 따라 사라질 것이다.
44. 1분 동안의 정상적 호흡수는 15회이다. 그러나 몸이 소화불량, 열, 감기나 공포, 화, 욕망과 같은 감정에 의해 나빠질 때 이 숫자는 올라간다. 정상적인 호흡수는 24시간에 21,600번을 들이쉬고 내쉰다. 요가 수행자의 일생은 날짜의 수에 의해서가 아니라 호흡의 수에 의해 측정한다. 프라나야마에서 호흡이 길어지기 때문에 이의 수행은 수명을 연장시켜 준다.
45. 프라나야마의 지속적 수행은 수행자의 사고방식을 변화시키고 흡연, 음주, 성적 탐닉과 같은 세속적 쾌락에 대한 감각의 갈망을 상당히 감소시킬 것이다.
46. 프라나야마를 행하는 동안 감각 기능은 내면으로 향하고 그리고 쿰바카 침묵의 순간에 수행자는 내부의 외침을 듣는다. '내면을 봐라! 모든 행복의 근원은 내면에 있어!' 이것은 또한 그로 하여금 요가의 다음 단계인 감각 기능을 지배하고 통제하는 프라티아하라 단계를 준비케 한다.
47. 프라나야마를 수행하는 동안 눈을 감고 있기 때문에 시간의 경과는 신성한 단어나 명호를 속으로 반복japa함으로 알 수 있다. 이런 신성한 단어나 명호의 반복은 요가 수행자의 마음이라는 뜰에 심어진 씨앗bīja이다. 이 씨앗은 자라서 그를 요가의 여섯 번째 단계인 집중 그리고 디아나dhyāna에 적합하게 한다. 궁극적으로 그것은 사마디samādhi라고 하는 열매를 맺는데 그곳에서 완전한 의식과 최상의 기쁨을 경험할 수 있고, 요가 수행자는 우주의 창조자와 합일되고 그가 결코 표현할 수도 없고, 그렇다고 완전히 숨길 수도 없는 환희심을

느낀다. 말은 경험을 적절하게 전달할 수 없고 마음은 그것을 표현할 수 있는 말을 찾지 못한다. 그것은 모든 이해를 뛰어넘은 평온, 그 평온의 느낌인 것이다.

반다스 BANDHAS, 나디스 NĀḌĪS 그리고 차크라스 CHAKRAS

프라나야마의 행법을 따라 하기 위해서는 반다스, 나디스와 차크라스에 대한 지식이 필요하다.

반다Bandha는 속박, 함께 모으는 것, 족쇄, 붙드는 것을 의미한다. 신체의 어떤 조직이나 부분이 수축되거나 조절되는 자세이다. 나디Nāḍī는 몸 안에 있는 에너지가 흐르는 관 모양의 통로이다. 차크라Chakras는 차륜 또는 원을 의미한다. 몸을 기계로 비유한다면 차크라는 기계 장치의 플라이 휠(속도조절바퀴)이라 할 수 있다.

발전을 해서 목적지까지 송전하기 위해서는 변압기 도선, 퓨즈, 스위치, 절연선 등이 필요한데 이들이 없으면 발전된 전기는 없어진다. 마찬가지로 프라나야마의 수행으로 프라나가 요가 수행자의 몸 안에 흐르도록 만들어질 때 에너지의 분산을 막고 다른 부분에 해를 미치지 않고 정확한 부분에 그것을 옮기기 위해 반다들bandhas을 써야 한다. 반다 행법이 없다면 프라나는 소실될 것이다.

프라나야마에서 중요한 세 가지 반다Bandhas는 1) 잘란다라 반다Jālandhara Bandha, 2) 웃디야나 반다Uḍḍīyāna Bandha, 3) 물라 반다Mūla Bandha이다.

요가 수행자가 완전 체득해야 할 첫 번째가 잘란다라Jālandhara이다. 잘라Jala는 그물, 거미집, 격자 또는 망사를 뜻한다. 잘란다라에서 목과 목구멍은 수축되고 턱은 흉골 맨 위의 쇄골 사이에 있는 V자 모양의 가슴에 놓여지게 된다. 이것은 사르반가아사나와 그 사이클(p.257~274)을 행할 때 체득되며 턱은 또한 흉골에 의해 눌린다. 잘란다라 반다는 심장, 경선頸腺, 뇌를 포함한 머리로 흐르는 혈액과 프라나를 조절한다. 만약, 잘란다라 반다 없이 프라나야마를 행한다면 즉시 심장, 안구, 귓속에 압박이 느껴지고 머리는 현기증을 느끼게 된다. 잘란다라 반다는 프라나야마의 세 과정, 즉 들숨puraka, 날숨rechaka과 지식kumbhaka에 필수적이다. 욷디야나Uḍḍīyāna는 위로 날다라는 뜻이다. 욷디야나 반다의 과정은 횡격막을 흉부까지 들어 올리고 복부 기관을 척추 쪽으로 끌어당기는 것이다. 욷디야나 반다를 하는 동안 큰 새로 표현되는 프라나는 척추(meru-danda, spinal column) 안쪽에 있는 신경 에너지가 흐르는 주요 통로인 수숨나 나디susumna nāḍī를 통해 상승하게 된다. 욷디야나 반다는 반다 중에서 최상의 것이며, 이것을 구루나 대가의 지도대로 지속적으로 수행하는 사람은 다시 젊어진다고 한다. 죽음을 상징하는 코끼리를 죽인 사자라고 불린다.

이것은 단지 숨을 내쉰 뒤의 바야 쿰바카bahya kumbhaka 동안만 행해져야 한다. 다시 말해, 숨을 완전히 내쉬고 나서 신선한 공기를 마시기 전에 행한다. 이것은 횡격막과 복부 조직을 단련시킨다. 횡격막을 들어 올림으로 생기는 공간은 심장 근육을 부드럽게 마사지하고 좋은 상태가 되게 한다. 욷디야나 반다는 안타라 쿰바카antara kumbhaka 동안, 즉 숨을 완전히 들이마시고 내쉬기 전의 멈추는 시간에 행해져서는 안 된다. 만약 그렇지 않으면 심장과 횡격막을 긴장시키게 되고 눈은 부을 것이다.

물라Mūla는 뿌리, 근원, 기원 또는 원인, 근본, 기조를 의미한다. 물라 반다Mūla Bandha는 항문과 음낭 사이의 부분이다. 이 부분을 수축시킴으로 그 기운이 아래로 향하는 아파나 바유(Apāna Vāyu, 하복부에 위치한 프라나)는 가슴 부분에 자리하고 있는 프라나 바유Prana Vāyu와 합쳐지기 위해 위로 흐르게 된다.

물라 반다는 우선 안타라 쿰바카(들이마신 뒤의 지식) 중에 행해져야 한다. 배꼽과 항문 사이의 하복부 부분은 척추 쪽으로 수축되고 횡격막 쪽으로 끌어올려진다. 욷디야나 반다에서, 항문에서 흉골 부분의 횡격막까지의 전체가 척추 쪽으로 끌어당겨지고 올려지는 반면 물라 반다에서는 항문과 배꼽 사이의 전체 하복부가 수축되어 척추 쪽으로 당겨지고 횡격막 쪽으로 올려진다.

'항문 괄약근을 수축시키는 수행(Aśvinī Mudrā)'은 물라 반다를 완전히 체득하는 데 도움을 준다. 아스바Aśva는 말[馬]을 뜻한다. 이 무드라(Mudrā, 봉함 자세)는 말이 방뇨하는 것을 연상시키기에 그렇게 불린다. 이것은 다양한 아사나들 특히 타다아사나, 시르사아사나, 사르반가아사나, 우르드바 다누라아사나, 우스트라아사나와 파스치모타나아사나를 행하는 동안 체득되어져야 한다. 이러한 반다Bandha의 수행으로 16개 아다라들adharas이 닫힌다고 한다. 드르(dhr, 지탱하다)라는 어원에서 비롯된 아다라Adhara는 지주, 급소, 핵심 부분을 뜻한다. 16개의 필수 부분은 엄지손가락, 발목, 무릎, 넓적다리, 음경의 포피, 생식기관, 배꼽, 심장, 목, 인후, 입천장, 코, 미간, 이마와 머리 그리고 브라마란드라(영혼이 몸을 떠날 때 빠져나온다는 정수리의 틈)이다.

숙련된 구루나 교사의 개인적 지도 없이 혼자 웃디야나와 물라 반다를 배우려고 시도하는 데는 큰 위험이 따른다. 부적당한 웃디야나 반다의 실행은 무의식적인 정액 배설과 정력의 손실을 가져오며, 물라 반다의 부정확한 수행은 생식력을 떨어뜨려 수행자를 심각하게 약화시킬 것이다.

물라 반다의 정확한 수행조차 나름대로 위험성을 가지고 있다. 사정자제력射精自制力을 증가시켜 수행자로 하여금 그 힘을 남용하도록 부추긴다. 만약 그가 이런 유혹에 굴복한다면 그는 자기를 상실하고 만다. 그의 모든 잠자던 욕망이 일어나 잠자는 뱀을 지팡이로 때린 것처럼 치명적이 된다.

이 세 가지 반다를 완전히 체득함으로써, 요가 수행자는 운명의 갈림길에 서게 된다. 한쪽 길은 세속적 쾌락 즉 향락bhoga으로 향하고, 다른 쪽은 요가 곧 지고의 정신Supreme Soul과의 합일로 이끈다. 세속적 쾌락에의 유혹이 더 크다. 하지만 요가 수행자는 창조자에 대해 더 강렬한 열망을 갖는다. 감각 기능은 외부를 향해 열려 있어 필연적으로 그들은 욕망의 대상에 유혹되어 향락bhoga의 길을 따른다. 만약 감각 기능의 방향이 변하여 내면으로 향한다면 그들은 요가의 길을 따르게 된다. 요가 수행자의 감각 기능은 모든 창조의 근원, 창조자를 만나기 위해 전환된다.

구도자가 3개의 반다를 완전히 체득했을 때가 구루의 지도가 가장 절실한 때이다. 왜냐하면 구루의 적절한 지도에 힘입어 그동안 배양된 정신적 역량이 보다 높고 고상한 탐구를 위해 승화되어지기 때문이다. 이때 수행자는 우르드바 레투스(성욕을 승화시킨 사람, Urdhva=위쪽으로, retus=정액) 곧 금욕의 삶을 사는 사람이 되고 그의 생식력을 소모시키지 않는다. 이때 그는 덕성과 영적인 힘을 갖게 된다. 그가 가진 힘은 태양처럼 외부로 빛날 것이다.

물라 반다를 수행하는 동안 요가 수행자는 모든 창조의 진실한 근원, 곧 물라(mūla, 뿌리, 근원)에 도달하기 위해 노력한다. 그의 목표는 마음manas, 지성buddhi과 자아ahaṁkāra를 포함한 총체적 마음chitta의 완벽한 억제 혹은 조절이다.

인체는 그 자체가 바로 작은 우주이다. 하타Haṭha라는 말은 각각 태양과 달을 뜻하는 음절 ha와 ṭha로 구성되어져 있다. 태양과 달 에너지는 2개의 주요 나디(에너지 통로)인 핑갈라Piṅgala와 이다Iḍā를 통해 흐른다고 하는데 각각 오른쪽과 왼쪽 콧구멍에서 시작하여 척추의 아래로 이동한다. 핑갈라는 태양의 나디이며 이다는 달의 나디이다. 수슘나Suṣumṇā는 불의 나디이다. 앞에서 말했듯이, 수슘나 나디Suṣumṇā nāḍī는 신경에너지 흐름의 주요 통로이며 메루단다meru-daṇḍa 곧 척추 안쪽에 위치해 있다. 핑갈라Piṅgala와 이다Iḍā는 서로 교차하며 또 여러 장소에서 수슘나Suṣumṇā와 교차한다. 이 교차점들을 차크라chakras 또는 신경중추라고 부르고 속도조절바퀴가 엔진을 조절하는 것처럼 인체 구조를 조절한다. 주요 차크라들Chakras은 항문 위 골반 부분에 있는 물라다라 차크라Mūladhara Chakra(mūla=근원, 원인, 뿌리, ādhāra=지주 또는 생명의 부분), 생식기관 위에 있는 스바디스타나 차크라Svādhiṣṭhāna Chakra(sva=

생명력, 정신, adhiṣṭhāna=자리, 거처), 배꼽 부분에 있는 마니푸라카 차크라 Maṇipūraka Chakra(maṇipūra=배꼽), 배꼽과 심장 사이의 마나스(manas=마음)와 수리아(sūrya=태양) 차크라, 심장 부분에 있는 아나하타 차크라Anāhata Chakra(anāhata=심장), 인두 부분의 비수다 차크라Viśuddha Chakra(viśuddha=순수한), 미간의 아지나 차크라Ājñā Chakra(ajna=명령), 천 개의 꽃잎을 가진 연꽃이라 불리는 대뇌의 공간에 위치한 사하스라라 차크라Sahasrāra Chakra 그리고 이마 윗부분에 위치한 라라타 차크라 Lalāṭa Chakra(Ialāṭa=이마)이다.

이러한 차크라들은 호르몬과 다른 내분비물을 신체 조직에 제공하는 내분비선에 해당한다. 물라다라와 스바디스타나 차크라는 아마도 생식선(남자에게 있는 고환, 음경, 전립선과 여자의 난소, 자궁, 질)에 해당한다. 이 두 차크라 사이에는 열정과 사랑의 신 카마Kāma의 이름을 딴 카마루파(Kāmarūpa, 생식기의 자리)가 있다. 위장, 비장, 간장, 췌장과 같은 복부 기관은 마니푸라카 차크라에 해당한다. 두 개의 콩팥은 마나스와 수리아 차크라를 상징한다. 아나하타 차크라는 심장과 그 주변의 주요 혈관이다. 비수다 차크라는 갑상선, 부갑상선, 흉선이다. 아지나, 사하스라라, 라라타 차크라는 뇌와 뇌하수체와 송과선이다.

밀교경전Tantric Text에 의하면 프라나야마의 목적은 우리 몸 안에 있는 신성한 우주의 힘, 쿤달리니Kuṇḍalinī를 일깨우는 것이다. 쿤달리니는 척추의 밑부분 물라다라 차크라에 있는 최하부 신경중추에서 똬리를 틀고 잠자는 뱀으로 상징된다. 이 잠재 에너지는 일깨워져 척추를 타고 올라가서 차크라들을 통과하여 사하스라라(뇌 속에 천 개의 잎을 가진 연꽃, 뇌 속의 신경총)까지 올라가 거기에서 지고의 정신(Supreme Soul, 대우주의 기)과 결합해야 한다.

이는 앞에서 설명한 운디아나와 물라 반다의 수행으로 얻어지는 엄청난 생명력, 특히 성적 생명력을 비유한 것이라 할 수 있다. 쿤달리니를 일깨워 상승시킨다는 것은 성적 에너지의 승화를 표현하는 상징적 방법이다.

프라나야마의 방법과 효과

203. 웃자이 Ujjāyī 프라나야마(사진 597)

동사와 명사에 붙는 접두어 우드ud는 위쪽으로 또는 등급에서의 우수성을, 또한 분출, 팽창을 뜻하기도 한다. 우월성이나 힘을 나타낸다. 자야jaya는 정복, 우승, 승리 또는 성공을 뜻하는데 다른 측면으로는 제재나 억제의 의미를 함축하고 있다. 웃자이 프라나야마를 하는 동안 폐는 활짝 열리고 가슴은 자신만만한 정복자의 그것처럼 당당히 펴진다.

방법

1. 파드마아사나(사진 104), 싣다아사나(사진 84), 비라아사나(사진 89) 중 편안한 자세로 앉는다.
2. 등을 곧추세우고 굳건히 유지한다. 머리는 몸통 쪽으로 낮춘다. 턱은 흉골 위의 쇄골 사이에 있는 V자 부분에 둔다(이것이 잘란다라 반다이다).
3. 팔을 쭉 펴 손목 뒤쪽을 무릎 위에 둔다. 집게손가락 끝과 엄지손가락 끝을 서로 붙이고 다른 손가락은 편다[손의 이러한 자세나 모양은 즈나나 무드라라고 하고, 지식의 상징 또는 증인證印으로 알려져 있다. 집게손가락은 개인의 영혼을, 엄지손가락은 대우주의 혼을 상징한다. 이 둘의 합일은 지혜를 상징한다.].
4. 눈을 감고 내면을 본다(사진 597).
5. 완전히 숨을 내쉰다.
6. 이제 웃자이의 호흡 방법을 시작한다.

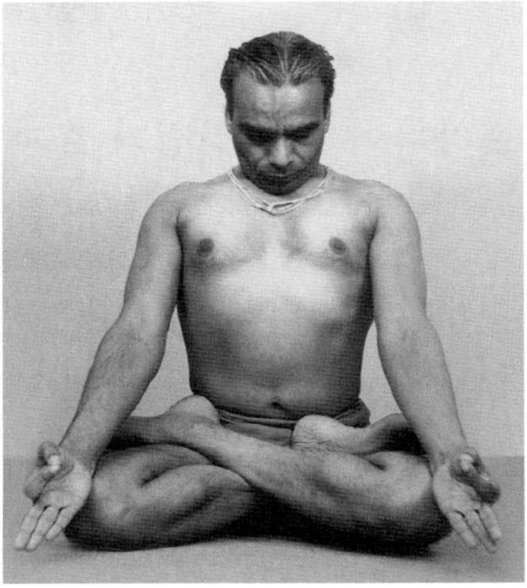

597

7. 천천히 깊고 안정되게 양쪽 콧구멍으로 호흡한다. 들어오는 공기의 흐름이 입천장에서 느껴지며 치찰음(싸-아-)을 낸다. 이 소리가 들려야 한다.
8. 폐를 가득 채운다. 들이쉬는 동안 복부가 부풀지 않도록 주의해야 한다(이 주의 사항은 프라나야마의 모든 유형에서 지켜야 한다). 이렇게 폐에 공기를 가득 채우는 것을 푸라카(puraka, 들숨)라 한다.
9. 음부에서 흉골까지 복부 전체는 척추 쪽으로 당겨져야 한다.
10. 1~2초 동안 호흡을 보유한다. 숨을 안으로 보유하는 것을 안타라 쿰바카antara kumbhaka라 한다. p.537에서 설명된 물라 반다를 실행한다.
11. 천천히 깊고 안정되게 폐가 완전히 텅 빌 때까지 숨을 내쉰다. 숨을 내쉬기 시작할 때 복부의 당김을 유지한다. 2~3초 정도 내쉰 후에 횡격막을 천천히 점차적으로 이완시킨다. 숨을 내쉬는 동안 공기가 나가는 것이 입천장에서 느껴져야 한다. 내쉬는 동안 입천장에서 공기의 마찰이 기식음(하-아-)을 내야 한다. 이 날숨을 레차카라 부른다.

12. 다시 호흡을 시작하기 전에 1초 동안 기다린다. 이 기다리는 사이를 바야 쿰바카bahya kumbhaka라 한다.
13. 위에서 설명한 7~12번까지가 웃자이 프라나야마의 한 주기를 완성하는 것이다.
14. 줄곧 눈을 감은 채로 5~10분간 이 주기를 되풀이한다.
15. 마루에 사바아사나(사진 592)의 자세로 눕는다.
16. 잘란다라 반다 없이 행하는 웃자이 프라나야마는 걷거나 누워 있는 동안에도 할 수 있다. 이것은 밤이건 낮이건 언제든지 할 수 있는 유일한 프라나야마이다.

효과

이 유형의 프라나야마는 폐에 산소를 공급하고 담痰을 제거하며, 참을성을 길러 주고, 신경을 진정시키고 전체 조직을 좋은 상태가 되게 한다. 쿰바카 없이 누운 자세에서 행해지는 웃자이는 고혈압이나 관상동맥증으로 고통받는 사람에게 아주 이상적이다.

204. 수리아 베다나 Sūrya Bhedana 프라나야마(사진 599)

수리아Sūrya는 태양이다. 베다나Bhedana는 관통, 파괴, 통과를 의미하는 비드bhid라는 어원에서 유래되었다. 수리아 베다나 프라나야마에서는 오른쪽 콧구멍으로 숨을 들이쉰다. 즉, 프라나는 핑갈라 곧 수리아 나디를 통과한다. 쿰바카가 행해지고 날숨은 이다 나디의 통로인 왼쪽 콧구멍으로 내쉰다.

방법

1. 파드마아사나(사진 104), 신다아사나(사진 84), 비라아사나(사진 89) 중

편안한 자세로 앉는다.

2. 등을 곧추세운다. 머리는 몸통 쪽으로 낮춘다. 턱은 흉골 위의 쇄골 사이에 있는 V자 부분에 둔다(이것이 잘란다라 반다이다.).
3. 왼쪽 팔을 펴서 왼쪽 손목의 뒷부분은 왼쪽 무릎 위에 둔다. 무드라(웃자이의 방법 3번에서 설명한 대로)를 만든다.
4. 오른쪽 팔꿈치를 구부린다. 검지와 중지를 손바닥 쪽으로 구부리고 그것들을 움직이지 마라. 약지와 새끼손가락을 엄지 쪽으로 가져간다(사진 598).
5. 오른쪽 엄지손가락을 콧방울 바로 위 코뼈 바로 아래의 코 오른쪽에, 약지와 새끼손가락을 코뼈 바로 아래의 코 왼쪽에 둔다.
6. 코의 왼쪽을 완전하게 막기 위해 약지와 새끼손가락을 누른다.
7. 오른쪽 콧구멍의 바깥 끝부분과 격막의 연골조직 아래 끝이 평행이 되게 하기 위해 오른쪽 엄지손가락으로 오른쪽 코의 콧방울을 누른다.
8. 오른쪽 엄지손가락의 위쪽 마디를 구부려 엄지 끝을 격막에 직각으로 둔다(사진 599).
9. 이제 오른쪽 콧구멍을 손톱에 가까운 엄지손가락 끝으로 조절하면서

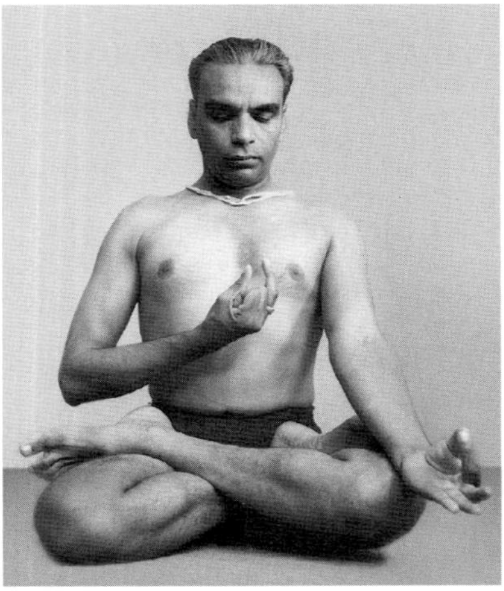
598

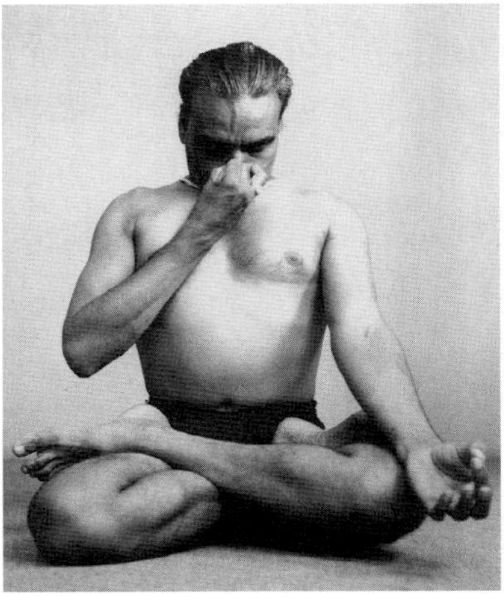
599

천천히 깊게 숨을 들이마신다. 폐에 공기를 최대한으로 가득 채운다 (프라카puraka).

10. 그러고는 오른쪽 콧구멍을 막는다. 그러면 이제 양쪽 콧구멍이 모두 막히게 된다.
11. 물라 반다(p. 537 참조)를 수행하면서 5초간 호흡을 보유한다(안타라 쿰바카).
12. 오른쪽 콧구멍을 완벽하게 막고 왼쪽 콧구멍은 부분적으로 열고 천천히 깊게 숨을 내쉰다(레차카rechaka).
13. 내쉬는 동안 약지와 새끼손가락으로 눌렀다 떼었다 하면서 왼쪽 콧구멍으로부터 공기의 흐름을 조절한다. 그래서 왼쪽 콧구멍 바깥 끝부분이 격막과 평행이 되도록 한다. 누르는 것은 손가락 끝의 안쪽(손톱과 떨어진)으로 해야 한다.
14. 이로써 수리아 베다나 프라나야마의 한 주기를 완성하는 것이다. 능력에 따라 5~10분부터 더 많은 주기(사이클)를 계속한다.
15. 수리아 베다나에서 모든 들숨은 오른쪽 콧구멍으로, 날숨은 왼쪽 콧구멍으로 한다.
16. 이 과정을 통해 공기 흐름은 검지, 중지와 엄지의 끝과 압력이 가해지는 코의 점막 내에서 느껴진다. 공기 흐름은 자전거 튜브에서 공기가 빠져나오는 것과 유사한 소리를 낸다. 이 소리는 콧구멍 누르기를 달리함으로써 일정하게 유지되어야 한다.
17. 눈, 관자놀이, 눈썹과 이마의 피부는 전혀 움직이지 않고 어떤 긴장의 표시도 없어야 한다.
18. 마음은 적절한 공기의 통과음을 듣는 데 몰두해야 하고 그리고 호흡의 적절한 리듬을 유지하는 데 완전히 몰두되어야 한다.
19. 들숨과 날숨은 각각 같은 시간 동안 지속해야 한다.
20. 들숨과 날숨을 억지로 해서는 안 된다. 고르고 느린 리듬이 처음부터 끝까지 유지되어야 한다.

21. 프라나야마를 완성한 후에 사바아사나(사진 592)로 눕는다.

효과

코를 막기 때문에 이 프라나야마에서 폐는 웃자이의 경우에서보다 더 많이 활동해야 한다. 수리아 베다나에서 폐는 더 천천히 지속적으로 웃자이에서보다 더 가득 찬다. 수리아 베다나는 소화력을 증가시키고, 신경을 진정시키고 강화시킨다. 그리고 부비 강염副鼻腔炎을 깨끗하게 한다.

주| 양쪽 코의 통로는 종종 크기가 같지 않고 하나가 다른 것보다 클 수도 있다. 이 경우에 손가락으로 누르는 것을 조절해야 한다. 어떤 경우에는 왼쪽이 뚫려 있는 반면에 오른쪽 콧구멍이 완전히 막혀 있다. 이 경우에 왼쪽 코를 통해서만 숨을 들이마시고, 내쉴 때는 오른쪽 콧구멍을 통해서 내쉰다. 손가락 동작을 잘 조정함으로 도중에 오른쪽 코가 뚫려서 그것을 통해 들이쉴 수 있다.

주의

저혈압으로 고생하는 사람에게는 이롭지만, 고혈압이나 심장병이 있는 사람은 이 프라나야마를 하는 동안 '숨을 들이쉰 후에 호흡을 보유antara kumbhaka' 해서는 안 된다.

205. 나디 소다나 Nāḍī Śodhana 프라나야마

나디Nāḍī는 프라나Prāṇa 또는 에너지의 통과를 위한 정맥이나 동맥과 같은 관 모양의 신체 기관이다. 나디Nāḍī는 절연 전선처럼 세 가지 층이 있다. 가장 안쪽 층이 시라Sirā, 중간층이 다마니Damanī, 바깥층이기도 하며 전체 조직을 나디Nāḍī라고 한다.

소다나Śodhana는 정화 또는 깨끗하게 하는 것을 뜻하며, 그러므로 이 나디 소다나 프라나야마의 목적은 신경의 정화이다. 수도관 속에 있는 작은 이물질이 물의 흐름을 완전히 막히게 할 수도 있는 것처럼 신경 속에 있는 작은 방해물이 큰 불편을 일으키고 수족이나 조직을 마비시킬 수도 있다.

방법

1. 수리아 베다나 프라나야마 방법대로 1~8번까지 따라 한다(사진 599).
2. 오른쪽 콧구멍을 통해 폐를 완전히 비운다. 오른쪽 엄지손가락의 손톱과 떨어진 안쪽 면으로 오른쪽 콧구멍의 크기를 조절한다.
3. 이제, 천천히 지속적으로 그리고 깊게 오른쪽 콧구멍으로 손톱에 가까운 오른쪽 손가락 끝으로 콧구멍의 크기를 조절하면서 숨을 들이마신다. 폐를 가득 채운다(puraka). 숨을 들이쉬는 동안 왼쪽 콧구멍을 약지와 새끼손가락으로 완전히 막는다.
4. 숨을 완전히 들이마신 후에 엄지손가락을 눌러서 오른쪽 콧구멍을 완전히 막고 왼쪽 콧구멍에 있는 약지와 새끼손가락의 누름을 느슨하게 한다. 약지와 새끼손가락을 재조정하여 왼쪽 콧구멍의 콧방울 끝을 격막(가운데)과 평행이 되도록 한다. 천천히 지속적으로 깊게 왼쪽 콧구멍으로 숨을 내쉰다. 폐를 완전히 비운다. 약지와 새끼손가락의 끝 안쪽(손톱과 떨어진) 면으로 압력이 가해져야 한다(rechaka).
5. 왼쪽 콧구멍으로 숨을 완전히 내쉰 후에 손가락을 조절해서 왼쪽 콧구멍의 압력을 바꾼다. 변화된 자세에서 손톱에 더 가까운 약지 끝과 새끼손가락 끝으로 압력을 가한다.
6. 이제 왼쪽 콧구멍으로 천천히 지속적으로 깊게 들이마셔 폐를 가득 채운다(puraka).
7. 왼쪽 콧구멍으로 완전히 들이마신 후에 왼쪽 콧구멍을 막고 위의 2번에서 설명되어진 것처럼 오른쪽 콧구멍에 있는 오른쪽 엄지손가락의

압력을 조절하면서 오른쪽 콧구멍으로 내쉰다(rechaka).

8. 이것이 나디 소다나 프라나야마의 한 주기의 완성이다. 호흡의 리듬은 아래와 같다.
   (a) 오른쪽 콧구멍으로 내쉰다.
   (b) 오른쪽 콧구멍으로 들이마신다.
   (c) 왼쪽 콧구멍으로 내쉰다.
   (d) 왼쪽 콧구멍으로 들이마신다.
   (e) 오른쪽 콧구멍으로 내쉰다.
   (f) 오른쪽 콧구멍으로 들이마신다.
   (g) 왼쪽 콧구멍으로 내쉰다.
   (h) 왼쪽 콧구멍으로 들이마신다.
   (i) 오른쪽 콧구멍으로 내쉰다.
   (j) 오른쪽 콧구멍으로 들이마신다. 등등…….

   위의 (a)는 준비 단계이다. 실제의 첫 번째 나디 소다나 프라나야마의 주기는 (b)에서 시작하여 (e)에서 끝난다. 두 번째 주기는 (f)에서 시작하여 (i)에서 끝난다. (j)는 숨이 막히고 헐떡거리고 심장에 긴장이 되는 것을 막기 위해 주기를 끝낸 후에 지켜야 할 안전 조치이다.
9. 위의 설명대로 한 번에 8~10주기를 한다. 이것은 6~8분 정도가 소요된다.
10. 양쪽으로부터 들숨과 날숨은 같은 시간이 소요되어야 한다. 처음에는 소요 시간이 같지 않을 것이다. 똑같아질 때까지 꾸준히 한다.
11. 양쪽 방법 각각에서 들숨과 날숨의 같은 지속시간과 정확성이 완전히 체득된 후에 숨을 들이쉰 후 호흡을 보유하는 것(안타라 쿰바카)을 시도할 수 있다.
12. 이 정확성은 오랜 수행으로 완전히 체득된다.
13. 호흡을 보유하는 것이 들숨과 날숨의 리듬과 동일성을 흐트러뜨려서는 안 된다. 만약 어느 하나라도 흐트러진다면 보유하는 시간을 줄이

듣지 주기(사이클)를 번갈아 가면서 호흡을 보유한다.

14. 숨을 들이마신 후에 억제하는 동안 물라 반다를 행한다(p.545 참조).
15. 숨을 들이마신 후에 보유하는 것(안타라 쿰바카)을 완전히 체득하기 전까지는 내쉰 후에 호흡을 정지하는 것(바야 쿰바카, 사진 600)을 시도하지 마라. 바야 쿰바카 동안 물라 반다와 함께 웃디야나 반다(사진 593, 594)를 행한다(p.545 참조).

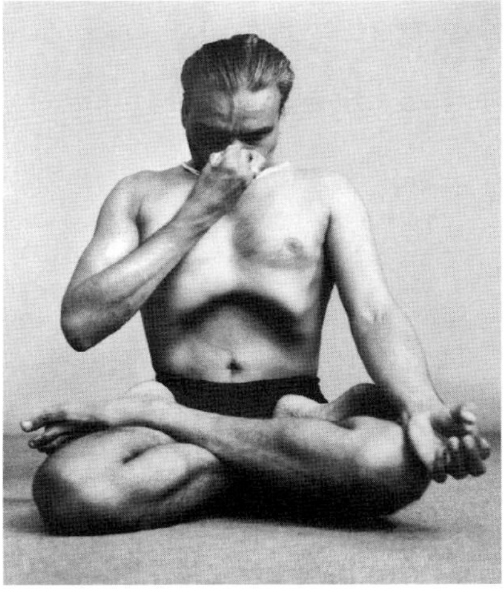

600

16. 호흡의 보유와 들숨과 날숨의 연장은 숙련된 구루의 도움과 지도 아래서만 시도되어야 한다.
17. 언제나 누워서 사바아사나(사진 592)를 행한 후 끝마친다.

효과

보통 호흡 때보다 나디 소다나에서는 더 많은 산소가 혈액에 공급된다. 그래서 신선함을 느끼고 신경은 평안해지고 순화된다. 마음은 고요하고 맑아진다.

주 | 처음에 넓적다리와 팔 근육이 긴장되면서 몸에 땀이 나고 흔들린다. 이와 같은 긴장은 피해야 한다.

주의

1. 고혈압이나 심장병으로 고통받는 사람은 지식kumbhaka을 시도하지 않아야 한다. 그들은 지식kumbhaka 없이 나디 소다나 프라나야마를 수행하여 이로운 효과를 얻을 수 있다.
2. 저혈압으로 고생하는 사람은 단지 숨을 들이마신 후 지식(안타라 쿰바카)만으로 이 프라나야마를 행할 수 있으며, 효과는 더 크다.

여러 가지 유형의 프라나야마 Prāṇāyāmas

206. 바스트리카 Bhastrikā 프라나야마

바스트리카Bhastrikā는 대장간에서 사용되는 풀무를 뜻한다. 여기에서 공기는 대장장이의 풀무에서처럼 강하게 불어넣었다가 빼냈다가 하게 되므로 이 이름이 붙은 것이다. 이 방법은 2단계로 나뉘어진다.

1단계

1. 웃자이의 1번과 2번에 있는 방법을 따라 한다.
2. 빠르고 강하게 들이마시고 빠르고 세차게 내쉰다. 한 번의 들숨과 한 번의 날숨이 바스트리카의 한 주기를 이룬다. 공기가 풀무를 통해 빠져나오는 것과 비슷한 소리가 난다.
3. 한 번에 10~12주기를 행한다. 그러고는 웃자이에서처럼 천천히 깊게 호흡한다. 2~3초 동안 물라 반다를 병행하며 호흡을 멈춘다. 그리고 웃자이에서처럼 느리고 깊게 내쉰다.
4. 이 웃자이 호흡 형태는 폐와 횡격막을 휴식시키고 바스트리카의 새로운 주기를 위해 폐와 횡격막을 준비시킨다.
5. 중간에 웃자이 호흡을 하면서 3~4차례 바스트리카 주기를 되풀이한다.
6. 만약 공기의 소리가 줄어들고 활기가 떨어지면 그 수를 줄인다.
7. 다 마친 후에 사바아사나(사진 592)로 눕는다.

2단계

1. 웃자이의 1번과 2번에 있는 방법을 따라 한다.
2. 수리아 베다나에서 설명된 것처럼 콧구멍 위의 엄지손가락과 다른 손가락으로 누르는 압력을 조절한다.
3. 왼쪽 콧구멍은 완전히 닫고 오른쪽 콧구멍은 부분적으로 열어 둔다.
4. 위의 1단계에서처럼 바스트리카의 10~12주기를 단지 오른쪽 콧구멍을 통해 활기차게 들이쉬고 내쉰다.
5. 오른쪽 콧구멍을 닫는다. 왼쪽 콧구멍을 부분적으로 열고 같은 횟수만큼 바스트리카 주기를 행한다.
6. 콧구멍에서부터 손가락을 뗀다.
7. 웃자이에서처럼 몇 번 깊게 호흡한다.
8. 중간에 웃자이를 하면서 3~4차례 양쪽에서 주기를 반복한다.
9. 다 마친 후에 사바아사나(사진 592)로 눕는다.

207. 카팔라바티 Kapālabhāti 프라나야마

카팔라바티(kapāla=두개골, bhāti=빛, 광택)의 크리야(kriyā, 속죄의 의식 또는 깨끗이 하는 과정) 과정은 바스트리카 프라나야마의 좀 더 부드러운 형태이다. 카팔라바티Kapālabhāti에서는 들숨은 천천히, 날숨은 힘차게 내쉰다. 매날숨 후에는 아주 짧은 순간의 숨 멈춤이 있다. 만약, 바스트리카 호흡이 너무 거세지면 바스트리카 대신 카팔라바티를 여러 번 행한다. 카팔라바티를 끝낸 후에는 사바아사나(사진 592)로 눕는다.

효과

바스트리카와 카팔라바티 모두 간과 비장, 췌장과 복부 근육을 활성화시키고 자극시키므로 소화력이 향상되고 공동空洞을 없앤다. 두 눈이 시원

해짐을 느끼고, 기분을 돋우어 준다.

주의

1. 기관차가 열차를 끌기 위해 석탄을 태워서 증기를 만들듯이 바스트리카는 몸 전체를 활성화시키기 위해 프라나를 만들어낸다. 그러나 불을 너무 많이 때면 엔진의 보일러가 다 타 버리는 것처럼 오랫동안 지나치게 바스트리카를 행하면 호흡 과정이 강제되기 때문에 전신이 지친다.
2. 체질이 약하거나 폐활량이 나쁜 사람은 카팔라바티 또는 바스트리카를 시도해서는 안 된다.
3. 귀나 눈의 병(귀의 고름, 망막 이탈, 녹내장)으로 고통받는 사람들 역시 바스트리카와 카팔라바티를 금한다.
4. 고혈압 또는 저혈압이 있는 사람도 시도해서는 안 된다.
5. 코피가 나기 시작하거나 귀가 욱신거리고 아프면 즉시 바스트리카와 카팔라바티를 멈춘다.
6. 한동안 둘 다 행하지 마라.

208. 바마리 Bhamarī 프라나야마

바마리Bhamarī는 큰 검은 벌을 뜻한다.

방법

바마리 프라나야마의 방법은 웃자이와 같다. 차이점은 바마리에서는, 숨을 내쉬는 동안 벌이 내는 윙윙거리는 소리와 같은 가벼운 콧소리가 난다는 것이다. 끝마친 후에는 사바아사나(사진 592)로 눕는다.

효과

바마리 프라나야마에서 윙윙거리는 소리는 불면증이 있는 경우에 도움이 된다.

209. 시탈리 Śītalī 프라나야마(사진 601)

시탈리Śītalī는 서늘함을 뜻한다. 이 프라나야마는 전신을 서늘하게 하므로 이런 이름이 붙었다.

방법

1. 파드마아사나(사진 104), 싣다아사나(사진 84), 비라아사나(사진 89) 중 한 자세로 앉는다.
2. 등을 똑바로 곧추세우고 머리를 수평으로 한다. 손으로 즈나나 무드라(p.539, 21번 참조)를 취한다. 여기서 잘란다라 반다는 들숨 동안에는 행하지 않지만 나중에 행한다.

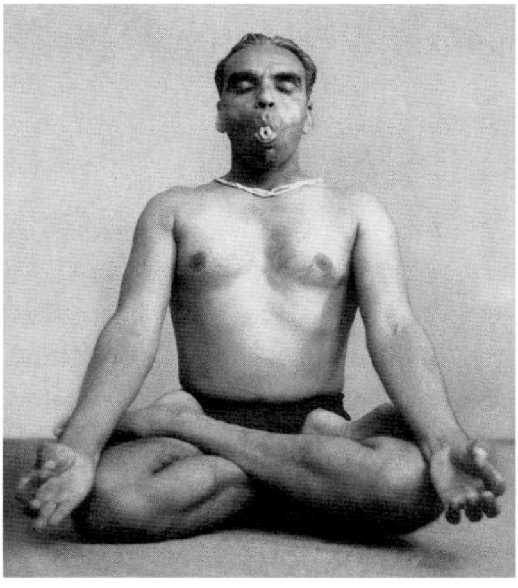

601

3. 입을 벌려 입술을 'O'로 만든다.
4. 혀의 옆부분과 끝은 어금니부터 앞니까지 닿아야 하며 위로 들려져서 말려야 한다. 혀의 모양은 막 벌어지려고 하는 신선하게 말려 있는 나뭇잎을 닮는다(사진 601).
5. 말려진 혀를 입술 밖으로 내민다. 폐를 가득 채우기 위해 치찰음(ssssssa)을 내면서 말려진 혀를 통해 공기를 빨아들인다. 공기는 마치 피펫(극소량의 액체를 재거나 옮기는 데 쓰는 눈금 있는 관)이나 빨대를 통해서 빨아들이듯 흡입된다. 가득 들이마신 후에 혀를 풀고 입을 다문다.
6. 가득 들이마신 후에 머리를 목덜미로부터 몸통 쪽으로 낮춘다. 턱은 흉골 위에 있는 쇄골 사이의 V자 부분에 두어야 한다. 머리는 이제 잘란다라 반다 자세이다.
7. 이제 물라 반다를 행하면서 5초 정도 호흡을 보유(안타라 쿰바카)한다 (p.545 참조).
8. 웃자이에서처럼 코를 통하여 천천히 기식음(hhuuuuuum)을 내면서 내쉰다.
9. 이것이 시탈리 프라나야마의 한 주기이다(사진 592).
10. 머리를 들고 5~10분 정도 주기를 되풀이한다.
11. 끝마친 후에 사바아사나(사진 592) 자세로 눕는다.

효과

이것은 신체를 서늘하게 하고 눈과 귀를 안정시킨다. 미열이나 담즙에 이상이 있는 경우에 좋다. 이것은 간장과 비장을 활성화시키고 소화를 촉진시키고 갈증을 덜어 준다.

주의

1. 고혈압으로 고생하는 사람은 안타라 쿰바카는 하지 않는다.

2. 심장병이 있는 사람은 처음에는 시탈리 프라나야마를 시도하지 않아야 한다.

210. 시타카리 Śitakāri 프라나야마

시타카리Śitakāri는 냉기를 일으키는 것이다. 이것은 시탈리 프라나야마의 변형이다.

방법

여기에서 혀는 말지 않는다. 입술은 아주 조금 벌려 혀끝만이 이 사이로 내밀어진다. 혀는 평상시처럼 평평하다. 시탈리 프라나야마에서의 방법을 따른다.

효과

효과는 시탈리 프라나야마에서 설명한 것과 같다.

주의

고혈압이 있는 사람은 시탈리 프라나야마에서보다 시타카리에서 더 많은 긴장을 느낄 것이다.

211. 사마 브르티 Sama Vṛtti 프라나야마

1. 사마Sama는 같은 또는 동일한, 곧은, 전체의, 전부의, 완전한, 또한 유사하거나 같은 방법을 뜻한다.
2. 브르티Vṛtti는 활동, 움직임, 기능 또는 작용, 행동의 과정, 방법을 뜻한다.
3. 그러므로 사마 브르티 프라나야마는 모든 프라나야마의 세 가지 호흡

과정, 즉 푸라카 또는 들숨, 쿰바카 또는 지식, 레차카 또는 날숨의 지속시간이 동일하게 되어야 한다. 만약 하나를 5초간 지속한다면 다른 것들도 그렇게 한다.

4. 5초의 이 지속시간의 동일성은 웆자이, 수리아 베다나, 나디 소다나, 시탈리 등과 같은 프라나야마의 모든 유형에서 호흡의 모든 주기 전체를 통해 유지되어야 한다.

주의

5. 처음에는 사마 브르티 프라나야마는 단지 들숨puraka과 날숨rechaka만으로 제한되어야 한다.
6. 우선, 들숨puraka과 날숨rechaka에서 지속시간의 동일성을 유지한다. 그리고 안타라 쿰바카(완전히 들이쉰 후에 호흡의 보유)만을 시도한다.
7. 점차적으로 안타라 쿰바카를 시작한다. 처음에, 푸라카, 안타라 쿰바카, 레차카의 시간 비는 1:$\frac{1}{4}$:1로 지켜져야 한다. 매우 천천히 1:$\frac{1}{2}$:1의 비율까지 증가시킨다. 이것을 확실하게 할 수 있다면, 1:$\frac{3}{4}$:1을 시도한다. 이것을 체득한 후에만 안타라 쿰바카의 비율을 증가시켜 1:1:1이 되게 한다.
8. 푸라카, 안타라 쿰바카, 레차카의 비율이 1:1:1의 이상적인 비가 될 때까지는 바야 쿰바카(완전히 내쉰 후에 호흡의 억제) 시도를 금한다.
9. 만약 폐에서 모든 공기가 빠져나간다면, 폐 내부의 진공과 외부의 기압이 폐에 극심한 긴장을 주게 된다. 그러므로 처음에는 안타라 쿰바카와 바야 쿰바카를 병행해선 안 된다.
10. 안타라 쿰바카와 바야 쿰바카를 개별적으로 또는 번갈아 수행한다. 처음에는 푸라카와 레차카만을 2~3주기 깊게 행한 후에 한 번씩 띄엄띄엄 쿰바카를 행하는 것이 좋다. 예를 들면, 2~3주기의 깊은 호흡을 행한 후에 한 번의 안타라 쿰바카를 행한다. 그리고 다시 2~3주기의 깊은 호흡을 행한 후 한 번의 바야 쿰바카를 행한다. 안타라 쿰바카를 세 번 하고 바야 쿰바카를 세 번 하는 것으로 시작한다. 그리고 쿰바카의 수를 점차적으로 증가시킨다.

212. 비사마 브르티 Viṣama Vṛtti 프라나야마

1. 비사마Viṣama는 많은 다른 것들 중에서 불규칙적인, 어려운 것을 뜻한다.
2. 비사마 브르티 프라나야마는 들숨, 지식, 날숨에서 시간의 길이가 똑같이 유지되지 않기 때문에 이렇게 불린다. 이것은 리듬이 중간에 방해를 받는 경우를 초래하기도 하고, 비율이 일정하지 않음으로 인해 수련생에게 어려움이나 위험이 생길 수도 있다.
3. 이런 유형의 프라나야마에서 만약 5초간 가득 들이마시고 호흡이 20초 동안 보유(안타라 쿰바카)되고, 10초간 내쉰다면 1:4:2의 비율이 된다. 처음 하는 수련생은 내쉬는 동안 리듬을 유지하기 어려울 것이나 수행을 계속함으로써 쉽게 된다.
4. 반대로, 만약 10초간 들이마시고 20초간 보유하고 5초간 내쉰다면, 비율은 2:4:1이 된다.
5. 다시 만약 시간의 길이가 다양해져서 20초간 들이마시고 10초간 유지하고 5초간 내쉰다면 비율은 4:2:1이 된다.
6. 프라나야마의 한 주기에서 1:2:4, 2:4:1, 4:1:2의 비율을 선택할 수 있다. 이 셋이 프라나야마의 한 주기(사이클)이다.
7. 만약 바야 쿰바카(완전히 내쉰 후 새로운 흡식 전의 억제)가 지켜진다면 비율의 배합은 더욱 많아질 것이다.
8. 만약 웃자이, 수리아 베다나, 나디 소다나, 브라마리, 시탈리, 시타카리와 같은 기본적이고 다양한 프라나야마(아래에서 설명되는)에서 빌로마, 아누로마, 프라틸로마에서 다른 비율을 사용하면 그 조합의 수는 천문학적인 숫자가 될 것이다.
9. 어떤 사람도 일생에서 이 다른 조합(합성)들을 모두 실행할 수는 없다.
10. 비사마 브르티 프라나야마의 길(과정)은 위험으로 가득하다. 그러므로 숙달된 구루나 스승의 개인적 감독 없이 혼자서 시도해선 안 된다.

11. 들숨, 지식, 날숨의 틀린 시간 비율로 일어나는 부조화 때문에 신체의 모든 조직, 특히 호흡계와 신경계는 과중한 부담을 받거나 무리하게 긴장이 된다.
12. 사마 브르티 프라나야마(p.564 참조)에서의 주의 사항(5~10번까지의 쿰바카 수행에 관하여)은 바사마 브르티 프라나야마에서는 더욱 엄격히 적용된다.
13. 우리는 이제 『하타 요가 프라디피카』의 2장에서 스와트마라마Svātmārāma의 말의 진실을 깨닫게 된다. 프라나Prāṇa는 사자나 코끼리, 호랑이보다 더 천천히 더 점차적으로 길들여져야 한다(수행자의 능력과 신체적 한계에 따라서). 그렇지 않으면 수행자를 죽이게 될 것이다.

빌로마 VILOMA, 아누로마 ANULOMA와 프라틸로마 PRATILOMA 프라나야마

사마 브르티와 비사마 브르티 프라나야마는 숨을 들이마시고 보유(멈춤)하고 내쉬는 데 걸리는 시간의 특정한 비의 유지와 관련이 된다. 반면, 빌로마, 아누로마, 프라틸로마와 같은 프라나야마의 유형은 숨을 들이마시고 내쉬는 방법 및 기술과 관련이 된다.

빌로마에서 들숨 또는 날숨은 하나의 연속적인 과정이 아니라 몇 차례 멈추었다가 단계적으로 행해진다. 아누로마에서는 들숨은 웃자이에서처럼 양쪽 콧구멍으로 들이마시고, 날숨은 나디 소다나에서처럼 어느 한쪽 콧구멍으로 번갈아 가면서 한다. 프라틸로마에서는 들이마실 때에는 어느 한쪽 콧구멍을 통하고 내쉴 때에는 웃자이에서처럼 양쪽을 사용한다.

213. 빌로마 Viloma 프라나야마

로마Loma는 털을 뜻한다. 불변화사 비Vi는 부정, 반대, 결핍을 표시한다. 그래서 빌로마Viloma는 억지로, 성질에 맞지 않는, 물체의 자연적 질서에 반하는 것을 뜻한다.

빌로마 프라나야마에서 들숨과 날숨은 끊어짐이 없는 연속적인 과정이 아니라 몇 차례 멈추었다가 이어진다. 예를 들어, 연속적으로 들이마셔서 폐를 가득 채우거나 혹은 공기를 내뱉기 위해 연속적으로 내쉬는데 각각 15초가 걸렸다면, 빌로마에서 들숨은 3초 동안 들이마시고 2초 동안의 멈춤이 있고, 날숨은 3초 동안 내쉬고 2초 동안의 멈춤이 있다. 그래서 들이마시거나 내쉬는 과정은 25초까지 길어진다. 아래에 주어진 방법은 별개의 2단계로 구별되어진다.

1단계

1. 빌로마 프라나야마는 앉은 자세에서나 누워서 행해질 수 있다.
2. 만약 앉아서 한다면 등을 똑바로 곧게 펴고 머리를 몸통 쪽으로 낮추어 턱을 흉골 위의 쇄골 사이에 있는 V자 부분에 놓이게 한다. 이것이 잘란다라 반다이다. 손은 즈나나 무드라(p.539, 21번 참조)를 취한다.
3. 2초간 들이마시고 2초간 호흡을 멈추고, 다시 2초간 들이마시고 2초간 다시 멈춘다. 이런 식으로 폐가 가득 찰 때까지 계속한다.
4. 이제 물라 반다(p.545 참조)를 행하면서 능력에 따라 5~10초간 호흡을 멈춘다(안타라 쿰바카).
5. 들이마시는 과정에서 호흡을 멈추는 동안 물라 반다가 행해져야 한다.
6. 웃자이에서처럼 천천히 깊게 기식음(흐-음)을 내면서 숨을 내쉰다. 내쉬는 동안 물라 반다를 늦춘다.
7. 이것이 빌로마 프라나야마의 첫 단계의 한 주기를 완성하는 것이다.
8. 연속해서 한 번에 이 첫 단계를 10~15주기 되풀이한다.

2단계

9. 1~2분간 쉰다.
10. 흉골 위의 V자 부분에 턱을 두고서, 웃자이에서처럼 중단 없이 기식음(싸아-아)을 내면서 깊이 숨을 들이마신다. 폐를 완전히 채운다.
11. 물라 반다를 유지하면서, 5~10초간 호흡을 멈춘다(안타라 쿰바카).
12. 2초 동안 내쉬고 2초 동안 멈춘다. 다시 2초 동안 내쉬고 2초 동안 멈추는 이와 같은 방법으로 폐가 완전히 텅 빌 때까지 계속한다.
13. 멈추는 동안 물라 반다를 유지한다.
14. 이것이 빌로마 프라나야마의 2단계의 한 주기를 완성하는 것이다.
15. 한 번에 10~15회까지 빌로마의 2단계를 되풀이한다.
16. 이것이 빌로마 프라나야마를 마치게 된다.
17. 그리고 사바아사나(사진 592)로 눕는다.

효과

빌로마 프라나야마 첫 단계는 저혈압으로 고통받는 사람들에게 효과적이다. 2단계는 고혈압이 있는 사람에게 좋다.

주의

1. 고혈압이 있는 사람은 빌로마 2단계를 누워서만 행해야 한다.
2. 심장병이 있는 사람은 나디 소다나와 웃자이 프라나야마를 완전히 체득하기 전까지는 이것을 해서는 안 된다.

214. 아누로마 Anuloma 프라나야마

아누Anu는 함께, 따라서 또는 관련된 것을 뜻한다. 또는 정연한 계승을 뜻한다. 그러므로 아누로마는 규칙적인 변화, 순리적인, 성질에 따른 또는 자연적 질서에 맞는 것을 뜻한다. 아누로마 프라나야마에서 들이마실 때는 양쪽 콧구멍으로, 내쉴 때는 어느 한쪽 콧구멍으로 번갈아서 내쉰다.

방법

1. 파드마아사나(사진 104), 싣다아사나(사진 84), 비라아사나(사진 89) 중 편안한 자세로 앉는다.
2. 등을 똑바로 곧추세운다. 머리는 몸통 쪽으로 낮추고, 턱은 흉골 위의 쇄골 사이에 있는 V자 부분에 둔다(이것이 잘란다라 반다이다.).
3. 웃자이에서처럼 폐가 완전히 찰 때까지 양쪽 콧구멍으로 깊게 들이마신다.
4. 물라 반다(p.545 참조)를 유지하면서 숨을 들이마신 후 능력에 따라 5~10초간 호흡을 보유한다(안타라 쿰바카).
5. 수리아 베다나 프라나야마에서 설명된 것처럼 오른손을 코 쪽으로 가져가고, 물라 반다를 풀고 왼쪽 콧구멍을 완전히 막고 오른쪽 콧구멍을 조금씩 열어서 천천히 내쉰다. 폐를 완전히 비우고 손을 내린다.
6. 3번에서처럼 폐가 가득 찰 때까지 양쪽 콧구멍으로 들이마신다.
7. 물라 반다를 유지하면서 숨을 들이마신 후 능력에 따라 5~10초간 호흡을 보유한다(안타라 쿰바카). 위의 4번과 7번의 호흡의 보유시간은 같아야 한다.
8. 다시 오른손을 코로 가져간다. 물라 반다를 풀고 오른쪽 콧구멍을 완전히 막는다. 이제 왼쪽 콧구멍을 일부 열고, 천천히 깊게 폐가 완전히 텅 빌 때까지 내쉰다.
9. 이것이 아누로마 프라나야마의 한 주기를 완성하는 것이다.
10. 한 번에 5~8주기를 행한다.
11. 그리고 사바아사나(사진 592)로 눕는다.

효과

웃자이, 수리아 베다나, 나디 소다나의 효과와 같다.

주의

1. 아누로마 프라나야마에서, 들숨보다 날숨을 더 오래 내쉬어야 한다. 이는 호흡의 리듬에 변화를 가져온다. 이것은 어려워서 수준 높은 수련생들에 의해서만 행해져야 한다.
2. 혈압이나 심장병, 신경계 질환으로 고통받는 사람들은 나쁜 결과를 초래할 수도 있으므로 시도해선 안 된다.

215. 프라틸로마 Pratiloma 프라나야마

프라티Prati는 반대를 뜻한다. 이 유형의 프라나야마는 아누로마와는 반대이다. 여기서는 숨을 들이마실 때는 어느 한쪽 콧구멍을 번갈아 사용하고, 내쉴 때는 웃자이에서처럼 양쪽 콧구멍으로 한다.

방법

1. 파드마아사나(사진 104), 신다아사나(사진 84), 비라아사나(사진 89) 중 편안한 자세로 앉는다.
2. 등을 똑바로 곧추세운다. 머리는 몸통 쪽으로 낮춘다. 턱은 흉골 위의 쇄골 사이에 있는 V자 부분에 둔다(이것이 잘란다라 반다이다.).
3. 왼쪽 팔을 펴 왼쪽 손목 뒤쪽을 왼쪽 무릎 위에 둔다. 왼손은 즈나나 무드라(웃자이의 3번 참조)를 취한다.
4. 오른쪽 팔을 팔꿈치에서 굽힌다. 검지와 중지를 손바닥 쪽으로 굽히고 움직이지 않는다. 약지와 새끼손가락을 엄지손가락 쪽으로 향하게 한다(사진 598).

5. 오른쪽 엄지손가락을 코뼈 바로 아래의 코의 오른쪽에, 약지와 새끼손가락은 코뼈 바로 아래의 코의 왼쪽 부분에 위치시킨다.
6. 약지와 새끼손가락을 눌러 코의 왼쪽을 완전히 막는다.
7. 오른쪽 엄지손가락으로 오른쪽 콧방울을 눌러서 격막의 연골 끝부분과 오른쪽 콧방울의 바깥 끝부분이 평행이 되게 한다.
8. 오른쪽 엄지손가락의 위쪽 마디를 굽혀 엄지 끝이 격막에 직각 되게 놓는다(사진 599).
9. 이제 오른쪽 콧구멍을 손톱에 가까운 엄지손가락 끝으로 조절하면서 천천히 깊게 숨을 들이마신다. 폐를 가득 채운다.
10. 그러고는 오른쪽 콧구멍을 막아 양쪽 콧구멍이 막히게 한다.
11. 5~10초 동안 호흡을 멈추고(안타라 쿰바카) 물라 반다(p.545 참조)를 행한다.
12. 오른손을 내리고, 물라 반다를 푼다. 폐가 완전히 텅 빌 때까지 웃자이(203항)에서처럼 천천히 깊게 내쉰다.
13. 다시 오른손을 코에 댄다. 오른쪽 콧구멍은 완전히 막고, 일부 열린 왼쪽 콧구멍으로 천천히 깊게 들이마신다.
14. 폐를 가득 채운다.
15. 5~10초 정도 물라 반다를 행하면서 호흡을 보유한다. 각각의 콧구멍으로 들숨 후의 호흡의 보유(안타라 쿰바카) 시간은 양쪽 모두 같아야 한다.
16. 오른손을 내리고 물라 반다를 푼다. 웃자이에서처럼 폐에서 공기를 완전히 빼내면서 천천히 깊게 내쉰다.
17. 이것이 프라틸로마 프라나야마의 한 주기를 완성하는 것이다.
18. 한 번에 5~8주기를 행한다.
19. 그리고 사바아사나(사진 592)로 눕는다.

효과

이것은 웃자이, 수리아 베다나, 나디 소다나의 효과와 같다.

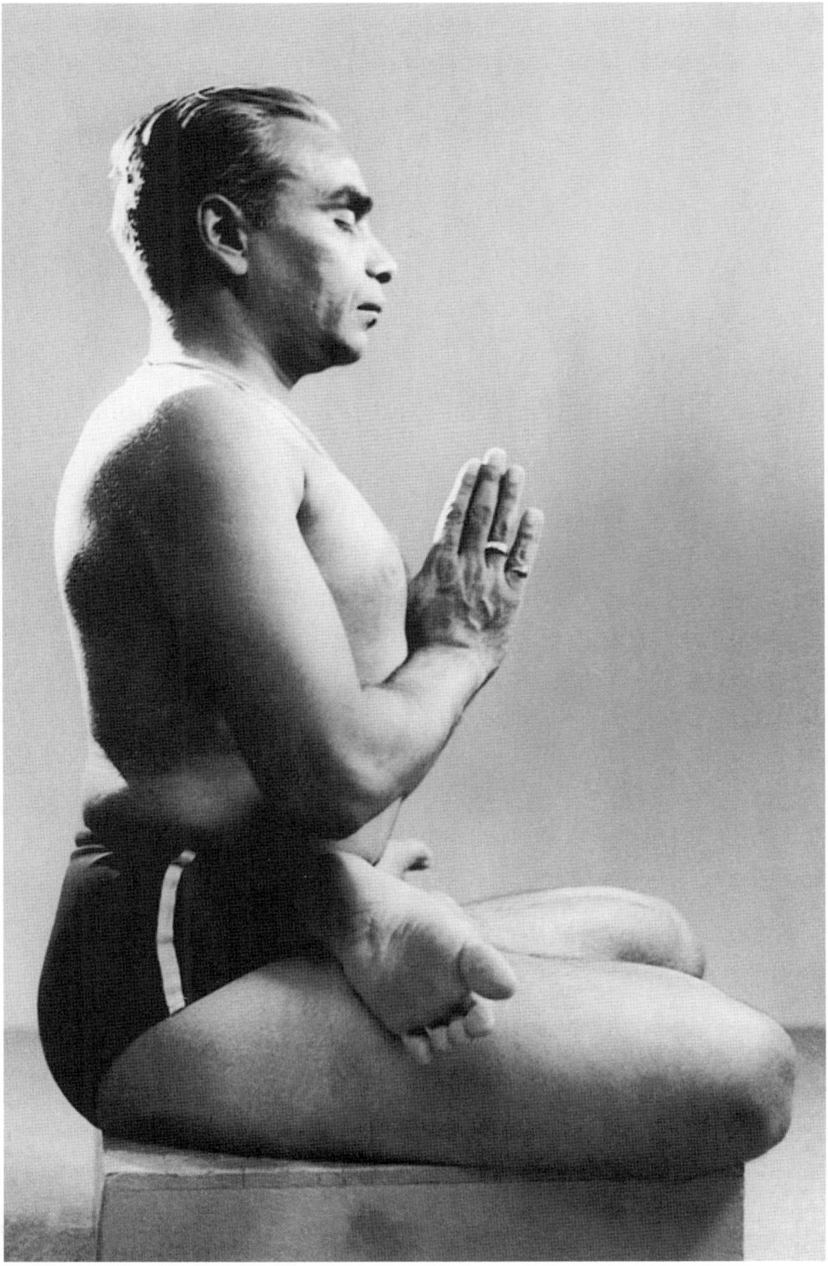
602

주의

1. 아누로마에서와 같이 여기서도 들이쉬는 호흡이 내쉬는 것보다 길어지는 호흡 리듬의 변형이 있다. 그러므로 프라나야마의 이 어려운 유형도 수준 높은 수련생들만이 행해야 한다.
2. 혈압이나 심장병, 신경계 질환으로 고통받는 사람들은 결과가 아주 나쁠 수도 있기 때문에 이 호흡을 해선 안 된다.

216. 사히타 Sahita와 케발라 쿰바카 Kevala Kumbhaka 프라나야마

사히타Sahita는 동반하는, 함께 또는 연합하는 것을 뜻한다. 프라나야마 수행이 바야bahya와 안타라 쿰바카antara kumbhaka의 의도적인 병행이 이루어질 때를 사히타 쿰바카 프라나야마라 한다.

케발라kevala는 고립된, 순수한, 절대적인, 완벽한 것을 뜻한다. 쿰바카가 본능적으로 행해질 때를 케발라 쿰바카라 한다. 수행자가 케발라 쿰바카를 완전히 체득했을 때, 그는 세속을 떠나 영원과의 조화 속에 있게 된다. 그는 광대한 하늘뿐만 아니라 가장 작은 틈에까지 널리 퍼져 있는 아주 작고 섬세하고 또 강력한 요소 가운데 하나에 대한 통제력을 얻는다. 그의 정신은 완전히 프라나Prana와 동화되어 프라나 바로 자체처럼 자유롭다.

바람이 대기 중에서 연기나 불순물을 쓸어가듯이 프라나야마는 몸과 마음의 불순물을 제거한다. 그래서 파탄잘리는 "내면의 신성한 불꽃이 모든 영광으로 타오르고 마음은 집중dhāranā과 명상dhyāna을 하기에 적합하게 된다"고 한다(『Yoga Sutras』, 2장 52~53). 이것은 오랜 시간이 걸린다. 어둠은 여명에 의해 서서히 사라진다.

부록 I

아사나 과정

•

부록 II

여러 가지 질병 치료를 위한 아사나

•

용어 풀이

•

찾아보기(아사나와 사진과의 상관표)

아사나 과정(Āsana Course)

아사나는 세 그룹으로 분류한다. 즉 초급, 중급, 고급 과정이다. 이들 아사나를 수행을 위한 일련순으로 하고 아울러 이들 세 과정의 조정력을 얻는 데 소요되는 시간을 제시한다(아사나 이름 뒤 괄호 속의 숫자는 사진의 일련번호를 나타낸다.).

제1과정(Course)

1, 2주

Tāḍāsana (1)
Vṛkṣāsana (2)
Utthita Trikoṇāsana (4, 5)
Utthita Pārśvakoṇāsana (8, 9)
Vīrabhadrāsana I & II (14, 15)
Pārśvottānāsana (26)
Sālamba Sarvāngāsana I (223)
Halāsana (244)
Śavāsana (592)

3, 4주

Utthita Trikoṇāsana (4, 5)
Utthita Pārśvakoṇāsana (8, 9)
Vīrabhadrāsana I & II (14, 15)
Parivṛtta Trikoṇāsana (6, 7)
Pārśvottānāsana (26)
Prasārita Pādottānāsana I (33, 34)
Sālamba Sarvāngāsana I (223)
Halāsana (244)
Śavāsana (592)

5, 6주

Utthita Trikoṇāsana (4, 5)
Utthita Pārśvakoṇāsana (8, 9)
Vīrabhadrāsana I & II (14, 15)
Parivṛtta Trikoṇāsana (6, 7)
Pārśvottānāsana (26)
Prasārita Pādottānāsana I (33, 34)
Ūrdhva Prasārita Pādāsana (276~279)
Paripoorṇa Nāvāsana (78)
Ardha Nāvāsana (79)
Sālamba Sarvāngāsana I (223)
Halāsana (244)
Śavāsana (592)로 누워 5분 동안 Ujjāyī Prāṇāyāma (203항)

7주

각 아사나를 강화시켜서, 모든 아사나의 지속시간을 늘린다.

8주

Utthita Trikoṇāsana (4, 5)

Utthita Pārśvakoṇāsana (8, 9)

Vīrabhadrāsana I, II & III (14, 15, 17)

Ardha Chandrāsana (19)

Parivṛtta Trikoṇāsana (6, 7)

Pārśvottānāsana (26)

Prasārita Pādottānāsana I & II (33, 34, 35, 36)

Ūrdhva Prasārita Pādāsana (276~279)

Paripoorṇa Nāvāsana (78)

Ardha Nāvāsana (79)

Sālamba Sarvāngāsana I (223)

Halāsana (244)

Śavāsana (592)로 누워 5분 동안 Ujjāyī Prāṇāyāma (203항)

9, 10주

Utthita Trikoṇāsana (4, 5)

Utthita Pārśvakoṇāsana (8, 9)

Vīrabhadrāsana I, II & III (14, 15, 17)

Ardha Chandrāsana (19)

Parivṛtta Trikoṇāsana (6, 7)

Parivṛtta Parśvakoṇāsana (10, 11)

Pārśvottānāsana (26)

Prasārita Pādottānāsana I & II (33, 34, 35, 36)

Parighāsana (39)

Ūrdhva Prasārita Pādāsana (276~279)

Paripoorṇa Nāvāsana (78)

Ardha Nāvāsana (79)

Sālamba Sarvāngāsana I (223)

Halāsana (244)

Karṇapīdāsana (246)

Ekapāda Sarvāngāsana (250)

Jaṭhara Parivartanāsana (274, 275)

Śavāsana (592)로 누워 5분 동안 들숨 후 지식止息을 포함한 Ujjāyī Prāṇāyāma (203항)

11, 12주

Utthita Trikoṇāsana (4, 5)

Parivṛtta Trikoṇāsana (6, 7)

Utthita Pārśvakoṇāsana (8, 9)

Parivṛtta Parśvakoṇāsana (10, 11)

Vīrabhadrāsana I, II & III (14, 15, 17)

Ardha Chandrāsana (19)

Pārśvottānāsana (26)

Prasārita Pādottānāsana I & II (33, 34, 35, 36)

Pādānguṣṭhāsana (44)

Pādahastāsana (46)

Uttānāsana (48)

Parighāsana (39)

Ūrdhva Prasārita Pādāsana (276~279)

Paripoorṇa Nāvāsana (78)

Ardha Nāvāsana (79)

Sālamba Sarvāngāsana I (223)

Halāsana (244)

Karṇapīdāsana (246)

Ekapāda Sarvāngāsana (250)

Jaṭhara Parivartanāsana (274, 275)

Śavāsana (592)로 누워 들숨 후 지식을 포함한 Ujjāyī Prāṇāyāma (203항)

13주

매일매일 수행을 반복하고 꾸준히 한다. 만약 이 아사나를 정해진 기간 내에 완전히 체득하기 어려운 사람들은 그 아사나를 몇 주 동안 더 수행할 수 있다.

14, 15주

Sālamba Śīrṣāsana I (184)
Utthita Trikoṇāsana와 Parivṛtta Trikoṇāsana (4, 5, 6, 7)
Utthita Pārśvakoṇāsana와 Parivṛtta Pārśvakoṇāsana (8, 9, 10, 11)
Vīrabhadrāsana I, II & III (14, 15, 17)
Ardha Chandrāsana (19)
Pārśvottānāsana (26)
Prasārita Pādottānāsana I & II (33, 34, 35, 36)
Pādānguṣṭhāsana (44)
Pādahastāsana (46)
Uttānāsana (48)
Parighāsana (39)
Ślabhāsana or Makarāsana (60 또는 62)
Dhanurāsana (63)
Bhujangāsana I (73)
Ūrdhva Prasārita Pādāsana (276~279)
Paripoorṇa Nāvāsana (78)
Ardha Nāvāsana (79)
Sālamba Sarvāngāsana I (223)
Halāsana (244)
Karṇapīdāsana (246)
Supta Koṇāsana (247)
Pārśva Halāsana (249)
Ekapāda Sarvāngāsana (250)
Jaṭhara Parivartanāsana (274, 275)
Mahāmudra (125)
Januśīrṣāsana (127)
Daṇḍāsana (77)
Paschimottānāsana (160)
Śavāsana (592)로 누워 들숨 후 지식을 포함한 Ujjāyī Prāṇāyāma (203항)

16, 17주

아사나 순서에 있어서 변화를 관찰하라.

Sālamba Śīrṣāsana I (184)
Utthita Trikoṇāsana와 Parivṛtta Trikoṇāsana (4, 5, 6, 7)
Utthita Pārśvakoṇāsana와 Parivṛtta Pārśvakoṇāsana (8, 9, 10, 11)
Vīrabhadrāsana I, II & III (14, 15, 17)
Ardha Chandrāsana (19)
Pārśvottānāsana (26)
Prasārita Pādottānāsana I & II (33, 34, 35, 36)
Pādānguṣṭhāsana (44)
Pādahastāsana (46)
Uttānāsana (48)
Ūrdhva Prasārita Ekapādāsana (49)
Utkaṭāsana (42)
Parighāsana (39)
Uṣṭrāsana (41)
Śalabhāsana or Makarāsana (60 또는 62)
Dhanurāsana (63)
Chaturanga Daṇḍāsana (67)
Bhujangāsana I (73)

Ūrdhva Mukha Śvānāsana (74)
Adho Mukha Śvānāsana (75)
Vīrāsana (86)
Sālamba Sarvāngāsana I (223)
Halāsana (244)
Karṇapīdāsana (246)
Supta Koṇāsana (247)
Pārśva Halāsana (249)
Ekapāda Sarvāngāsana (250)
Pārśvaikapāda Sarvāngāsana (251)
Jaṭhara Parivartanāsana (274, 275)
Ūrdhva Prasārita Pādāsana (276~279)
Paripoorṇa Nāvāsana (78)
Ardha Nāvāsana (79)
Mahāmudra (125)
Jānuśīrṣāsana (127)
Pāschimottānāsana (160)
Poorvottāṇāsana (171)
Śavāsana (592)
Siddhāsana (84)
Siddhāsana로 앉아서(들숨 후 지식 없이) Ujjāyī prāṇāyāma (203항)를 행한다.

18주

반복 수행하라.
이제 서서 하는 아사나들을 별다른 어려움 없이 잘 행할 수 있다면, 이틀에 한 번 또는 일주일에 두 번 정도만 해도 좋다.

19-21주

Sālamba Śīrṣāsana I (184)
Pārśva Śīrṣāsana (202, 203)
Ekapāda Śīrṣāsana (208, 209)
Sālamba Sarvāngāsana I (223)
Sālamba Sarvāngāsana II (235)
Nirālamba Sarvāngāsana I (236)
Nirālamba Sarvāngāsana II (237)
Halāsana (244)
Karṇapīdāsana (246)
Supta Koṇāsana (247)
Pārśva Halāsana (249)
Ekapāda Sarvāngāsana (250)
Pārśvaikapāda Sarvāngāsana (251)
Ūrdhva Prasārita Pādāsana (276~279)
Jaṭhara Pativartanāsana (275)
Chakrāsana (280~283)
Paripoorṇa Nāvāsana (78)
Ardha Nāvāsana (79)
Utkaṭāsana (42)
Uṣṭrāsana (41)
Vīrāsana (89)
Śalabhāsana (60)
Dhanurāsana (63)
Chaturanga Daṇḍāsana (67)
Bhujangāsana I (73)
Ūrdhva Mukha Śvānāsana (74)
Adho Mukha Śvānāsana (75)
Mahāmudra (125)
Januśīrṣāsana (127)
Triangmukhaikapāda Pashimottānāsana (139)
Ardha Baddha Padma Paschimottānāsana (135)
Marīchyāsana I & II (144, 146, 147)

Ubhya Pādānguṣṭhānāsana (167)
Ūrdhva Mukha Paschimottānāsana I (168)
Paschimottānāsana (160)
Poorvottānāsana (171)
Bharadvājāsana I & II (297, 298, 299, 300)
Mālāsana II (322)
Baddha Koṇāsana (102)
Śavāsana (592)
신다 아사나 (84)로 앉아서 쿰바카(지식) 없이 Ujjāyī Prāṇāyāma (203항)

22-25주

19주째의 Chakrasana(280~283)까지 따라 한다. 그리고,
Śalabhāsana (60)
Dhanurāsana (63)
Chaturanga Daṇḍāsana (67)
Bhujangāsana I (73)
Ūrdhva Mukha Śvānāsana (74)
Adho Mukha Śvānāsana (75)
Januśīrṣāsana (127)
Ardha Baddha Padma Paschimottā-nāsana (135)
Triangmukhaikapāda Pashimottā-nāsana (139)
Marīchyāsana I & II (144, 146, 147)
Paschimottānāsana (160)
Ubhya Pādānguṣṭhānāsana (167)
Ūrdhva Mukha Paschimottānāsana I (168)
Lolāsana (83)
Gomukhāsana (80)
Simhāsana I (109)
Padmāsana (104)
Parvatāsana (107)
Tolāsana (108)
Vīrāsana (89)
Supta Vīrāsana (96)
Paryankāsana (97)
Uṣṭrāsana (41)
Utkaṭāsana (42)
Uttānāsana (48)
Bharadvājāsana I & II (297, 298, 299, 300)
Marīchyāsana III (303, 304)
Ardha Matsyendrāsana I (311, 312)
Mālāsana II (322)
Baddha Koṇāsana (102)
Śavāsana (592)
Siddhāsana (84)로 앉아서 지식 없이 Ujjāyī Prāṇāyāma (203항)

26-30주

Salamba Śirṣāsana I (184)
Pārśva Śīrṣāsana (202, 203)
Ekapāda Śīrṣāsana (208, 209)
Ūrdhva Padmāsana (211)
Pinḍāsana in Śirṣāsana (218)
Sālamba Sarvāngāsana I & II (223, 235)
Nirālamba Sarvāngāsana I & II (236, 237)
Halāsana (244)

Karṇapīḍāsana (246)
Supta Koṇāsana (247)
Pārśva Halāsana (249)
Ekapāda Sarvāṅgāsana (250)
Pārśvaikapāda Sarvāṅgāsana (251)
Ūrdhva Padmāsana (261)
Piṇḍāsana in Sarvāṅgāsana (269)
Jaṭhara Parivartanāsana (275)
Paripoorṇa Nāvāsana (78)
Ardha Nāvāsana (79)
Jānuśīrṣāsana (127)
Ardha Baddha Padma Paschimottānāsana (135)
Triangmukhaikapāda Paschimottānāsana (139)
Marīchyāsana I (144)
Paschimottānāsana (160)
Ūrdhva Mukha Paschimottānāsana I (168)
Gomukhāsana (80)
Lolāsana (83)
Simhāsana I (109)
Padmāsana (104)
Parvatāsana (107)
Tolāsana (108)
Matsyāsana (113)
Vīrāsana (89)
Supta Vīrāsana (96)
Paryankāsana (97)
Marīchyāsana III (303, 304)
Ardha Matsyendrāsana I (311, 312)
Baddha Koṇāsana (102)
Adho Mukha Śvānāsana (75)
Ūrdhva Mukha Śvānāsana (74)
Chaturanga Daṇḍāsana (67)
Śalabhāsana (60)
Dhanurāsana (63)
Uṣṭrāsana (41)
Utkaṭāsana (42)
Uttānāsana (48)
Garuḍāsana (56)
Śavāsana (592)
Siddhāsana (84), Vīrāsana (89) 혹은 Padmāsana (104) 중 한 자세로 앉아서 안타라 쿰바카(들숨 후의 지식)를 포함한 Ujjāyī Prāṇāyāma (203항).

서서 하는 자세를 행할 때 시르사아사나 사이클과 사르반가아사나 사이클의 여러 가지 변형 동작을 생략하고 그 기본 동작만 행한다. 파드마아사나가 아직 완전히 체득되지 않았다면 몇 주 더 그 아사나를 계속해서 행함으로써 완전히 체득되도록 한다. 과도한 긴장을 갖지 않는다면 그 프로그램에서 몇 가지를 더 추가할 수 있다. 이 첫 단계(초급)를 흡족하게 끝낸 사람에게는 3일 코스를 제시하며 이를 따라 한다면 육체는 더 좋아지고 마음은 조화를 이룬다.

첫째 날

Sālamba Śīrṣāsana I (184) 10분
Sālamba Sarvāṅgāsana I (223) 10분
Halāsana (244) 5분
Jaṭhara Parivartanāsana (275) 양쪽 각각

30초
Paripoorṇa Nāvāsana (78) 1분
Ardha Nāvāsana (79) 20~30초
Paschimottānāsana (160) 3~5분
Marīchyāsana III (303, 304) 양쪽 각 30초
Ardha Matsyendrāsana I (311, 312) 양쪽 각각 30초
만약 Marīchyāsana III 혹은 Ardha Matsyendrāsana I을 행하기 어려우면 Bharadvājāsana I과 II (297, 298, 299, 300)를 행한다.
Parvatāsana (107) 1분
Matsyāsana (113) 20~30초
Śalabhāsana (60) 20~30초
Dhanurāsana (63) 30초
Ūrdhva Mukha Śvānāsana (74) 20~30초
Adho Mukha Śvānāsana (75) 1분
Uttānāsana (48) 1~2분
Śavāsana (592) 5분 그리고, Padmāsana (104) 혹은 Vīrāsana (89) 혹은 Siddhāsana (84)로 앉아서 들숨 후 지식을 포함한 Nāḍī Śodhana Prāṇāyāma 10분, Uḍḍīyāna (201항) 6번, 그리고 다시 Śavāsana (592)를 행한다.

둘째 날

Sālamba Śīrṣāsana I (184) 10분
Pārṣva Śīrṣāsana (202, 203) 양쪽 각각 20초
Ekapāda Śīrṣāsana (208, 209) 양쪽 각각 10~15초
Ūrdhva Padmāsana (211) 20초
Śīrṣāsana에서의 Pinḍāsana (218) 30초
(이 모든 동작을 연속해서 한 번에 행한다.)
Sālamba Sarvāngāsana I (223) 8~10분
Sālamba Sarvāngāsana II (235) 30초
Nirālamba Sarvāngāsana I & II (236, 237) 각각 30초
Halāsana (244) 5분
Karṇapīdāsana (246) 30초
Supta Koṇāsana (247) 20초
Pārśva Halāsana (249) 양쪽 각각 20초
Ekapāda Sarvāngāsana (250) 양쪽 각각 15초
Pārsvaikapāda Sarvāngāsana (251) 양쪽 각각 15초
Ūrdhva Padmāsana (261) 20초
Sarvāngāsana에서의 Pinḍāsana (269) 20초(이 모든 동작을 연속해서 한 번에 행한다.)
Jaṭhara Parivartanāsana (275) 양쪽 각각 15초
Ūrdhva Prasārita Pādāsana (276~279) 각 자세에서 15초
Mahāmudra (125) 양쪽 각각 20~30초
Jānuśīrṣāsana (127),
Ardha Baddha Padma Paschimottānāsana (135),
Triangmukhaikapāda Paschimottānāsana (139),
Marīchyāsana I & II (144, 146, 147) 이상 각 아사나에서 양쪽 각각 20초
Paschimottānāsana (160) 3분
Urdhva Mukha Paschimottānāsana I (168) 1분

Marīchyāsana III (303, 304) 양쪽 각각 30초
Ardha Matsyendrāsana I (311, 312) 양쪽 각각 30초
Baddha Koṇāsana (102) 1분
Uttānāsana (48) 2분
Śavāsana (592) 5분
어떤 편안한 자세로든지 Ujjāyī Prāṇāyāma (203항) 혹은 Nāḍī Śodhana Prāṇāyāma (205항)를 8분간 행하고 Śavāsana (592)로 끝을 맺는다.

셋째 날

Sālamba Śīrṣāsana I (184) 10분
Utthita Trikoṇāsana (4, 5) 양쪽 각각 30초
Parivṛtta Trikoṇāsana (6, 7) 양쪽 각각 30초
Utthita Pārśvakoṇāsana와 Parivrtta Pārśvakoṇāsana (8, 9, 10, 11) 양쪽 각각 20초
Vīrabhadrāsana I, II와 111 (14, 15, 17) 양쪽 각각 15초
Ardhachandrāsana (19) 양쪽 각각 20초
Pārśvottānāsana (26) 양쪽 각각 30초
Prasārita Pādottānāsana I (33, 34), Pādāngusthāsana (44) 각각 30초
Pādahastāsana (46) 30초
Ūttānāsana (48) 1분
Ūrdhva Prasārita Ekapādāsana (49) 양쪽 각각 15초
Garuḍāsana (56) 양쪽 각각 10초
Utkaṭāsana (42) 15초
Parighāsana (39) 양쪽 각각 15초
Uṣṭrāsana (41) 20초
Bhujangāsana I (73) 20~30초
Vīrāsana (89), Supta Vīrāsana (96)와 Paryankāsana (97) 각각 30~40초
Padmāsana (104),
Parvatāsana (107),
Tolāsana (108),
Matsyāsana (113) 각각 30초
Gomukhāsana (80) 양쪽 각각 15초
Lolāsana (83) 15초
Simhāsana I (109) 20초
Paschimottānāsana (160) 3~5분
쿰바카(지식) 없이, Ujjāyī Prāṇāyāma (203항) 또는 Nāḍī Śodhana Prāṇāyāma (205항) 10분
Śavāsana (592) 5분
다시 다음 날에도 똑같은 순서를 되풀이하고 일요일날 쉬거나 아니면, 단지 Śīrṣāsana I (184) 10분, Sālamba Sarvāngāsana I (223) 10분, Halāsana (244) 5분, Paschimottānāsana (160) 5분 그리고 들숨 후 지식을 포함한 Naḍī Śodhana Prāṇāyāma (205항) 15분 그리고 Śavāsana (592) 5분만을 행하든지 한다.
만약 아사나의 수 또는 그 아사나 시간을 더 늘려야겠다고 한다면 개인의 능력에 따라 임의대로 시간을 조정할 수 있다.
Prāṇāyāma 후에 Śavāsana을 행한다. 아무런 움직임 없이 깊이 들이마시고 내쉬는 기술이 완전히 체득되면 안타라 쿰바카(들숨 후 지식)를 행한다.
아사나와 프라나야마를 연달아 하지 마라.

연달아 하면 긴장과 피로를 느끼게 된다. 만약 아침에 프라나야마를 행한다면 저녁에는 아사나를 행할 수 있다. 또는 아사나를 행한 후 30분 뒤에 프라나야마를 할 수 있다. 프라나야마 직후에 아사나를 하지 말고, 그러나 여전히 기운이 있으면 아사나 후 프라나야마를 할 수 있다.

태양 예배자세(Sūryanamaskar)를 행하고, 팔과 가슴을 강하게 하고 싶은 사람은 다음 아사나들을 연속적으로 6회 하고, 능력껏 그 수를 증가시켜 간다.

[아사나]	[호흡법]
1. Tāḍāsana (1)	들숨
2. Uttānāsana (47, 48) 그리고 껑충 뛰어	날숨, 들숨(사진 47)
3. Chaturanga Daṇḍāsana (66, 67)	날숨
4. Ūrdhva Mukha Śvānāsana (74) 그리고 다시	들숨
5. Chaturanga Danḍāsana (67)	날숨, 들숨
6. Adho Mukha Śvānasana (75) 그리고 껑충 뛰어	날숨
7. Ūttānāsana (47, 48) 그리고 다시	들숨
8. Tāḍāsana (1)	날숨

- **제1과정에서의 중요한 아사나들**

Utthita Trikoṇāsana (4, 5)
Parivṛtta Trikoṇāsana (6, 7)
Utthita Pārśvakoṇāsana (8, 9)
Parivṛtta Pārśvakoṇāsana (10, 11)
Vīrabhadrāsana I & III (14, 17)
Ardha Chandrāsana (19)
Pārśvottānāsana (26)
Prasārita Pādottānāsana I (33, 34)
Uṣṭrāsana (41)
Uttanāsana (48)
Śalabhāsana (60)
Dhanurāsana (63)
Adho Mukha Śvānāsana (75)
Paripoorṇa Nāvāsana (78)
Ardha Nāvāsana (79)
Siddhāsana (84)
Vīrāsana (89)
Baddha Koṇāsana (102)
Padmāsana (104)
Matsyāsana (113)
Jānuśīrṣāsana (127)
Paschimottānāsana (160)
Sālamba Śīrṣāsana I (184)
Sālamba Sarvāngāsana I (223)
Halāsana (244)
Marīchyāsana III (303, 304)
Ardha Matsyendrāsana I (311, 312)과
Śavāsana (592).

만약 이 아사나들이 완전히 체득되면, 이 과정에서 주어진 다른 아사나들은 규칙적으로 행하지 않아도 된다.

제2과정(Course)

31-35주

Sālamba Śīrṣāsana I (184)
Ūrdhva Daṇḍāsana (188)
Pārśva Śīrṣāsana (202, 203)
Parivṛttaika Pāda Śīrṣāsana (206, 207)
Ekapāda Śīrṣāsana (208, 209)
Pārśvaikapāda Śīrṣāsana (210)
Ūrdhva Padmāsana (211)
Pārśva Ūrdhva Padmāsana (215, 216)
Pīṇḍāsana in Śīrsāsana (218)
Sālamba Sarvāngāsana I & II (223, 235)
Nirālamba Sarvāngāsana I & II (236, 237)
Halāsana (244)
Karṇapīdāsana (246)
Supta Koṇāsana (247)
Pārśva Halāsana (249)
Ekapāda Sarvāngāsana (250)
Pārśvaikapāda Sarvāngāsana (251)
Ūrdhva Padmāsana (261)
Piṇḍāsana in Sarvāngāsana (269)
Pārśva Piṇḍāsana (270, 271)
Setubandha Sarvāngāsana (259)
Ekapāda Setubandha Sarvāngāsana (260)
Jaṭhara Parivartānāsana (275)
Supta Pādānguṣthasana (285~287)
Chakrāsana (280~283)
Paripoorna Nāvāsana (78)
Ardha Nāvāsana (79)
Uṣṭrāsana (41)
Vīrāsana (89)
Supta Vīrāsana (96)
Paryankāsana (97)
Jānu Śīrsāsana (127)
Ardha Baddha Padma Pāschimottanāsana (135)
Triang Mukhaikapāda Paschimottānāsana (139)
Krouchāsana (141, 142)
Marīchyāsana I (144)
Paschimoltānāsana (160)
Baddha Padmāsana (118)
Yoga Mudrāsana (120)
Parvatāsana (107)
Kukkuṭāsana (115)
Garbha Piṇḍāsana (116) (모든 파드마아사나 사이클은 연속적으로 한 번에 행한다.)
Upaviṣṭa Koṇāsana (151)
Ākarna Dhanurāsana (173, 175)
Baddha Koṇāsana (102)
Marīchyāsana III (303, 304)
Ardha Matsyendrāsana I (311, 312)
Śalabhāsana (60)
Dhanurāsana (63)
Pārśva Dhanurāsana (64, 65)
Uttānāsana (48)
들숨 후 지식 없이 Nāḍī Śodhana

Prāṇāyāma (205항)를 10분 그리고 Śavāsana (592)로 누워서 Ujjāyī Prāṇāyāma (203항)

36-40주

위 순서 중 Sālamba Śīrṣāsana and cycle과 Sālamba Sarvāngāsana and cycle에서 Supta Pādānguṣṭhāsana (285~287)까지 따라 한다.

Utthita Trikoṇāsana와 Parivṛtta Trikoṇāsana (4, 5, 6, 7)
Utthita Pārsvakoṇasana와 Parivṛtta Pārsvakoṇasana (8, 9, 10, 11)
Vīrabhadrāsana I & II (14, 17)
Ardha Chandrāsana (19)
Pārśvottānāsana (26)
Pādānguṣṭhāsana (44)
Pāda Hastāsana (46)
Uttānāsana (48)
Utthita Hasta Pādānguṣṭhāsana (23)
Ardha Baddha Padmottānāsana (52)
Vātāyanāsana (58)
Jānu-Śīrṣāsana (127)
Parivṛtta Jānu-Śīrṣāsana (132)
Ardha Baddha Padma Paschimottānāsana (135)
Krounchāsana (141, 142)
Marīchyāsana I (144)
Paschimottānāsana (160)
Urdhvamukha Paschimottānāsana I (168)
Urdhvamukha Paschimottānāsana II (170)
Baddha Padmāsana (118)
Yoga Mudrāsana (120)
Kukkuṭāsana (115)
Garbha Piṇḍāsana (116)
Simhāsana II (110)
Matsyāsana (113)
Baddha Koṇāsana (102)
Upaviṣṭa Koṇāsana (151)
Ākarna Dhanurāsana (173, 175)
Marīchyāsana III (303, 304)
Ardha Matsyendrāsana I (311, 312)
Uttānapādāsana I (292)
Śalabhāsana (60)
Dhanurāsana (63)
Pārśva Dhanurāsana (64, 65)
Ūrdhva Dhanurāsana I (482)
Śavāsana (592)
Nāḍī Śodhana Prāṇayāma (205항) 5분 들숨 후 지식을 포함한 Sūryabhedana Prāṇāyāma (204항) 5분
Uḍḍīyāna (201항). 8번

40-44주

제1과정에서 빠진 아사나들에 집중하면서 모든 자세들을 강화한다.

45-50주

Sālamba Śīrṣāsana I (184)
Sālamba Śīrṣāsana II (192)
Sālamba Śīrṣāsana III (194, 195)
Baddha Hasta Śīrṣāsana (198)

Mukta Hasta Śīrṣāsana (200, 201)
Pārśva Śīrṣāsana (202, 203)
Parivrttaikapāda Śīrṣāsana (206, 207)
Ekapāda Śīrṣāsana (208, 209)
Pārśvaikapāda Śīrṣāsana (210)
Ūrdhva Padmāsana (211)
Pārśvā Ūrdhva Padmāsana (215, 216)
Piṇḍāsana in Śīrṣāsana (218)
Sālamba Sarvāngāsana I & II (223, 235)
Nirālamba Sarvāngāsana I & II (236, 237)
Halāsana (244)
Karṇapīdāsana (246)
Supta Koṇāsana (247)
Pārśvā Halāsana (249)
Ekapāda Sarvāngāsana (250)
Pārśvaikapāda Sarvāngāsana (251)
Pārśvā Sarvāngāsana (254)
Setubandha Sarvāngāsana (259)
Ekapādā Setubandha Sarvāngāsana (260)
Ūrdhva Padmāsana (261)
Pārśva Ūrdhva Padmāsana (264, 265)
Piṇḍāsana in Sarvāngāsana (269)
Pārśva Piṇḍāsana (270, 271)
Supta Pādānguṣṭhāsana (285~287)
Anantāsana (290)
Paschimottānāsana (160)
Parivṛtta Paschimottānāsana (165)
Jānu-Śīrṣāsana (127)
Parivṛtta Jānu-Śīrṣāsana (132)
Krounchāsana (141, 142)
Ākarna Dhanurāsana (173, 175)
Baddha Padmāsana (118)
Yoga Mudrāsana (120)
Kukkuṭāsana (115)
Garbha Piṇḍāsana (116)
Gorakṣāsana (117)
Simhāsana II (110)
Matsyāsana (113)
Supta Vīrāsana (96)
Bhekāsana (100)
Baddha Matsyāsana (102)
Ardha Matsyendrāsana I (311, 312)
Marīchyāsana III (303, 304)
Marīchyāsana IV (305)
Mālāsana I (321)
Uttānapādāsana (292)
Ūrdhva Dhanurāsana I (482) 6번 그리고 Śavāsana (592)

[모든 Śīrṣāsana cycle은 5분 동안 머물러야 하는 Śirṣāsana I (184)을 제외하고는 양쪽 각각 10~15초간 머물면서 연속해서 한 번에 행할 수 있다. 또한 Sālamba Sarvāngāsana I (234) 5분, Halāsana (244) 5분 그리고 나머지 자세들은 양쪽 각각 15초, Paschiottānāsana (160) 3~5분 그리고 이후 나머지 자세들은 15~20초.]

안타라 쿰바카를 포함한 Nāḍī Śodhana (205항)를 10분간 행하고, Bhastrika (206항)를 3분간 행하고 Uḍḍiyāna (사진 593, 594)를 8번 행한다.

51-54주

제1과정의 중요 아사나들을 행하고 제2과정의 자세들을 완성시킨다. 어떤 사람은 빠르게 완전히 체득할 것이고, 다른 부류는 그렇지 못하고 시간이 걸릴 것이다. 그러므로 개인적인 형편에 맞춘다.

55-60주

Śīrṣāsana and cycle (184~218)

Sarvāṅgāsana and cycle (267을 제외한 234~271)

Jatara Parivartanāsana (275)

Supta Pādāngusthāsana (285~287)

Anantāsana (290)

Ūrdhva Prasārita Pādāsana (276~279)

Paschimottānāsana (160)

Parivṛtta Paschimottānāsana (165)

Urdhva Mukha Paschimottānāsana I (168)

Ākarṇa Dhanurāsana (173, 175)

Bhujapīdāsana (348)

Kūrmāsana (363, 364)

Supta Kūrmāsana (368)

Ekapādā Śīrṣāsana (371)

Padmāsana cycle (104~120)과

Supta Vajrāsana (124)

Bhekāsana (100)

Baddha Koṇāsana (102)

Marīchyāsanai III (303, 304)

Ardha Matsyendrāsana I (311, 312)

Mālāsana I (321)

Pāśāsana (328, 329)

Uttānapādāsana (292)

Setubandhāsana (296)

아사나 부분의 방법 II를 따라 Ūrdhva Dhanurāsana II (486) 12번

Uttānāsana (48)

Śavāsana (592)

위에 언급된 Prāṇāyāma 그리고 Siddhāsana (84), Vīrāsana (89), Baddha Koṇāsana (103) 혹은 Padmāsana (104)로 앉아서 명상을 시작한다.

61-65주

Śīrṣāsana and cycle (184~218). 만약 Sālamba Śīrṣāsana II & III (192, 194, 195), Baddha Hasta Śīrṣāsana (198)와 Mukta Hasta Śīrṣāsana (200, 201)가 완전히 체득된 다음에는 매일 수행에는 제외하되 단지 균형을 잃지 않도록 가끔 한 번씩 행할 수 있다.

Sarvāṅgāsana and cycle (234~271, 단 267 제외)

Jaṭhara Parivartanāsana (275)

Supta Pādanguṣṭhāsana (285~287)

Anantāsana (290)

Paschimottānāsana (160)

Parivṛtta Paschimottānāsana (165)

Ākarṇa Dhanurāsana (173, 175)

Kūrmāsana (363, 364)

Supta Kūrmāsana (368)

Ekapāda Śīrṣāsana (371)

Skandāsana (372)

Bhujapīdāsana (348)

Aṣṭāvakrāsana (342, 343)
Ekhasta Bhujāsana (344)
Dwihasta Bhujāsana (345)
Adhomukha Vṛkṣāsana (359-벽에 기대어)
Padmāsana cycle (104~124)
Marīchyāsanai III (303, 304)
Ardha Matsyendrāsana I (311, 312)
Pāśāsana (328, 329)
Uttānāpādāsana (292)
Setubandhāsana (296)
Ūrdhva Dhanurāsana를 55주에서 언급한 대로 12~15번
Uttānāsana (48)
Śavāsana (592).

앞에서 설명한 Prāṇāyāma를 행하고 들숨, 들숨 후 지식, 날숨 그리고 그 사이클(일련 동작)의 길이를 늘리고 위에서 설명한 아사나로 앉아서 명상으로 끝을 맺는다.

66-70주

Śīrṣāsana I and Cycle (184~218, 단 192, 194, 195, 198과 200-1 제외)
Adhomukha Vṛkṣāsana (359)
Mayūrāsana (354)
Padma Mayūrāsana (355)
Nakrāsana (68~71)
Sālamba Sarvāngāsana and cycle (234~271, 단 267 제외)
Jaṭhara Parivartanāsana (275)
Supta Padanguṣṭhāsana (285~287)
Anantāsana (290)
Uttānapādāsana (292)
Setubandhāsana (296)
Ūrdhva Dhanurāsana (486)
Vṛkṣāsana (359)에서 뒤로 넘어가 Tāḍāsana (1)로 서기 12번
Marīchyāsana III (303, 304)
Ardha Matsyendrāsana I (311, 312)
Pāśāsana (328, 329)
Bhujapīdāsana (348)
Aṣṭāvakrāsana (342, 343)
Bakāsana (406)
Paschimottānāsana (160)
Parivṛtta Paschimottānāsana (165)
Upaviṣṭa Koṇāsana (151)
Ākarna Dhanurāsana (173, 175)
Padmāsana cycle (104~124)
Kūrmāsana (363, 364)
Supta Kūrmāsana (368)
Ekapada Śīrṣāsana (371)
Skandāsana (372)
Baddha Koṇāsana (102)
Bhekāsana (100)
Supta Vīrāsana (96)
Śavāsana (592)

71-73주

66주에서 설명한 대로 행하되 Ūrdhva Dhanurasana (486)를 행할 때는 Ekapāda Ūrdhva Dhanurasana (501, 502)를 추가시키고 Marichyasana III (303, 304)을 행한 다음 그 뒤 나머지를 행한다. 위에서 언급한 Prāṇāyāma를 행하고 Uḍḍīyāna 후, Nauli (202항)를 추가하고 명상으로 끝을

맺는다.

74–78주

제1과정과 제2과정의 모든 아사나들을 반복한다.

• 제2과정에서 중요한 아사나들

Utthita Hasta Pādānguṣṭhāsana (23)
Vātāyanāsana (58)
Nakrāsana (68~71)
Bhekāsana (100)
Simhāsana II (110)
Garbha Piṇḍāsana (116)
Yoga Mudrāsana (120)
Supta Vajrāsana (124)
Parivṛtta Jānu-Śīrṣāsana (132)
Krounchāsana (141, 142)
Upaviṣṭa Koṇāsana (151)
Parivṛtta Paschimottānāsana (165)
Ākarna Dhanurāsana (173, 175)
Ūrdhva Daṇḍāsana (188)
Śirṣāsana and Sarvāngāsana cycle
Supta Pādānguṣṭhāsana (285~287)
Anantāsana (290)
Setubandhāsana (296)
Pāśāsna (328, 329)
Aṣṭāvakrāsana (342, 343)
Bhujapīdāsana (348)
Mayūrāsana (354)
Adhomukha Vṛkṣāsana (359)
Kūrmāsana (363, 364)
Supta Kūrmasana (368)
Ekapāda Śīrṣāsana (371)
Skandāsana (372)
Bakāsana (406)
Ūrdhva Dhanurāsana (486).

제1과정과 제2과정의 아사나들을 행하고 싶은 사람들을 위해, 일주일 과정의 수행 방법을 제시한다.

첫째 날

Śīrṣāsana and Cycle (184~218, 단 192, 194, 195, 198, 200, 201은 제외)
Sarvāngāsana and cycle (234~271, 단 267은 제외)
Supta Pādānguṣṭhāsana (285~287)
Anantāsana (290)
Paschimottānāsana (160)
Utthita Trikoṇasana와 Parivṛtta Trikoṇāsana (4, 5, 6, 7)
Utthita Pārsvakoṇasana와 Parivṛtta Pārsvakoṇasana (8, 9, 10, 11)
Vīrabhadrāsana I, II & III (14, 15, 17)
Ardha Chandrāsana (19)
Utthita Hasta Pādānguṣṭhāsana (23)
Pārśvottānāsana (26)
Prasārita Pādottānāsana I과 II (33, 34, 35, 36)
Ardha Baddha Padmottāsana (52)
Pādānguṣṭhāsana (44)
Pādahastāsana (46)
Uttānāsana (48)

Marīchyāsana II, III과 IV (144-6, 303-4, 305)
Ardha Matsyendrāsana (311, 312)
Mālāsana I & II (321, 322)
Pāśāsana (328, 329)
Ūrdhva Dhanurāsana (486) 12번
Śavāsana (592).
Nāḍī Śodhana Prāṇāyāma (205항) 15분 그리고 명상 5분.

둘째 날

Śīrṣāsana and cycle (184~218)
Adhomukha Vṛkṣāsana (359)
Mayūrāsana (354)
Padma Mayūrāsana (355)
Nakrāsana (68~71)
Śalabhāsana or Makarāsana (60 또는 62)
Dhanurāsana (63)
Pārśva Dhanurāsana (64, 65)
Chaturanga Daṇḍāsana (67)
Bhujangāsana I (73)
Ūrdhva Mukha Śvānāsana (74)
Adhomukha Śvānāsana (75)
Sālamba Sarvāngāsana cycle (234~271, 단 267 제외)
Jaṭhara Parivartanāsana (275)
Supta Pādānguṣṭhāsana (285~287)
Urdhva Prasārita Pādottānāsana (276~279)
Chakrāsana (280~283)
Paripoorṇa Nāvāsana (78)
Ardha Nāvāsana (79)
Utkaṭāsana (42)
Uṣṭrāsana (41)
Parighāsana (39)
Garuḍāsana (56)
Vātāyanāsana (58)
Marīchyāsanai III (303, 304)
Ardha Matsyendrāsana I (311, 312)
Pāśāsana (328, 329)
Paschimottānāsana (160)
Kūrmāsana와 Supta Kūrmāsana (363-4, 368)
Ekapāda Śīrṣāsana와 Skandāsana (371, 372)
Ūrdhva Dhanurasana (486) 15번, 그리고 Śavāsana (592)
Uddīyāna (201항)와 Nauli (202항) 각각 8번 들숨 후 지식을 포함한 Ujjāyī Prāṇāyāma (203항) 10분 그리고 명상 5분.

셋째 날

Sālamba Śīrṣāsana (184) 10분
Sarvāngāsana I (234) 10분
Halāsana (244) 5분
Supta Pādānguṣṭhāsana (285~287)
Ūrdhva Prasārita Pādottānāsana (276~279)
Paripoorṇa Nāvāsana (78)
Ardha Nāvāsana (79)
Jānu-Sīrṣāsana (127)
Parivṛtta Jānu-Śīrṣāsana (132)
Ardha Baddha Padma Paschimottā-nāsana (135)

Triang Mukhaikapāda Paschimottā-nāsana (139)
Krounchāsana (141, 142)
Marīchyāsana I (144)
Paschimottanāsa (160)
Ūrdhva Mukha Paschimottānāsana I & II (168, 170)
Parivṛtta Paschimottānāsana (165)
Ākarṇa Dhanurāsana (173, 175)
Kūrmāsana과 Supta Kūrmāsana (363-4, 368)
Ekapāda Sīrṣāsana와 Skandāsana (371, 372)
Ūrdhva Dhanurāsana (486) 15번과 Eka-pāda Ūrdhva Dhanurasana (501, 502) 1번
Uttānāsana (48)와 Śavāsana (592).
Sūryabhedana Prāṇāyāma (204항) 10분
Ujjāyī (203항) 5분
Bhastrika (206항) 3분 그리고 명상 5분

넷째 날

Sālamba Śīrṣāsana and Cycle (184~218, 단 192, 194-5, 198, 200, 201은 제외)
Sālamba Sarvāngāsana and Cycle (234~271, 단 267 제외)
Jaṭhara Parivartanāsana (275)
Supta Pādānguṣṭhāsana (285~287)
Paschimottānāsana (160) 5분
Padmāsana and Cycle (104~124)
Vīrāsana (89)
Supta Vīrāsana (96)
Paryankāsana (97)
Upaviṣṭa Koṇāsana (151)
Baddha Koṇāsana (102)
Kūrmāsana (363, 364) 각각 1분
Supta Kūrmāsana (368) 3분
Ekapāda Śīrṣāsana (371) 양쪽 각각 1분
Skandāsana (372) 양쪽 각 30초
Marīchyāsana III (303, 304)
Ardha Matsyendrāsana I (311, 312)
Pāśāsana (328, 329)
Uttānapādāsana (292)
Setubandhāsana (296)
매회 20초 머무르면서 Ūrdhva Dhanur-āsana (486) 12번
Śavāsana (592)
Nāḍī Śodhana Prāṇāyāma(들숨 후 지식을 포함한)(205항)를 15분 그리고 앞에서 설명한 아사나로 앉아서 능력에 맞게 명상.

다섯째 날

Sālamba Śīrṣāsana and Cycle (184~218)
Sālamba Sarvāngāsana and Cycle (234~271, 단 267은 제외)
Supta Pādānguṣṭhasana (285~287)
Paschimottānāsana (160)
Parivṛtta Paschimottānāsana (165)
Kūrmāsana (363, 364)
Supta Kūrmāsana (368)
Bhujapīdāsana (348)
Aṣṭāvakrāsana (342, 343)
Mayūrāsana와 Padma Mayūrāsana (354, 355)

Ūrdhva Mukha Svānāsana (74)
Bakāsana (406)
Lolāsāna (83)
Adho Mukha Vṛkṣāsana (359)
Adho Mukha Svānāsana (75)
Chaturanga Daṇḍāsana (67)
Nakrāsana (68~71)
Ūrdhva Dhanurāsana (486) 15번에서 20번
Śavāsana (592).
세 번째 날과 같이 Prāṇāyāma와 명상을 한다.

여섯째 날

Sālamba Śīrṣāsana I (184) 15분
Ūrdhva Daṇḍāsana (188) 1분
Sālamba Sarvāngāsana I (234) 10분
Halāsana (244) 5분
Paschimottānāsana (160) 5분
Ūrdhva Mukha Paschimottānāsana I (168) 1분
Paripoorṇa Nāvāsana (78) 1분
Ardha Nāvāsana (79) 30초
Supta Vīrāsana (96) 3~5분
Krounchāsana (141, 142) 양쪽 각각 20초
Kūrmāsana와 Supta Kūrmāsana (363~4, 368) 각각 1분
Ardha Matsyendrāsana I (311, 312) 양쪽 각각 30초
(시간이 주어지지 않으면 능력에 맞게 행하고, 시간은 형편대로 정한다.)

일곱째 날

휴식을 취하든가 모든 유형의 Prāṇāyāma만 행한다. Uḍḍīyāna(201항)와 Nauli(202항) 각 8번.

제3과정(Course)

이 과정은 더 많은 인내를 요구하고, 하타 요가의 체계에 심취해 있는 사람들을 위한 것이다.

79-84주

Śīrṣāsana and Cycle (184~218, 단 192, 194-5, 198, 200-1은 제외)
Sarvāngāsana and cycle (234~271, 단 267은 제외)
Paschimottānāsana (160)
Kūrmāsana와 Supta Kūrmāsana (363~4, 368)
Ekapāda Śīrṣāsana (371)
Skandāsana (372)
Bhairavāsana (375)
Yoganidrāsana (391)
Bhujapīdāsana (348)
Bakāsana (406)
Pāśāsana (328, 329) 양쪽 각각 1분
Adhomukha Vṛkṣāsana (359) 1분
Mayūrāsana (354) 1분
매회 20~30초 머무르면서 Ūrdhva Dhanurāsana (486) 6번
Śavāsana (592) 10~15분
Aṣṭāvakrāsana (342, 343)
Adhomukha Vṛkṣāsana (359)
Pincha Mayūrāsana (357)

Mayūrāsana (354)
Marīchyāsana III (303, 304)
Ardha Matsyendrāsana I (311, 312)
Pāśāsana (328, 329)
Ardha Matsyendrāsana II (330, 331)
Setubandhāsana (296)
Ūrdhva Dhanurāsana (486) 8번
Dwipāda Viparīta Daṇḍāsana (516)
Ekapāda Ūrdhva Dhanurāsana (501, 502)
Uttanāsana (48)
Śavāsana (592)
Nāḍī Śodhana Prāṇāyāma (205항) 10분 그리고 Siddhāsana (84), Vīrāsana (89), Padmāsana (104) 혹은 Baddha Koṇāsana (102)로 앉아서 5분간 명상.

85-90주

Śīrṣāsana and Cycle (184~218)
Sarvāngāsana and Cycle (234~271, 단 267은 제외)
Jaṭhara Parivartanāsana (275)
Ūrdhva Prasārita Pādāsana (276~279)
Supta Pādānguṣṭhāsana (285~287)
Anantāsana (290)
Jānu-Śīrṣāsana (127)
Parivṛtta Jānu-Śīrṣāsana (132)
Ardha Baddha Padma Paschimottā-nāsana (135)
Triang Mukhaikapāda Paschimottā-nāsana (139)
Krounchāsana (141, 142)
Marīchyāsana I (144)
Paschimottānāsana (160)
Parivṛtta Paschimottānāsana (165)
Upaviṣṭa Koṇāsana (151)
Baddha Koṇāsana (102)
Baddha Padmāsana (118)
Yoga Mudrāsana (120)
Kukkuṭāsana (115)
Garbha Piṇḍāsana (116)
Siṃhāsana II (110)
Gorakṣāsana (117)
Matsyāsana or Supta Vajrāsana (113 또는 124)
Vīrāsana (89)
Supta Vīrāsana (96)
Paryankāsana (97)
Bhekāsana (100)
Kūrmāsana와 Supta Kūrmāsana (363-4, 368)
Yoganidrāsana (391)
Ekapāda Śīrṣāsana (371)
Bhairavāsana (375)
Skandāsana (372)
Chakorāsana (379, 380)
Bhujapīḍāsana (348)
Bakāsana (406)
Pincha Mayūrāsana (357)
Adhomukha Vṛksāsana (359)
Mayūrāsana (354)
Ardha Matsyendrāsana I & II (311-12, 330-1)
Mālāsana I & II (321, 322)
Pāśāsana (328, 329)

Dwipada Viparīta Daṇḍāsana (516)
Ūrdhva Dhanurāsana (486) 8번
Śavāsana (592).
79주에서처럼 Prāṇāyāma를 한다.

91–94주

Śīrṣāsana and Sarvāngāsana cycle을 포함해서 제3과정에서 지금까지 해온 아사나뿐만 아니라, 제1, 2 과정의 중요 아사나를 행한다.

95–100주

Śīrṣāsana and cycle (184~218)
Sarvāngāsana and cycle (234~271, 단 267 제외)
Supta Pādānguṣṭhāsana (285~287)
Paschimottānāsana (160)
Kūrmāsana와 Supta Kūrmāsana (363-4, 368)
Yoganidrāsana (391)
Ekapāda Śīrṣāsana (371)
Bhairavāsana (375)
Skandāsana (372)
Chakorāsana (379, 380)
Pincha Mayūrāsana (357)
Śayanāsana (358)
Mayūrāsana (354)
Hamsāsana (356)
Bhujapīdāsana (348)
Bakāsana (406)
Adhomukha Vṛkṣāsana (359)
Vasiṣṭhāsana (398)
Viśvāmitrāsana (403)
매번 팔과 다리를 곧게 뻗어서 (487) 등의 경직을 풀어 주면서 Ūrdhva Dhanurāsana (486)를 8번 Dwipāda Viparīta Daṇḍāsana (516) 1분
Kapotāsana (507)
Ardha Matsyendrāsana I & II (311-12, 330-1)
Pāśāsana (328, 329)
Ūttānāsana (48)
Śavāsana (592)
앞의 Prāṇāyāma.

101–108주

95주의 Sālamba Śīrṣāsana I에서 Viparīta Daṇḍāsana까지 행하고 다시 Śīrṣāsana I로 돌아온다. 많은 사람들에게 있어 이 기간에 Viparīta Daṇḍāsana를 완전히 체득하기에는 짧은 기간이다. 이 아사나를 집중적으로 행하고 다른 아사나들에 쓰이는 시간을 줄인다.

109–125주

95주의 과정을 따라 하고, Viparīta Daṇḍāsana (516)를 행하고 매일 연속해서 한 번에 Viparīta Chakrāsana (488~499)를 15번 행한다. 이 자세는 아주 어려운 아사나로 완전히 체득하는 데는 많은 인내가 필요하다. 만약 이 기간에 완전히 체득할 수 없더라도 실망하지 말고 계속해서 몇 주 동안 더 행한다.

126–130주

Śīrṣāsana and cycle (184~218)

Ūrdhva Kukkuṭāsana (419)

Śīrṣāsana II (192)에서 Bakasana (410)

Adhomukha Vṛkṣāsana (359)

Pincha Mayūrāsana (357)

이 네 아사나들을 이어 Ūrdhva Dhanurāsana (486) 그리고 Viparīta Chakrāsana (488~499)

Bhujapīḍāsana (348)

Aṣṭāvakrāsana (342-3)

Mayūrāsana (354)

Hamsāsana (356)

Vasiṣṭhāsana (398)

Kaśyapāsana (399, 400)

Visvāmitrāsana (403)

Sālamba Sarvāngāsana and cycle (234~271, 단 267은 제외)

Supta Pādānguṣṭhāsana (285~287)

Paschimottānāsana (160)

Kūrmāsana (363-4)

Supta Kūrmāsana (368)

Yoganidrāsana (391)

Ekapāda Śīrṣāsana (371)

Skandāsana (372)

Bhairavāsana (375)

Kālabhairavāsana (378)

Chakorāsana (379-80)

Śīrṣāsana(184)에서 Dwipāda Viparīta Daṇḍāsana (516)

Kapotāsana (507)

Viparīta Chakrāsana (488~499) 6번

Ardha Matsyendrāsana I & II (311-12, 330-1)

Pāśāsana (328~9)

Ūttānāsana (48)

Śavāsana (592)

앞의 Prāṇāyāma와 명상.

131–136주

다시 제1, 2 과정으로 돌아간다. 그리고 Ūrdhva Kukkuṭāsana (419)를 행한다.

Yoganidrāsana (391)

Viparita Chakrāsana (488~499) 15번

Dwipāda Viparita Daṇḍāsana (516) 그리고 Kapotāsana (507)

주| Viparīta Chakrāsana (488~499)는 매우 힘든 아사나이므로 매일 프라나야마를 할 수 없을 것이다. 이런 경우, 프라나야마를 격일로 하고, 그리고 Śīrṣāsana와 Sarvāngāsana cycle을 격일로 한다. 또한 몸이 경직되어 있고 그리고 위의 표에 잘 대응할 수 없다면 이 아사나들을 몇 주에 걸쳐 나누어서 형편에 맞게 행한다. 후굴 자세를 향상시키지 않는 한, 다른 고난도의 아사나를 진행시킬 수가 없다. 35세 이상의 사람들은 단기간에 이 Viparīta Chakrāsana를 완전히 체득하기가 어렵다. 다양한 연령 계층의 많은 사람들을 지도해 본 결과 그 체득하는 기간은 사람에 따라 다양하다. 그러나 이 아사나들을 행하는 데 나이의 제한은 없다.

137–142주

Śīrṣāsana and cycle (184~218)

Ūrdhva Kukkuṭasana (419)

Śīrṣāsana II (192)에서 Bakāsana (410)

Pārśva Bakāsana (412)

Gālavāsana (427, 428)

Adhomukha Vṛkṣāsana (359)

Pincha Mayūrāsana (357)

Mayūrāsana (354)

Vasiṣṭhāsana (398)

Kaśyapāsana (399, 400)

Viśvāmitrāsana (403)

Sālamba Sarvāngāsana and cycle (234~271, 단 267은 제외)

Supta Pādānguṣṭhāsana (285~287)

Paschimottānāsana (160)

Kūrmāsana와 Supta Kūrmāsana (363-4, 368)

Yoganidrāsana (391)

Ekapāda Śīrṣāsana (371)

Skandāsana (372)

Bhairavāsana (375)

Kālabhairavāsana (378)

Dūrvāsāsana (383)

Ruchikāsana (384)

Śīrṣāsana I (184)에서 Dwipāda Viparīta Daṇḍāsana (516) 그리고 역으로 3번

Manḍalāsana (525~535)

Kapotāsana (507)

Viparīta Chakrāsana (488~499) 12회

Ardha Matsyendrāsana I과 II (311-12, 330-1)

Pāśāsana (328, 329)

Ūttānāsana (48)

Śavāsana (592)

앞의 Prāṇāyāma와 명상.

143–145주

137주 과정의 처음부터 Ruchikāsana (384)까지 따라 하고, Viranchyāsana I & II (386-7, 388) 그리고 Dwipāda Viparīta Daṇḍāsana (516)와 그 뒷부분을 행한다. 만약 제3부에서 설명된 갖가지 프라나야마 방법을 병행할 수 있다면 행하는데 이른 아침에 프라나야마를 행한다. 아침에는 고난도의 아사나를, 저녁에는 Śīrṣāsana and Sarvāngāsana cycle만 행한다. 시간이 여의치 않다면, 아침에 프라나야마를 하고, 저녁에 아사나를 한다.

146–155주

Śīrṣāsana and cycle (184~218)

Ūrdhva Kukkutāsana (419)

Bakāsana (410)

Pārśva Bakāsana (412)

Gālavāsana (427, 428)

Ekapāda Gālavāsana (432, 433)

Adhomukha Vṛkṣāsana (359)

Pincha Mayūrāsana (357)

이들 각 아사나들을 Viparīta Chakrāsana (488~499)를 하면서 끝낸다.

Kaśyapāsana (399, 400)

Viśvamitrāsana (403)

Uttāna Padma Mayūrāsana (267)를 포

함한 Sālamba Sarvāngāsana and cycle (234~271)
Supta Padanguşţhāsana (285~287)
Paschimottānāsana (160)
Kūrmāsana와 Supta Kūrmāsana (363-4, 368)
Ekapāda Śīrṣāsana (371)
Skandāsana (372)
Buddhāsana (373)
Kapilāsana (374)
Bhairavāsana (375)
Kālabhairavāsana (378)
Chakorāsana (379, 380)
Dūrvāsāsana (383)
Ruchikāsana (384)
Viranchyāsana I과 II (386, 388)
Dwipāda Śīrṣāsana (393)
Tittibhāsana (395)
Ardha Matsyendrāsana I과 II (311-12, 330-1)
Pāśāsana (328)
Ardha Matsyendrāsana III (332, 333)
Dwipāda Viparīta Daṇḍāsana (516)
Mandalāsana (525~535)
Kapotāsana (512)
Ekapāda Viparīta Daṇḍāsana (521)
Chakrabandhāsana (524)
Śavāsana (592)
Ujjāyī (203항) 혹은 Sūryabhedana (204항) 혹은 안타라 쿰바카를 포함한 Nāḍī Śodhana (205항)
Uḍḍīyāna (201항) 8번
Nauli (202항) 8번, 그리고 5~10분간 명상.

156-160주

제1, 2 과정에서 중요한 아사나를 반복해서 행하고, 지금까지 배운 제3과정의 아사나를 수행한다.

161-165주

Śīrṣāsana and cycle (184~218)
Ūrdhva Kukkutāsana (419)
Bakāsana (410)
Pārśva Bakāsana (412)
Gālavāsana (427, 428)
Ekapāda Gālavāsana (432, 433)
Dwipāda Kouṇḍinyāsana (438)
Ekapāda Kouṇḍinyāsana I (441)
Adhomukha Vṛkṣāsana (359)
Pincha Mayūrāsana (357)까지 각 아사나들을 Viparīta Chakrāsana (488~499)를 하면서 끝낸다.
Aṣṭāvakrāsana (342, 343)
Bhujapīdāsana (348)
Vaśiṣṭhāsana (398)
Viśvāmitrāsana (403)
Sarvāngāsana and cycle (234~271)
Paschimottānāsana (160)
Kūrmāsana와 Supta Kūrmāsana (363-4, 368)
Ekapāda Śīrṣāsana and cycle (371~384)
Dwipāda Śīrṣāsana와 Tittibhāsana (393, 395)
Yoganidrāsana (391)

Ardha Matsyendrāsana I, II & III (311-12, 330-1, 332-3)
Pāśāsana (328)
Yogadaṇḍāsana (456)
Supta Bhekāsana (458).

166–175주

Sālamba Śirṣāsana I (184) 10분
Sālamba Sarvāngāsana I (234) 10분
Halāsana (244) 5분
Jaṭhara Parivartanāsana (275)
Supta Pādanguṣṭhāsana (285~287)
Ūrdhva Kukkuṭāsana (419)
Bakāsana (410)
Pārśva Bakāsana (412)
Gālavāsana (427)
Ekapāda Gālavasana (432)
Dwipāda Kouṇḍinyāsana (438)
Ekapāda Kouṇḍinyāsana I & II (441, 442)
Ekapāda Bakāsana I & II (446, 451)까지 각 아사나들을 Viparīta Chakrāsana (488~499)를 하면서 끝낸다.
Paschimottānāsana (160)
Kūrmāsana와 Supta Kūrmāsana (363-4, 368)
Ekapāda Śīrṣāsana and cycle (371~384)
Dwipāda Śīrṣāsana (393)
Yoganidrāsana (391)
Yogadandāsana (456)
Supta Bhekāsana (458)
Mūlabandhāsana (462, 463)
Vāmadevāsana I & II (465, 466)
Dwipāda Viparīta Daṇḍāsana (516)
Maṇḍalāsana (525~535)
Ekapāda Viparīta Daṇḍāsana I & II (521, 522)
Chakrabandhāsana (524)
Kapotāsana (512)
Laghuvajrāsana (513)
Ardha Matsyendrāsana I, II & III (311, 330, 332)
Pāśāsana (328)
Śavāsana (592)
앞의 Prāṇāyāma.

176–180주

166주 과정을 되풀이하고, Ūrdhva Kukuṭāsana (419) 후에 Pārśva Kukkuṭāsana (424, 425)와 Pāśāsana (328) 후에 Paripoorṇa Matsyendrāsana (336, 339)를 행한다.

Paripoorṇa Matsyendrāsana (336, 339)는 완전히 체득하는 데 주어진 예상 기간보다 더 오래 걸릴 것이다. 실패에 구애받지 말고, 매일 꾸준히 이를 행하여야 한다. 만약 제3과정을 주어진 기간 내에 완전히 체득하지 못하면 몇 주 동안에 걸쳐 나누어 수행한다. 다른 아사나들이 몇 년에 걸쳐 완전히 체득되기 때문에, 이 아사나들의 매일 꾸준한 수행을 위한 요약을 제시한다.

그 주의 첫째 날

Sālamba Śīrṣāsana I (184) 8~10분
Sālamba Sarvāngāsana I (234) 10분

Halāsana (244) 5분
Jaṭhara Parivartanāsana (274)
Supta Pādānguṣṭhāsana (285~287)
Bhujapīdāsana (348)
Aṣṭāvakrāsana (342, 343)
Adhomukha Vṛksāsana (359)
Pincha Mayūrāsana (357)
Mayūrāsana (354)
Haṃsāsana (356)
Ūrdhva Kukkutāsana (419)
Pārśva Kukkuṭāsana (424, 425)
Bakāsana (410)
Pārśva Bakāsana (412)
Dwipāda Kouṇḍinyāsana (438)
Ekapāda Kouṇḍinyāsana I & II (441, 442)
Ekapāda Bakāsana I & II (446, 451)
Gālavāsana (427)
Ekapāda Gālavāsana (432)까지 각 아사나들을 Viparīta Chakrāsana (488~499)를 하면서 끝낸다.
Uttānāsana (48)
Śavāsana (592)
Nāḍī Śodhana Prāṇāyāma (205항) 10분, Uḍḍīyāna (201항) 8번과 Nauli 8번 (202항).

그 주의 둘째 날

Śīrṣāsana and cycle (184~218)
Sarvāngāsana and cycle (234~271)
Jaṭhara Parivartanāsana (274)
Supta Pādānguṣṭhāsana (285~287)
Jānu−Śīrṣāsana (127)
Parivṛtta Jānu−Śīrṣāsana (132)
Ardha Baddha Padma Paschimottānāsana (135)
Triang Mukhaikāpa Paschimottānāsana (139)
Krounchāsana (141)
Marichyāsana I & II (144, 146)
Upaviṣṭa Koṇāsana (151)
Paschimottānāsana (160)
Padmāsana and cycle (104~124)
Baddha Koṇāsana (102)
Vīrāsana (89)
Vātāyanāsana (58)
Paripoorṇa Nāvāsana (78)
Ardha Nāvāsana (79)
Gomukhāsana (80)
Ūrdhva Mukha Paschimottānāsana I (168)
Yoganidrāsana (391)
Śavāsana (592)
앞의 Prāṇāyāma와 더불어 Bhastrikā (206항)와 Śitali (209항).

그 주의 셋째 날

Śīrṣāsana and cycle (184~218)
Sarvāngāsana and cycle (234~271)
모든 서서 하는 자세 (4~36)
Dhanurāsana (63)
Salabhāsana (60)
Chaturanga Daṇḍāsana (67)
Ūrdhva Mukha Śvānāsana (74)
Adho Mukha Śvānāsana (75)

Paschimottānāsana (160)
Parivṛtta Paschimottānāsana (165)
Akarṇa Dhanurāsana (173, 175)
Uttānapādāsana (292)
Setubandhāsana (296)
Marīchyāsana III & IV (303, 305)
Ardha Matsyendrāsana I (311)
Pāśāsana (328)
Mayūrāsana (354)
Yoganidrāsana (391)
Dwipāda Śīrṣāsana (393)
Dwipāda Viparita Daṇḍāsana (516)
Maṇḍalāsana (525~535)
Kapotāsana (512)
연속해서 한 번에 Viparīta Chakrāsana (488~499) 8번
Uttānāsana (48)
Śavāsana (592)
긴장 없이 능력껏 Prāṇāyāma.

그 주의 넷째 날

Śīrṣāsana and cycle (184~218)
Sarvāngāsana and cycle (234~271)
Adhomukha Vṛkṣāsana (359)
Pincha Mayūrāsana (357)
Śayanāsana (358)
Mayūrāsana (354)
Haṃsāsana (356)
Paschimottānāsana (160)
Kūrmāsana와 Supta Kūrmāsana (363-4, 368)
Ekapāda Śīrṣāsana and cycle (371~384)
Viranchyāsana I & II (386, 388)
Yoganidrāsana (391)
Dwipāda Viparīta Daṇḍāsana (516)
Maṇḍalāsana (525~535)
Ekapāda Viparīta Daṇḍāsana I & II (521, 523)
Chakrabandhāsana (524)
Laghuvajrāsana (513)
Kapotāsana (512)
Uttānāsana (48)
Śavāsana (592)
지식 없이 15분간 Nāḍī Śodhana Pāṇāyāma 그리고 Sidhāsana (84) 혹은 Padmāsana (104)로 앉아서 명상.

그 주의 다섯째 날

Sālamba Śīrṣāsana I (184) 10분
Sālamba Sarvāngāsana I (234) 10분
Halāsana (244) 5분
Paschimottānāsana (160) 5분
Vasiṣṭhāsana (398)
Kaśyapāsana (399)
Viśvāmitrāsana (403)
Ūrdhva Kukkuṭāsana (429)
Pārśva Kukkuṭāsana (424, 425)
Bakāsana (410)
Pārśva Bakāsana (412)
Dwipāda Kouṇḍinyāsana (438)
Ekapāda Kouṇḍinyāsana I & II (441, 442)
Ekapāda Bakāsana I & II (446, 451) (이

균형 자세들은 연속해서 한 번에)
Yogadaṇḍāsana (456)
Mūlabandhāsana (462)
Vāmadevāsana I & II (465, 466)
Dwipāda Viparīta Daṇḍāsana (516)
Maṇḍālasana (525~535)
Kapotāsana (512)
Paschimottānāsana (160) 5분
Uttānāsana (48) 3분
Śavāsana (592) 5분
Ujjāyī Prāṇāyāma 10분.

그 주의 여섯째 날

Śīrṣāsana and cycle (184~218)
Sarvāngāsana and cycle (234~271)
Paschimottānāsana (160) 5분
다리를 바꾸어서 Yoganidrāsana (391) 각 1분
다리를 바꾸어 Dwipāda Śīrṣāsana (393) 각 30초
Marichyāsana III (303)
Ardha Matsyendrāsana I, II & III (311, 330, 332)
Māndalāsana I & II (321, 322)
Pāśāsana (328)
Paripoorṇa Matsyendrāsana (336, 339)
Dwipāda Viparīta Daṇḍāsana (516)
Maṇḍalāsana (525~535)
Ekapāda Viparīta Daṇḍāsana I & II (521, 523)
Kapotāsana (512)
그리고 Viparīta Chakrāsana (488~499) 6번
Śavāsana (592)

그 주의 일곱째 날

완전히 휴식을 취하거나, 아니면 단지 프라나야마만을 행한다.

181-190주

Śirṣāsana and cycle (184~218)
Sarvāngāsana and cycle (234~271)
Ūrdhva Kukkuṭāsana (419)
Pārśva Kukkuṭāsana (424)
Bakāsana (410)
Pārśva Bakāsana (412)
Dwipāda Kouṇḍinyāsana (438)
Ekapāda Kouṇḍinyāsana I & II (441, 442)
Ekapāda Bakāsana I & II (446, 451)
Vasiṣṭhāsana (398)
Viśvāmitrāsana (403)
Paschimottānāsana (160)
Kūrmāsana와 Supta Kūrmāsana (363-4, 368)
Ekapāda Śīrṣāsana and cycle (371~384)
Yogaṇḍrāsana (391)
Dwipāda Śīrṣāsana와 Tittibhāsana (393, 395)
Yogadaṇḍāsana (456)
Mulabandhāsana (462)
Ardha Matsyendrāsana I (311)
Pāśāsana (328)

Paripoorṇa Matsyendrāsana (326)
Dwipāda Viparīta Daṇḍāsana (516)
Maṇḍalāsana (525~535)
Ekapāda Viparīta Daṇḍāsana I & II (521, 523)
Kapotāsana (512)
Laghuvajrāsana (513)
Ekapāda Rājakapotāsana I (542)
Hanumānāsana (475, 476)
Uttānāsana (48)
Śavāsana (592)
Nāḍī Śodhana Prāṇāyāma (205항) 20분

191–200주

Śīrṣāsana (184)
Sarvāngāsana (234)
Halāsana (244)
Ūrdhva Kukkuṭāsana (419)
Pārśva Kukkuṭāsana (424)
Bakāsana (410)
Pārśva Bakāsana (412)
Dwipāda Kouṇḍinyāsana (438)
Ekapāda Kouṇḍinyāsana I & II (441, 442)
Ekapāda Bakāsana I & II (446, 451)까지 각 아사나들을 Viparīta Chakrāsana(488~499)를 하면서 끝낸다.
Dwipāda Viparīta Daṇḍāsana (516)
Maṇḍalāsana (525~535)
Ekapāda Viparīta Daṇḍāsana I & II (521, 523)
Chakrabandhāsana (524)
Kapotāsana (512)
Ekapāda Rājakapotāsana I (542)
Hanumānāsana (475)
Samakoṇāsana (477)
Yogadaṇḍāsana (456)
Mulabandhāsana (462)
Vasiṣṭhāsana (398)
Viśvāmitrāsana (403)
Paschimottānāsana (160)
Kūrmāsana와 Supta Kūrmāsana (363-4, 368)
Yoganidrāsana (391)
Ekapāda Śīrṣāsana and cycle (371~384)
Dwipāda Śīrṣāsana (393)
Ardha Matsyendrāsana I (311)
Pāśāsana (328)
Paripoorṇa Matsyendrāsana (336)
Kandāsana (470)
Śavāsana (592)
앞의 Prāṇāyāma.

201–225주

191주 과정의 Ekapāda Rājakapotāsana I (542)까지 행한다. 그리고 Ekapāda Rāja-Rājakapotāsana II (545)를 추가하고
Pādānguṣṭha Dhanurāsana (555)
Bhujangāsana II (550)
Rājakapotāsana (551)
Hanumānāsana (475)
Samakoṇāsana (477)
Supta Trivikramāsana (478)

Yogadaṇḍāsana (456)
Mūlabandhāsana (462)
Kandāsana (470)
Ardha Matsyendrāsana I (311)
Pāśāsana (328)
Paripoorṇa Matsyendrāsana (336)
Yoganidrāsana (391)
Dwipāda Śīrṣāsana (393)
Paschimottānāsana (160)
Śavāsana (592)
앞의 Prāṇāyāma.

226-250주

200주 과정의 Rājakapotāsana (551)까지 행한다. 그리고 Vṛschikāsana I & II (537, 538), Gheraṇḍāsana I & II (561, 564), Kapinjalāsana (567) 추가하고 그리고 다시 200주 과정의 Hanumānāsana (475)부터 끝까지 행한다.

251-275주

Śīrṣāsana and cycle (184~218)
Sarvāngāsana and cycle (234~271)
Ūrdhva Kukkuṭāsana (419)
Pārśva Kukkuṭāsana (424)
Bakāsana (410)
Pārśva Bakāsana (412)
Dwipāda Kouṇḍinyāsana (438)
Ekapāda Kouṇḍinyāsana I (441)
Ekapāda Bakāsana I과 Ekapāda Bakāsana II와 Ekapāda Kouṇḍinyāsana II (446, 451, 442)는 연결해서 행하고 위 각 아사나들을 Viparīta Chakrāsana (488~499)를 하면서 끝낸다. 그리고 Dwipāda Viparīta Daṇḍāsana, Maṇḍalāsana, Ekapāda Viparīta Daṇḍāsana I & II (516, 525~535, 521, 523)는 연속해서 한 번에 행하고 Kapotāsana (512)
Vṛschikāsana I (537)
Bhujangāsana II (550)
Rājakapotāsana (551)
Pādānguṣṭha Dhanurāsana (555)
Gheraṇḍāsana I & II (561, 564)
Ekapāda Rājakapotāsana I, II, III & IV (542, 545, 546, 547)
Gaṇḍa-Bheruṇḍāsana (580)
Natarājāsana (590, 591), 그리고 200주 과정의 Hanumānāsana (475)부터 끝까지 행한다.

276-300주

251주 과정의 Ekapāda Rājakapotāsana (542)까지 행한다. 그리고 Vālakhilyāsana (544)를 하고 Ekapāda Rājakapotāsana II, III과 IV (545, 546, 547)
Śīrṣapādāsana (570)
연속해서 한 번에 Gaṇḍa-Bheruṇḍāsana 와 Viparīta Śalabhāsana (580, 581, 584)
그리고 Ūrdhava Dhanurāsana (486)를 하고, TiriangMukhottānāsana (586)
Natarājāsana (590, 591)
그리고 200주 과정의 Hanumānāsana (475)부터 끝의 Prāṇāyāma까지 전처럼 따라 한다.

요가 수행을 처음 시작해서는 많은 사람들이 166주째 주어진 수행 과정 이상 더 나아가지 못한다. 그러나 집요하고 끊임없는 수행으로 이 책에서 권하고 있는 아사나와 프라나야마를 완전히 체득하게 된다. 이전의 필자의 경우를 보면, 낙천적인 면과 염세적인 면의 조화를 이루기까지는 4년 동안의 힘든 수행이 요구되었다. 그러므로 누구든지 이 166주 과정을 마치면 기쁜 마음으로 성취감을 맛보고, 일시적인 실패로 좌절해선 안 된다는 것을 당부하고 싶다. 하지만 대부분의 사람들은 모든 아사나를 편안하고 쉽도록 완전히 체득하는 데는 필자가 정한 완성 시간보다 훨씬 오래 걸린다. 제3과정의 세세한 면까지 완벽하게 수행할 수 있다면, 아래의 일주일 과정으로 분류할 수 있다. 매일매일의 수행으로 모든 아사나를 완전히 체득하는 것을 배워라.

첫째 날

Śīrṣāsana and cycle (184~218)
Sarvāngāsana and cycle (234~271)
Bhujapīdāsana (348)
Aṣṭāvakrāsana (342, 343)
Bakāsana (410)
Pārśva Bakāsana (412)
Ūrdhva Kukkuṭāsana (419)
Pārśva Kukkuṭāsana (424)
Dwipāda Kouṇḍinyāsana (438)
Ekapāda Kouṇḍinyāsana I (441)
Ekapāda Bakāsana I (446)
Ekapāda Bakāsana II와 Ekapāda Kouṇḍinyāsana II (451, 442)는 함께, Gālavāsana (427)
Ekapāda Gālavāsana (432)까지 각 아사나들을 Viparīta Chakrāsana (488~499)를 하면서 끝낸다.
Adhomukha Vṛkṣāsana (359)
Pincha Mayūrāsana (357)
Mayūrāsana (354)
Paschimottānāsana (160) 5분
Śavāsana (592)
Nāḍī Śodhana Prāṇāyāma 15분
Antarakumbhaka를 포함한 Ujjāyī Prāṇāyāma 8번
Padmāsana (104) 혹은 Siddhāsana (84)로 앉아서 명상 5분.

둘째 날

Śīrṣāsana and cycle (184~218)
Sarvāngāsana and cycle (234~271)
Supta Pādānguṣṭhāsana (285~287)
Jaṭhara Parivartanāsana (274)
Paschimottānāsana (160)
Akarṇa Dhanurāsana (173, 175)
Kūrmāsana와 Supta Kūrmāsana (363, 364, 368)
Ekapāda Śīrṣāsana and cycle (371~384)
Viranchyāsana I & II (386, 388)
Dwipāda Śīrṣāsana (393)
Yoganidrāsana (391)
Yogadaṇḍāsana (456)
Mulabandhāsana (462)

Vāmadevāsana I & II (465, 466)
Kandāsana (470)
Hanumānāsana (475)
Uttānāsana (48)
Śavāsana (592)
전처럼 Uḍḍīyāṇa 8번, Nauli 8번과 더불어 프라나야마.

셋째 날

Śīrṣāsana and cycle (184~218)
Sarvāngāsana and cycle (234~271)
Dwipāda Viparīta Daṇḍāsana (516)
Maṇḍalāsana (525~535)
Ekapāda Viparīta Daṇḍāsana I & II (521, 523)
Chakrabandhāsana (524)
Kapotāsana (512)
Laghu Vajrāsana (513)
Vṛśchikāsana I (537)
Bhujangāsana II (550)
Rājakapotāsana (551)
Pādānguṣṭha Dhanurāsana (555)
Gheraṇḍāsana I & II (561, 564)
Ekapāda Rājakapotāsana I & II (542, 545)
Vālakhiyāsana (544)
Sīrṣapādāsana (570) 그리고 Gaṇḍa Bheruṇḍāsana, Viparīta Śalabhāsana와 Tiriang Mukhottānāsana (580, 581, 584, 586)를 한꺼번에 행하고 Paschimottānāsana (160)
Marichyāsana III (303)
Ardha Matsyendrāsana I (311)
Pāśāsana (328)
Paripoorṇa Matsyendrāsana (336)
Śavāsana (592).
지식 없이 Nāḍī Śodhana Prāṇāyāma 10분에서 15분.

넷째 날

Śīrṣāsana and cycle (184~218)
Sarvāngāsana and cycle (234~271)
Paschimottānāsana (160)
Yoganidrāsana (391)
Marichyāsana III (303)
Ardha Matsyendrāsana I (311)
Pāśāsana (328)
Paripoorṇa Matsyendrāsana (336)
Yogadaṇḍāsana (456)
Mūlabandhāsana (462)
Kandāsana (470)
Hanumanāsana (475)
Samakoṇāsana (477)
Supta Trivikramāsana (478)
Ūrdhva Mukha Paschimottānāsana I & II (168, 170)
Śavāsana (592)
Prāṇāyāma는 첫째 날과 같다.

다섯째 날

Śīrṣāsana and cycle (184~218)
Sarvāngāsana and cycle (234~271)
Ūrdhva Kukkuṭāsana (419)
Pārśva Kukkuṭāsana (424)

Bakāsana (410)

Pārśva Bakāsana (412)

Dwipāda Kouṇḍinyāsana (438)

Ekapāda Kouṇḍinyāsana I (441)

Ekapāda Bakāsana I & II (446, 451)

Ekapāda Kouṇḍinyāsana II (442)

Gālavāsana (427)

Ekapāda Gālavāsana (432)

이 아사나들은 모두 Ūrdhva Dhanurāsana (486)로 진행되지 않고, 연속해서 한 번에 행한다.

Vasiṣṭhāsana (398)

Kaśyapāsana (399)

Viśvamitrāsana (403)

Maṇḍalāsana (525~535)

Kapotāsana (512)

Vṛschikāsana I (537)

Rājakapotāsana (551)

Pādānguṣṭha Dhanurāsana (555)

Śīrṣapādāsana (570)

Gaṇḍa Bheruṇḍāsana (580, 581)

Uttānāsana (48)

Śavāsana (592).

지식 없이 15분간 Nāḍī Śodhana Prāṇāyāma.

여섯째 날

Śīrṣāsana and cycle (184~218)

Sarvāngāsana and cycle (234~271)

Paschimottānāsana (160)

Yoganidrāsana (391)

Marichyāsana III (303)

Ardha Matsyendrāsana I (311)

Pāśāsana (328)

Paripoorṇa Matsyendrāsana (336)

Hanumānāsana (475)

Samakoṇāsana (477)

Supta Trivikramāsana (478)

Mūlabandhāsana (462)

Kandāsana (470)

Maṇḍalāsana (525~535)

Kapotāsana (512)

Vṛśchikāsana I (537)

Rājakapotāsana (551)

Ekapāda Rājakapotāsana I (542)

Vālakhilyāsana (544)

Śīrṣapādāsana (570)

Gaṇḍa Bheruṇḍāsana (580, 581)

Uttānāsana (48)

Śavāsana (592)

들숨 후 지식을 포함한 Nāḍī Śodhana Prāṇāyāma와 Ujjāyī Prāṇāyāma, 그리고 Uddīyāna 8번.

일곱째 날

완전히 휴식을 취하거나,

단지 Śīrṣāsana I (184)

Sālamba Sarvāngāsana I (234)

Halāsana (244)

Paschimottānāsana (160)와 지식 없이 30분간 Nāḍī Śodhana Prāṇāyāma.

여러 가지 질병 치료를 위한 아사나

25년간 요가를 가르쳐 온 선생의 입장에서, 제자들을 통해 경험한 각종의 기능적 질환과 기질성 질환 및 질병에 대한 아사나들을 제시한다. 여기에 각종 질병에 관한 많은 아사나들을 열거하나 교사의 지도 아래, 개인의 능력, 신체적인 유연성, 체격에 따라 적용하는 것이 바람직하다. 아사나를 수행하는 데 있어서, 상식적인 선에서 몸의 반응을 지켜보도록 하고, 그래서 이 자세를 유지할 수 있는 시간을 정하는 것이 중요하다.

위산 과다

Utthita Trikoṇāsana (4, 5)
Parivṛtta Trikoṇāsana (6, 7)
Utthita Pārśvakoṇāsana (8, 9)
Parivṛtta Pārśvakoṇāsana (10, 11)
Vīrabhadrāsana I, II & III (14, 15, 17)
Ardha Chandrāsana (19)
Pārśvakoṇāsana (26)
Pādānguṣṭhāsana (44)
Pāda Hastāsana (46)
Uttānāsana (48)
Sālamba Śīrṣāsana and cycle (184~218)
Sālamba Sarvāngāsana and cycle (234~271)
Jaṭhara Parivartanāsana (275)
Paripoorṇa Nāvāsana (78)
Ardha Nāvāsana (79)
Ūrdhva Prasārita Pādāsana (276~279)
Janu-Śīrsāsana (127)
Parivṛtta Janu-Śīrsāsana (132)
Paschimottānāsana (160)
Marīchyāsana I, II & III (144, 146, 303)
Ardha Matsyendrāsana I, II & III (311, 330, 332)
Pāśāsana (328)
Paripoorṇa Matsyendrāsana (336)
Yoganidrāsana (391)
Śalabhāsana (60)
Dhanurāsana (63)
Bhujangāsana I (73)
Mayūrāsana (354)
Ūrdhva Dhanurāsana (486)와 Uḍḍīyāna (201항)

빈혈증

Śīrṣāsana and cycle (184~218)
Sarvāngāsana and cycle (234~271)
Paschimottānāsana (160)
Uttānāsana (48)
Ujjāyī Prāṇāyāma

쿰바카(지식) 없이 Nāḍī Śodhana Prāṇāyāma를 2~3개월. 그 뒤 안타라 쿰바카를 포함해서 3개월. 한 번에 10~15분 동안 Savāsana (592).

발목뼈

Utthita and Parivṛtta Trikoṇāsana (4, 5, 6, 7)
Utthita and Parivṛtta Pārśvakoṇāsana (8, 9, 10, 11)
Vīrabhadrāsana I, II & III (14, 15, 17)
Pārśvakoṇāsana (26)
Prasārita Pādottānāsana (33)
Adhomukha Śvānāsana (75)
Gomukhāsana (80)
Vīrāsana (89)
Supta Vīrāsana (96)
Bhekāsana (100)
Baddha Padmāsana and cycle (104~124)
Baddha Koṇāsana (102)
Supta Pādānguṣṭhāsana (285~287)
Triang Mukhaikapāda Paschimottānāsana (139)
Krounchāsana (141)
Bharadvājāsana I & II (297, 299)
Ākarṇā Dhanurāsana (173, 175)
Śalabhāsana (60)
Dhanurāsana (63)
Uṣṭrāsana (41)
Vātāyanāsana (58)
Garuḍāsana (56)
Supta Bhekāsana (458)
Mālāsana I과 II (321, 322)

맹장염

Śīrṣāsana and cycle (184~218)
Sarvāngāsana and cycle (234~271)
Paschimottānāsana (160)
Ūrdhvamukha Paschimottānāsana I & II (168, 170)
Poorvottānāsana (171)
Mahā Mudra (125)
Janu-Śīrsāsana (127)
Ardha Matsyendrāsana I (311)
Pāśāsana (328)
Ūrdhva Dhanurāsana (468)
Dwipāda Viparīta Daṇḍāsana (516)
Uttānāsana (48).
지식止息 없이 2개월간 Nāḍī Śodhana Prāṇāyāma (205항)를 한 뒤 들숨 후 지식을 포함한 Nāḍī Śodhana Prāṇāyāma.

요추 부분의 관절염

Utthita Trikoṇāsana와 Parivṛtta Trikoṇāsana (4, 5, 6, 7)
Utthita Pārśvakoṇāsana 와 Parivṛtta Pārśvakoṇāsana (8, 9, 10, 11)
Vīrabhadrāsana I, II & III (14, 15, 17)
Ardhachandrāsana (19)
Padānguṣṭhāsana (44)
Pāda Hastāsana (46)
Uttānāsana (48)
Śīrṣāsana and cycle (184~218)

Sarvāngāsana and cycle (234~271)
Marichyāsana I, II, III & IV (143, 145, 303, 305)
Bharadvājāsana I & II (297, 299)
Ardha Matsyendrāsana I (311)
Pāśāsana (328)
Parighāsana (39)
Śalabhāsana (60)
Dhanurāsana (63)
Pārśvā Dhanurāsana (64, 65)
Uttānapādāsana (292)
Uṣṭrāsana (41)
Setubandhāsana (296)
Ūrdhva Dhanurāsana (486)
Dwipādā Viparīta Daṇḍāsana (516)
Adhomukha Vṛkṣāsana (359)
Pincha Mayūrāsana (357)

흉추 부분의 관절염

Padmāsana and cycle (104~124)
Vīrāsana (91)
Paryankāsana (97)
Gomukhāsana (80)
모든 서서 하는 자세 (4~36)
Parighāsana (39)
Paschimottānāsana (160)
Ūrdhvamukha Paschimottānāsana I & II (168, 170)
Bhujangāsana I (73)
Ūrdhva Mukha Śvānāsana (74)
Adhomukha Śvānāsana (75)
Pincha Mayūrāsana (357)
Adhomukha Vṛkṣāsana (359)
Śīrṣāsana and cycle (184~218)
Sarvāngāsana and cycle (234~271)
Bharadvājāsana I & II (297, 299)
Marichyāsana I & III (143, 303)
Ardha Matsyendrāsana I & II (311, 330)
Pāśāsana (328)
Uṣṭrāsana (41)
Dhanurāsana (63)
Ūrdhva Dhanurāsana (486, 487)
Ekapāda Ūrdhva Dhanurāsana (501)
Dwipādā Viparīta Daṇḍāsana (516)
Ekapāda Vipārīta Dāṇḍāsana I (521)
Kapotāsana (512)
Laghuvajrāsana (513).

어깨 관절 부분의 관절염

Utthita Trikoṇāsana와 Parivṛtta Trikoṇāsana (4, 5, 6, 7)
Utthita Pārśvakoṇāsana와 Parivṛtta Pārśvakoṇāsana (8, 9, 10, 11)
Vīrabhadrāsana I, II & III (14, 15, 17)
Ardhachandrāsana (19)
Pārśvottānāsana (26)
Sālamba Śīrṣāsana (184)
Sālamba Sarvāngāsana I & II (234, 235)
Halāsana (244)
Dhanurāsana (63)
Ūrdhva Mukha Śvānāsana (74)
Adhomukha Śvānāsana (75)
Vīrāsana (89)
Parvatāsana (107)

Ardha Baddha Padmottānāsana (52)
Ardha Baddha Padma Paschimottā-nāsana (135)
Paschimottānāsana (160)
Gomukhāsana (80)
Baddha Padmāsana (118)
Yogamudrāsana (120)
Pincha Mayūrāsana (357)
Adhomukha Vṛkṣāsana (359)
Vasiṣṭhāsana (398)
Kaśyapāsana (399)
Viśvamitrāsana (403)
Bhujapidāsana (348)
Bakāsana (410)
Marichyāsana I, II & III (144, 146, 303)
Ardha Matsyendrāsana I & II (311, 330)
Bharadvājāsana I & II (297, 299)
Pāśāsana (328)
Paripoorṇa Matsyendrāsana (336)
Uṣṭrāsana (41)
Yogadaṇḍāsana (456)
Ūrdhva Dhanurāsana (486)
Kapotāsana (512)
Maṇḍalāsana (525~535)
Pādānguṣṭha Dhanurāsana (555)

Tolāsana (108)
Simhāsana II (110)
Mayūrāsana (354)
Padma Mayūrāsana (355)
Haṃsāsana (356)
Aṣṭāvakrāsana (342)
Bhujapīdāsana (348)
Pincha Mayūrāsana (357)
Adhomukha Vṛkṣāsana (359)
Bakāsana (410)
Pārśva Bakāsana (412)
Eka Hasta Bhujāsana (344)
Dwi Hasta Bhujāsana (345)
Chakorāsana (379)
Vasiṣṭhāsana (398)
Viśvāmitrāsana (403)
Tittibhāsana (395)
Ūrdhva Kukkuṭāsana (419)
Parśva Kukkuṭāsana (424)
Dwi Pādā Kouṇḍinyāsana (438)
Eka Pāda Kouṇḍinyāsana I & II (441, 442)
Eka Pāda Bakāsana I & II (446, 451)
Gālavāsana (427)
Eka Pāda Gālavāsana (432)
Viparita Chakrāsana (488~499)

팔과 복부 기관

Chaturanga Daṇḍāsana (67)
Nakrāsana (68~71)
Ūrdhva Mukha Śvānāsana (74)
Adhomukha Śvānāsana (75)
Lolāsana (83)

천식

Śīrṣāsana and cycle (184~218)
Sarvāngāsana and cycle (234~271)
Mahā Mudrā (125)
Janu-Śīrṣāsana (127)
Uttanāsana (48)

Paschimottānāsana (160)
Bhujangāsana I & II (73, 550)
Śalabhāsana (60)
Dhanurāsana (63)
Ūrdhva Mukha Śvānāsana (74)
Adhomukha Śvānāsana (75)
Vīrāsana (89)
Supta Vīrāsana (96)
Paryankāsana (97)
Padmāsana and cycle (104~124)
Uttānapādāsana (292)
Setubandhāsana (296)
Poorvottānāsana (171)
Ardha Matsyendrāsana I & II (311, 330)
Pāśāsana (328)
Uṣṭrāsana (41)
Ūrdhva Dhanurāsana (486)
Dwi Pāda Viparīta Daṇḍāsana (516)
Ujjāyī Prāṇāyāma (203항)
기침이 나면 지식 없이 Nāḍī Śodhana Prāṇāyāma (205항)를 행하고 그렇지 않으면, 들숨 후 지식을 포함한 Nāḍī Śodhana Prāṇāyāma를 행하고 그리고 Uḍḍīyāna (201항)를 행한다.

등의 통증

Śīrṣāsana and cycle (184~218)
Sarvāngāsana and cycle (234~271)
모든 서서 하는 자세 (4~36)
Jaṭhara Parivārtanāsana (275)
Supta Pādānguṣṭhāsana (285~287)
Mahā Mudrā (125)
Janu-Śīrṣāsana (127)
Parivṛtta Janu-Śīrṣāsana (132)
Paschimottānāsana (160)
Ūrdhva Mukha Paschimottānāsana I & II (168, 170)
Parivṛtta Paschimottānāsana (165)
Marichyāsana I & III (144, 303)
Ardha Matsyendrāsana I & II (311, 330)
Pāśāsana (328)
Paripoorṇa Matsyendrāsana (336)
Mālāsana I & II (321, 322)
Adhomukha Śvānāsana (75)
Uṣṭrāsana (41)
Śalabhāsana (60)
Dhanurāsana (63)
Pārśva Dhanurāsana (64, 65)
Ūrdhva Dhanurāsana (486)
Viparīta Chakrāsana (488~499)
Dwipādā Viparīta Daṇḍāsana (516)
Maṇḍalāsana (525~535)

고혈압

Halāsana (244)
Janu-Śīrṣāsana (127)
Ardha Baddha Padma Paschimottānāsana (135)
Triang Mukhaikapāda Paschimottānāsana (139)
Paschimottānāsana (160)
Vīrāsana (89)
Siddhāsana (84)
Padmāsana (104)

Śavāsana (592)
지식 없이 Nāḍī Śodhana Prāṇāyāma (205항)를 행하고, 눈을 감고 명상. [만약 혈압이 너무 높으면, 먼저 5분 동안 베개 없이 누워서 Ujjāyī Prāṇāyāma (203항)를 행하고 그리고 Nāḍī Śodhana Prāṇāyāma (205항)를 행하고, 즉시 15분간 Śavāsana (592)를 행하는 것이 좋다.]

저혈압

Sālamba Śīrṣāsana I (184)
Sālamba Sarvāngāsana I (234)
Halāsana (244)
Karṇapīdāsana (246)
Paschimottānāsana (160)
Vīrāsana (89)
Siddhāsana (84)
Padmāsana (104)
Baddha Koṇāsana (102)
처음에는 지식 없이 Nāḍī Śodhana Prāṇāyāma (205항)를 행하고 그리고 Śavāsana (592).

두뇌

Śīrṣāsana and cycle (184~218)
Sarvāngāsana and cycle (234~271)
Adhomukha Śvānāsana (75)
Paschimottānāsana (160)
Uttānāsana (48)
Kūrmāsana와 Supta Kūrmāsana (363, 364, 368)
Yoganidrāsana (391)
Ūrdhva Dhanurāsana (486)
Viparīta Chakrāsana (488~499)
Dwi Pāda Viparīta Daṇḍāsana (516)
Eka Pāda Viparīta Daṇḍāsana I & II (521, 523)
Vṛśchikāsana I & II (537, 538)
Śīrṣapādasana (570)
Gaṇḍa Bheruṇḍāsana (580, 581)
Viparīta Salabhāsana (584)
Nāḍī Śodhana (205항), Sūryabhedana (204항), Bhastrikā (206항), Śītali Prāṇāyāma (601항)
Śavāsana (592)

기억상실증

Śīrṣāsana and cycle (184~218)
Sarvāngāsana and cycle (234~271)
Uttānāsana (48)
Paschimottānāsana (160)
Ūrdhva Mukha Paschimottānāsana I & II (168, 170)
트라타카Trāṭaka 즉 양미간을 응시하든지 혹은 코끝을 응시한다. 들숨 후 지식을 포함한 Nāḍī Śodhana Prāṇāyāma (205항) 그리고 Bhastrikā Prāṇāyāma (206항).

숨참

Sālamba Śīrṣāsana I (184)
Sālamba Sarvāngāsana I (234)
Halāsana (244)
Paschimottānāsana (160)
Uttānāsana (48)

Adhomukha Śvānāsana (75)
Parvatāsana (107)
Ūrdhva Dhanurāsana (486)
Ujjāyī Prāṇāyāma Nāḍī Śodhana
Prāṇāyāma
Uḍḍīyāna
Śavāsana (592)

기관지염

모든 서서 하는 자세 (4~39)
Śīrṣāsana와 가능하다면 그 cycle (184~218)
Sarvāngāsana and cycle (234~271, 단 267은 제외)
Paschimottānāsana (160)
Jaṭhara Parivartanāsana (275)
Ūrdhva Mukha Paschimottānāsana I & II (168, 170)
Janu-Śīrṣāsana (127)
Mahā Mudrā (125)
Bhujangāsana I (73)
Adhomukha Śvānāsana (75)
Gomukhāsana (80)
Marīchyāsana I & III (144, 303)
Ardha Matsyendrāsana I (311)
Mālāsana I & II (321, 322)
Pāśāsana (328)
Vīrāsana (89)
Supta Vīrāsana (96)
Paryankāsana (97)
Padmāsana와 그 cycle (104~124)에서 가능한 것
Baddha Koṇāsana (102)
Upaviṣṭha Koṇāsana (151)
Ekapāda Śīrṣāsana and cycle (371~384)
Yoganidrāsana (391)
Dwipādā Śīrṣāsana (393)
Kūrmāsana와 Supta Kūrmāsana (363, 364, 368)
Śalabhāsana (60)
Dhanurāsana (63)
Uṣṭrāsana (41)
Ūrdhva Dhanurāsana (486)
Kapotāsana (512)
Dwipādā Viparīta Daṇḍāsana (516) 들숨 후 지식을 포함한 Ujjāyī (203항), Nāḍī Śodhana (205항)와 Sūrya Bhedana Prāṇāyāmas (204항)

기관지 폐렴

Sālamba Śīrṣāsana I (184)
Sālamba Sarvāngāsana I (234)
Halāsana (244)
Paschimottānāsana (160)
Uttānāsana (48)
Mahā Mudrā (125)
Adhomukha Śvānāsana (75)
Vīrāsana (89)
Siddhāsana (84)
Padmāsana (104)
Baddha Padmāsana (118)
Baddha Konāsana (102)
Ujjāyī, Nāḍī Śodhana와 Sūrya Bhedana Prāṇāyāmas
Śavāsana (592)

가슴

모든 서서 하는 자세 (1~48)

Śīrṣāsana and cycle (184~218)

Sarvāṅgāsana and cycle (234~271)

Dhanurāsana (63)

Chaturanga Daṇḍāsana (67)

Bhujangāsana I & II (73, 550)

Ūrdhva Mukha Śvānāsana (74)

Adhomukha Śvānāsana (75)

Padmāsana and cycle (104~124)

Paschimottānāsana (160)

Ākarna Dhanurāsana (173, 175)

Ubhaya Pādānguṣṭhāsana (167)

Ūrdhva Mukha Paschimottānāsana I & II (168, 170)

Baddha Koṇāsana (101)

Bhujapīdāsana (348)

Marīchyāsana III (303)

Ardha Matsyendrāsana I, II & III (311, 330, 332)

Pāśāsana (328)

Pincha Mayūrāsana (357)

Adhomukha Vṛkṣāsana (359)

Bakāsana (410)

Pārśva Bakāsana (412)

Dwipāda Kouṇḍinyāsana (438)

Ekapāda Kouṇḍinyāsana I & II (441, 442)

Ekapāda Bakāsana I & II (446, 451)

Ūrdhva Kukkuṭāsana (419)

Pārśva Kukkuṭāsana (424)

Vāmadevāsana I & II (465, 466)

Ūrdhva Dhanurāsana (486)

Viparīta Chakrāsana (488~499)

Kapotāsana (512)

Laghuvajrāsana (513)

Dwipāda Viparīta Daṇḍāsana (516)

Ekapāda Viparīta Daṇḍāsana I & II (521, 523)

Chakrabandhāsana (524)

Maṇḍalāsana (525~535)

Vṛśchikāsana I (537)

Rājakapotāsana (551)

Eka Pāda Rājakapotāsana I, II, III, IV (542, 545, 546, 547)

Vālakhilyāsana (544)

Pādānguṣṭha Dhanurāsana (555)

Gaṇḍa Bheruṇḍāsana (580, 581)

Viparīta Śalabhāsana (584)

Tiriang Mukhottānāsana (586)

Natarājāsana (590)

들숨 후 지식을 포함한 Ujjāyī (203항)와 Naḍī Śodhana Prāṇāyāma (205항).

오한

Śīrṣāsana and cycle (184~218)

Sarvāṅgāsana and cycle (234~271)

Uttānāsana (48)

Paschimottānāsana (160)

Ardha Matsyendrāsana I (311)

Pāśāsana (328)

Ūrdhva Dhanurāsana (486)

Ujjāyī (203항), Bhastrikā (206항), Naḍī Śodhana (205항)와 Sūrya Bhedana(204항) Prāṇāyāmas.

미저골 통증과 어긋남

Vīrāsana (86)

Supta Vīrāsana (96)

Padmāsana and cycle (104~124)

Śīrṣāsana I (184)

Sarvāngāsana I (234)

Setubandha Sarvāngāsana and Ekapāda Setubandha Sarvāngāsana (259, 260)

Śalabhāsana (60)

Dhanurāsana (63)

Pārśva Dhanurāsana (64, 65)

Bhujangāsana I & II (73, 550)

Adhomukha Vṛkṣāsana (359)

Pincha Mayūrāsana (357)

Ūrdhva Mukha Śvānāsana (74)

Vātāyanāsana (58)

Uṣṭrāsana (41)

Ūrdhva Dhanurāsana (486, 487)

Dwipāda Viparīta Daṇḍāsana (516)

Kapotāsana (512)

Laghuvajrāsana (513)

Vṛśchikāsana I (537)

Rājakapotāsana (551)

Ekapāda Rājakapotāsana I, II, III, IV (542, 545, 546, 547)

Vālakhilyāsana (544)

Gaṇḍa Bheruṇḍāsana (580, 581)

Viparīta Śalabhāsana (584)

Pādānguṣṭha Dhanurāsana (550)

Tiriang Mukhottānāsana (586)

Hānumānāsana (475)

Mulabandhāsana (462)

감기

Śīrṣāsana and cycle (184~218)

Sarvāngāsana and cycle (234~271)

Uttānāsana (48)

Paschimottānāsana (160)

Kūrmāsana와 Supta Kūrmāsana (363, 364, 368)

Yoganidrāsana (391)

들숨 후 지식을 포함한 Ujjāyī Prāṇāyāma (203항).

기침

Śīrṣāsana and cycle (184~218)

Sarvāngāsana and cycle (234~271)

Uttānāsana (48)

Paschimottānāsana (160)

Ardha Matsyendrāsana I (311)

Pāśāsana (328)

Ūrdhva Dhanurāsana (486)

들숨 후 지식을 포함한 Ujjāyī Prāṇāyāma (203항).

복통

Śīrṣāsana and cycle (184~218)

Sarvāngāsana and cycle (234~271)

Uttānāsana (48)

Jaṭhara Parivārtanāsana (275)

Paripoorṇa Nāvāsana (78)

Ardha Nāvāsana (79)

Vīrāsana (89)

Supta Vīrāsana (96)

Mahā Mudrā (125)

Uḍḍīyāna (201항) 6~8번

대장염

Śīrṣāsana and cycle (184~218)
Sarvāngāsana and cycle (234~271)
Uttānāsana (48)
Paschimottānāsana (160)
Vīrāsana (89)
Supta Vīrāsana (96)
Jaṭhara Parivartanāsana (275)
Paripoorṇa Nāvāsana (78)
Ardha Nāvāsana (79)
Marīchyāsana III (303)
Ardha Matsyendrāsana I (311)
Pāśāsana (328)
Mahā Mudrā (125)
Adho Mukha Śvānāsana (75)
Jānu-Śīrṣāsana (127)
Yoganidrāsana (391)
Śalabhāsana (60)
Dhanurāsana (63)
Ūrdhva Dhanurāsana (486)
Ujjāyī (203항)와 Nāḍī Śodhana Prāṇāyāma (205항).

변비

Śīrṣāsana and cycle (184~218)
Sarvāngāsana and cycle (234~271)
모든 서서 하는 자세 (4~36)
Uttānāsana (48)
Paschimottānāsana (160)
Jaṭhara Parivartanāsana (275)
Nāḍī Śodhana Prāṇāyāma (205항)

관상 동맥 혈전증

누운 자세에서 지식 없이 Ujjāyī Prāṇāyāma (203항). (깊은 호흡조차도 긴장 없이 행해져야 하며, 유능한 교사의 지도가 있어야 한다.)
하루에 2번 15분 동안 Śavāsana (592).

다리의 이상이나 결함

모든 서서 하는 자세 (4~48)
Jānu-Śīrṣāsana (127)
Ardha Baddha Padma Paschimottānāsana (135)
Triangmukhaikapāda Paschimottānāsana (139)
Krounchāsana (141)
Upaviṣḥta Koṇāsana (151)
Ubhaya Pādānguṣṭhāsana (167)
Ūrdhva Mukha Paschimottānāsana I & II (168, 170)
Halāsana (244)
Jaṭhara Parivartanāsana (275)
Supta Pādānguṣṭhāsana (284~287)
Anantāsana (290)
Adhomukha Śvānāsana (75)
Śalabhāsana (60)
Hanumānāsana (475)
Samakoṇāsana (477)
Supta Trivikramāsana (478)

팔의 이상이나 결함

모든 서서 하는 자세 (1~48)
Parvatāsana (107)
Halāsana (244)
Ūrdhva Mukha Śvānāsana (74)
Adhomukha Śvānāsana (75)
Adhomukha Vṛkṣāsana (359)
Gomukhāsana (80)
Marīchyāsana I & II (144, 303)
Ardha Matsyendrāsana I (311)
Baddha Padmāsana (118)
Mālāsana I (321)
Pāśāsana (328)

당뇨병

Śīrṣāsana and cycle (184~218)
Sarvāngāsana and cycle (234~271)
Mahā Mudrā (125)
Jānu-Śīrṣāsana (127)
Paschimottānāsana (160)
Vīrāsana (89)
Supta Vīrāsana (96)
Ākarṇa Dhanurāsana (173, 175)
Śalabhāsana (60)
Dhanurāsana (63)
Paripoorṇa Nāvāsana (78)
Ardha Nāvāsana (79)
Jaṭhara Parivartanāsana (275)
Uttānāsana (48)
Marīchyāsana I, II, III, IV (146, 303, 305)
Ardha Matsyendrāsana I, II, III (311, 330, 332)
Pāśāsana (328)
Paripoorṇa Matsyendrāsana (336)
Ūrdhva Dhanurāsana (486)
Dwipāda Viparīta Daṇḍāsana (516)
Mayūrāsana (354)
Hamṣāsana (356)
Bhujangāsana I, II (73, 550)
Uḍḍīyāna (201항), Nauli (202항)
들숨 후 지식을 포함한 Nāḍī Śodhana Prāṇāyāma (205항)
Śavāsana (592)

설사

Sālamba Śīrṣāsana I (184)
Sālamba Sarvāngāsana I (234)
지식 없이 Nāḍī Śodhana Prāṇāyāma (205항).

심장 확장증

지식 없이 Nāḍī Śodhana Prāṇāyāma (205항).

자궁 편위偏位

Śīrṣāsana and cycle (184~218)
Sarvāngāsana and cycle (234~271)
Uttānāsana (48)
Pādānguṣṭhāsana (44)
Pāda-hastāsana (46)
Adho-Mukha Śvānāsana (75)
Daṇḍāsana (77)
Parvatāsana (107)
Matsyāsana (114)

Baddha Koṇāsana (101)
Upaviṣṭha Koṇāsana (151)
Ujjāyī (203항)와 Nāḍī Śodhana Prāṇāyāma (205항)
Uḍḍīyāna (201항)

척추 디스크 편위偏位

모든 서서 하는 자세 (4~19)
Pādānguṣṭhāsana (43)
Pāda Hastāsana (45)
Uttānāsana (47)
Paschimottānāsana (160)
Śalabhāsana (60, 61)
Makarāsana (62)
Dhanurāsana (63)
Uṣṭrāsana (41)
Bhujangāsana I (73)
Ūrdhva Mukha Śvānāsana (74)
Uttānapādāsana (292)
Setubandhāsana (296)
Sarvāngāsana I (234)
Setubandha Sarvāngāsana (259)
Pincha Mayūrāsana (357)
Adhomukha Vṛkṣāsana (359)
Parvatāsana (107)
Matsyāsana (113)
Supta Vīrāsana (96)
Paryankāsana (97)
Parighāsana (39)
Ūrdhva Dhanurāsana (486, 487)
Dwipāda Viparīta Daṇḍāsana (516)
Ujjāyī (203항)와 Nāḍī Śodhana Prāṇāyāma (205항)

이질

Śīrṣāsana와 행할 수 있는 그 cycle (184~218)
Sarvāngāsana와 행할 수 있는 그 cycle (234~271)
Mahā Mudrā (125)
Jānu Śīrṣāsana (127)
지식 없이 Nāḍī Śodhana Prāṇāyāma (205항).

소화불량

〈위산 과다〉에 관한 아사나를 따른다.

간질

Sālamba Śīrṣāsana I (184)
Sālamba Sarvāngāsana I (234)
Halāsana (244)
Mahā Mudrā (125)
Paschimottānāsana (160)
들숨 후 지식을 포함한 Ujjāyī Prāṇāyāma 와 지식 없이 Nāḍī Śodhana Prāṇāyāma
5분간 Ṣanmukhi Mudrā (106)
시간은 임의대로 Śavāsana (592)
Sītali Prāṇāyāma (601)
Dhyāna 즉 명상

눈

Śīrṣāsana and cycle (184~218)
Sarvāngāsana and cycle (234~271)
Uttānāsana (48)

Paschimottānāsana (160)
트라타카Trāṭaka 즉 얼마 동안 눈을 감고 코끝을 응시 그리고 얼마간 양미간 응시.
Śanmukhi Mudrā (106)
Śītali (601)와 Nāḍī Śodhana Prāṇāyāma (205항)
Śavāsana (592)

피로

Sālamba Śīrṣāsana I (184)
Sālamba Sarvāngāsana I (234)
Halāsana (244)
Paschimottānāsana (160)
Ūrdhva Mukha Paschimottānāsana II (170)
Adhomukha Śvānāsana (75)
Uttānāsana (48)
Ardha Matsyendrāsana I (311)
Pāśāsana (328)
Mālāsana II (322)
Dwipāda Viparīta Daṇḍāsana (516)
지식 없이 Nāḍī Śodhana Prāṇāyāma (205항)
Śavāsana (592)

평발

모든 서서 하는 자세 (1~46)
Sālamba Śīrṣāsana I (184)
Sālamba Sarvāngāsana I (234)
Vīrāsana (89)
Supta Vīrāsana (96)
Paryankāsana (97)
Bhekāsana (100)
Supta Bhekāsana (458)
Triang Mukhaikapāda Paschimottānāsana (139)
Krounchāsana (141)
Baddha Padmāsana (118)
Baddha Koṇāsana (102)
Mūlabandhāsana (462)
Supta Pādānguṣṭhāsana (284~287)
Gomukhāsana (80)
Yogadaṇḍāsana (456)
Vāmadevāsana I & II (465, 466)
Gheraṇḍāsana I (561)

가스 찬 배

Śīrṣāsana and cycle (184~218)
Sarvāngāsana and cycle (234~271)
모든 서서 하는 자세 (1~36)
Pādānguṣṭhāsana (44)
Pāda Hastāsana (46)
Uttānāsana (48)
Mahā Mudrā (125)
Jānu-Śīrṣāsana (127)
Ardha Baddha Padma Paschimottānāsana (135)
Triang Mukhaikapāda Paschimottānāsana (139)
Krounchāsana (142)
Marīchyāsana I (144)
Paripoorṇa Nāvāsana (78)
Ardha Nāvāsana (79)
Marīchyāsana III (303)

Ardha Matsyendrāsana I & III (311, 332)
Mālāsana II (322)
Pāśāsana (328)
Paripoorṇa Matsyendrāsana (336)
Paschimottānāsana (160)
Ūrdhva Mukha Paschimottānāsana I & II (168, 170)
Jaṭhara Parivartanāsana (275)
Ūrdhva Prasārita Pādāsana (276~279)
Chakrāsana (280~283)
Supta Vīrāsana (96)
Yoga Mudrāsana (120)
Ekapāda Śīrṣāsana and cycle (371~384)
Kūrmāsana와 Supta Kūrmāsana (363, 364, 368)
Yoganidrāsana (391)
Dwipāda Śīrṣāsana (393)
Śalabhāsana (60)
Dhanurāsana (63)
Mayūrāsana (354)
Ūrdhva Dhanurāsana (486)
Dwipāda Viparīta Daṇḍāsana (516)
Maṇḍalāsana (525~535)
Uḍḍīyāna (201항)와 Nauli (202항)

쓸개와 간장

앞의 〈위산 과다〉, 〈소화불량〉, 〈가스 찬 배〉에 관한 아사나를 따른다.

위염

〈가스 찬 배〉의 아사나와 같다.

현기증

Sālamba Śīrṣāsana I (184)
Sālamba Sarvāngāsana I (234)
Halāsana (244)
Paschimottānāsana (160)
Śanmukhī Mudrā (106)
지식 없이 Nāḍī Śodhana Prāṇāyāma (205항)
Śavāsana (592)

통풍

Śīrṣāsana와 행할 수 있는 그 cycle (184~218)
Sarvāngāsana와 행할 수 있는 그 cycle (234~271)
서서 하는 자세 (4~36)
가능하다면 Padmāsana and cycle (104~124)
Vīrāsana (89)
Supta Vīrāsana (96)
Paryankāsana (97)
Parighāsana (39)
Garuḍāsana (56)
Gomukhāsana (80)
Uttānāsana (48)
Paschimottānāsana (160)
Ubhaya Pādānguṣṭhāsana (167)
Ākarṇa Dhanurāsana (173, 175)
Krounchāsana (142)
Marīchyāsana III (303)
Ardha Matsyendrāsana I (311)
Mālāsana I & II (321, 322)

Pāśāsana (328)

Yogadaṇḍāsana (456)

Bhekāsana (100)

Supta Bhekāsana (458)

Mūlabandhāsana (462)

Vāmadevāsana I & II (465, 466)

Kandāsana (470)

Hanumānāsana (475)

불쾌한 입냄새

Śīrṣāsana and cycle (184~218)

Sarvāngāsana and cycle (234~271)

Uttānāsana (48)

Jaṭhara Parivartanāsana (275)

Paschimottānāsana (160)

Siṃhāsana I & II (109, 110)

Ujjāyī (203항), Nāḍī Śodhana (205항)와 Śītali Prāṇāyāma (601)

Uḍḍīyāna (201항)

아사나와 프라나야마를 행하는 동안, 입을 열고 혀를 내밀어서 위로 말아올려서 그 끝이 성문聲門 쪽으로 가깝게 가져온다. 이는 악취를 제거해 줄 뿐 아니라 갈증까지 해소해 준다. 이는 요가에서 카카 무드라 Kaka Mudrā로 불린다. 카카Kaka는 까마귀이고, 무드라Mudrā는 상징[印]이다.

슬와근 근육통

모든 서서 하는 자세 (4~36)

Sālamba Śīrṣāsana와 행할 수 있는 cycle (184~218)

Sālamba Sarvāngāsana와 행할 수 있는 cycle (234~271)

Jaṭhara Parivartanāsana (275)

Supta Pādānguṣṭhāsana (284~287)

Anantāsana (290)

Paschimottānāsana (160)

Poorvottānāsana (171)

Baddha Koṇāsana (101)

Upaviṣṭha Koṇāsana (151)

Ākarṇa Dhanurāsana (173, 175)

Kūrmāsana (363, 364)

Uṣṭrāsana (41)

Śalabhāsana (60)

Dhanurāsana (63)

Ūrdhva Dhanurāsana (486, 487)

Dwipāda Viparīta Daṇḍāsana (516)

Maṇḍalāsana (525~535)

Ardha Matsyendrāsana I (311)

Mālāsana II (322)

Pāśāsana (328)

Hanumānāsana (475)

Samakoṇāsana (477)

Supta Trivikramāsana (478)

두통

Sālamba Śīrṣāsana I (184) 10분

Sālamba Sarvāngāsana I (234) 10분

Halāsana (244) 5분 그리고 행할 수 있는 Sarvāngāsana cycle

Paschimottānāsana (160) 5분

Uttānāsana (48) 3분

지식 없이 Nāḍī Śodhana Prāṇāyāma (205항) 10~15분

Śavāsana (592) 10분

심장장애

지식이나 긴장하지 말고, Ujjāyī (203항) 혹은 Nāḍī Śodhana Prāṇāyāma (205항). 명상.

Śavāsana (592)

가슴앓이

〈위산 과다〉에서 제시한 아사나를 행한다.

발뒷굽의 통증이나 돌기

Śīrṣāsana and cycle (184~218)

Sarvāṅgāsana and cycle (234~271)

Adhomukha Śvānāsana (75)

Vīrāsana (89)

Supta Vīrāsana (96)

Paryankāsana (97)

Bhekāsana (100)

Supta Bhekāsana (458)

Baddha Koṇāsana (101)

Mulabandhāsana (462)

Ardha Matsyendrāsana I (311)

Mālāsana I & II (321, 322)

Pāśāsana (328)

Paripoorṇa Matsyendrāsana (336)

Ūrdhva Mukha Paschimottānāsana I & II (168, 170)

Gomukhāsana (80)

Pincha Mayūrāsana (357)

Adhomukha Vṛkṣāsana (359)

Vāmadevāsana I & II (465, 466)

Yogadaṇḍāsana (456)

Kandāsana (470)

탈장(배꼽 부분)

Śīrṣāsana and cycle (184~218)

Sarvāṅgāsana and cycle (234~271)

Baddhakoṇāsana (103)

Upaviṣṭha Koṇāsana (151)

Paschimottānāsana (160)

Ūrdhva Mukha Paschimottānāsana I & II (168, 170)

Ākarṇa Dhanurāsana (173, 175)

Supta Pādānguṣṭhāsana (284~287)

Mahā Mudrā (125)

Adhomukha Śvānāsana (75)

Pādānguṣṭhāsana (43)

Pāda Hastāsana (45)

Uttānāsana (57)

Ūrdhva Dhanurāsana (486)

Dwipāda Viparīta Daṇḍāsana (516)

Kūrmāsana와 Supta Kūrmāsana (363, 364, 368)

Ekapāda Śīrṣasana and cycle (371~384)

Yoganidrāsana (391)

Dwipāda Śīrṣāsana (393)

Paripoorṇa Nāvāsana (78)

Ardha Nāvāsana (79)

Uḍḍīyāna.

탈장(서혜 부분)

Śirṣāsana and cycle (184~218)

Sarvāṅgāsana and cycle (234~271)

Ubhaya Pādānguṣṭhāsana (167)

Ūrdhva Mukha Paschimottānāsana I & II (168, 170)
Krounchāsana (141)
Ākarṇa Dhanurāsana (173, 175)
Supta Pādānguṣṭhāsana (284~287)
Upaviṣṭha Koṇāsana (151)
Baddha Koṇāsana (102)
Hanumānāsana (475)
Samakoṇāsana (477)
Supta Trivikramāsana (478)
Yogadaṇḍāsana (456)
Mūlabandhāsana (462)
Yoganidrāsana (391)
Uḍḍīyāna (201항)
쉬는 동안에 누운 상태에서 Baddha Koṇāsana (101)를 행하는 것이 바람직하다. 아사나를 행하고 금방 일어서거나 움직이지 마라. 위 아사나를 하고 나서 Śavāsana를 행하라.

곱사등

모든 서서 하는 자세 (1~36)
Chaturanga Daṇḍāsana (67)
Śalabhāsana (60)
Makarāsana (62)
Dhanurāsana (63)
Uṣṭrāsana (41)
Pādānguṣṭhāsana (43)
Pāda Hastāsana (45)
Uttānāsana (47)
Bhujangāsana I (73)
Ūrdhva Mukha Śvānāsana (74)
Adhomukha Śvānāsana (75)
Mahā Mudrā (125)
Jānu-Śīrṣāsana (127)
Upaviṣṭha Koṇāsana (151)
Gomukhāsana (80)
Parvatāsana (107)
Bharadvājāsana I & II (297, 299)
Marīchyāsana I, II, III, IV (144, 146, 303, 305)
Baddha Padmāsana (118)
Paryankāsana (97)
Ardha Matsyendrāsana I & II (311, 330)
Jaṭhara Parivartanāsana (275)
Supta Pādānguṣṭhāsana (285~287)
Ūrdhva Dhanurāsana (486)
Pincha Mayūrāsana (357)
Adhomukha Vṛkṣāsana (359)
Dwipāda Viparīta Daṇḍāsana (516)

수종

Śīrṣāsana and cycle (184~218)
Sarvāngāsana and cycle (234~271)
Padmāsana and cycle (104~124)
Adhomukha Vṛkṣāsana (359)
Pincha Mayūrāsana (357)
Adhomukha Śvānāsana (75)
Jaṭhara Parivartanāsana (275)
Supta Pādānguṣṭhāsana (285~287)
Baddha Koṇāsana (101)
Upaviṣṭha Koṇāsana (151)
Paschimottānāsana (160)
Yoganidrāsana (391)

Yogadaṇḍāsana (456)

Mulabandhāsana (462)

Vāmadevāsana I & II (465, 466)

Kandāsana (470)

Hanumānāsana (475)

Samakoṇāsana (477)

Uḍḍīyāna (201항)와 Nauli (202항)

음위, 성불능증

Śīrṣāsana and cycle (184~218)

Sarvāngāsana and cycle (234~271)

Paschimottānāsana (160)

Uttānāsana (48)

Mahā Mudrā (125)

Baddha Koṇāsana (101)

Ardha Matsyendrāsana I (311)

Pāśāsana (328)

Mulabandhāsana (462)

Kandāsana (470)

Hanumānāsana (475)

Yoganidrāsana (391)

Ūrdhva Dhanurāsana (486)

Dwipāda Viparīta Daṇḍāsana (516)

Uḍḍīyāna

들숨 후 지식을 포함한 Nāḍī Śodhana Prāṇāyāma (205항).

소화불량

모든 서서 하는 자세 (4~48)

Śīrṣāsana and cycle (184~218)

Sarvāngāsana and cycle (234~271)

Jaṭhara Parivartanāsana (275)

Ūrdhva Prasārita Pādāsana (276~279)

Paripoorṇa Nāvāsana (78)

Ardha Nāvāsana (79)

Mahā Mudrā (125)

Śalabhāsana (60)

Dhanurāsana (63)

Paschimottānāsana (160)

Yoganidrāsana (391)

Marīchyāsana III (303)

Ardha Matsyendrāsana I (311)

Pāśāsana (328)

Paripoorṇa Matsyendrāsana (336)

Supta Vīrāsana (96)

들숨 후 지식을 포함한 Uḍḍīyāna (201항)와 Nauli (202항), Bhastrika Pāṇāyāma (206항), Nāḍī Śodhana Prāṇāyāma (205항).

불면증

Śīrṣāsana and cycle (184~218)

Sarvāngāsana and cycle (234~271)

Paschimottānāsana (160)

Uttānāsana (48)

지식 없이 Bhastrika, Nāḍī Śodhana와 Sūryabhedana Prāṇāyāma, Śanmukhi Mudrā (106)와 Śavāsana (592).

신장

Śīrṣāsana and cycle (184~218)

Sarvāngāsana and cycle (234~271)

모든 서서 하는 자세 (4~48)

Ūrdhva Mukha Śvānāsana (74)

Adhomukha Śvānāsana (75)

Śalabhāsana (60)

Dhanurāsana (63)

Jānu-Śīrṣāsana (127)

Parivṛtta Jānu-Śīrṣāsana (132)

Paschimottānāsana (160)

Parivṛtta Paschimottānāsana (165)

Baddha Koṇāsana (103)

Upaviṣṭha Koṇāsana (151)

Jaṭhara Parivartanāsana (275)

Ardha Nāvāsana (79)

Marīchyāsana III (303)

Ardha Matsyendrāsana I, II, III (311, 330, 332)

Pāśāsana (328)

Paripoorṇa Matsyendrāsana (336)

Bhujangāsana I, II (73, 550)

Mulabandhāsana (462)

Kandāsana (470)

Hanumānāsana (475)

Yoganidrāsana (391)

Ūrdhva Dhanurāsana (486, 487)

Dwipāda Viparīta Daṇḍāsana (516)

Maṇḍalāsana (525~535)

Kapotāsana (512)

Rājakapotāsana (551)

Vṛśchikāsana I 혹은 II (537 혹은 538)

Pādānguṣṭha Dhanurāsana (555)

Śīrṣapādāsana (570)

Gaṇḍa Bheruṇḍāsana (580, 581)

Viparīta Śalabhāsana (584)

Tiriang Mukhottānāsana (586)

Natarājāsana (590)

Uḍḍīyāna (201항)와 Nāḍī Śodhana Prāṇāyāma (205항).

무릎

모든 서서 하는 자세 (1~48)

Jānu-Śīrṣāsana (127)

Parivṛtta Jānu-Śīrṣāsana (132)

Ardha Baddha Padma Paschimottānāsana (135)

Triangmukhaikapāda Paschimottānāsana (139)

Krounchāsana (141)

Marīchyāsana I, II, III, IV (144, 146, 303, 305)

Ākarṇa Dhanurāsana (173, 175)

Padmāsana and cycle (104~124)

Vīrāsana (89)

Supta Vīrāsana (96)

Paryankāsana (97)

Gomukhāsana (80)

Siddhāsana (84)

Baddha Koṇāsana (101)

Bharadvājāsana I & II (297, 299)

Ardha Matsyendrāsana I (311)

Mālāsana I & II (321, 322)

Pāśāsana (328)

Kūrmāsana와 Supta Kūrmāsana (363, 364, 368)

Yoganidrāsana (391)

Yogadaṇḍāsana (456)

Bhekāsana (100)

Supta Bhekāsana (458)

Mūlabandhāsana (462)
Vāmadevāsana I & II (465, 466)
Kandāsana (470)
Hanumānāsana (475)
Gheraṇḍāsana I & II (561, 564)

분만 진통
Vīrāsana (89)
Baddha Koṇāsana (101, 103)
발가락을 잡거나 또는 잡지 않고 Upaviṣṭha Koṇāsana (148)
들숨 후 지식을 포함한 Ujjāyī Prāṇāyāma (201항)와 지식 없이 Nāḍī Śodhana Prāṇāyāma (205항).
Śavāsana (592)

다리
모든 서서 하는 자세 (1~58)
Śalabhāsana (60)
Dhanurāsana (63)
Bhujangāsana I & II (73, 550)
Chaturanga Daṇḍāsana (67)
Ūrdhva Mukha Śvānāsana (74)
Adhomukha Śvānāsana (75)
Paripoorṇa Nāvāsana (78)
Ardha Nāvāsana (79)
Paschimottānāsana (160)
Ūrdhva Mukha Paschimottānāsana I & II (168, 170)
Ākarṇa Dhanurāsana (173, 175)
Upaviṣṭha Koṇāsana (151)
Jaṭhara Parivārtanāsana (275)
Supta Pādānguṣṭhāsana (285~287)
Krounchāsana (141)
Sālamba Śīrṣāsana I (184)
Sālamba Sarvāngāsana I (234)
Halāsana (244)
Pincha Mayūrāsana (357)
Adhomukha Vṛkṣāsana (359)
Anantāsana (290)
Ekapada Śīrṣāsana and cycle (371~384)
Vasiṣṭhāsana (398)
Viśvāmitrāsana (403)
Hanumānāsana (475)
Samakoṇāsana (477)
Supta Trivikramāsana (478)

간장, 비장, 췌장, 장
〈팔〉과 〈신장〉에 관한 아사나를 따른다.

요통
모든 서서 하는 자세 (4~48)
Śalabhāsana (60)
Dhanurāsana (63)
Bhujangāsana I (73)
Poorvottānāsana (171)
Mālāsana I & II (321, 322)
Bharadvājāsana I & II (297, 299)
Marīchyāsana III (303)
Ardha Matsyendrāsana I (311)
Pāśāsana (328)
Ūrdhva Mukha Paschimottānāsana II (170)
Jaṭhara Parivartanāsana (275)

Parvatāsana (107)
Śīrṣāsana and cycle (184~218)
Sarvāngāsana and cycle (234~271)
Ūrdhva Dhanurāsana (486, 487)
Viparīta Chakrāsana (488~499)
Dwipāda Viparīta Daṇḍāsana (516)
Maṇḍalāsana (525~535)

폐

Śīrṣāsana and cycle (184~218)
Sarvāngāsana and cycle (234~271)
Padmāsana and cycle (104~124)
Vīrāsana (89)
Supta Vīrāsana (96)
Paryankāsana (97)
모든 서서 하는 자세 (4~36)
Ūrdhva Dhanurāsana (486)
Dwipāda Viparīta Daṇḍāsana (516)
들숨 후 지식을 포함한 모든 Prāṇāyāma.

생리불순

Śīrṣāsana and cycle (184~218)
Sarvāngāsana and cycle (234~271)
Paschimottānāsana (160)
Uttānāsana (48)
Adhomukha Śvānāsana (75)
Baddha Padmāsana (118)
Yogamudrāsana (120)
Parvatāsana (107)
Matsyāsana (113)
Kūrmāsana와 Supta Kūrmāsana (363, 364, 368)
Vīrāsana (89)
Supta Vīrāsana (96)
Paryankāsana (97)
Baddha Koṇāsana (102)
Upaviṣṭha Koṇāsana (151)
Ūrdhva Mukha Paschimottānāsana I & II (168, 170)
Yoganidrāsana (391)
Marīchyāsana III (303)
Ardha Matsyendrāsana I (311)
Pāśāsana (328)
Ūrdhva Dhanurāsana (486)
Dwipāda Viparīta Daṇḍāsana (516)
Śavāsana (592)
들숨 후 지식을 포함한 Nāḍī Śodhana Prāṇāyāma (205항)와 Uḍḍīyāna (201항).

편두통

Sālamba Śīrṣāsana (184)
가능하다면 Śīrṣāsana cycle Sarvāngāsana (그리고 행할 수 있는 그 cycle, 234~271)
Paschimottānāsana (160)
Uttānāsana (48)
지식 없이 Nāḍī Śodhana Prāṇāyāma Śītali Prāṇāyāma
Śanmukhī Mudrā (106)
Vīrāsana (89), Siddhāsana (84), Baddha Koṇāsana (103) 혹은 Padmāsana (104)로 앉아서 명상.
Śavāsana (592)

콧물

Śīrṣāsana and cycle (184~218)

Sarvāngāsana and cycle (234~271)

Paschimottānāsana (160)

Uttānāsana (48)

Adhomukha Śvānāsana (75)

Ujjāyī (203항)

Bhastrikā (206항)

Sūrya Bhedana (204항)와 Nāḍī Śodhana Prāṇāyāma (205항).

신경쇠약

Śīrṣāsana and cycle (184~218)

Sarvāngāsana and cycle (234~271)

Uttānāsana (48)

Paschimottānāsana (160)

지식 없이 Nāḍī Śodhana Prāṇāyāma Ṣanmukhī Mudrā (106)

명상 그리고 Śavāsana (592).

비만

〈위산 과다〉, 〈소화불량〉, 〈위염〉과 같은 아사나를 따른다.

난소

〈생리불순〉의 아사나를 따른다.

심계항진

Sālamba Śīrṣāsana I (184)

Sālamba Sarvāngāsana I (234)

Halāsana (244)

Paschimottānāsana (160)

Uttānāsana (48)

Adhomukha Śvānāsana (75)

Dwipāda Viparīta Daṇḍāsana (516)

Vīrāsana (89)

Supta Vīrāsana (96)

처음에는 지식 없이 Ujjāyī (203항)와 Nāḍī Śodhana Prāṇāyāma (205항).

2~3개월 후부터 들숨 후 5초간 지식부터 차츰 시간을 늘려서 행한다.

Śavāsana (592)

소아마비

모든 서서 하는 자세 (1~36)

Śalabhāsana (60)

Dhanurāsana (63) 기타 등등. 그러나 필자의 경험으로 이 경우는 직접적인 지도가 필수이다. 책을 보고 행하지 마라. 이 아사나들은 환자의 상태나 개인의 요구에 따라 조정돼야 한다.

마비, 중풍

이 부분에서도 유능한 교사의 지도가 필수이다. 모든 서서 하는 자세 (1~36)

Pādānguṣṭhāsana (44)

Pāda Hastāsana (46)

Uttānāsana (48)

Śalabhāsana (60, 61)

Makarāsana (62)

Dhanurāsana (63)

Bhujangāsana I (73)

Sālamba Śīrṣāsana I (184)

Sālamba Sarvāngāsana I (234)

Halāsana (244)

Ekapāda Sarvāngāsana (250)

Pārśvaikapāda Sarvāngāsana (251)

Pārśvā Halāsana (249)

Supta Koṇāsana (247)

Supta Pādānguṣṭhāsana (284, 285, 287)

Ūrdhva Prasārita Pādāsana (276~279)

Śavāsana (592)

Ujjāyī (203항)와 Nāḍī Śodhana Prāṇāyāma (205항).

치질

Śīrṣāsana and cycle (184~218)

Sarvāngāsana and cycle (234~271)

Jaṭhara Parivartanāsana (275)

Supta Pādānguṣṭhāsana (285~287)

Matsyāsana (114)

Siṃhāsana II (110)

Śalabhāsana (60)

Dhanurāsana (63)

Ūrdhva Dhanurāsana (486)

Dwipāda Viparīta Daṇḍāsana (516)

지식을 포함한 Ujjāyī (203항)와 Nāḍī Śodhana Prāṇāyāma (205항) 그리고 Śavāsana (592).

늑막염과 폐렴

약물치료 후, 원기를 회복하고자 하는 환자에게 이 요가 수행은 단기간에 그 목표를 이루게 한다.

Sālamba Śīrṣāsana I (184)

Sālamba Sarvāngāsana I (234)

Halāsana (244)

Paschimottānāsana (160)

Uttānāsana (48)

Vīrāsana (89)

Parvatāsana (107)

Matsyāsana (114)

지식 없이 Ujjāyī (203항)와 Nāḍī Śodhana Prāṇāyāma (205항), 명상 그리고 Śavāsana (592).

전립선

Śīrṣāsana and cycle (184~218)

Sarvāngāsana and cycle (234~271)

Jaṭhara Parivartanāsana (275)

Uttānāsana (48)

Śalabhāsana (60)

Dhanurāsana (63)

Adhomukha Śvānāsana (75)

Paripoorṇa Nāvāsana (78)

Ardha Nāvāsana (79)

Jānu-Śīrṣāsana (127)

Vīrāsana (89)

Supta Vīrāsana (96)

Baddha Koṇāsana (102)

Padmāsana and cycle (104~124)

Kūrmāsana와 Supta Kūrmāsana (363, 364, 368)

Ekapada Śīrṣāsana and cycle (371~384)

Yoganidrāsana (391)

Ardha Matsyendrāsana I & II (311, 320)

Pāśāsana (328)

Paripoorṇa Matsyendrāsana (336)

Mūlabandhāsana (462)
Kandāsana (470)
Hanumānāsana (475)
Samakoṇāsana (477)
Ūrdhva Dhanurāsana (486)
Viparīta Chakrāsana (488~499)
Dwipāda Viparīta Daṇḍāsana (516)
Maṇḍalāsana (525~535)
지식을 포함한 Uḍḍīyāna (201항), Nāḍī Śodhana Prāṇāyāma (205항)와 Ujjāyī Prāṇāyāma (203항).

류머티즘

〈관절염〉과 〈요통〉의 아사나를 따른다.

좌골 신경통

모든 서서 하는 자세 (1~36)
Śīrṣāsana와 행할 수 있는 그 cycle (184~218)
Sarvāngāsana와 행할 수 있는 그 cycle (234~271)
Jaṭhara Parivartanāsana (275)
Supta Pādānguṣṭhāsana (284~287)
Anantāsana (290)
Uttānapādāsana (292)
Setubandhāsana (296)
Paschimottānāsana (160)
Śalabhāsana (60)
Dhanurāsana (63)
Bhujangāsana I (73)
Ūrdhva Mukha Śvānāsana (74)
Adhomukha Śvānāsana (75)
Ūrdhva Mukha Paschimottānāsana I & II (168, 170)
Poorvottānāsana (171)
Kūrmāsana (363, 364)
Mūlabandhāsana (462)
Bharadvājāsana I & II (297, 299)
Marīchyāsana III (303)
Ardha Matsyendrāsana I (311)
Mālāsana I & II (321, 322)
Pāśāsana (328)
Hanumānāsana (475)
Supta Trivikramāsana (478)
Uṣṭrāsana (41)
Dwipāda Viparīta Daṇḍāsana (516) 가능하다면 Paripoorṇa Matsyendrāsana (336).

정액루精液漏

Śīrṣāsana and cycle (184~218)
Sarvāngāsana and cycle (234~271)
Paschimottānāsana (160)
Baddha Koṇāsana (103)
Mūlabandhāsana (462)
Kandāsana (470)
지식 없이 2~3개월간 Ujjāyī (203항)와 Nāḍī Śodhana Prāṇāyāma (205항), 그 뒤 지식을 포함해서 행한다.

불임

〈정액루〉의 아사나를 따른다.

다리 혈전증

가능하다면 Sālamba Sarvāngāsana I (234)
Halāsana (244)
Vīrāsana (89)
Siddhāsana (84)
Baddha Koṇāsana (102)
그리고 긴장 없이 모든 앉는 자세. Ujjāyī (203항)와 Nāḍī Śodhana Prāṇāyāma (205항) 그리고 Śavāsana (592).

편도선염

Śīrṣāsana와 행할 수 있는 그 cycle (184~218)
Sarvāngāsana와 행할 수 있는 그 cycle (234~271)
Vīrāsana (89)
Paryankāsana (97)
Padmāsana and cycle (104~124)
서서 하는 자세 (1~36)
Uṣṭrāsana (41)
Dhanurāsana (63)
Ūrdhva Mukha Śvānāsana (74)
Marīchyāsana III (303)
Ardha Matsyendrāsana I (311)
Pāśāsana (328)
Paripoorṇa Matsyendrāsana (336)
Paschimottānāsana (160)
Yoganidrāsana (391)
Ūrdhva Dhanurāsana (486)
Dwipāda Viparīta Daṇḍāsana (516)
Ujjāyī (203항)과 Nāḍī Śodhana Prāṇāyāma (205항)
Bhastrikā (206항)과 Uḍḍīyāna (201항).

결핵

약물치료 후 유능한 교사의 지도를 받는 것이 좋다.

위의 종양

단, 이 질병의 초기 단계에 한해서이다.
Sālamba Śīrṣāsana I과 행할 수 있는 그 cycle (184~218)
Sālamba Sarvāngāsana I과 행할 수 있는 그 cycle (234~271)
서서 하는 자세 (1~36)
Uttānāsana (48)
Mahā Mudrā (125)
Jānu-Śīrṣāsana (127)
Supta Vīrāsana (96)
Matsyāsana (114)
Parvatāsana (107)
Paschimottānāsana (160)
Uḍḍīyāna (201항)와 Ujjāyī (203항) 혹은 Nāḍī Śodhana Prāṇāyāma (205항).

위궤양

〈위산 과다〉, 〈소화불량〉, 〈가스 찬 배〉에 대한 아사나를 따른다.

십이지장궤양

Śīrṣāsana and cycle (184~218)
Sarvāngāsana and cycle (234~271)
Mahā Mudrā (125)

Jānu-Śīrṣāsana (127)
Paschimottānāsana (160)
Kūrmāsana와 Supta Kūrmāsana (363, 364, 368)
Yoganidrāsana (391)
Marīchyāsana III (303)
Ardha Matsyendrāsana I (311)
Pāśāsana (328)
Dwipāda Viparīta Daṇḍāsana (516)
들숨 후 지식을 포함한 Uḍḍīyāna (201항), Ujjāyī (203항) 그리고 Nāḍī Śodhana Prāṇāyāma (205항).

소변

Śīrṣāsana와 행할 수 있는 그 cycle (184~218)
Sarvāngāsana와 행할 수 있는 그 cycle (234~271)
Supta Vīrāsana (96)
Matsyāsana (114)
Siṃhāsana II (110)
Mahā Mudrā (125)
Baddha Koṇāsana (101)
Uḍḍīyāna (594)
Antara Kumbhaka와 Bāhya Kumbhaka를 포함한 Nāḍī Śodhana Prāṇāyāma (205항).

정맥 노장

Śīrṣāsana and cycle (184~218)
Sarvāngāsana and cycle (234~271)
Vīrāsana (89)
Supta Vīrāsana (96)
Paryankāsana (97)
Bhekāsana (100)

용어 풀이

A	비폭력(Ahiṁsā)에서의 경우에서와 같은 부정 접두사.
Abhaya	두려움으로부터의 벗어남.
Abiniveśa	생에 대한 본능적 집착과 죽음으로 인해 일체의 것으로부터 단절되리라는 두려움.
Abhyāsa	변함없는 결연한 학습 또는 수행
Adhaḥ	아래쪽으로
Ādhāra	지원, 지지
Adhimātra	우수한, 비길 데 없는
Adhimātratama	극상, 최상의 것
Adho-mukha	얼굴을 아래로 향하다.
Ādīśvara	태고의 신, Śiva의 별칭
Aditi	Ādityas라고 알려진 신들의 어머니
Āditya	Aditi의 아들 즉 신들
Advaita	'개인의 영혼과 우주적 정신'의 일원성
Āgama	지식의 근원이 검증되고 믿을 수 있다는 권위자의 증언이나 증명
Ahaṁkāra	자아, 자기본위. 글자 그대로 '내가 안다'라는 것을 확신하고 있는 상태.
Ahiṁsā	비폭력. 이는 살생이나 폭력을 금한다는 부정과 제한적인 의미뿐만 아니라, 모든 생명체를 품고 사랑하는 긍정적이고 포괄적인 의미를 가지고 있다.
Ajapa-mantra	무의식적 반복 기도 모든 개개의 생물은 무의식적으로 호흡하면서 들이쉴 때는 'So'ham[우주정신(=Saḥ)은 나다(=aham)]'이라는 기도를, 숨을 내쉴 때는 'Haṁsaḥ'[나는(=Aham) 우주정신(=Saḥ)]'라는 기도와 더불어 숨을 쉰다.
Ājñā-chakra	눈썹 사이에 있는 신경 중심(총), 지령의 중심.

Ākarṇa	귀 주변, 귀 쪽으로 향하고 있는.
Akrodha	성내는 마음으로부터의 벗어남.
Alabhdha-bhūmikatva	'실체'를 본다는 게 불가능한 일이 아닌가 하는 느낌 때문에 수행을 하는 데 있어 견고한 기반을 얻거나 지속성을 유지하는 데 실패.
Ālamba	지지
Ālasya	태만, 게으름, 냉담
Amanaska	생각이나 욕망으로부터 벗어난 마음 상태.
Amṛta	불멸의 감로(이것을 마시면 결코 죽지 않는다 함.)
Anāhata-chakra	심장 부위에 있는 신경 중심(총)
Ananta	절대자. 비슈누의 이름이며 또한 비슈누의 탈것인 뱀 Śeṣa의 이름이기도 하다.
Ananta-padmanābha	비슈누Viṣṇu의 다른 이름.
Anavasthitattva	사마디Samādhi의 최고의 경지에 이르렀다는 생각으로 수행을 더 계속할 필요가 없다는 느낌 때문에 수행이 지속되지 않는 불안정.
Aṅga	육체, 사지 또는 육체의 일부, 구성 부분
Aṅgamejayatva	육체의 불안정, 불안감
Aṅgular	손가락 ; 엄지
Aṅguṣṭha	엄지발가락
Aṅjanā	인도의 대서사시 라마야나에 나오는 위대한 원숭이 우두머리인 Hanumān의 어머니 이름(Hanumān은 원숭이 神으로 경배의 대상이다.).
Antara	내부의, 내적인
Antara Kumbhaka	완전히 숨을 들이쉰 후 숨을 멈추고 지니고 있는 것.
Antaranga Sādhanā	요가의 제4단계인 Prāṇāyāma와 제5단계인 Pratyāhāra 수행을 통해서 마음이 통어統禦 되고 감각 기능이 욕망의 속박에서 벗어난 상태에서의 영혼에 대한 내적 탐색.
Antarātmā	인간의 마음속에 있는 최상의 영혼.
Antarātmā Sādhanā	Dhāraṇā(집중), Dhyāna(정려, 명상), Samādhi(삼매)에 의한 영혼의 내적 추구.

Anuloma	거슬리지 않게, 규칙적으로, 자연의 섭리대로
Anumāna	추론
Apāna	하복부 영역에서 활동하는 생명 에너지의 하나로 소변과 대변의 배설 기능을 조절한다.
Aparigraha	재물을 저장하거나 모으는 탐착으로부터 벗어남.
Apuṇya	악덕惡德, 결점
Arḍha	절반
Arjuna	서사시 Mahābhārata의 주인공으로 용감한 궁술가인 Pāṇḍava家의 왕자
Āsana	자세, 요가의 세 번째 단계
Asmitā	이기주의
Aṣṭa	여덟, 8
Aṣṭāṅga	Yoga 파탄잘리가 제시한 요가의 여덟 가지 단계(부분).
Aṣṭāvakra	몸이 여덟 군데가 기형인 사람. 육체적으로 기형으로 태어났음에도 불구하고, Mithilā의 왕Janaka의 영적 스승이 된 현인의 이름.
Asteya	부도不盜, 훔치지 않음.
Aśva	말[馬]
Aśvinī-mudrā	항문 괄약근의 수축, 이는 말의 배설물을 연상시키기 때문에 붙여진 이름이다.
Ātmā or Ātman	최고의 정신이나 브라만
Ātma Ṣaṭkam	Śankarāchārya가 지은 사마디 상태에서의 영혼을 묘사한 6행으로 된 시들.
Ātmīyatā	어머니가 자식에게 느끼는 감정과 같은 일체감
Auṁ	라틴어 'Omne'과 같이, 산스크리트 語 'Auṁ'은 '모든 것'이란 뜻으로, '전지', '편재'와 '전능'의 개념을 뜻한다.
Avasthā	마음의 상태
Avatāra	신의 내림, 도래, 화신.
	비슈누Viṣṇu의 화신은, Matsya(물고기), Kūrma(거북), Varāha(수퇘지), Narasiṁha(인간-사자 형상의 반수반인), Vāmana(난쟁이), Paraśurāma, Rāma(서사시 Rāmāyana

의 영웅), Krishna(서사시 마하바라타의 한 부분을 이루는 『바가바드 기타』의 주인공), Balarāma와 Kalki 등 모두 10 이다.

Avidyā	무명無明, 무지
Avirati	관능성
Āyāma	길이, 팽창, 연장 이는 억제, 조절과 정지의 의미를 포함한다.
Baddha	구속된, 잡힌, 억제된, 확고한
Bahiraṅga Sādhanā	창조주를 향한 영혼의 외향적 탐구를 말한다. 요가의 처음 세 단계들, 즉 야마, 니야마, 아사나는 외향적 탐구의 수행 형태이며 이를 통해서 구도자를 주위의 동료나 자연과 조화된 상태를 유지시켜 준다.
Bāhya Kumbhaka	숨을 완전히 내쉬고 폐가 완전히 비어 있을 때 호흡의 멈춤.
Baka	학, 섭금류의 새
Bali	마왕의 이름
Bandha	구속 또는 속박 육체의 어떤 기관이나 부분이 수축되고, 조절되는 자세이다.
Bhagavad Gītā	신의 노래, Krishṇa와 Arjuna의 성스러운 대화로 이루어졌다. 힌두 철학의 기본서 가운데 하나로 우파니샤드의 요체要諦를 담고 있다.
Bhagavān	존자尊者, 신, 덕망 있는, 성스러운
Bhairava	끔찍한, 무서운, 시바신의 다른 한 모습
Bhakti	헌신, 숭배, 신심
Bhakti-mārga	각자가 모시는 신을 향한 헌신 또는 숭배를 통해서 깨달음에 이르는 길이나 방법.
Bharadvāja	현인의 이름.
Bhastrikā	대장간에서 쓰는 풀무. Bhastrikā는 대장장이의 풀무처럼 공기가 세차게 들어

갔다 나왔다 하는 프라나야마의 한 형태이다.

Bhaya	두려움
Bhedana	꿰찌르는, 관통하는, 통과하는
Bheka	개구리
Bheruṇḍa	끔찍하고, 무시무시한, 이는 또한 새의 한 종류를 뜻한다.
Bhoga	향락, 기쁨의 대상
Bhoktṛ	즐기거나 경험하는 사람.
Bhramara	크고 검은 벌
Bhramarī	숨을 내쉬는 동안, 부드러운 콧소리가 마치 벌의 윙윙거림처럼 들리는 프라나야마의 한 형태.
Bhrānti-darśana	그릇된 관점이나 지식, 망상
Bhu	땅, 육지
Bhūdāna	땅의 기증
Bhuja	팔이나 어깨
Bhuja-pīdā	팔이나 어깨에 가해지는 압력
Bhujaṅga	뱀
Bhūmikatva	단단한 땅
Bīja	종자, 씨앗
Bīja-mantra	신비의 주문으로 프라나야마를 수행하는 동안 마음속으로 반복하는 성스러운 기도와 함께 마음에 심겨진 종자는 오직 한 곳에서만 싹을 틔운다.
Brahmā	최고의 존재, 창조자. 세상을 창조하는 일을 맡은 Hindu Trinity의 첫 번째 신神.
Brahmā-randhra	머리 정수리에 있는 틈으로 이곳을 통해 죽을 때 영혼이 육체로부터 빠져 나간다고 믿는다.
Brahmā-vidyā	절대 신성에 대한 지식.
Brahmāchāri	금욕과 절제를 맹세한 종교적인 구도자, 수행자. 브라만(절대 신성) 안에서 끊임없이 활동하는 사람, 모든 것에서 신성을 보는 사람.
Brahmācharya	금욕, 종교적 탐구와 자기 절제의 삶
Brahmān	최고의 존재, 절대 신성, 우주의 근원, 두루 퍼져 있는

	우주적 기운.
Brahmāṇḍa-prāṇa	우주적 숨결
Brahmaṛsī	브라민 현인
Buddhi	지성, 이성, 식별, 판단
Chakra	문자적 의미는, 바퀴나 원. 에너지Prāṇa는 세 개의 주요 통로Nāḍis, 즉 Suṣumṇā, Piṅgalā 그리고 Iḍā을 통해 인간 몸속으로 흐른다고 한다. 수슘나Suṣumṇā는 척추 내부에 있다. 핑갈라Piṅgalā와 이다Iḍā는 좌우 콧구멍에서 각각 시작되어 정수리로 움직이고, 등뼈의 맨 끝으로 이동한다. 이 두 Nāḍis는 서로 교차하고, 이 역시 Suṣumṇā와도 교차한다. 이 Nāḍis의 교차점은 우리의 신체 구조를 조절하는 차크라Chakra 혹은 인체 구조의 속도 조절 바퀴로 알려져 있다. 중요 Chakra는 다음과 같다. (a) Mūlādhāra(mūla=근본, 뿌리; ādhāra=지원, 생명의 부분)는 항문 위의 골반에 있다. (b) Svādhisṭhāna(sva=생명력, 영혼; adhisṭhāna=자리, 거처)는 생식기관 위에 있다. (c) Maṇipūraka(maṇipūra=배꼽)는 배꼽 내에 있다. (d) Manas(마음)와 (e) Sūrya(태양)는 배꼽과 심장 사이에 있다. (f) Anāhata(=불패의)는 심장 부위에 있다. (g) Viśuddha(=순수한)는 인두부에 위치한다. (h) Ājñā(=명령)는 두 눈썹 사이에 위치한다. (i) Sahasrāra(=1,000)는 뇌 속의 수천 꽃잎의 연꽃이라 불린다. 그리고 (j) Lalāta(이마)는 이마 맨 위에 있다.
Chakra-bandha	묶거나 봉합하는 자세로 모든 Chakras가 단련되어진다.
Chandra	달
Chatur	숫자 4
Chiḍāmbaram	남인도에 있는 순례지. (Chit=의식, ambara=분위기 또는 의복) 그의 의식 세

	계로 만물을 지배하는 신의 이름.
Chitta	총체적, 집합적, 의미의 마음으로 세 가지 부류로 구성된다. (a) 마음(주의, 선택, 거부의 기능을 하는) (b) 이성(사물을 구분하여 판별하는 상태) (c) 자아(나를 만드는)
Chitta-vikṣepa	방심, 혼란, 혼돈
Chitta-vṛtti	마음의 변화, 행동의 방향, 존재 양식, 상황 또는 정신 상태.
Dadhīcha	신들에게 자신의 뼈를 보시한 유명한 현인. 신들의 왕 인드라는 그 뼈로 번개를 만들어 악마 Vṛtra를 죽였다.
Daitya	Diti의 아들, 악마
Dakṣa	창조물의 신, 유명한 Prajāpati
Dakṣiṇa	오른쪽
Damani	에너지의 흐름을 위한 나디nāḍī 곧 채널 내부에 있는 층.
Dānava	악마
Daṇḍa	막대기, 몸뚱이
Daṇḍakā	인도 데칸 지방에 있는 숲의 이름으로 Narmāda와 Godāvarī강 사이에 있다.
Daurmanasya	절망, 낙담
Deva	신
Devadatta	생명을 유지하는 기氣 가운데의 하나로 하품을 함으로써 여분의 산소가 피로한 육체에 공급된다.
Dhanu	활
Dhāraṇā	집중 혹은 완벽한 주의 집중. 파탄잘리가 말한 요가의 여섯 번째 단계.
Dhasañjaya	사후에도 신체 내에 남아 있고, 때로는 시체를 부풀리기도 하는 생명을 유지하는 기氣 가운데의 하나이다.
Dhenu	암소
Dhṛ	잡다, 지지하다, 유지하다.
Dhyāna	정려, 명상, 파탄잘리가 언급한 요가의 일곱 번째 단계.

Diti	Daityas라고 불리는 악마의 어머니.
Droṇa	Pāṇḍava家와 Kaurava家의 왕자들에게 전쟁 기술, 특히 궁술을 가르친 스승. 그는 Bharadvāja 현인의 아들이다.
Duḥkha	고통, 근심, 비애
Durvāsā	성미가 매우 급한 현인.
Dveṣa	증오, 혐오, 반감
Dwi	둘, 쌍
Dwi-hasta	양손
Dwi-pāda	두 발 혹은 양쪽 다리
Eka	하나, 유일한
Eka-pāda	한 다리
Eka-tattvābhyāsa	모든 생명체 속의 가장 깊숙한 곳에 두루 퍼져 있는 '절대 신성', 즉 유일 요소에 대한 추구.
Ekāgra	(Eka=하나, agra=최초의, 일류의) 하나의 대상이나 점에 고정된 상태, 오롯하게 집중된 상태로, 정신적 능력이 유일한 대상에 집중되어 있다.
Ekāgratā	일념
Gālava	현인의 이름
Gaṇa	시바의 시종들인 반신반인의 무리.
Gaṇḍa	관자놀이를 포함한 얼굴의 모든 면, 뺨.
Gaṇḍa-bheruṇḍa	새의 일종.
Gaṅgā	인도에서 가장 성스러운 강의 이름, 갠지스강.
Garbha-piṇḍa	자궁 내의 태아
Garuḍa	새 중의 왕, 가루다Garuḍa는 비슈누Viṣṇu의 탈것으로, 흰 얼굴, 굽은 부리, 붉은 날개, 금빛 몸체를 가지고 있다.
Gheraṇḍa	현인의 이름으로, Haṭha-yoga의 고전 『Gheraṇḍa-Saṁhitā』의 작가.
Gheraṇḍa Saṁhitā	위의 Gheraṇḍa 항을 참고하시오.
Go	암소

Gomukha 암소를 닮은 얼굴. 또한 일종의 악기의 이름으로 암소의 얼굴처럼 한쪽 끝은 좁고 다른 한쪽 끝은 넓다.

Gorakṣa 목동, 유명한 요기의 이름.

Gotra 가족, 인종, 혈통

Gu 'Guru'의 첫음절로 '어둠'을 뜻한다.

Gulma 비장

Guṇa 성질, 특질, 자연의 구성분이나 요소.

Guṇātitā Sattva, Rajas와 Tamas의 세 구나로부터 자유로워졌거나 초월한 사람.

Guru 영적 지도자, 영적 의혹을 풀어 주는 사람.

Ha 태양을 의미하는 'ha'와 달을 의미하는 'ṭha'로 구성된 'Haṭha'의 첫음절. Haṭha 요가의 목적은 인체 내의 태양 에너지와 달 에너지의 흐름을 균형 있게 조절하는 것이다.

Hala 쟁기

Haṁsa 백조

Haṁsaḥ 모든 생물체가 살아 있는 동안 숨을 내쉴 때마다 무의식적으로 반복하는 '나는 신, 즉 우주정신이다'라고 하는 기도.

Hanumān 초능력적 힘과 용기를 가진 위대한 원숭이의 우두머리. 그의 업적은 서사시 Rāmāyaṇa에서 찬양되고 있다. Aṅjana와 바람의 신인 Vāyu의 아들이다.

Hasta 손

Haṭha 힘. Haṭha는 '억지로 시키는', '마지못해 하는'의 뜻을 갖고 부사적으로 쓰여진다. Haṭha-Yoga는 절대 신성과의 합일을 위해 엄격한 수행을 요구하기에 그렇게 불린다.

Haṭha-vidyā Haṭha 요가의 체계

Haṭha-yoga 엄격한 수행을 통해 깨달음에 이르는 길.

Haṭha-yoga-pradīpiktā Svātmārāma에 의해서 씌어진 Haṭha-yoga에 대한 성전.

Himālaya 인도 북부의 경계선에 걸쳐 있는 산의 이름으로 '눈과 얼음이 있는'이란 뜻이다.

Himsā	폭력, 살생
Hiraṇya-kaśipu	추종자 Prahlāda를 구하기 위해 비슈누에 의해 살해된 유명한 마왕.
Iḍā	Nāḍī, 氣(에너지) 통로의 하나로 왼쪽 콧구멍에서 시작해서 정수리에 이른 후, 척추의 끝으로 하강한다. 달의 에너지를 전달하기 때문에 Chandra nāḍī(달 에너지의 통로)라 한다.
Indra	신들의 왕, 천둥, 번개, 비의 신
Indriya	감각 기능
Indraya-jaya	욕망을 제어함으로써 감각 기능들을 정복, 절제, 통제하는 것.
Īśvara	최상의 존재, 절대 신성
Īśvara praṇidhāna	자신의 행위와 의지를 절대 신성에게 바침.
Jāgrata-avasthā	성성하게 깨어 있는 마음 상태.
Jālandhara-bandha	Jālandhara는 목과 목구멍이 수축되어지고, 턱이 가슴뼈 상부의 쇄골 사이의 팬 부분(V자)에 놓여지는 자세이다.
Jamunā	갠지스강의 지류
Janaka	Videha 또는 Mithilā의 왕으로 유명한 철학자.
Jānu	무릎
Japa	반복되는 기도
Jaṭhara	복부, 위
Jaṭhara-parivartana	복부를 앞뒤로 움직이게 하는 아사나
Jaya	정복, 승리 또한 제어, 지배를 의미한다.
Jīva	생명체, 창조물
Jīvana	삶
Jīvana-mukta	지고의 영혼 즉 절대 신성과 합일됨으로써, 그의 생애 동안 해탈을 얻은 사람.
Jīvana-mukti	해탈의 상태
Jīvātmā	개인의 영혼

Jñāna	인간에게 그 자신의 본질을 이해하는 방법을 가르쳐 주는 종교와 철학의 보다 높은 진리 위에서의 명상으로 얻어진 지혜.
Jñāna-mārga	인간을 자각하게 하는 깨달음으로 이끄는 지식의 길.
Jñāna-mudrā	집게손가락의 끝이 엄지손가락의 끝과 맞닿아 있고, 나머지 세 손가락은 뻗어 있는 모양의 수인. 이 수인은 지식jñāna의 상징이다. 집게손가락은 개인의 영혼을 뜻하고, 엄지는 최상의 우주정신으로 이 두 손가락의 결합은 진정한 지식을 의미한다.
Jñānendriya	청각, 촉각, 시각, 미각, 후각
Kagola 또는 Kahola	현인 Aṣṭāvakra의 아버지
Kailāsa	시바신이 머물고 있는 곳이라고 알려져 있는 히말라야의 한 봉우리.
Kaivalya	최후의 해탈
Kaivalya-pāda	파탄잘리의 요가 수트라의 마지막 제4장. 여기에서 최후의 해탈에 대해서 다루고 있다.
Kāla-Bhairava	시바의 이름.
Kālidāsa	산스크리트 문학에서 가장 저명한 희곡가이며 시인으로 그의 작품 'Śakuṅtalā'는 전 세계적으로 널리 알려져 있다.
Kāma	욕망, 색정, 열정의 신 이름.
Kāma-dhenu	모든 욕망을 만족시켜 준다는 천상의 암소.
Kāma-rūpa	생식기의 자리. 그러므로 열정의 神 Kāma의 이름을 붙였다.
Kaṅda	불룩한 뿌리, 매듭. 항문 위로 12인치 떨어진 배꼽 근처에 4인치 반경의 둥근 모양을 하고 있고 세 개의 주요 Nāḍis(Suṣumṇā, Iḍā, Piṅgalā)가 만나고 분리되는 곳이다. 이것은 마치 부드러운 흰 천으로 감싸져 있는 것 같다.
Kanyākubja	지금은 Kanoja라고 불리는 갠지스강의 지류에 있었던 고대 도시.

Kapalābhāti	Kapāla=두개골, bhāti=빛, 광채. 공동空洞을 없애는 행법.
Kapila	힌두의 6파 철학의 하나인 Sānkhya 체계를 창시한 현인.
Kapiñjala	빗방울만 마시고 산다고 알려진 신화 속의 chātaka 새.
Kapota	비둘기
Karma	행위(행동)
Karma-mārga	활동적인 사람이 행동을 통해 깨달음에 이르는 길.
Karma-yoga	행위를 통한 지고의 우주정신과의 결합.
Karmendriya	배설 행동 기관. 배설, 생식 기관, 손, 발 그리고 말.
Karṇa	귀, 또한 Mahābhārata의 영웅들 중 한 사람 이름이기도 하다.
Karṇa-pīdā	귀 주위를 누름.
Kārtikeya	전쟁의 신, Kumāra, Ṣaṇmukha, Skanda라고도 알려져 있다. 시바의 아들로 Kṛttikā家와 Pleiade家의 여섯 명의 여인들의 젖을 먹고 자라서 Ṣaṇmukha라는 이름이 붙여졌다(Ṣaṇ=6, mukha=입 혹은 얼굴). 그의 출생에 관한 이야기는 Kaliḍās의 서사시 'Kumāra-saṁbhava'에 나온다.
Karuṇā	비심悲心, 연민, 동정, 또한 괴로운 사람들의 고통을 덜어주기 위한 헌신적 행위를 뜻한다.
Kaśyapa	Aditi와 Diti의 남편인 현인. 그는 생명체의 신 혹은 선조들 가운데의 한 사람이다.
Kaṭhopaniṣad	중요한 우파니샤드 중 하나로, 구도자 Nachiketā와 죽음의 신 Yama와의 대화체와 운문 형식으로 구성되었다.
Kauṇḍinya	현인
Kauravas	Kuru의 후손들. 이들은 그들의 사촌인 Pāṇḍava家와 동족간의 Mahābhārata 전쟁을 치렀다.
Kāyā	신체, 몸
Kāyika	신체에 관련된.
Kevala	모든, 절대적인, 완벽한, 순수한
Kevala Kumbhaka	Kumbhaka(호흡 과정)의 수행이 본능적인 것같이 완벽

	할 때를 Kevala Kumbhaka라 한다.
Kleśa	고통, 근심, 아픔
Koṇa	각도
Krauncha	산의 이름, 왜가리 같은 새
Krishṇa	힌두 신화에서 가장 유명한 영웅으로 비슈누의 여덟 번째 화신이라고 알려져 있다.
Kriyā	속죄 의식, 정화 과정
Kṛkara	보조적인 생명 에너지氣의 하나. 이것의 기능은 재채기와 기침을 일으킴으로써, 이물질이 콧구멍과 목구멍으로 들어가는 것을 막는다.
Kṛta	인간 세계의 4시대 중 가장 최초의 시대 이름.
Kṣatriya	무사 계급, 인도의 4성 가운데 하나.
Kṣipta	산만한, 게으른
Kukkuṭa	수탉
Kumāra-saṁbhava	Kārtikeya 항을 참조하시오.
Kumbha	물병, 양동이, 술잔
Kumbhaka	숨을 완전히 들이마신 뒤나 혹은 내쉰 후 호흡의 정지를 말한다.
Kuṇḍalinī	Kuṇḍalinī(kuṇḍala=밧줄 한 타래, Kuṇḍalinī=똬리 튼 암컷 뱀)는 신성한 우주 에너지이다. 이 힘 또는 에너지는 Mūlāhāra-chakra라고 상징되는데, 이는 척추의 맨 아래에 있는 가장 하부의 신경총 안에서 똬리를 틀고, 잠자고 있는 뱀으로 상징된다. 이 잠재된 에너지는 일깨워져야 하고, 주요 척추 통로인 Suṣumṇā를 통해 모든 차크라를 통과해 머리에 있는 수천 개의 연꽃 모양을 한 Sahasrāra로 바로 올라간다. 그러면 요기는 지고의 우주 정신과 하나가 된다.
Kūrma	거북. 또는 생명을 유지시켜 주는 보조적인 기氣들 가운데 하나의 이름이기도 하다. 그 기능은 외부 물질이나 지나치게 밝은 빛이 들어가는 것을 막기 위해 눈꺼풀의 운동을 조절하는 것이다.

Lac	100,000(십만)
Laghu	작고, 귀여운. 이것은 또한 준수함을 뜻하기도 한다.
Lakṣmana	서사시 Rāmāyana의 영웅인 Rāma의 남동생.
Lakṣmī	미와 행운의 여신, 비슈누의 배우자.
Lalāta	이마, 또한 Chakra의 이름이기도 하다.
Lankā	악마의 왕 Rāvana의 왕국으로 Ceylon이라고 한다.
Lauliki	Nauli와 동일.
Laya	분해, 파멸, 마음의 집중, 헌신
Laya-yoga	헌신이나 숭배를 통한 지고의 우주 정신과의 합일.
Lobha	탐욕
Lola	진동하고, 매달려 있고, 앞뒤로 움직이는 그네나 추.
Loma	머리카락, 털
Madhyama	중간, 평균, 보통
Mahā	강력한, 위대한, 고귀한
Mahābhārata	Vyāsa가 저술한 유명한 대서사시로 『바가바드 기타』를 포함한다.
Maharṣi	위대한 현인.
Maitri	일체감으로 맺어지는 정감.
Makara	악어
Mālā	화환
Man	생각하다.
Manas	주의, 선택, 거부의 힘과 기능을 가진 개인의 마음(정신), 감각 기능의 지배자라 할 수 있다.
Manas-chakra	배꼽과 심장 사이에 있는 신경총.
Mānasika	마음의, 정신의
Maṇḍala	원. Ṛgveda의 모음集, 장의 분류를 의미한다.
Mandara	신과 악마가 감로를 찾기 위해서 우주의 대양을 휘저을 때, 젓는 막대기로 사용한 산.
Maṇḍūka	개구리
Maṇipūraka-chakra	배꼽 부위에 위치한 신경총.

Manomanī	삼매三昧 상태
Mantra	신성한 생각 혹은 기도
Manu	인류의 아버지 이름.
Mārga	길, 방법
Marīchi	Brahmā의 아들 가운데 하나로, 현인이자 Kaśyapa의 아버지였다.
Matsya	물고기
Matsyendra	하타 요가 창시자 중 하나.
Mayūra	숫공작
Menakā	요정, Śakuntalā의 어머니
Meru-daṇḍa	척추
Mithilā	Janaka 왕이 지배하는 Videha 왕국의 수도.
Moha	기만, 현혹
Mokṣa	깨달음, 윤회로부터 해탈
Mṛdu	부드러운, 상냥한, 온화한
Mṛta	죽음, 시체
Mūdha	어리석고, 우둔한, 혼란스러운
Muditā	기쁨, 환희
Mudrā	봉함, 봉합된 자세
Mukha	얼굴, 입
Mukta	해탈, 깨달음
Mukti	자유, 해탈, 나고 죽는 윤회의 사슬에서 벗어남.
Mūla	뿌리, 근원
Mūla-bandha	항문에서 배꼽까지의 부분이 척추 쪽으로 수축되고, 올려지는 자세.
Mūlādhāra-Chakra	신체의 주요 받침대인 척추의 하부에서, 항문 위 골반에 위치한 신경총.
Muṇḍakopaniṣad	우파니샤드의 이름으로 신비한 음절 Auṁ을 다룬다.
Nachiketā	구도자의 이름. 『카트우파니샤드』에서의 주요 인물들 중 한 명. 그의 아버지 Vājaśravas는 종교적인 이득을 얻기

위한 목적으로 소유물 모두를 나누어 준다고 했다.

놀란 Nachiketā는 아버지에게 자꾸 물었다. "저는 누구에게 주고자 하십니까?" 그의 아버지는 "Yama(죽음의 신)에게 준다."고 말했다. Nachiketā는 죽음의 땅으로 가서, 그가 소원하는 세 가지 것은 무엇이든지 얻을 수 있다는 약속을 받았다. 그중 마지막 하나가 죽음 뒤에 오는 삶에 대한 비밀에 관한 것이었다. 야마는 세속적인 기쁨 가운데서 최상의 것들을 줌으로써 Nachiketā가 소원하는 것을 대신하려 했다. 그러나 Nachiketā는 마음을 바꾸지 않았고, 결국 야마는 그에게 그가 바라는 지식을 주었다.

Nāda — 내부의 신비한 소리

Nāḍī — 에너지가 흐르는 섬세한 신체의 관 모양의 기관. 전선의 절연 재료와 비슷하게 하나 안에 다른 하나가 들어간 세 개의 층으로 되어 있다. 가장 내부층은 'sirā'로 불리고, 중간층은 'damanī'라고 한다. 외부층과 전체 기관은 'nāḍī'라 한다.

Nāḍī-śodhana — Nāḍis를 깨끗이 하는 것, Nāḍis의 정화.

Nāga — 생명을 유지시켜 주는 보조적인 기氣의 하나로 트림을 함으로써 복부의 팽만감을 덜어 준다.

Nakra — 악어

Nara — 사람

Narasiṁha — 반인반사자, 비슈누의 네 번째 화신

Naṭarāja — 춤의 신, 시바의 이름

Nauli — 복부 근육과 기관이 파도치는 것처럼 수평, 수직으로 움직이게 하는 과정.

Nāva — 배, 보트

Neti Neti — "이게 아니야, 이게 아니야." 삼매의 경험은 말로 설명될 수 있는 다른 경험과는 다르다. 현인들이 말하는 "이게 아니야, 이게 아니야."는 말로는 그 상태에서 경험한 기쁨과 평온의 감정을 다 표현할 수 없기 때문이다.

Nirālamba	지지 없이
Niranjana	결점이 없는, 거짓이 없는, 순수한
Nirodha	억제, 압박
Niruddha	통제된, 억제된, 조절된
Niyama	계행에 의한 자기 정화. 파탄잘리가 언급한 요가의 두 번째 단계.
Pāda	발 또는 다리, 또한 책의 한 부분(장)
Pādānguṣṭha	엄지발가락
Padma	연꽃
Padmanābha	비슈누, 그는 배꼽에서 자란 연꽃을 갖고 있으며 이 연꽃에서 Brahmā가 나왔다고 전해진다.
Pāṇḍava	판두의 아들이란 뜻으로 그의 다섯 아들의 총칭, Mahābhārata의 영웅들이다.
Paramapāda	최고의 단계, 최상의 상태, 지고의 행복
Paramātmā	지고의 영혼, 절대 신성
Parāṅgmukhi	얼굴을 안쪽으로, 안쪽을 향하다.
Paraśurāma	비슈누의 여섯 번째 화신으로, Paraśu라고 하는 전투용 도끼로 무사 계급을 무찔렀다.
Parigha	문을 닫는 데 쓰이는 막대기, 빗장
Parigraha	모으는 것, 저장
Paripūrṇa	모든, 완벽한
Parivartana	회전하는
Parivṛtta	회전된
Parivṛttaika-pāda	한쪽 다리를 돌린
Pārśva	측, 옆구리, 옆의
Parśvaika-pāda	한쪽 다리를 측면으로 돌려진
Parvata	산山
Pārvati	여신, 시바의 배우자로 히말라야의 딸.
Paryanka	침대, 소파
Pāśa	족쇄, 덫, 올가미

Paśchima	서쪽 : 머리에서 발뒤꿈치까지 전 신체의 뒷부분.
Paśchimottana	목덜미에서 발뒤꿈치까지의 몸 뒷면을 강하게 뻗는
Pātāla	하계下界
Patañjali	요가 철학의 창시자로, 『Yoga Sūtra(요가경)』, Mahābh-āśya(문법에 관한 고전적 논문), 의학에 관한 논문을 저술했다.
Pīḍā	아픔, 고통, 압박
Pincha	턱, 깃털
Piṇḍa	태아, 몸
Piṇḍa-Prāṇa	우주적 호흡과 대조되는 개인의 호흡.
Piṅgalā	오른쪽 콧구멍에서 시작해서 정수리로 올라갔다가, 척추의 가장 밑바닥으로 이동하는 에너지의 통로nāḍī. 태양 에너지가 흐르기 때문에 이를 Sūrya-nāḍī라고 부른다. Piṅgalā는 황갈색이나 붉은색을 뜻한다.
Plīhā	비장
Prahlāda	비슈누의 신봉자로, 악마의 왕 Hiraṇya-kaśipu의 아들이다.
Prajāpati	창조물의 신
Prajñā	지성, 지혜
Prajñātmā	지성적 자아
Prakṛti	자연, 물질세계의 원질, 이는 sattva, rajas, tamas의 세 가지 특성으로 구성되어 있다.
Pramāda	무감각, 무관심
Pramāṇa	표준 혹은 이상理想, 권위
Prāṇa	호흡, 생기, 생명력, 바람, 에너지, 활력으로 또한 영혼을 의미하기도 한다.
Prāṇa-vāyu	전 신체에 퍼져 있는 생명을 유지시키는 기氣로, 가슴 부위에서 움직인다.
Praṇava	신비한 음절 Auṁ을 가리키는 또 다른 말.
Prāṇāyāma	호흡의 안정적 조절. 요가의 네 번째 단계.
Pranidhāna	헌신

Prasārita	벌리다, 내뻗다
Praśvāsa	호식(날숨)
Pratiloma	성질에 반하여, 거슬리는, 자연의 섭리에 어긋나는
Pratyāhāra	감각 기능과 그 대상을 지배함으로써 얻는 마음의 안정과 해탈. 요가의 다섯 번째 단계.
Pratyakṣa	직접적 증거
Puṇya	덕德, 장점, 정의, 선하고, 정의로운
Puraka	숨을 들이쉼(들숨)
Pūrṇatā	충만함, 완벽함
Pūrva	동쪽, 몸의 앞면
Pūrvottana	몸의 앞부분을 강하게 뻗음.
Rāga	사랑, 열정, 분노
Rāja	왕, 지배자
Rāja-kapota	비둘기 왕
Rāja-mārga	마음의 통제를 통한 '자기 깨달음'에 이르는 왕도.
Rāja-yoga	내부의 적을 이겨 자신의 마음을 지배함으로써 이루는 지고의 우주 정신과의 합일. 내부의 주요한 적은 다음과 같다. Kāma(정열이나 욕정), Krodha(성냄, 분노), Lobha(탐욕), Moha(미혹), Mada(자만), Matsara(질투나 시기). 파탄잘리의 여덟 단계 요가는 이 목적을 이루기 위한 왕도를 보여 주고 있다.
Rāja-yogī	자신의 마음과 자아를 완전히 지배하는 사람. 자기 자신을 다스리는 사람.
Rājarṣi	철학자적인 왕. 왕이 나이가 들어 왕위를 물려 준 후 수행자가 됐을 때 그를 칭하는 말.
Rājas	활동성, 유동성. 본질적으로 모든 것을 구성하고 있는 세 가지 특질Guna 중 하나.
Rajo-guṇa	유동성이나 활동성의 특질.
Rāma	서사시 Rāmāyaṇa의 영웅, 비슈누의 일곱 번째 화신.
Rāmāyaṇa	라마의 위업에 관한 유명한 서사시. 이는 현인 Vālmīki

	의 작품이다.
Rāvaṇa	라마의 아내인 Sītā를 납치한 Lankā의 악마왕.
Rechaka	날숨, 폐를 비움.
Retus	정액
Ṛṣi	영감을 받은 현인
Ru	구루Guru의 두 번째 음절로 빛을 의미한다.
Ruchika	현인
Sādhaka	구도자, 열망자
Sādhanā	실수행實修行, 탐구
Sādhana-pāda	파탄잘리 요가 수트라의 두 번째 장. 실수행을 다루고 있다.
Sahajāvasthā	삼매에서 영혼의 본래 상태.
Sahasrāra-chakra	두뇌에 있는 신경총 안의 천 개의 꽃잎을 가진 연꽃들.
Sahita Kumbhaka	'Sahita'는 '동행되는, 동참되는, 다 같이'라는 뜻이며 의도적인 호흡의 정지를 말한다.
Śakuṅtalā	현인 Viśvāmitra와 요정 Menakā의 딸로, Kālidāsa의 희곡 Śakuṅtalā의 여주인공이다.
Śalabha	메뚜기
Sālamba	지지와 함께, 받쳐 주는
Sama	같은, 동일한, 공정한, 올바른
Sama-sthiti	움직이지 않고 똑바로 서기
Sama-vṛtti	프라나야마에서 숨을 들이쉬고, 내쉬고, 멈춤 시간을 같게 하는
Samādhi	구도자가 그의 명상의 목표, 즉 우주에 퍼져 있는 지고의 우주정신[氣]과 하나가 되는 상태. 거기에는 형언할 수 없는 기쁨과 평화가 존재한다.
Samādhi-pāda	파탄잘리 요가 수트라의 첫 장, 여기에서는 사마디의 상태에 대해서 다루고 있다.
Samāna	생명을 유지시켜 주는 氣 가운데의 하나로 소화를 도와준다.

Sambhava	탄생
Śāmbhava or Śāmbhavī	Śambhu 혹은 Śiva에 속하는 것.
Śambhu	시바의 이름
Saṁśaya	의혹, 의심
Saṁskāra	과거에 대한 정신적 인상.
Ṣaṇ	여섯
Sanjīvani	일종의 만병통치약 혹은 약물로 죽은 사람을 소생시킨다고 한다.
Śankarāchārya	Advaita 사상의 유명한 스승.
Ṣaṇmukha	문자적 의미는 여섯 개의 입을 가진 전쟁의 신, Kārtikeya의 다른 이름이다.
Ṣaṇmukhi-mudrā	머릿속의 틈들은 닫히고, 마음은 명상을 위해 안으로 향한 봉합 자세.
Santoṣa	만족
Saraswatī	갠지스강의 지류. 또 브라마의 배우자인 언변과 학문의 여신 이름이기도 하다.
Sarva	모든, 전체
Sarvāṅga	몸 전체
Satī	Dakṣa Prajāpati의 딸. 남편 시바가 그녀의 아버지에게 모욕을 당하자 스스로 제물이 되어 불 속에 뛰어들어 죽는다. 히말라야의 딸로 환생해서, 다시 시바의 사랑을 구해 그를 남편으로 맞는다. 그녀는 Kārtikeya(전쟁신)와 Ganapati(학문, 지혜, 행운의 신)의 어머니이다.
Sattva	자연의 모든 것의 밝고, 순수하고, 선한 특성
Sattva-guna	선하고 순수한 특질
Śaucha	순결, 청결
Śava	시체, 주검
Śayana	침대, 소파
Śeṣa	천 개의 머리를 가졌다고 하는 유명한 뱀, Śeṣa는 우주 대양을 떠다니는 비슈누의 탈것. 또 그의 머리로 지구를 떠받들고 있다고 묘사된다. Śeṣa의 다른 이름은

	Ananta와 Vāsuki이다.
Setu	다리[橋]
Setu-bandha	다리의 건설. 몸을 아치형으로 굽히는 아사나의 이름.
Siddha	현인, 선각자, 예언자. 또한 위대한 순수성과 고귀함을 지닌 반신적인 존재를 뜻한다.
Siṁha	사자
Sirā	신체 내에 있는 관 모양의 기관. Nāḍī 항 참조.
Śirṣa	머리
Śiṣya	학생, 제자
Sītā	서사시 Rāmāyaṇa의 여주인공으로 라마의 아내.
Śita	서늘한, 추운
Sitakārī와 Śitalī	신체를 서늘하게 하는 프라나야마의 종류들.
Śiva	파괴의 임무를 맡은 힌두 삼신 중 제3신.
Śiva-saṁhitā	하타 요가의 고전적 지침서.
Skanda	전쟁의 신, Kārtikeya의 다른 이름.
Smrti	기억, 율장
Śodhana	순수, 정화
'Soham'	'신은 나다'라고 모든 살아 있는 생명체가 전 생애를 통해 숨을 들이쉴 때마다 무의식적으로 반복하는 기도.
Śoka	걱정, 근심, 비애, 슬픔
Śraddhā	믿음, 신뢰
Steya	도둑질, 강도
Sthita-prajñā	요지부동의 지혜를 얻은 사람, 기쁨과 고통, 얻고 잃음, 환희와 슬픔, 승리와 패배의 이원성에 흔들리지 않는 사람.
Sthiti	안정성
Styāna	나태, 게으름
Sugrīva	라마가 악마왕 Rāvana가 납치한 Sītā를 찾고, 구출하는데 도움을 준 우두머리 원숭이.
Sukha	행복, 기쁨, 안락
Sumanasya	자비
Śunyāśūnya	마음은 비어 있는 상태空이나 그 상태는 아직 공적해지

지 않은 상태. 空空.

Supta 수면

Sūrya 태양

Sūrya-bhedana 태양을 꿰뚫는 것(bhedana). 들이쉬는 숨은 Piṅgalā-nāḍī 즉 Sūrya-nāḍī가 시작되는 오른쪽 콧구멍으로 하고 내쉬는 숨은 Iḍā-nāḍī 즉 Chandra-nāḍī가 시작되는 왼쪽 콧구멍으로 하는 것.

Sūrya-chakra 배꼽과 심장 사이에 위치한 신경총.

Sūrya-nāḍī 태양의 nāḍī. Piṅgalā-nāḍī의 다른 이름.

Suṣumṇā 척추 내에 있는 주요 에너지 통로.

Suṣupti-avasthā 꿈을 꾸지 않고 잘 때의 마음 상태.

Sva 자기 자신의, 본질적인, 생명에 필요한 힘, 영혼, 자아

Svādhiṣṭhana-chakra 생식 기관 위에 있는 신경총.

Svādhyāya 성전을 공부함으로써 이루어지는 자아 교육.

Śvāna 개

Svapnāvasthā 꿈을 꾸는 마음의 상태.

Śvāsa 영감

Śvāsa-praśvāsa 숨가쁨과 한숨

Svātmārāma 하타 요가의 고전적 지침서인 『Haṭha-Yoga-pradīpikā』의 저술가.

Tāḍa 산山

Tamas 어두움과 무지, 자연의 모든 것을 구성하고 있는 세 가지 특질 Guna 중 하나.

Tamo-guṇa 어둠, 무지, 무명(無)의 특질

Tan 또는 Tān 뻗치다, 늘이다

Tāṇḍava 시바의 파괴적인 춤. 이는 우주의 파괴를 상징한다.

Tap 태우다, 타오르다, 고통받다, 열에 의해 소모되다.

Tapas 정화와 자기 수행 및 엄격함을 포함하는 불타는 노력, 고행

Tāraka 전쟁의 신 Kārtikeya에 의해 살해된 악마.

Tat twam asi	'그것은 당신이다.' 인간의 육체, 마음 지성과 자아를 구속하는 것으로부터 인간의 영혼을 자유롭게 하는 인간 안에 내재하는 신과 신성의 한 부분으로써의 인간의 실체를 깨달음.
Tattva	참된 또는 첫 번째 원리로, 진리 혹은 제일원리, 원소元素 혹은 제일차적 물질. 인간 영혼 혹은 물질 세계 그리고 우주에 편재하는 지고의 우주정신[氣]의 실체.
Tattva-jñāna	참된 원리에 대한 지식.
Tejas	광채, 위엄, 광휘
Ṭha	'Haṭha'의 두 번째 음절. 첫 음절 'ha'는 태양을, 두 번째 음절 'ṭha'는 달을 의미한다. 이 두 음의 결합이 Haṭha 요가이다.
Tirieng	수평적, 기울어진, 횡단하는, 역행의, 거꾸로
Tittibha	개똥벌레
Tola	균형
Tri	셋
Trianga	세 개의 신체 부분, 가지
Trivikrama	비슈누의 다섯 번째 화신인데, 세 번의 걸음으로 지구와 천국과 지옥을 다 채웠다고 한다.
Tṛṣnā	갈애, 열망, 욕구
Turīyāvasthā	정신의 네 번째 상태, 즉 사마디의 상태인데 다른 세 가지 상태인 깨어 있고, 꿈꾸고, 잠자고 있는 상태를 겸비하면서도 그 상태를 초월한 그러한 상태-사마디 상태.

Ubhaya	양쪽
Udāna	몸 전체에 퍼져 있어 생명력 에너지로 채워 주는 생명 에너지[氣]의 하나. 흉강에 존재하면서 음식과 흡입吸入을 조절한다.
Uḍḍīyāna	구속, 속박. 여기에서 횡격막은 흉부 쪽으로 높이 들려지고, 복부 기관은 척추 쪽으로 뒤로 당겨진다. Uḍḍīyāna-bandha를 통해서 Prāna(생명), 기氣는 Suṣumṇā-nāḍī를

통해서 위로 올라간다.

Ugra	고귀한, 강력한, 엄청난
Ujjāyi	폐가 완전히 펼쳐지고, 가슴은 불룩 부풀어지는 프라나야마의 한 형태.
Ullola	큰 요동이나 파도
Umā	여신 Parvati의 다른 이름, 시바의 배우자.
Unmanī	사마디의 상태.
Upaniṣad	이 단어는 접두사 'upa(가까이)'와 'ni(아래로)'가 어근 'sad(앉음)'에 덧붙여진 데서 유래된다. 이는 영적 지도를 받기 위해 구루 가까이에 앉는 것을 의미한다. 우파니샤드는 가장 오래된 힌두 종교서 가운데 『베다』의 철학적 부분으로 인간과 우주의 본질과 개인의 영혼 혹은 자아와 우주정신과의 합일을 다루고 있다.
Upaviṣṭha	앉혀진, 앉은
Upekṣā	사捨, 등한시함, 무시無視. Upekṣā는 단지 악에 빠진 사람에 대한 경멸이라든가 무관심의 감정이라든가 그에 대한 우월감만은 아니다. 그것은 같은 환경(여건)이라면 자신은 어떻게 행동, 처신할 것인가, 또 이미 악에 빠진 사람의 상태에 대해 어디까지 책임이 있는가를 살피고, 그리고 그를 올바른 길로 들어서도록 도와주기 위한 자기 성찰이다.
Ūrdhva	상승되고, 위쪽으로 향하는
Ūrdhva-mukha	위쪽으로 향함.
Ūrdhva-retus	(Ūrdhva=위쪽, retus=정액) 영원히 독신으로 살고, 성관계를 하지 않는 사람. 성욕을 승화시킨 사람.
Uṣṭra	낙타
Ut	접두사로, 강함을 나타낸다.
Utkaṭa	강력한, 격렬한
Uttāna	강한 뻗음
Utthita	올려진, 뻗쳐진, 신장된

Vāchā	언어
Vāchika	연설, 말하기
Vaikuṇṭha	비슈누의 또 다른 이름.
Vairāgya	세속적인 욕망이 없음.
Vajra	천둥 번개, Indra의 무기
Vakra	굽은, 기형인, 비뚤어진
Vālakhilya	창조주의 몸에서 만들어진 엄지 크기의 요정으로, 태양의 마차에 앞장선다고 한다.
Valli	우파니샤드의 한 장
Vāma	좌측
Vāmadeva	현인
Vāmana	비슈누의 다섯 번째 화신, 마왕 Bali를 무너뜨리기 위해 난쟁이로 태어났다.
VaṇḍiJanaka	왕실의 궁중 학자
Vāsanā	욕망, 열망
Vasanta	신격으로써 의인화된 봄의 계절. 사랑과 열정의 신, Kāma의 동반자.
Vasiṣṭha	『베다』의 여러 송들을 지은 유명한 현인.
Vāsuki	Śeṣa의 다른 이름.
Vātāyana	말[馬]
Vāyu	바람, 생명 에너지[氣]
Veda	절대자가 시현示現했다고 믿는 힌두 성전.
Vibhūti	힘, 위대함
Vibhūti-pāda	파탄잘리 요가 수트라의 세 번째 장. 요기가 수행 중에 나타나게 되는 힘(초능력).
Vidyā	지식, 학문, 과학(체계)
Vikalpa	어떤 실제적 근거 없이, 단지 언어적 표현에만 의존하는 공상.
Vikṣepa	혼돈, 혼란
Vikṣipta	동요된 마음의 상태.
Viloma	뜻에 반反하여, 억지로, 접두사 Vi는 부정을 의미한다.

Viparīta	전환된, 반대의
Viparyaya	연구 후에 보여지는 그릇된 관점(오류).
Vīra	영웅, 용감
Vīrabhadra	시바의 뒤엉켜진 머리카락에서 만들어진 힘센 영웅.
Virancha or Viranchi	Brahmā의 다른 이름
Virochana	악마의 왕자, Prahlāda의 아들이고, Bali의 아버지이다.
Vīrya	활기, 강렬함, 열정
Viṣama-vṛtti	호흡하는 동안의 고르지 않거나 격렬한 몸동작.
Viṣṇu	힌두 삼신 중 두 번째 신으로, 이 세상을 보존하는 역할을 한다.
Viśuddha-chakra	인두 부분에 있는 신경총.
Viśvāmitra	유명한 현인의 이름.
Vitasti	한 뼘
Vṛkṣa	나무
Vṛśchika	전갈
Vṛt	회전하다, 돌다
Vṛtti	행동의 과정, 존재의 양식, 정신의 상태나 조건.
Vyādhi	질병
Vyāna	생명을 유지시키는 기氣의 하나로 몸 전체에 스며 있으며, 음식물과 호흡에서 나온 에너지를 몸 전체에 순환시킨다.
Yama	죽음의 신. 이는 또한 요가 여덟 단계 중 제1단계, 또는 요가의 목적을 이루기 위한 수단을 말한다. 야마들은 신조, 나라, 연령, 시대를 초월한 도덕적 계율이나 윤리적 가르침이다. 파탄잘리가 말한 다섯 가지는 다음과 같다. 비폭력, 진실, 불투도(훔치지 않음), 절제(금욕), 불탐(남의 것을 탐하지 않는) 등이다.
Yoga	합일, 영적교섭. 요가는 결합하다, 멍에 씌우듯 이어붙이다, 주의를 집중하다는 뜻의 어원 'yuj'에서 비롯되었다. 이것은 우리의 의지를 신의 의지에 결합하는 것이

	고, 이는 모든 관점에서 인생을 고르게 볼 수 있는 영혼의 평정이다. 요가의 주된 목적은 인간의 영혼은 우주에 퍼져 있는 지고의 정신[氣]과 완전한 합일과 이로 인하여 완전한 해탈에 도달할 수 있음을 가르치는 것이다.
Yoga-mudrā	자세
Yoga-nidrā	요가의 수면, 여기에서 모든 운동이 정지되었음에도 불구하고, 마음은 완전히 깨어 있으면서 자고 있는 듯하고, 몸은 휴식하고 있다. 요가 니드라는 또한 아사나의 이름이기도 하다.
Yoga-Sūtra	요가경. 파탄잘리가 쓴 요가에 대한 고전적 저서. 이것은 요가에 대해 195개의 간결한 경구로 엮어져 있으며, 네 장으로 나뉘어진다. 즉 삼매, 실수행, 수행 중 만나게 되는 힘(초능력) 그리고 해탈의 상태를 다룬다.
Yogi 또는 Yogin	요가의 길을 따르는 사람, 즉 요가 수행자.
Yoni-mudrā	요니는 자궁이나 근원을 의미하고, mudrā는 봉합을 뜻한다. Yoni-mudrā는 머리의 틈들이 닫혀지고 구도자들의 감각이 그들 자신의 근원을 찾도록 해 주는 봉합 자세.
Yuga	시대
Yuj	결합하다. 멍에 씌우듯 이어붙이다. 사용하다. 주의를 집중하다.
Yukta	우주를 지배하는 지고의 정신[氣]과 하나가 된 사람.

찾아보기(아사나와 사진과의 상관표)

아사나의 명칭, 등	중간 자세 사진 번호	최종 자세 사진 번호
Viparīta Śalabhāsana	—	584
Vīrabhadrāsana I	12, 13	14
Vīrabhadrāsana II	—	15
Vīrabhadrāsana III	16	17
Viranchyāsana I	—	386, 387
Viranchyāsana II	—	388
Vīrāsana	85~92	89
Viśvāmitrāsana	401, 402	403
Vṛkṣāsana	—	2
Vṛschikāsana I	—	536, 537
Vṛschikāsana II	—	538
Yoga Mudrāsana	—	120~122
Yogadaṇḍāsana	453~455	456
Yoganidrāsana	389, 390	391

Prāṇāyāma(호흡법)

Anuloma (214항)	—	—
Bāhya Kumbhaka	—	600
Bhamarī (208항)	—	—
Bhastrikā (206항)	—	—
Kapālabhāti (207항)	—	—
Nāḍī Śodhana (205항)	—	—
Pratiloma (215항)	—	—
Sahita and Kevala (216항)	—	—
Sama Vṛtti (211항)	—	—
Śitakārī (210항)	—	—
Śitalī (209항)	—	601
Sūrya Bhedana (204항)	598	599
Uḍḍīyāna Bandha	—	593, 594

저자 | Yogacharya B.K.S. Iyengar

아헹가 선생은 1918년 인도에서 태어나 17세부터 요가를 가르치기 시작했다.
70여 년 동안 요가를 가르쳤고, 40여 개국에 걸쳐 아헹가 요가를 보급했다. 기존 전통요가를 혁신하고 재발견하여 요가를 수행체계로 확립하였다.
금세기 요가계를 이끈, 세계적으로 명망 높은 요가 스승으로 아헹가 선생은 많은 질병과 스트레스성 질환의 치료에 적절한 요가를 개발했다. 그러한 업적으로 「유엔 평화 헌장」의 과학 박사, 「미국 전기 협회」의 '올해의 요가 교육자상', 「세계 연합 전인 치유 의학회」의 Purna Swasthya 상을 비롯한 많은 상을 수상했다.
저서로는 요가의 고전으로 널리 알려진 『Light on Yoga 요가 디피카』, 『YOGA : The Path To Holistic Health 아헹가 요가』, 『Light on Pranayama 요가 호흡 디피카』, 『Light on Life 요가 수행 디피카』, 『Light on the sutras of Patanjiali 요가 수트라』 등 30여 종이 있으며, 2004년 타임지에 의해 세계에서 가장 영향력 있는 100인 중 한 사람으로 선정되었다. (2014년 8월 타계)

역자 | 현천(玄天)스님

현천스님은 약 40년 전 대학 시절 요가에 입문했으며, 백양사 승가대학에서 수학 후, 동국대학교 불교대학원(선학 전공)과 서울 불학승가대학원(경전 연구)을 졸업했다. 백담사 무문관(3년 결사) 및 봉암사, 해인사, 범어사, 불국사, 통도사 선원 등에서 10여 년 안거, 참선하였고, 제9교구 동화사 교무국장과 전국 선원 수좌회 통일분과 위원장, 조계종 기본선원 교선사, 교육원 「수행과 요가」 강사를 역임했다.
여러 선방에서 좌선하다 문득 해탈 도구로 육신의 중요성을 느끼고 인도의 여러 수행처에서 요가를 배웠다. 특히 인도의 아헹가 요가 연구소(RIMYI)에서 교육 과정을 20년 동안 10여 차례 수료 후 'Advanced Level'을 취득했다. 현재는 요가와 선 수행 전문 도량인 유가선원(파주 만월산)을 운영하고 있으며, 사단법인 한국아헹가요가 협회장(아헹가 요가 파주 본원)으로서 요가를 보급하여 학생들의 전인교육은 물론 인근 군부대 장병들의 체력 향상에 많은 도움을 주고 있다.
저서로 『현대인을 위한 요가』(동영상 포함), 역서로 요가의 고전으로 불리는 『요가 디피카』와 『아헹가 요가』, 『아헹가 행법 요가』, 『요가 호흡 디피카』(공역), 『요가 수행 디피카』, 『초급 아헹가 요가』(공역), 『요가 수트라』, 『아헹가 임산부 요가』, 『요가와 스포츠』 등 10여 권이 있다.